AF705002

Kohlhammer

aG-DRG Fallpauschalenkatalog und Pflegeerlöskatalog Version 2025

Fallpauschalenvereinbarung 2025 mit

- Fallpauschalenkatalog und Pflegeerlöskatalog
- Zusatzentgeltekatalogen

Klarstellungen der Vertragsparteien zur FPV 2025

Verlag W. Kohlhammer

Version 2025

Gesamtherstellung: W. Kohlhammer GmbH, Stuttgart

Print:
ISBN 978-3-17-045379-1

Inhalt

Vorwort

Die Vertragsparteien auf Bundesebene haben sich am 26.09.2024 auf den Abschluss der Vereinbarung zu den Abrechnungsbestimmungen gemäß § 9 Abs. 1 Nr. 3 KHEntgG einschließlich der Klarstellungen und den Entgeltkatalogen nach § 9 Abs. 1 Nr. 1, 2 und 2a KHEntgG für die Krankenhäuser für das Jahr 2025 (Fallpauschalenvereinbarung 2025 – FPV 2025) verständigt. Das Präsidium der DKG hat in seiner Sitzung am 10.09.2024 der Vereinbarung der Fallpauschalenvereinbarung zugestimmt.

Das Institut für das Entgeltsystem im Krankenhaus (InEK) hat den Fallpauschalenkatalog 2025, den Pflegeerlöskatalog 2025 sowie die dazugehörigen Abrechnungsbestimmungen 2025 am 14.10.2024 zur Verfügung gestellt und auf der Homepage des InEK veröffentlicht.

Für den aG-DRG-Katalog 2025 waren normierungsrelevante Änderungen zwischen den Vertragsparteien auf der Bundesebene zu vereinbaren. Dies war zurückzuführen auf die Neudefinition der über die Pflegebudgets finanzierten Pflegepersonalkosten nach dem GKV-Finanzstabilisierungsgesetz (Rückgliederung der sonstigen Berufe in das aG-DRG-System) und dem Krankenhauspflegeentlastungsgesetz (Ausgliederung der Hebammen aus dem aG-DRG-System) sowie die erneute Ausgliederung der zukünftigen Hybrid-DRG-Fälle ab dem Jahr 2025.

Die Abrechnungsbestimmungen 2025 und die Klarstellungen der Vertragsparteien wurden redaktionell angepasst und auf das neue Anwendungsjahr fortgeschrieben.

W. Kohlhammer GmbH

Stuttgart, im Oktober 2024

Vereinbarung
zum
Fallpauschalensystem für Krankenhäuser für das Jahr 2025
(Fallpauschalenvereinbarung 2025 – FPV 2025)

vom 26.09.2024

zwischen

dem GKV-Spitzenverband, Berlin, sowie

dem Verband der Privaten Krankenversicherung, Köln, gemeinsam und einheitlich

und

der Deutschen Krankenhausgesellschaft, Berlin

Präambel

Gemäß § 17b Absatz 1 und 3 Krankenhausfinanzierungsgesetz (KHG) ist für die Vergütung der allgemeinen Krankenhausleistungen ein durchgängiges, leistungsorientiertes und pauschalierendes Vergütungssystem eingeführt worden. Seit dem Gesetz zur Stärkung des Pflegepersonals (Pflegepersonal-Stärkungsgesetz, PpSG) erfolgt die Vergütung der Pflegepersonalkosten für die unmittelbare Patientenversorgung auf bettenführenden Stationen außerhalb des G-DRG-Systems in einem Pflegebudget.

Der GKV-Spitzenverband und der Verband der Privaten Krankenversicherung vereinbaren gemeinsam mit der Deutschen Krankenhausgesellschaft gemäß § 17b Absatz 2 KHG auch dessen jährliche Weiterentwicklung und Anpassung, insbesondere an medizinische Entwicklungen, Kostenentwicklungen, Verweildauerverkürzungen und Leistungsverlagerungen zu und von anderen Versorgungsbereichen, und die Abrechnungsbestimmungen, soweit diese nicht im Krankenhausentgeltgesetz (KHEntgG) vorgegeben werden. In diesem Zusammenhang vereinbaren sie gemäß § 9 Absatz 1 Nummern 1 bis 3 KHEntgG einen Fallpauschalenkatalog nach § 17b Absatz 1 Satz 4 KHG, einen Katalog ergänzender Zusatzentgelte nach § 17b Absatz 1 Satz 7 KHG, einen Pflegeerlöskatalog nach § 17b Absatz 4 Satz 5 KHG sowie die Abrechnungsbestimmungen für diese Entgelte.

In Erfüllung dieses gesetzlichen Auftrages vereinbaren die Parteien das Folgende:

ABSCHNITT 1: ABRECHNUNGSBESTIMMUNGEN FÜR DRG-FALLPAUSCHALEN

§ 1
Abrechnung von Fallpauschalen

(1) [1]Die Fallpauschalen werden jeweils von dem die Leistung erbringenden Krankenhaus nach dem am Tag der voll- oder teilstationären Aufnahme geltenden Fallpauschalen-Katalog und den dazu gehörenden Abrechnungsregeln abgerechnet. [2]Im Falle der Verlegung in ein anderes Krankenhaus rechnet jedes beteiligte Krankenhaus eine Fallpauschale ab. [3]Diese wird nach Maßgabe des § 3 gemindert; dies gilt nicht für Fallpauschalen, die im Fallpauschalen-Katalog als Verlegungs-Fallpauschalen gekennzeichnet sind; für diese Verlegungsfälle sind die Regelungen des Absatzes 3 entsprechend anwendbar. [4]Eine Verlegung im Sinne des Satzes 2 liegt vor, wenn zwischen der Entlassung aus einem Krankenhaus und der Aufnahme in einem anderen Krankenhaus nicht mehr als 24 Stunden vergangen sind.

(2) [1]Ist die Verweildauer eines Patienten oder einer Patientin länger als die obere Grenzverweildauer, wird für den dafür im Fallpauschalen-Katalog ausgewiesenen Tag und jeden weiteren Belegungstag des Krankenhausaufenthalts zusätzlich zur Fallpauschale ein tagesbezogenes Entgelt abgerechnet. [2]Dieses wird ermittelt, indem die für diesen Fall im Fallpauschalen-Katalog ausgewiesene Bewertungsrelation mit dem Basisfallwert multipliziert wird. [3]Die Zahl der zusätzlich abrechenbaren Belegungstage ist wie folgt zu ermitteln:

Belegungstage insgesamt (tatsächliche Verweildauer nach Absatz 7) + 1
– erster Tag mit zusätzlichem Entgelt bei oberer Grenzverweildauer
= zusätzlich abrechenbare Belegungstage

(3) [1]Ist die Verweildauer von nicht verlegten Patienten oder Patientinnen kürzer als die untere Grenzverweildauer, ist für die bis zur unteren Grenzverweildauer nicht erbrachten Belegungstage einschließlich des im Fallpauschalen-Katalog ausgewiesenen ersten Tages mit Abschlag ein Abschlag von der Fallpauschale vorzunehmen. [2]Abweichend von Satz 1

gilt die Abschlagsregelung auch für die Abrechnung von Verlegungs-Fallpauschalen. [3]Die Höhe des Abschlags je Tag wird ermittelt, indem die für diesen Fall im Fallpauschalen-Katalog ausgewiesene Bewertungsrelation mit dem Basisfallwert multipliziert wird. [4]Die Zahl der Abschlagstage ist wie folgt zu ermitteln:

Erster Tag mit Abschlag bei unterer Grenzverweildauer + 1
– Belegungstage insgesamt (tatsächliche Verweildauer nach Absatz 7)
= Zahl der Abschlagstage

(4) [1]Erfolgt die Behandlung sowohl in Hauptabteilungen als auch in belegärztlichen Abteilungen desselben Krankenhauses, ist die Höhe der Fallpauschale nach folgender Rangfolge festzulegen:

1. nach der Abteilungsart mit der höheren Zahl der Belegungstage
2. bei gleicher Zahl der Belegungstage in Haupt- und Belegabteilungen nach der Hauptabteilung

[2]Ist im Ausnahmefall eine Fallpauschale für belegärztliche Versorgung nicht vorgegeben, ist die Fallpauschale für Hauptabteilungen abzurechnen. [3]Ist bei einer belegärztlichen Versorgung im Rahmen der Geburtshilfe (MDC 14) für eine Fallpauschale eine Bewertungsrelation für die Beleghebamme in den Spalten 6 bzw. 7 nicht vorgegeben, so sind die Bewertungsrelationen der Spalte 4 bzw. 5 maßgeblich.

(5) [1]Für jedes Neugeborene, das nach der Versorgung im Kreißsaal weiter im Krankenhaus versorgt wird, ist ein eigener Fall zu bilden und eine eigene Fallpauschale abzurechnen. [2]In diesem Falle ist für die Mutter und das Neugeborene jeweils eine Rechnung zu erstellen. [3]Die Fallpauschale für das gesunde Neugeborene ist mit dem für die Mutter zuständigen Kostenträger abzurechnen. [4]In diesem Fall ist auf der Rechnung für das Neugeborene die Versichertennummer der Mutter anzugeben. [5]Die Fallpauschale für das krankheitsbedingt behandlungsbedürftige Neugeborene ist mit dessen Kostenträger abzurechnen. [6]Nicht krankheitsbedingt behandlungsbedürftig in diesem Sinne sind alle Neugeborenen, für welche die DRG-Fallpauschale P66D, P67D oder P67E abgerechnet werden kann. [7]Ist im Fallpauschalen-Katalog für das Krankenhaus, in dem die Geburt stattfand, eine Mindestverweildauer für die Fallpauschale vorgegeben und wird diese nicht erreicht, ist die Versorgung des Neugeborenen mit dem Entgelt für die Mutter abgegolten und nicht als eigenständiger Fall nach § 9 zu zählen. [8]Im Falle einer Verlegung gilt Absatz 1 Sätze 2 bis 4. [9]Erfolgt ein Verbleib der gesunden Mutter aufgrund des krankheitsbedingt behandlungsbedürftigen Neugeborenen oder des Neugeborenen in der DRG-Fallpauschale P67D, so ist ab Erreichen der abgerundeten mittleren Verweildauer der vollstationären DRG-Fallpauschale für die Mutter der Zuschlag für Begleitpersonen abzurechnen; § 1 Absatz 2 findet in diesem Fall für die Fallpauschale der gesunden Mutter keine Anwendung.

(6) [1]Zur Einstufung in die jeweils abzurechnende Fallpauschale sind Programme (Grouper) einzusetzen, die vom Institut für das Entgeltsystem im Krankenhaus zertifiziert sind. [2]Für Art und Höhe der nach dieser Vereinbarung abzurechnenden Entgelte ist der Tag der voll- oder teilstationären Aufnahme in das Krankenhaus maßgeblich. [3]Für die Abrechnung tagesbezogener teilstationärer Leistungen gilt als Aufnahmetag in diesem Sinne jeweils der erste Behandlungstag im Quartal. [4]Ist bei der Zuordnung von Behandlungsfällen zu einer Fallpauschale auch das Alter der behandelten Person zu berücksichtigen, ist das Alter am Tag der Aufnahme in das Krankenhaus maßgeblich. [5]Soweit und solange vor- bzw. nachstationäre Behandlungen nicht gesondert vergütet werden, sind deren Diagnosen und Prozeduren bei der Gruppierung und der Abrechnung der zugehörigen vollstationären Behandlung zu berücksichtigen (Neugruppierung); dies gilt nicht für Diagnosen und

Prozeduren im Rahmen belegärztlicher Leistungen. [6]Ergibt sich aus der Neugruppierung eine andere Fallpauschale, ist diese für die Abrechnung sowie für weitere Prüfungen maßgeblich.

(7) [1]Maßgeblich für die Ermittlung der Verweildauer ist die Zahl der Belegungstage. [2]Belegungstage sind der Aufnahmetag sowie jeder weitere Tag des Krankenhausaufenthalts ohne den Verlegungs- oder Entlassungstag aus dem Krankenhaus; wird ein Patient oder eine Patientin am gleichen Tag aufgenommen und verlegt oder entlassen, gilt dieser Tag als Aufnahmetag. [3]Für den Fall von Wiederaufnahmen gilt § 2 Absatz 4 Satz 4. [4]Vollständige Tage der Beurlaubung sind gesondert in der Rechnung auszuweisen und zählen nicht zur Verweildauer. [5]Eine Beurlaubung liegt vor, wenn ein Patient oder eine Patientin mit Zustimmung des behandelnden Krankenhausarztes die Krankenhausbehandlung zeitlich befristet unterbricht, die stationäre Behandlung jedoch noch nicht abgeschlossen ist. [6]Bei Fortsetzung der Krankenhausbehandlung nach einer Beurlaubung liegt keine Wiederaufnahme im Sinne von § 2 vor.

(8) In der Rechnung des Krankenhauses sind der sich nach dem Fallpauschalen-Katalog ergebende Betrag für die Fallpauschale sowie Abschläge, weitere Entgelte und Zuschläge gesondert auszuweisen; das Verfahren nach § 301 des Fünften Buches Sozialgesetzbuch (SGB V) bleibt unberührt.

§ 2
Wiederaufnahmen in dasselbe Krankenhaus

(1) [1]Das Krankenhaus hat eine Zusammenfassung der Falldaten zu einem Fall und eine Neueinstufung in eine Fallpauschale vorzunehmen, wenn

1. ein Patient oder eine Patientin innerhalb der oberen Grenzverweildauer, bemessen nach der Zahl der Kalendertage ab dem Aufnahmedatum des ersten unter diese Vorschrift zur Zusammenfassung fallenden Krankenhausaufenthalts, wieder aufgenommen wird und

2. für die Wiederaufnahme eine Einstufung in dieselbe Basis-DRG vorgenommen wird.

[2]Eine Zusammenfassung und Neueinstufung nach Satz 1 wird nicht vorgenommen, wenn die Fallpauschalen dieser Basis-DRG bei Versorgung in einer Hauptabteilung in Spalte 13 oder bei belegärztlicher Versorgung in Spalte 15 des Fallpauschalen-Katalogs gekennzeichnet sind.

(2) [1]Eine Zusammenfassung der Falldaten zu einem Fall und eine Neueinstufung in eine Fallpauschale ist auch dann vorzunehmen, wenn

1. ein Patient oder eine Patientin innerhalb von 30 Kalendertagen ab dem Aufnahmedatum des ersten unter diese Vorschrift zur Zusammenfassung fallenden Krankenhausaufenthalts wieder aufgenommen wird und

2. innerhalb der gleichen Hauptdiagnosegruppe (MDC) die zuvor abrechenbare Fallpauschale in die „medizinische Partition" oder die „andere Partition" und die anschließende Fallpauschale in die „operative Partition" einzugruppieren ist.

[2]Eine Zusammenfassung und Neueinstufung nach Satz 1 wird nicht vorgenommen, wenn einer der Krankenhausaufenthalte mit einer Fallpauschale abgerechnet werden kann, die bei Versorgung in einer Hauptabteilung in Spalte 13 oder bei belegärztlicher Versorgung in Spalte 15 des Fallpauschalen-Katalogs gekennzeichnet ist.

(3) [1]Werden Patienten oder Patientinnen, für die eine Fallpauschale abrechenbar ist, wegen einer in den Verantwortungsbereich des Krankenhauses fallenden Komplikation im Zusammenhang mit der durchgeführten Leistung innerhalb der oberen Grenzverweildauer, bemessen nach der Zahl der Kalendertage ab dem Aufnahmedatum des ersten unter diese Vorschrift zur Zusammenfassung fallenden Aufenthalts, wieder aufgenommen, hat das Krankenhaus eine Zusammenfassung der Falldaten zu einem Fall und eine Neueinstufung in eine Fallpauschale vorzunehmen. [2]Eine Zusammenfassung und Neueinstufung wird nicht vorgenommen bei unvermeidbaren Nebenwirkungen von Chemotherapien und Strahlentherapien im Rahmen onkologischer Behandlungen. [3]Die Absätze 1 und 2 gehen den Vorgaben nach den Sätzen 1 und 2 vor. [4]Die Sätze 1 und 2 ergänzen die Vorgaben nach § 8 Absatz 5 KHEntgG.

(4) [1]Bei der Anwendung der Absätze 1 bis 3 ist für jeden Krankenhausaufenthalt eine DRG-Eingruppierung vorzunehmen. [2]Auf dieser Grundlage hat das Krankenhaus eine Neueinstufung in eine Fallpauschale mit den Falldaten aller zusammenzuführenden Krankenhausaufenthalte durchzuführen. [3]Hierbei ist eine chronologische Prüfung vorzunehmen. [4]Zur Ermittlung der Verweildauer sind dabei die Belegungstage der Aufenthalte in diesem Krankenhaus zusammenzurechnen. [5]Die obere Grenzverweildauer, die nach Absatz 1 Satz 1 Nummer 1 für die Fallzusammenführung maßgeblich ist, ergibt sich aus dem Aufnahmedatum und der DRG-Eingruppierung des ersten unter diese Vorschrift zur Zusammenfassung fallenden Aufenthalts in diesem Krankenhaus. [6]Hat das Krankenhaus einen der zusammenzuführenden Aufenthalte bereits abgerechnet, ist die Abrechnung zu stornieren. [7]Maßgeblich für die zusätzliche Abrechnung von tagesbezogenen Entgelten ist die Grenzverweildauer, die sich nach der Fallzusammenführung ergibt; für die Ermittlung der Verweildauer gilt Satz 3 entsprechend. [8]Die Sätze 1 bis 7 gelten nicht für Krankenhausaufenthalte, bei denen der Tag der Aufnahme außerhalb der Geltungsdauer dieser Vereinbarung nach § 12 liegt oder soweit tagesbezogene Entgelte nach § 6 Absatz 1 KHEntgG abzurechnen sind.

(5) Sind mehrere Aufenthalte in einem Krankenhaus aufgrund der Regelungen zur Wiederaufnahme nach den Absätzen 1 bis 3 zusammenzuführen und erfolgte bei mindestens einem Aufenthalt eine Verlegung, sind vom zusammengeführten Fall Verlegungsabschläge nach den Vorgaben des § 1 Absatz 1 Satz 3 in Verbindung mit § 3 zu berechnen.

§ 3
Abschläge bei Verlegung

(1) [1]Im Falle einer Verlegung in ein anderes Krankenhaus ist von dem verlegenden Krankenhaus ein Abschlag vorzunehmen, wenn die im Fallpauschalen-Katalog ausgewiesene mittlere Verweildauer unterschritten wird. [2]Die Höhe des Abschlags je Tag wird ermittelt, indem die bei Versorgung in einer Hauptabteilung in Spalte 11 oder bei belegärztlicher Versorgung in Spalte 13 des Fallpauschalen-Katalogs ausgewiesene Bewertungsrelation mit dem Basisfallwert multipliziert wird. [3]Die Zahl der Tage, für die ein Abschlag vorzunehmen ist, wird wie folgt ermittelt:

Mittlere Verweildauer nach dem Fallpauschalen-Katalog, kaufmännisch auf die nächste ganze Zahl gerundet

– Belegungstage insgesamt (tatsächliche Verweildauer nach § 1 Absatz 7)

= Zahl der Abschlagstage

(2) [1]Im Falle einer Verlegung aus einem anderen Krankenhaus ist von dem aufnehmenden Krankenhaus ein Abschlag entsprechend den Vorgaben des Absatzes 1 vorzunehmen, wenn die im Fallpauschalen-Katalog ausgewiesene mittlere Verweildauer im aufnehmenden Krankenhaus unterschritten wird. [2]Dauerte der vorangegangene voll- oder

teilstationäre Aufenthalt im verlegenden Krankenhaus nicht länger als 24 Stunden, so ist im aufnehmenden Krankenhaus kein Verlegungsabschlag nach Satz 1 vorzunehmen; bei einer frühzeitigen Entlassung durch das aufnehmende Krankenhaus ist die Regelung zur unteren Grenzverweildauer nach § 1 Absatz 3, bei einer Weiterverlegung die Abschlagsregelung nach Absatz 1 anzuwenden.

(3) [1]Wird ein Patient oder eine Patientin aus einem Krankenhaus in weitere Krankenhäuser verlegt und von diesen innerhalb von 30 Kalendertagen ab dem Entlassungsdatum eines ersten Krankenhausaufenthalts in dasselbe Krankenhaus zurückverlegt (Rückverlegung), hat das wiederaufnehmende Krankenhaus die Falldaten des ersten Krankenhausaufenthalts und aller weiteren, innerhalb dieser Frist in diesem Krankenhaus aufgenommenen Fälle zusammenzufassen und eine Neueinstufung nach den Vorgaben des § 2 Absatz 4 Sätze 1 bis 7 in eine Fallpauschale durchzuführen sowie Absatz 2 Satz 1 anzuwenden. [2]Kombinierte Fallzusammenführungen wegen Rückverlegung in Verbindung mit Wiederaufnahmen sind möglich. [3]Hierbei ist eine chronologische Prüfung vorzunehmen. [4]Prüffrist ist immer die des ersten Falles, der die Fallzusammenführung auslöst. [5]Die Sätze 1 bis 4 finden keine Anwendung für Fälle der Hauptdiagnosegruppe für Neugeborene (MDC 15). [6]Die Sätze 1 bis 5 gelten nicht für Krankenhausaufenthalte, bei denen der Tag der Aufnahme außerhalb der Geltungsdauer dieser Vereinbarung nach § 12 liegt oder für die anstelle einer Fallpauschale tagesbezogene Entgelte nach § 6 Absatz 1 KHEntgG abzurechnen sind.

(4) [1]Ist in einem Krankenhaus neben dem Entgeltbereich der DRG-Fallpauschalen einerseits noch ein Entgeltbereich nach der Bundespflegesatzverordnung (BPflV) oder für besondere Einrichtungen nach § 17b Absatz 1 Satz 10 KHG andererseits vorhanden, sind diese unterschiedlichen Entgeltbereiche im Falle von internen Verlegungen wie selbstständige Krankenhäuser zu behandeln. [2]Für den Entgeltbereich der DRG-Fallpauschalen sind die Absätze 1 bis 3 entsprechend anzuwenden.

(5) [1]Abschläge nach den Absätzen 1 bis 3 sind nur dann vorzunehmen, insofern beide an der Verlegung beteiligten Krankenhäuser dem Geltungsbereich des Krankenhausfinanzierungsgesetzes unterliegen. [2]Hiervon abweichend sind bei Leistungen, für die eine schriftliche Kooperationsvereinbarung zwischen den Krankenhäusern besteht, Abschläge nach Absatz 1 bis 3 vorzunehmen.

(6) Abschläge nach den Absätzen 1 und 2 sind nicht vorzunehmen, wenn ein invasiv beatmeter Patient oder eine invasiv beatmete Patientin in ein aufnehmendes Krankenhaus auf eine spezialisierte Beatmungsentwöhnungseinheit verlegt wird, das über eine Bescheinigung über eine bestandene Strukturprüfung gemäß § 275d Absatz 2 SGB V für die OPS-Kodes 8-718.8 oder 8-718.9 verfügt.

§ 4
Fallpauschalen bei bestimmten Transplantationen

(1) [1]Mit Fallpauschalen nach Anlage 1 bzw. Entgelten nach Anlage 3a bei Transplantationen von Organen nach § 1a Nummer 1 des Transplantationsgesetzes (TPG), bei Transplantationen von Geweben nach § 1a Nummer 4 TPG sowie bei Transplantationen von hämatopoetischen Stammzellen werden die allgemeinen Krankenhausleistungen nach § 2 KHEntgG für die stationäre Versorgung eines Transplantatempfängers, einer Transplantatempfängerin oder bei der Lebendspende vergütet. [2]Nicht mit den Fallpauschalen nach Anlage 1 bzw. Entgelten nach Anlage 3a vergütet und folglich gesondert abrechenbar sind insbesondere folgende Leistungen:

1. Leistungen des Krankenhauses für eine Organentnahme bei möglichen postmortalen Organspendern oder Organspenderinnen

2. Leistungen der Koordinierungsstelle nach § 11 TPG für die Bereitstellung eines postmortal gespendeten Organs zur Transplantation einschließlich eines dafür erforderlichen Transports des Organs

3. Leistungen der Vermittlungsstelle nach § 12 TPG für die Vermittlung eines postmortal gespendeten Organs

4. Gutachtenerstellung durch die Kommission nach § 8 Absatz 3 Satz 2 TPG vor einer möglichen Lebendorganspende

5. ambulanten Voruntersuchungen gemäß § 8 Absatz 1 Satz 1 Nummer 1 Buchstabe c TPG, die im Hinblick auf die Transplantation eines bestimmten Transplantatempfängers durchgeführt werden, bei möglichen Lebendspendern oder Lebendspenderinnen, nicht jedoch die entsprechenden Untersuchungen bei tatsächlichen Lebendspendern oder Lebendspenderinnen

6. Transport von Knochenmark oder hämatopoetischen Stammzellen

7. Kontrolluntersuchungen nach § 115a Absatz 2 Satz 4 SGB V bei einem Transplantatempfänger oder einer Transplantatempfängerin; § 8 Absatz 2 Satz 3 Nummer 3 KHEntgG bleibt unberührt

8. Kontrolluntersuchungen nach § 115a Absatz 2 Satz 7 in Verbindung mit Satz 4 SGB V bei einem Lebendorganspender oder einer Lebendorganspenderin; § 8 Absatz 2

9. Satz 3 Nummer 3 KHEntgG bleibt unberührt

[3]Krankengeld bzw. Verdienstausfallerstattung sowie Fahrkosten für Lebendspender oder Lebendspenderinnen sind keine allgemeinen Krankenhausleistungen und daher weder mit den Fallpauschalen nach Anlage 1 bzw. Entgelten nach Anlage 3a vergütet noch gesondert seitens des Krankenhauses abrechenbar.

(2) Für Transplantationen nach Absatz 1 Satz 1 ist jeweils eine Fallpauschale nach Anlage 1 bzw. ein Entgelt nach Anlage 3a gegenüber den Transplantatempfängern, den Transplantatempfängerinnen oder deren Sozialleistungsträgern abzurechnen.

(3) [1]Für zum Zwecke einer Organ- oder Gewebeentnahme für einen bestimmten Transplantatempfänger stationär aufgenommene Lebendspender oder Lebendspenderinnen, bei denen

1. eine Organ- oder Gewebeentnahme vorgenommen wird oder sich erst während der Entnahme herausstellt, dass das Organ oder das Gewebe nicht entnommen werden kann, oder

2. sich erst nach der Organ- oder Gewebeentnahme herausstellt, dass das Organ oder Gewebe nicht transplantiert werden kann,

ist eine Fallpauschale nach Anlage 1 bzw. ein Entgelt nach Anlage 3a abzurechnen. [2]Bei erfolgter Transplantation ist die jeweilige Fallpauschale nach Anlage 1 bzw. das jeweilige Entgelt nach Anlage 3a gegenüber den Transplantatempfängern, den Transplantatempfängerinnen oder deren Sozialleistungsträgern abzurechnen. [3]Kommt es nicht zur Transplantation, ist die jeweilige Fallpauschale nach Anlage 1 bzw. das jeweilige Entgelt nach Anlage 3a gegenüber der Person, die zum Transplantatempfang vorgesehen war, oder gegenüber deren Sozialleistungsträger abzurechnen. [4]Auf der Rechnung ist die Versichertennummer der Person, die das Transplantat empfangen hat oder für die Transplantation vorgesehen war, anzugeben. [5]Werden hämatopoetische Stammzellen bei Familienspendern aus dem Ausland oder bei nicht-verwandten Spendern über in- oder ausländische Spenderdateien bezogen, wird anstelle der Fallpauschale nach Anlage 1 bzw. dem Entgelt nach Anlage 3a ein entsprechendes Zusatzentgelt abgerechnet.

(4) [1]Die Leistungen des Krankenhauses nach Absatz 1 Satz 2 Nummer 1 sind gegenüber der Koordinierungsstelle nach § 11 TPG abzurechnen. [2]Die Leistungen des Krankenhauses nach Absatz 1 Satz 2 Nummer 5 sind gegenüber den Personen, die zum Transplantatempfang vorgesehen waren oder gegenüber deren Sozialleistungsträgern abzurechnen.

ABSCHNITT 2: ABRECHNUNGSBESTIMMUNGEN FÜR ANDERE ENTGELTARTEN

§ 5
Zusatzentgelte

(1) [1]Zusätzlich zu einer Fallpauschale oder zu den Entgelten nach § 6 Absatz 1 KHEntgG dürfen bundeseinheitliche Zusatzentgelte nach dem Zusatzentgelte-Katalog nach Anlage 2 bzw. 5 abgerechnet werden. [2]Die Zusatzentgelte nach Satz 1 sind mit Inkrafttreten der Vereinbarung (§ 13) abrechenbar.

(2) [1]Für die in Anlage 4 bzw. 6 benannten, mit dem bundeseinheitlichen Zusatzentgelte-Katalog nicht vergüteten Leistungen vereinbaren die Vertragsparteien nach § 11 KHEntgG krankenhausindividuelle Zusatzentgelte nach § 6 Absatz 1 KHEntgG. [2]Diese können zusätzlich zu den DRG-Fallpauschalen oder den nach § 6 Absatz 1 KHEntgG vereinbarten Entgelten abgerechnet werden. [3]Für die in Anlage 4 bzw. 6 gekennzeichneten Zusatzentgelte gilt § 15 Absatz 2 Satz 3 KHEntgG entsprechend. [4]Können für die Leistungen nach Anlage 4 bzw. 6 auf Grund einer fehlenden Vereinbarung für den Vereinbarungszeitraum 2025 noch keine krankenhausindividuellen Zusatzentgelte abgerechnet werden, sind für jedes Zusatzentgelt 600,00 Euro abzurechnen. [5]Wurden für Leistungen nach Anlage 4 bzw. 6 für das Jahr 2025 keine Zusatzentgelte vereinbart, sind im Einzelfall auf der Grundlage von § 8 Absatz 1 Satz 3 KHEntgG für jedes Zusatzentgelt 600,00 Euro abzurechnen.

(3) Zusatzentgelte für Dialysen können zusätzlich zu einer DRG-Fallpauschale oder zu einem Entgelt nach § 6 Absatz 1 KHEntgG abgerechnet werden; dies gilt nicht für die Fallpauschalen der Basis-DRG L60 oder L71 oder der DRG L90B/L90C und dem nach Anlage 3b krankenhausindividuell zu vereinbarenden Entgelt L90A, bei denen die Behandlung des Nierenversagens die Hauptleistung ist.

§ 6
Teilstationäre Leistungen

(1) Teilstationäre Leistungen sind mit tagesbezogenen teilstationären Fallpauschalen oder mit Entgelten abzurechnen, die nach § 6 Absatz 1 Satz 1 KHEntgG krankenhausindividuell vereinbart worden sind.

(2) [1]Werden Patienten oder Patientinnen, für die zuvor eine vollstationäre DRG-Fallpauschale abrechenbar war, zur teilstationären Behandlung in dasselbe Krankenhaus wieder aufgenommen oder wechseln sie in demselben Krankenhaus von der vollstationären Versorgung in die teilstationäre Versorgung, kann erst nach dem dritten Kalendertag ab Überschreiten der abgerundeten mittleren Verweildauer, bemessen ab dem Aufnahmedatum des stationären Aufenthalts der zuvor abgerechneten Fallpauschale, eine tagesbezogene teilstationäre Fallpauschale oder ein tagesbezogenes teilstationäres Entgelt nach § 6 Absatz 1 KHEntgG berechnet werden. [2]Die bis dahin erbrachten teilstationären Leistungen sind mit der zuvor abgerechneten Fallpauschale abgegolten. [3]Wurden bei der Abrechnung der

vollstationären Fallpauschale Abschläge nach § 1 Absatz 3 oder § 3 vorgenommen, sind zusätzlich zu den Entgelten nach Satz 1 für jeden teilstationären Behandlungstag tagesbezogene teilstationäre Entgelte zu berechnen, höchstens jedoch bis zur Anzahl der vollstationären Abschlagstage. [4]Die teilstationären Prozeduren sind nicht bei der Gruppierung der zuvor abgerechneten Fallpauschale zu berücksichtigen. [5]Die Sätze 1 bis 3 gelten nicht für tagesbezogene teilstationäre Entgelte für Leistungen der Onkologie, der Schmerztherapie, die HIV-Behandlung, für Dialysen sowie für Leistungen, die im Anschluss an die Abrechnung einer expliziten Ein-Belegungstag-DRG erbracht werden. Die Regelung nach Satz 1 findet für tagesbezogene Pflegeentgelte keine Anwendung.

(3) Wird ein Patient oder eine Patientin an demselben Tag innerhalb des Krankenhauses von einer tagesbezogen vergüteten teilstationären Behandlung in eine vollstationäre Behandlung verlegt, kann für den Verlegungstag kein tagesbezogenes teilstationäres Entgelt abgerechnet werden.

§ 7
Sonstige Entgelte

(1) [1]Sonstige Entgelte nach § 6 Absatz 1 KHEntgG können krankenhausindividuell vereinbart werden für

1. voll- und teilstationäre Leistungen, die nach den Anlagen 3a und 3b noch nicht mit DRG-Fallpauschalen vergütet werden,

2. unbewertete teilstationäre Leistungen, die nicht in Anlage 3b aufgeführt sind, und

3. besondere Einrichtungen nach § 17b Absatz 1 Satz 10 KHG.

[2]Werden fallbezogene Entgelte vereinbart, müssen auch Vereinbarungen zu den übrigen Bestandteilen der Aufstellung für fallbezogene Entgelte nach Abschnitt E3.1 der Anlage 1 KHEntgG getroffen werden, damit die Entgelte von den Abrechnungsprogrammen verarbeitet werden können, die für die DRG-Fallpauschalen vorgesehen sind. [3]Für den Fall der Verlegung eines Patienten oder einer Patientin in ein anderes Krankenhaus sind Abschlagsregelungen zu vereinbaren; dies gilt nicht, soweit Verlegungs-Fallpauschalen im Sinne des § 1 Absatz 1 Satz 3 vereinbart werden. [4]Für den Fall der Wiederaufnahme eines Patienten oder einer Patientin in dasselbe Krankenhaus sollen für fallbezogene Entgelte Vereinbarungen getroffen werden, die den Vorgaben nach § 2 Absatz 1, 2 und 4 entsprechen.

(2) Für die Abrechnung von fallbezogenen Entgelten gelten die Abrechnungsbestimmungen nach § 8 Absatz 2 und 4 KHEntgG und nach § 2 Absatz 3 entsprechend.

(3) Tagesbezogene Entgelte werden für den Aufnahmetag und jeden weiteren Tag des Krankenhausaufenthalts abgerechnet (Berechnungstage); der Entlassungs- oder Verlegungstag, der nicht zugleich Aufnahmetag ist, wird nur bei tagesbezogenen Entgelten für teilstationäre Behandlung nach § 6 Absatz 1 Satz 1 abgerechnet.

(4) [1]Für die in den Anlagen 3a und 3b gekennzeichneten Entgelte gilt § 15 Absatz 2 Satz 3 KHEntgG entsprechend. [2]Können für die Leistungen nach Anlage 3a auf Grund einer fehlenden Vereinbarung für den Vereinbarungszeitraum 2025 noch keine krankenhausindividuellen Entgelte abgerechnet werden, sind für jeden Belegungstag 600,00 Euro abzurechnen. [3]Können für die Leistungen nach Anlage 3b auf Grund einer fehlenden Vereinbarung für den Vereinbarungszeitraum 2025 noch keine krankenhausindividuellen Entgelte abgerechnet werden, sind für jeden Belegungstag 300,00 Euro abzurechnen. [4]Wurden für Leistungen nach Anlage 3a für das Jahr 2025 keine Entgelte vereinbart, sind im Einzelfall auf der Grundlage von § 8 Absatz 1 Satz 3 KHEntgG für jeden Belegungstag

450,00 Euro abzurechnen. [5]Zusätzlich zu den ungeminderten Entgelten nach den Sätzen 2 bis 4 sind die tagesbezogenen Pflegeentgelte nach § 7 Absatz 1 Nummer 6a KHEntgG abrechenbar.

§ 8
Tagesbezogene Pflegeentgelte

(1) [1]Zusätzlich zu vollstationären und teilstationären Entgelten sind für alle ab dem 01.01.2025 aufgenommenen Patienten oder Patientinnen tagesbezogene Pflegeentgelte gemäß § 7 Absatz 1 Nummer 6a KHEntgG abzurechnen. [2]Die Pflegeentgelte werden jeweils von dem die Leistung erbringenden Krankenhaus nach dem am Tag der voll- oder teilstationären Aufnahme geltenden Pflegeerlöskatalog und den dazu gehörenden Abrechnungsregeln abgerechnet.

(2) [1]Das tagesbezogene Pflegeentgelt wird ermittelt, indem die maßgebliche Bewertungsrelation jeweils mit dem krankenhausindividuellen Pflegeentgeltwert multipliziert und das Ergebnis kaufmännisch auf zwei Nachkommastellen gerundet wird. [2]Für die Rechnungsstellung wird der Entgeltbetrag nach Satz 1 mit der Anzahl der Berechnungstage je tagesbezogenem Entgelt multipliziert und in der Rechnung ausgewiesen.

(3) [1]Für die Ermittlung der für den Pflegeerlös relevanten Bewertungsrelation ist die Zuordnung zu einem Entgelt gemäß den Vorgaben dieser Vereinbarung in der jeweils gültigen Fassung maßgeblich. [2]Die Zahl der Berechnungstage richtet sich nach den Vorgaben zur Ermittlung der Verweildauer nach § 1 Absatz 7 und § 7 Absatz 3. [3]Die Fallzählung bleibt von der neuen Pflegepersonalkostenfinanzierung ab dem Jahr 2020 unberührt und ergibt sich weiterhin aus den Vorgaben des § 9. [4]Sofern die Höhe von Zu- oder Abschlägen anhand eines Prozentsatzes zu berechnen ist, richtet sich die Ermittlung nach den hierfür maßgeblichen gesetzlichen Vorgaben.

(4) Kann auf Grund einer fehlenden Vereinbarung für das Jahr 2020 noch kein krankenhausindividueller Pflegeentgeltwert angewendet werden, erfolgt die Abrechnung von Patienten oder Patientinnen, die ab dem 01.01.2025 in das Krankenhaus aufgenommen werden, nach den Vorgaben des § 15 Absatz 2a KHEntgG.

(5) Für Leistungen, die unter die Regelung nach § 7 Absatz 1 Satz 1 Nummer 2 und Nummer 3 (teilstationäre Leistungen, die nicht in Anlage 3b aufgeführt sind und besondere Einrichtungen) fallen, gilt eine Pflegebewertungsrelation von 1,0 für vollstationäre Fälle und 0,5 für teilstationäre Fälle, sofern die Vertragsparteien nach § 11 KHEntgG keine abweichenden Festlegungen treffen.

(6) Sofern die Budgetvereinbarung nach § 11 KHEntgG für das jeweilige Kalenderjahr unterjährig oder nach Ablauf des Vereinbarungszeitraums genehmigt wird, erfolgt die Abrechnung mit dem neuen genehmigten krankenhausindividuellen Pflegeentgeltwert für alle Aufnahmen ab dem Tag des Wirksamwerdens der Budgetvereinbarung.

(7) Die Regelungen zum Kostenträgerwechsel nach § 10 Satz 2 und 3 bleiben durch die Abrechnung von Pflegeentgelten unberührt.

ABSCHNITT 3: SONSTIGE VORSCHRIFTEN

§ 9
Fallzählung

(1) [1]Jede abgerechnete vollstationäre Fallpauschale zählt im Jahr der Entlassung als ein Fall. [2]Dies gilt auch für Neugeborene sowie für vollstationäre Fallpauschalen, die mit nur einem Belegungstag ausgewiesen sind. [3]Bei einer Wiederaufnahme nach § 2 und einer Rückverlegung nach § 3 Absatz 3 ist jeweils nur die Fallpauschale zu zählen, die nach der Neueinstufung für die zusammengefassten Krankenhausaufenthalte abgerechnet wird. [4]Bei Abrechnung von tagesbezogenen teilstationären Fallpauschalen wird für jeden Patienten oder jede Patientin, der oder die wegen derselben Erkrankung regelmäßig oder mehrfach behandelt wird, je Quartal ein Fall gezählt.

(2) Leistungen, für die Entgelte nach § 6 Absatz 1 KHEntgG abgerechnet werden, sind wie folgt zu zählen:

1. Jedes fallbezogene Entgelt für eine voll- oder teilstationäre Leistung zählt als ein Fall.
2. a) Bei Abrechnung von tagesbezogenen vollstationären Entgelten zählt jede Aufnahme als ein Fall.

   b) Bei Abrechnung von tagesbezogenen teilstationären Entgelten wird für jeden Patienten oder jede Patientin, der oder die wegen derselben Erkrankung regelmäßig oder mehrfach behandelt wird, je Quartal ein Fall gezählt.

§ 10
Kostenträgerwechsel

[1]Vorbehaltlich einer anderweitigen gesetzlichen Regelung gilt: [2]Tritt bei Fallpauschalenpatienten oder -patientinnen während der stationären Behandlung ein Zuständigkeitswechsel des Kostenträgers ein, wird der gesamte Krankenhausfall mit dem Kostenträger abgerechnet, der am Tag der Aufnahme leistungspflichtig ist. [3]Tritt hingegen während der mittels tagesbezogener Entgelte nach § 6 Absatz 1 KHEntgG sowie tagesbezogener teilstationärer Fallpauschalen vergüteten Behandlung ein Zuständigkeitswechsel des Kostenträgers ein, sind die Kosten der einzelnen Belegungstage mit dem Kostenträger abzurechnen, der am Tag der Leistungserbringung leistungspflichtig ist.

§ 11
Laufzeit der Entgelte

(1) [1]Die Fallpauschalen nach Anlage 1 und die Zusatzentgelte nach Anlage 2 bzw. 5 sind abzurechnen für Patienten oder Patientinnen, die ab dem 01.01.2025 in das Krankenhaus aufgenommen werden. [2]Können die Fallpauschalen noch nicht mit der für das Jahr 2025 vereinbarten oder festgesetzten Höhe des Landesbasisfallwerts gewichtet werden, sind sie nach Maßgabe des § 15 Absatz 1 KHEntgG mit der bisher geltenden Höhe des Landesbasisfallwerts zu gewichten und in der sich ergebenden Entgelthöhe abzurechnen.

(2) Bis zum Beginn der Laufzeit der nach § 6 Absatz 1 KHEntgG zu vereinbarenden Entgelte für teilstationäre Leistungen, die nicht in Anlage 3b aufgeführt sind und im Jahr 2025 nicht mit DRG-Fallpauschalen abgerechnet werden können, werden die für diese Leistungen bisher nach § 6 Absatz 1 KHEntgG vereinbarten Entgelte weiter abgerechnet.

ABSCHNITT 4: GELTUNGSDAUER, INKRAFTTRETEN

§ 12
Geltungsdauer

[1]Die Vorschriften der Abschnitte 1 bis 3 gelten vom 01.01.2025 bis zum 31.12.2025. [2]Können die Entgeltkataloge 2026 erst nach dem 01.01.2026 angewendet werden, sind nach Maßgabe des § 15 Absatz 1 und 2 KHEntgG die Leistungen weiterhin nach den Anlagen 1 bis 8 abzurechnen. [3]Solange noch keine neuen Abrechnungsregeln vereinbart oder in Kraft getreten sind, gelten die Abrechnungsbestimmungen nach dieser Vereinbarung weiter.

§ 13
Inkrafttreten

Diese Vereinbarung tritt zum 01.01.2025 in Kraft.

Berlin/Köln, 26.09.2024

Anlagen

Anlage 1 Fallpauschalen-Katalog gemäß § 1 Absatz 1 Satz 1 und Pflegeerlöskatalog gemäß § 8 Absatz 1 Satz 2

- Teil a Bewertungsrelationen bei Versorgung durch Hauptabteilungen
- Teil b Bewertungsrelationen bei Versorgung durch Belegabteilungen
- Teil c Bewertungsrelationen bei teilstationärer Versorgung
- Teil d Bewertungsrelationen mit gezielter Absenkung in Abhängigkeit der Median-Fallzahl bei Versorgung durch Hauptabteilung
- Teil e Bewertungsrelationen mit gezielter Absenkung in Abhängigkeit der Median-Fallzahl bei Versorgung durch Belegabteilung

Anlage 2 Zusatzentgelte-Katalog (Liste) gemäß § 5 Absatz 1

Anlage 3a Nicht mit dem Fallpauschalen-Katalog vergütete vollstationäre Leistungen gemäß § 7 Absatz 1 Satz 1 Nummer 1 und Pflegeerlöskatalog gemäß § 8 Absatz 1 Satz 2

Anlage 3b Nicht mit dem Fallpauschalen-Katalog vergütete teilstationäre Leistungen gemäß § 7 Absatz 1 Satz 1 Nummer 1 und Pflegeerlöskatalog gemäß § 8 Absatz 1 Satz 2

Anlage 4 Zusatzentgelte nach § 6 Absatz 1 KHEntgG (Liste) gemäß § 5 Absatz 2

Anlage 5 Zusatzentgelte-Katalog (Definition und differenzierte Beträge) gemäß § 5 Absatz 1

Anlage 6 Zusatzentgelte nach § 6 Absatz 1 KHEntgG gemäß § 5 Absatz 2

Anlage 7 Zusatzentgelte nach § 6 Absatz 1 KHEntgG gemäß § 5 Absatz 2 (Blutgerinnungsstörungen)

Anlage 8 Ergänzende Informationen zur Abrechnung von bewerteten Zusatzentgelten aus dem Zusatzentgelte-Katalog (Anlage 2 bzw. Anlage 5)

Anlage 1
aG-DRG-Version 2025 und Pflegeerlöskatalog 2025

Fallpauschalen-Katalog gemäß Paragraf 17b Absatz 1 Satz 4 Krankenhausfinanzierungsgesetz

Katalog ergänzender Zusatzentgelte gemäß Paragraf 17b Absatz 1 Satz 7 Krankenhausfinanzierungsgesetz

Pflegeerlöskatalog gemäß Paragraf 17b Absatz 4 Satz 5 Krankenhausfinanzierungsgesetz

Die Bewertungsrelationen gelten für die Abrechnung von stationären Leistungen. Dies gilt für die Abrechnung von Fallpauschalen des aG-DRG-Katalogs nicht, soweit nach Paragraf 6 Absatz 1 des Krankenhausentgeltgesetzes sonstige Entgelte für bestimmte Leistungen nach Anlage 3a/b, teilstationäre Leistungen nach Paragraf 6 Absatz 1 Satz 1 Krankenhausentgeltgesetz oder besondere Einrichtungen nach Paragraf 17b Absatz 1 Satz 10 des Krankenhausfinanzierungsgesetzes vereinbart worden sind.

Die tagesbezogenen Bewertungsrelationen des Pflegeerlöskatalogs sind für die Abzahlung des Pflegebudgets nach Paragraf 6a Krankenhausentgeltgesetz zu verwenden. Die Werte 1,0000 und 0,5000 in Anlage 3a beziehungsweise 3b sind nicht kalkuliert; sie entsprechen den Vorgaben nach Paragraf 8 Absatz 5 der Fallpauschalenvereinbarung.

Abkürzungen:

CC	Komplikationen oder Komorbiditäten
MDC	Hauptdiagnosegruppe (Major Diagnostic Category)
OR	operativ (Operating Room)
ZE	Zusatzentgelt
ZED	Zusatzentgelt, differenziert
Partition „O“	operative Fallpauschalen
Partition „A“	andere Fallpauschalen, z. B. Koloskopie
Partition „M“	medizinische Fallpauschalen

Fußnoten:

1) Belegungstage, die der Kalkulation der Fallpauschale zu Grunde gelegt wurden.
2) Erster Belegungstag, an dem nach Paragraf 1 Absatz 3 ein Abschlag von der Fallpauschale vorzunehmen ist.
3) Erster Belegungstag, an dem nach Paragraf 1 Absatz 2 ein tagesbezogenes Entgelt zusätzlich zur Fallpauschale gezahlt wird.
4) Eine Zusammenfassung von Fällen bei Wiederaufnahme in dasselbe Krankenhaus nach Paragraf 2 Absatz 1 und 2 erfolgt nicht.
5) Wenn die Definition der DRG keine untere Grenzverweildauer und/oder keine obere Grenzverweildauer zulässt, dann werden im Katalog gegebenenfalls keine Werte angegeben.
6) Bei den in der DRG-Bezeichnung angegebenen Punktwerten für die intensivmedizinische Komplexbehandlung handelt es sich bei dem ersten Wert um die Aufwandspunkte für die intensivmedizinische Komplexbehandlung im Kindesalter (8-98d.*), bei dem zweiten Wert um die Aufwandspunkte für die Aufwendige intensivmedizinische Komplexbehandlung (8-98f.*) und bei dem dritten Wert um die Aufwandspunkte für die intensivmedizinische Komplexbehandlung im Erwachsenenalter (8-980.*).

Anlage 1

Fallpauschalen-Katalog und Pflegeerlöskatalog
Teil a) Bewertungsrelationen bei Versorgung durch Hauptabteilungen

DRG	Partition	Bezeichnung [6]	Bewertungsrelation bei Hauptabteilung	Bewertungsrelation bei Hauptabteilung und Beleghebamme
1	2	3	4	5
Prä-MDC				
A01A	O	Lebertransplantation mit Beatmung > 179 Stunden oder kombinierter Dünndarmtransplantation	22,361	-
A01B	O	Lebertransplantation ohne kombinierte Dünndarmtranspl. mit Beatmung > 59 und < 180 Std. od. mit Transplantatabstoßung od. mit komb. Nierentranspl. od. m. kombinierter Pankreastranspl. od. Alter < 6 J. oder od. m. intensivm. Komplexbeh. > 980 / 828 / - P.	12,754	-
A01C	O	Lebertransplantation ohne kombinierte Dünndarmtransplantation, ohne Beatmung > 59 Stunden, ohne Transplantatabstoßung, ohne komb. Nierentranspl., ohne kombinierte Pankreastranspl., Alter > 5 Jahre, ohne intensivmed. Komplexbehandlung > 980 / 828 / - P.	8,448	-
A02Z	O	Transplantation von Niere und Pankreas	8,239	-
A03A	O	Lungentransplantation mit Beatmung > 179 Stunden	22,455	-
A03B	O	Lungentransplantation ohne Beatmung > 179 Stunden	10,574	-
A04B	O	Knochenmarktranspl. / Stammzelltransf., allogen, außer bei Plasmozytom oder mit Graft-versus-Host-Krankheit Grad III und IV, mit Gabe best. Stammzellen od. Alt. < 18 J., mit best. Entnahme od. Stammzellboost od. intensivmed. Komplexbeh. > 2058 / - / - P.	24,706	-
A04C	O	Knochenmarktransplantation / Stammzelltransfusion, allogen, < 18 J. od. GVHD Grad III/IV od. auß. b. Plasmozytom, mit Gabe best. Stammz. od. GVHD III/IV od. HLA-versch., mit best. Entn. od. SZ-Boost od. m. intensivm. Komplexbeh. > 1764 / 1932 / 2760 P.	16,196	-
A04D	O	Knochenmarktransplantation / Stammzelltransfusion, allogen, mit Graft-versus-Host-Krankheit Grad III und IV oder außer bei Plasmozytom, HLA-verschieden oder mit Komplexbehandlung bei multiresistenten Erregern	10,161	-
A04E	O	Knochenmarktransplantation / Stammzelltransfusion, allogen, außer bei Plasmozytom	9,004	-
A05Z	O	Herztransplantation	17,297	-
A06A	O	Beatmung > 1799 Stunden mit intensivmedizinischer Komplexbehandlung > 2940 / 5520 / 7360 Aufwandspunkte oder mit hochkomplexem Eingriff	42,551	-
A06B	O	Beatmung > 1799 Stunden mit komplexer OR-Prozedur oder Polytrauma, ohne hochkomplexen Eingriff, ohne intensivmedizinische Komplexbehandlung > 2940 / 5520 / 7360 Aufwandspunkte	31,424	-
A06C	O	Beatmung > 1799 Stunden, ohne komplexe OR-Prozedur, ohne Polytrauma, mit intensivmedizinischer Komplexbehandlung > 588 / 552 / 552 Aufwandspunkte	25,982	-
A07A	O	Beatmung > 999 Stunden oder > 499 Stunden mit intensivmedizinischer Komplexbehandlung > 4900 / 4600 / 4600 Aufwandspunkte, mit komplexer OR-Prozedur oder Polytrauma und int. Komplexbeh. > 3920 / 3680 / 3680 P. oder mit hochkompl. oder dreizeitigem Eingr.	32,314	-
A07B	O	Beatmung > 999 Stunden oder > 499 Stunden mit intensivmedizinischer Komplexbehandlung > 4900 / 4600 / 4600 P., mit komplexer OR-Prozedur und ECMO ab 384 Stunden oder mit Polytrauma oder Alter < 18 J. oder intensivmed. Komplexbeh. > - / 3220 / - P.	25,575	-
A07C	O	Beatmung > 999 Stunden oder > 499 Stunden mit intensivmed. Komplexbeh. > 4900 / 4600 / 4600 Punkte, mit komplexer OR-Prozedur, ohne ECMO ab 384 Stunden, ohne Polytrauma, Alter > 17 Jahre oder mit intensivmed. Komplexbeh. > 2352 / 1932 / 2760 Punkte	19,632	-
A07D	O	Beatmung > 999 Stunden ohne komplexe OR-Prozedur, ohne Polytrauma, Alter > 17 Jahre, mit IntK > 392 / 184 / 368 und < 2353 / 1933 / 2761 Aufwandspunkte, mit komplexer Diagnose oder komplizierender Konstellation oder Beatmung > 1799 Stunden	16,657	-
A07E	O	Beatmung > 999 Stunden ohne komplexe OR-Prozedur, ohne Polytrauma, Alter > 17 Jahre, ohne komplexe Diagnose, ohne komplizierende Konstellation, ohne intensivmedizinische Komplexbehandlung > 392 / 184 / 368 Aufwandspunkte, ohne Beatmung > 1799 Stunden	10,345	-
A09A	O	Beatmung > 499 Stunden oder > 249 Stunden mit IntK > 2352 / 1932 / 2208 P., mit hochkomplexem Eingriff oder komplexer OR-Prozedur, Alter < 16 Jahre, mit IntK > 1764 / 1932 / - Punkten oder mit sehr komplexem Eingriff und IntK > - / 2208 / - Punkten	22,163	-
A09B	O	Beatmung > 499 Stunden oder > 249 Stunden mit int. Komplexbeh. > 2352 / 1932 / 2208 Punkte, mit angeb. Fehlbild. oder Tumorerkr., Alter < 3 J. oder mit hochkompl. Eingr. oder mit kompl. OR-Proz. oder int. Komplexbeh. > 1764 / 1932 / - P., Alter < 16 J.	15,150	-

Mittlere Verweil-dauer [1]	Untere Grenz-verweildauer: Erster Tag mit Abschlag [2], [5]	Untere Grenz-verweildauer: Bewertungs-relation pro Tag	Obere Grenz-verweildauer: Erster Tag mit zusätzlichem Entgelt [3], [5]	Obere Grenz-verweildauer: Bewertungs-relation pro Tag	Externe Verlegung Abschlag pro Tag (Bewertungsrelation)	Verlegungs-fallpauschale	Ausnahme von Wiederaufnahme [4]	Pflegeerlös Bewertungs-relation pro Tag
6	7	8	9	10	11	12	13	14
58,0	18	0,929	76	0,358	-	x	x	3,0799
34,9	11	0,771	53	0,319	-	x	x	2,3001
22,8	7	0,696	41	0,278	-	x	x	1,7122
21,1	6	0,796	36	0,272	-	x	x	1,9699
59,8	19	0,857	78	0,450	-	x	x	3,4876
27,1	8	0,786	42	0,328	-	x	x	2,0357
58,9	19	1,069	77	0,399	-	x	x	2,9887
51,3	16	0,855	69	0,283	-	x	x	2,6595
38,2	12	0,716	56	0,243	-	x	x	1,8187
33,6	10	0,721	49	0,236	-	x	x	1,7706
50,3	16	0,617	68	0,280	-	x	x	2,1246
119,2	-	-	137	0,333	-	x	x	4,1964
101,5	-	-	119	0,284	-	x	x	4,0480
105,2	-	-	123	0,254	-	x	x	3,2979
79,9	26	0,942	98	0,371	-	x	x	3,9011
75,2	24	0,920	93	0,306	-	x	x	3,8537
65,3	21	0,810	83	0,262	0,269	-	x	3,6346
60,5	19	0,784	79	0,181	0,255	-	x	3,2721
62,5	20	0,474	80	0,111	0,157	-	x	2,5737
54,6	17	0,976	73	0,323	-	x	x	3,6683
39,9	12	0,951	58	0,311	-	x	x	3,6128

Anlage 1

Fallpauschalen-Katalog und Pflegeerlöskatalog
Teil a) Bewertungsrelationen bei Versorgung durch Hauptabteilungen

DRG	Partition	Bezeichnung [6]	Bewertungsrelation bei Hauptabteilung	Bewertungsrelation bei Hauptabteilung und Beleghebamme
1	2	3	4	5
A09C	O	Beatmung > 499 Stunden oder > 249 Stunden mit intensivmedizinischer Komplexbeh. > 2352 / 1932 / 2208 P., mit komplexer OR-Prozedur oder Polytrauma oder int. Komplexbeh. > 1764 / 1656 / 2208 P. oder mit komplizierender Konstellation oder Alter < 16 Jahre	11,965	-
A09D	O	Beatmung > 499 Stunden, ohne komplexe OR-Prozedur, ohne Polytrauma, Alter > 15 Jahre, ohne komplizierende Konstellation, mit intensivmedizinischer Komplexbehandlung > 1470 / 1380 / 1656 und < 1765 / 1657 / 2209 Aufwandspunkte	12,114	-
A09E	O	Beatmung > 499 Stunden, ohne komplexe OR-Prozedur, ohne Polytrauma, Alter > 15 Jahre, ohne komplizierende Konstellation, mit intensivmedizinischer Komplexbehandlung > 1176 / 1104 / 1380 u. < 1471 / 1381 / 1657 Punkte, mit komplexer Diagnose oder Prozedur	10,305	-
A09F	O	Beatmung > 499 Stunden, ohne komplexe OR-Prozedur, ohne Polytrauma, Alter > 15 Jahre, ohne komplizierende Konstellation, ohne intensivmedizinische Komplexbehandlung > 1176 / 1104 / 1380 Aufwandspunkte, ohne komplexe Diagnose oder Prozedur	8,449	-
A11A	O	Beatmung > 249 Stunden oder > 95 Stunden mit intensivmedizinischer Komplexbehandlung > 1764 / 1656 / 1932 Aufwandspunkte, mit kompliz. Konstellation und best. OR-Prozedur, Alter < 16 Jahre oder mit intensivmed. Komplexbeh. > 1764 / 1656 / 2208 Aufwandsp.	18,101	-
A11B	O	Beatmung > 249 Stunden oder > 95 Stunden mit intensivmedizinischer Komplexbehandlung > 1764 / 1656 / 1656 Aufwandspunkte, mit hochkomplexem Eingriff oder best. Eingriff und best. intensivmed. Komplexbeh. oder Alter < 2 Jahre bei angeborener Fehlbildung	12,767	-
A11C	O	Beatmung > 249 Stunden oder > 95 Stunden mit intensivmed. Komplexbehandlung > 1764 / 1656 / 1656 Punkte, mit komplexer OR-Prozedur, Alter < 16 Jahre oder komplizierende Konstellation	9,839	-
A11D	O	Beatmung > 249 h oder > 95 h mit IntK > 1764 / 1656 / 1656 P. mit best. OR-Prozeduren u. kompliz. Konstell. oder EHEC oder generalisierte Mukositis ohne IntK > 1764 / 1656 / 1932 P. oder mit kompl. Diagnose u. Alter < 3 J. oder IntK > 980 / 1104 / - P.	8,040	-
A11E	O	Beatmung > 249 Stunden, mit komplexer OR-Prozedur, ohne hochkomplexen Eingriff, ohne int. Komplexbeh. > 1764 / 1656 / 1656 P., ohne kompliz. Konstellation, Alter > 15 Jahre oder mit intensivmedizinischer Komplexbehandlung > 588 / 828 / - Aufwandspunkte	6,704	-
A11F	O	Beatmung > 249 Stunden oder > 95 Stunden mit intensivmedizinischer Komplexbehandlung > 1764 / 1656 / 1656 Aufwandspunkte, mit bestimmter OR-Prozedur oder kompliz. Konstellation oder intensivmed. Komplexbehandlung > - / - / 1104 P. oder Alter < 6 Jahre	6,694	-
A11G	O	Beatmung > 249 Stunden, ohne komplexe oder bestimmte OR-Prozedur, ohne intensivmed. Komplexbehandlung > 588 / 828 / 1104 Punkte, ohne kompliz. Konstellation, Alter > 5 Jahre, mit kompl. Diagnose oder Prozedur oder Alter < 16 J. oder äußerst schwere CC	5,480	-
A11H	O	Beatmung > 249 Stunden, ohne komplexe oder bestimmte OR-Prozedur, ohne IntK > 588 / 828 / 1104 Punkte, ohne komplizierende Konstellation, Alter > 15 Jahre, ohne komplexe Diagnose oder Prozedur, ohne äußerst schwere CC	4,497	-
A13A	O	Beatmung > 95 Std. mit hochkompl. Eingriff oder mit int. Komplexbeh. > 1176 / 1380 / - P. oder mit kompl. OR-Prozedur oder bei Lymphom und Leukämie und int. Komplexbeh. > - / 1104 / 1104 P. oder mit kompliz. Konst. u. best. OR-Proz., Alter < 16 Jahre	11,444	-
A13B	O	Beatmung > 95 Stunden mit sehr komplexem Eingriff oder mit komplexer OR-Prozedur und komplizierender Konstellation oder mit best. OR-Proz. und kompliz. Konst., Alter < 16 Jahre od. mit intensivmed. Komplexbeh. > - / 1104 / 1104 Punkte und kompliz. Konst.	7,951	-
A13C	O	Beatmung > 95 Stunden mit komplexer OR-Prozedur, Alter < 6 Jahre oder mit bestimmter OR-Proz. und kompliz. Konstellation od. mit intensivmed. Komplexbeh. > - / - / 1104 Punkte od. Alter < 16 J., außer bei Lymphom und Leukämie, ohne kompliz. Konstellation	7,829	-
A13D	O	Beatmung > 95 Stunden mit komplexer OR-Prozedur, Alter > 5 Jahre oder mit IntK > - / 828 / - Punkte oder kompl. OR-Prozedur od. mit best. OR-Prozedur od. kompliz. Konst. od. mit IntK > 588 / 552 / 552 Punkte od. Alter < 16 Jahre bei bösartiger Neubildung	6,023	-
A13E	O	Beatmung > 95 Stunden, ohne komplexe OR-Prozedur, mit bestimmter OR-Prozedur oder komplizierender Konstellation oder mit intensivmedizinischer Komplexbehandlung > 588 / 552 / 552 Aufwandspunkte und < 1177 / 829 / 1105 Aufwandspunkte od. Alter < 16 Jahre	4,800	-

Mittlere Verweil-dauer [1]	Untere Grenz-verweildauer: Erster Tag mit Abschlag [2), 5)]	Untere Grenz-verweildauer: Bewertungs-relation pro Tag	Obere Grenz-verweildauer: Erster Tag mit zusätzlichem Entgelt [3), 5)]	Obere Grenz-verweildauer: Bewertungs-relation pro Tag	Externe Verlegung Abschlag pro Tag (Bewertungsrelation)	Verlegungs-fallpauschale	Ausnahme von Wiederaufnahme [4)]	Pflegeerlös Bewertungs-relation pro Tag
6	7	8	9	10	11	12	13	14
33,6	10	0,961	52	0,246	-	x	x	3,6288
43,9	14	0,765	62	0,182	0,255	-	x	3,3604
36,4	11	0,799	54	0,184	0,256	-	x	3,2765
32,3	10	0,741	49	0,177	0,245	-	x	2,9979
46,0	14	0,924	64	0,303	0,294	-	x	3,3265
32,2	10	0,865	50	0,295	-	x	x	3,2374
23,0	7	0,846	41	0,293	-	x	x	3,1894
20,2	6	0,940	37	0,326	-	x	x	3,4983
21,4	6	0,868	37	0,198	-	x	x	3,3910
21,9	6	0,825	40	0,184	0,252	-	x	3,1960
20,1	6	0,750	36	0,182	0,248	-	x	3,1454
19,2	5	0,726	36	0,159	0,215	-	x	2,9477
32,1	10	0,842	50	0,288	-	x	x	3,1747
21,0	6	0,776	39	0,258	-	x	x	2,7864
25,2	7	0,756	43	0,219	-	x	x	2,6220
19,2	5	0,747	37	0,164	-	x	x	2,5763
17,6	5	0,689	34	0,164	-	x	x	2,6714

Anlage 1

Fallpauschalen-Katalog und Pflegeerlöskatalog
Teil a) Bewertungsrelationen bei Versorgung durch Hauptabteilungen

DRG	Partition	Bezeichnung [6]	Bewertungsrelation bei Hauptabteilung	Bewertungsrelation bei Hauptabteilung und Beleghebamme
1	2	3	4	5
A13F	O	Beatmung > 95 Stunden, ohne bestimmte OR-Prozedur, ohne komplizierende Konstellation, ohne intensivmed. Komplexbeh. > 588 / 552 / 552 Aufwandspunkte, Alter > 15 Jahre, mit komplexer Diagnose oder Prozedur od. intensivmed. Komplexbeh. > - / 368 / - Punkte	3,460	-
A13G	O	Beatmung > 95 Stunden, mit bestimmter OR-Prozedur oder kompliz. Konstellation, mit äußerst schweren CC, verstorben oder verlegt < 9 Tage oder ohne best. OR-Proz., ohne kompliz. Konst., Alter > 15 J., ohne kompliz. Diagnose od. Prozedur, mit äuß. schw. CC	3,254	-
A13H	O	Beatmung > 95 Stunden mit bestimmter OR-Prozedur oder kompliz. Konstellation, ohne äußerst schwere CC, verstorben oder verlegt < 9 Tage oder ohne best. OR-Proz., ohne kompliz. Konst., Alter > 15 J., ohne kompliz. Diagnose oder Proz., ohne äuß. schw. CC	2,597	-
A15B	O	Knochenmarktransplantation / Stammzelltransfusion, autogen, außer bei Plasmozytom, Alter < 18 Jahre oder bestimmte Entnahme oder intensivmedizinische Komplexbehandlung > 588 / 552 / 552 Aufwandspunkte	6,330	-
A15C	O	Knochenmarktransplantation / Stammzelltransfusion, autogen, außer bei Plasmozytom, Alter > 17 Jahre, ohne bestimmte Entnahme oder bei Plasmozytom, mit bestimmter Entnahme oder intensivmedizinischer Komplexbehandlung > 392 / 368 / 368 Aufwandspunkte	4,918	-
A15D	O	Knochenmarktransplantation / Stammzelltransfusion, autogen, bei Plasmozytom, ohne bestimmte Entnahme	3,823	-
A17A	O	Nierentransplantation mit postoperativem Versagen des Nierentransplantates oder Alter < 16 Jahre oder AB0-inkompatible Transplantation oder schwerste CC	6,293	-
A17B	O	Nierentransplantation ohne postoperatives Versagen des Nierentransplantates, Alter > 15 Jahre oder ohne AB0-inkompatible Transplantation, ohne schwerste CC	4,417	-
A18Z	O	Beatmung > 999 Stunden und Transplantation von Leber, Lunge, Herz und Knochenmark oder Stammzelltransfusion	43,924	-
A36A	O	Intensivmedizinische Komplexbehandlung > 980 / 1104 / 1656 Aufwandspunkte bei bestimmten Krankheiten und Störungen oder intensivmedizinische Komplexbehandlung > 588 / 552 / 552 P. bei Versagen und Abstoßung eines Transplantates hämatopoetischer Zellen	11,656	-
A36B	O	Intensivmedizinische Komplexbehandlung > 588 / 552 / 828 und < 981 / 1105 / 1657 Aufwandspunkte bei bestimmten Krankheiten und Störungen oder komplizierende Konstellation bei Versagen und Abstoßung eines Transplantates hämatopoetischer Zellen	7,236	-
A36C	O	Intensivmedizinische Komplexbehandlung > - / - / 552 und < - / - / 829 Aufwandspunkte bei bestimmten Krankheiten und Störungen	5,766	-
A42A	A	Stammzellentnahme bei Eigenspender mit Chemotherapie oder mit schwersten CC, Alter > 15 Jahre	2,095	-
A42B	A	Stammzellentnahme bei Eigenspender, Alter < 16 Jahre oder ohne schwerste CC	1,474	-
A42C	A	Stammzellentnahme bei Eigenspender ohne Chemotherapie, Alter > 15 Jahre, ohne schwerste CC, ohne Sepsis, ohne komplizierende Konstellation	0,809	-
A60A	M	Versagen und Abstoßung eines Organtransplantates, mehr als ein Belegungstag, mit Entfernung eines Organtransplantates oder komplexer OR-Prozedur oder äußerst schweren CC oder komplizierender Konstellation	2,174	-
A60B	M	Versagen und Abstoßung eines Organtransplantates, mehr als ein Belegungstag, ohne Entfernung eines Organtransplantates, ohne komplexe OR-Prozedur, ohne äußerst schwere CC, ohne komplizierende Konstellation, Alter < 16 Jahre	0,757	-
A60C	M	Versagen und Abstoßung eines Organtransplantates, mehr als ein Belegungstag, ohne Entfernung eines Organtransplantates, ohne komplexe OR-Prozedur, ohne äußerst schwere CC, ohne komplizierende Konstellation, Alter > 15 Jahre	0,697	-
A60D	M	Versagen und Abstoßung eines Organtransplantates, ein Belegungstag	0,199	-
A61A	M	Versagen und Abstoßung eines Transplantates hämatopoetischer Zellen mit äußerst schweren CC oder mit bestimmter akuter Graft-versus-Host-Krankheit, mehr als ein Belegungstag	3,408	-
A61B	M	Versagen und Abstoßung eines Transplantates hämatopoetischer Zellen ohne äußerst schwere CC, ohne bestimmte akute Graft-versus-Host-Krankheit oder ein Belegungstag, mit schweren CC oder Alter < 10 Jahre	1,926	-
A61C	M	Versagen und Abstoßung eines Transplantates hämatopoetischer Zellen ohne äußerst schwere oder schwere CC, ohne bestimmte akute Graft-versus-Host-Krankheit oder ein Belegungstag, Alter > 9 Jahre	0,923	-
A62Z	M	Evaluierungsaufenthalt vor Herztransplantation	2,666	-
A63Z	M	Evaluierungsaufenthalt vor Lungen- oder Herz-Lungen-Transplantation	1,507	-
A64Z	M	Evaluierungsaufenthalt vor Leber-, Dünndarm- oder Nieren-Pankreas-Transplantation	1,843	-
A66Z	M	Evaluierungsaufenthalt vor anderer Organtransplantation	0,937	-

Mittlere Verweil-dauer [1]	Untere Grenz-verweildauer: Erster Tag mit Abschlag [2), 5)]	Untere Grenz-verweildauer: Bewertungs-relation pro Tag	Obere Grenz-verweildauer: Erster Tag mit zusätzlichem Entgelt [3), 5)]	Obere Grenz-verweildauer: Bewertungs-relation pro Tag	Externe Verlegung Abschlag pro Tag (Bewertungsrelation)	Verlegungs-fallpauschale	Ausnahme von Wiederaufnahme [4)]	Pflegeerlös Bewertungs-relation pro Tag
6	7	8	9	10	11	12	13	14
11,8	3	0,779	25	0,184	0,243	-	x	2,9622
12,2	3	0,741	27	0,170	0,225	-	x	2,6208
11,1	3	0,621	25	0,156	0,204	-	x	2,6912
24,8	7	0,674	38	0,248	-	x	x	2,0516
22,3	6	0,524	33	0,180	-	x	x	1,2007
19,0	5	0,447	27	0,182	-	x	x	1,0538
22,8	7	0,559	40	0,213	-	x	x	1,2209
16,5	4	0,591	29	0,204	-	x	x	1,1651
99,7	-	-	118	0,417	-	x	x	3,6440
39,3	12	0,812	57	0,268	-	x	x	2,8010
27,1	8	0,705	45	0,234	-	x	x	2,3970
24,2	7	0,649	42	0,151	-	x	x	2,4006
16,0	4	0,391	25	0,136	0,114	-	x	0,7016
6,0	1	0,712	16	0,210	0,162	-	x	1,4465
4,2	1	0,481	9	0,167	0,135	-	x	0,8430
14,1	4	0,349	29	0,136	-	x	x	0,9798
3,9	-	-	9	0,172	-	x	x	1,3767
5,7	-	-	14	0,109	-	x	x	0,7723
1,0	-	-	-	-	-	-	x	1,0636
17,2	5	0,537	33	0,189	0,177	-	x	1,5008
8,3	2	0,612	22	0,222	0,197	-	x	1,3042
4,9	1	0,749	11	0,179	0,149	-	x	1,1237
13,4	3	0,571	29	0,170	0,158	-	x	1,1568
6,2	1	0,748	15	0,193	0,167	-	x	0,9135
8,7	2	0,537	21	0,184	0,165	-	x	1,0119
3,6	1	0,559	8	0,219	0,172	-	x	0,8552

Anlage 1

Fallpauschalen-Katalog und Pflegeerlöskatalog
Teil a) Bewertungsrelationen bei Versorgung durch Hauptabteilungen

DRG	Partition	Bezeichnung [6)]	Bewertungsrelation bei Hauptabteilung	Bewertungsrelation bei Hauptabteilung und Beleghebamme
1	2	3	4	5
A69Z	M	Evaluierungsaufenthalt vor Organtransplantation ohne Aufnahme auf eine Warteliste	1,926	-
MDC 01 Krankheiten und Störungen des Nervensystems				
B01A	O	Mehrzeitige komplexe OR-Prozeduren bei Krankheiten und Störungen des Nervensystems, mit komplizierender Konstellation oder Alter < 18 Jahre	6,063	-
B01B	O	Mehrzeitige komplexe OR-Prozeduren bei Krankheiten und Störungen des Nervensystems, ohne komplizierende Konstellation, Alter > 17 Jahre	5,173	-
B02A	O	Komplexe Kraniotomie oder Wirbelsäulen-Operation bei Neubildung des Nervensystems oder intensivmedizinischer Komplexbehandlung > 392 / 368 / - Punkte, Alter < 6 Jahre mit Eingriff bei BNB oder Alter < 16 Jahre und mehrzeitige komplexe OR-Prozedur	12,534	-
B02B	O	Komplexe Kraniotomie oder WS-OP, Bestr. an mind. 9 T. od. best. Eingr. bei BNB mit intraop. Monit., Alt. < 18 J. od. b. BNB od. IntK > 392 / 368 / - P., mit schwersten CC, Alt. > 15 J. od. oh. mehrz. kompl. OR-Proz. od. Alt. > 5 J. od. oh. Eingr. bei BNB	7,482	-
B02C	O	Komplexe Kraniotomie oder WS-OP, mehr als 8 Bestr., Alter > 17 J. oder ohne best. Eingr. bei BNB mit intraop. Monit. od. bei NB des Nervensystems oder IntK > 392 / 368 / - P., Alter > 15 J. od. oh. mehrz. kompl. OR-Proz. od. Alt. > 5 J., oh. schwerste CC	6,143	-
B02D	O	Komplexe Kraniotomie oder Wirbelsäulen-Operation, außer bei Neubildung, ohne intensivmedizinische Komplexbehandlung > 392 / 368 / - Aufwandspunkte, Alter < 6 Jahre oder mit bestimmtem Eingriff, Alter < 18 Jahre oder mit best. komplizierenden Faktoren	3,630	-
B02E	O	Komplexe Kraniotomie oder Wirbelsäulen-Operation, ohne bestimmten komplexen Eingriff, Alter > 5 Jahre, ohne bestimmte komplizierende Faktoren	3,195	-
B03Z	O	Bestimmte Eingriffe an Wirbelsäule und Rückenmark bei bösartiger Neubildung oder mit intraoperativem Monitoring oder Eingriffe bei zerebraler Lähmung, Muskeldystrophie, Neuropathie oder nicht akuter Para- / Tetraplegie mit äußerst schweren CC	2,747	-
B04A	O	Beidseitige oder mehrzeitige Eingriffe an den extrakraniellen Gefäßen oder äußerst schwere CC	3,538	-
B04B	O	Eingriffe an den extrakraniellen Gefäßen, ohne mehrzeitige Eingriffe, ohne beidseitige Eingriffe, ohne äußerst schwere CC	1,328	-
B05Z	O	Dekompression bei Karpaltunnelsyndrom oder kleine Eingriffe an den Nerven	0,475	-
B07Z	O	Eingriffe an peripheren Nerven, Hirnnerven und anderen Teilen des Nervensystems mit äußerst schweren CC oder komplizierender Diagnose	4,079	-
B09Z	O	Andere Eingriffe am Schädel	1,008	-
B12Z	O	Implantation eines Herzschrittmachers bei Krankheiten und Störungen des Nervensystems oder perkutan-transluminale Gefäßintervention an Herz und Koronargefäßen	2,364	-
B15Z	O	Strahlentherapie bei Krankheiten und Störungen des Nervensystems, Bestrahlungen an mindestens 8 Tagen	2,573	-
B16A	O	Strahlentherapie bei Krankheiten und Störungen des Nervensystems, mehr als ein Belegungstag, Bestrahlungen an mindestens 5 Tagen	1,341	-
B16B	O	Strahlentherapie bei Krankheiten und Störungen des Nervensystems, mehr als ein Belegungstag, Bestrahlungen an weniger als 5 Tagen	0,681	-
B17A	O	Eingriffe an peripheren Nerven, Hirnnerven und anderen Teilen des Nervensystems oder Eingriff bei zerebraler Lähmung, Muskeldystrophie oder Neuropathie, mit komplexer Diagnose	1,969	-
B17B	O	Eingriffe an peripheren Nerven, Hirnnerven und anderen Teilen des Nervensystems oder Eingriff bei zerebraler Lähmung, Muskeldystrophie oder Neuropathie, mit komplexem Eingriff	1,829	-
B17C	O	Eingr. an periph. Nerven, Hirnnerven und and. Teilen des Nervensys. oder Eingr. bei zerebr. Lähmung, Muskeldystr. od. Neurop., mit best. kompl. Eingr., Alt. < 16 J. oder mit mäßig kompl. Eingr., Alt. < 19 J. oder mit schw. CC od. Impl. Ereignis-Rekorder	1,797	-
B17D	O	Eingriffe an peripheren Nerven, Hirnnerven und anderen Teilen des Nervensystems oder Eingriff bei zerebraler Lähmung, Muskeldystrophie oder Neuropathie, mit mäßig komplexem Eingriff oder best. Eingriff und Alter < 19 J. oder schw. CC oder best. Diagnose	1,039	-
B17E	O	Eingriffe an peripheren Nerven, Hirnnerven und anderen Teilen des Nervensystems oder Eingriff bei zerebraler Lähmung, Muskeldystrophie oder Neuropathie, ohne komplexe oder bestimmte Diagnose, ohne mäßig komplexen oder komplexen Eingriff	0,775	-
B18A	O	Komplexe Eingriffe an Wirbelsäule und Rückenmark bei Krankheiten und Störungen des Nervensystems	3,973	-

Mittlere Verweil-dauer [1]	Untere Grenz-verweildauer: Erster Tag mit Abschlag [2), 5)]	Untere Grenz-verweildauer: Bewertungs-relation pro Tag	Obere Grenz-verweildauer: Erster Tag mit zusätzlichem Entgelt [3), 5)]	Obere Grenz-verweildauer: Bewertungs-relation pro Tag	Externe Verlegung Abschlag pro Tag (Bewertungsrelation)	Verlegungs-fallpauschale	Ausnahme von Wiederaufnahme [4)]	Pflegeerlös Bewertungs-relation pro Tag
6	7	8	9	10	11	12	13	14
10,7	3	0,413	24	0,165	0,141	-	x	0,9842
20,1	6	0,503	36	0,181	0,167	-	-	1,8613
19,2	5	0,466	36	0,189	0,138	-	-	1,3789
35,6	11	0,720	54	0,243	-	x	-	2,5513
41,5	13	0,416	60	0,140	-	x	-	1,1243
23,4	7	0,622	41	0,212	-	x	-	2,2761
11,0	3	0,465	23	0,179	-	x	-	1,3876
11,8	3	0,613	27	0,207	-	x	-	1,5533
9,4	2	0,377	20	0,159	0,109	-	-	1,0304
14,0	4	0,544	28	0,137	-	x	-	1,6364
4,8	1	0,553	10	0,091	-	x	-	1,0000
2,4	1	0,142	5	0,070	0,071	-	-	0,9783
18,1	5	0,419	36	0,097	0,131	-	-	1,2939
4,5	1	0,529	11	0,080	0,093	-	-	0,8991
13,3	3	0,413	27	0,087	0,115	-	-	1,2338
19,2	5	0,425	35	0,133	-	x	x	0,8253
9,7	2	0,439	21	0,136	0,123	-	x	0,9145
4,2	-	-	12	0,111	0,128	-	x	0,9035
5,0	1	0,672	12	0,118	0,142	-	-	1,0917
5,4	1	0,527	14	0,072	0,087	-	-	0,8540
9,4	2	0,378	20	0,121	0,109	-	-	0,9683
4,4	1	0,492	12	0,074	0,086	-	-	0,8264
3,1	1	0,302	7	0,072	0,077	-	-	0,9048
17,9	5	0,366	36	0,086	0,116	-	-	1,0962

Anlage 1

Fallpauschalen-Katalog und Pflegeerlöskatalog
Teil a) Bewertungsrelationen bei Versorgung durch Hauptabteilungen

DRG	Partition	Bezeichnung [6]	Bewertungsrelation bei Hauptabteilung	Bewertungsrelation bei Hauptabteilung und Beleghebamme
1	2	3	4	5
B18B	O	Bestimmte Eingriffe an Wirbelsäule und Rückenmark bei Krankheiten und Störungen des Nervensystems oder Revision eines Ventrikelshuntes oder operative Eingriffe bei nicht akuter Para- / Tetraplegie	1,979	-
B18C	O	Andere Eingriffe an Wirbelsäule und Rückenmark bei Krankheiten und Störungen des Nervensystems	1,482	-
B18D	O	Mäßig komplexe Eingriffe an Wirbelsäule und Rückenmark bei Krankheiten und Störungen des Nervensystems	1,436	-
B19A	O	Implantation, Revision und Entfernung von Neurostimulatoren und Neurostimulationselektroden bei Krankheiten und Störungen des Nervensystems mit Implantation oder Wechsel eines Neurostimulators	1,489	-
B19B	O	Implantation, Revision und Entfernung von Neurostimulatoren und Neurostimulationselektroden bei Krankheiten und Störungen des Nervensystems mit Implantation oder Wechsel eines permanenten oder temporären Elektrodensystems	1,707	-
B19C	O	Implantation, Revision und Entfernung von Neurostimulatoren und Neurostimulationselektroden bei Krankheiten und Störungen des Nervensystems ohne Implantation oder Wechsel von Neurostimulatoren und Elektrodensystemen	0,815	-
B20A	O	Kraniotomie oder große Wirbelsäulen-Operation mit bestimmter komplexer Prozedur, Alter < 18 Jahre oder mit komplizierenden Faktoren, Alter < 16 Jahre oder mit bestimmter intrakranieller Blutung	3,443	-
B20B	O	Kraniotomie oder große WS-Operation mit kompl. Prozedur, mit kompliz. Faktoren, Alter > 15 Jahre, ohne best. intrakran. Blutung oder Alter < 1 J. mit interv. oder großem intrakran. oder best. Eingriff oder mit kompl. Diagnose od. bei bösart. Neubildung	2,616	-
B20C	O	Kraniotomie oder große WS-Operation, Alter < 3 Jahre oder interventioneller Eingriff oder Alter < 18 Jahre mit großem intrakraniellen Eingriff oder mit kompl. Diagnose oder best. Eingriff, Alter < 16 J. od. bei bösartiger Neubildung, Alter > 0 Jahre	1,950	-
B20D	O	Kraniotomie oder große WS-OP mit komplexer Prozedur oder ohne komplexe Prozedur, Alter > 2 Jahre, mit komplexer Diagnose oder bestimmtem Eingriff oder mit bestimmter Prozedur oder bei bösartiger Neubildung oder Alter < 16 Jahre	1,889	-
B20E	O	Kraniotomie oder große Wirbelsäulen-Operation ohne komplexe Prozedur, Alter > 2 Jahre, ohne komplexe Diagnose, ohne bestimmten Eingriff, ohne bestimmte Prozedur, außer bei bösartiger Neubildung, Alter > 15 Jahre	1,463	-
B21A	O	Implantation eines Neurostimulators zur Hirnstimulation, Mehrelektrodensystem, mit Sondenimplantation	7,365	-
B21B	O	Implantation eines Neurostimulators zur Hirnstimulation, Mehrelektrodensystem, ohne Sondenimplantation	3,653	-
B36A	O	Intensivmedizinische Komplexbehandlung > 1764 / 1656 / 1932 Aufwandspunkte oder > 1176 / 1104 / 1380 Aufwandspunkte mit bestimmter OR-Prozedur oder Alter < 10 Jahre bei Krankheiten und Störungen des Nervensystems	10,014	-
B36B	O	Intensivmedizinische Komplexbehandlung > 1176 / 1104 / 1104 Aufwandspunkte ohne bestimmte OR-Prozedur oder > 588 / 552 / 552 Punkte mit best. OR-Prozedur oder best. hochaufw. Implantate oder Alter > 9 Jahre bei Krankheiten und Störungen des Nervensystems	7,102	-
B39A	O	Neurologische Komplexbehandlung des akuten Schlaganfalls mit bestimmter OR-Prozedur, mehr als 72 Stunden mit komplexem Eingriff oder mit komplizierender Konstellation oder intensivmedizinischer Komplexbehandlung > 392 / 368 / - Aufwandspunkte	5,282	-
B39B	O	Neurologische Komplexbehandlung des akuten Schlaganfalls mit bestimmter OR-Prozedur, bis 72 Stunden mit komplexem Eingriff oder mehr als 72 Stunden, ohne kompl. Eingriff, ohne kompliz. Konst., ohne intensivmed. Komplexbehandlung > 392 / 368 / - Punkte	2,547	-
B39C	O	Neurologische Komplexbehandlung des akuten Schlaganfalls mit best. OR-Prozedur, bis 72 Std., ohne kompl. Eing., ohne kompliz. Konst., ohne intensivmed. Komplexbeh. > 392 / 368 / - P. oder and. neurolog. Komplexbeh. des akuten Schlaganf., mehr als 72 Std.	2,077	-
B42A	A	Frührehabilitation bei Krankheiten und Störungen des Nervensystems bis 27 Tage mit neurologischer Komplexbehandlung des akuten Schlaganfalls oder fachübergreifende u. andere Frührehabilitation mit neurologischer Komplexbehandlung des akuten Schlaganfalls	2,986	-
B42B	A	Frührehabilitation bei Krankheiten und Störungen des Nervensystems bis 27 Tage ohne neurologische Komplexbehandlung des akuten Schlaganfalls	2,214	-

Mittlere Verweil-dauer [1]	Untere Grenz-verweildauer: Erster Tag mit Abschlag [2), 5)]	Untere Grenz-verweildauer: Bewertungs-relation pro Tag	Obere Grenz-verweildauer: Erster Tag mit zusätzlichem Entgelt [3), 5)]	Obere Grenz-verweildauer: Bewertungs-relation pro Tag	Externe Verlegung Abschlag pro Tag (Bewertungsrelation)	Verlegungs-fallpauschale	Ausnahme von Wiederaufnahme [4)]	Pflegeerlös Bewertungs-relation pro Tag
6	7	8	9	10	11	12	13	14
8,9	2	0,307	20	0,072	0,093	-	-	0,8341
5,6	1	0,501	13	0,079	0,095	-	-	1,0998
6,4	1	0,482	16	0,066	0,081	-	-	0,8180
3,6	1	0,667	9	0,068	0,076	-	-	0,9510
3,2	1	0,546	8	0,071	0,078	-	-	0,9623
3,0	1	0,297	7	0,072	0,077	-	-	0,8449
11,9	3	0,598	25	0,201	-	x	-	1,9571
8,8	2	0,430	18	0,176	-	x	-	1,1783
6,1	1	0,721	15	0,204	-	x	-	1,2345
6,7	1	0,943	16	0,165	-	x	-	1,2379
6,3	1	0,645	15	0,144	-	x	-	1,1018
10,3	2	0,353	18	0,102	0,093	-	-	0,8742
3,1	1	0,782	7	0,094	0,071	-	-	1,0197
32,1	10	0,797	50	0,273	-	x	x	3,1072
21,2	6	0,854	37	0,282	-	x	x	3,1311
21,7	6	0,640	39	0,206	-	x	-	1,7875
10,7	3	0,539	23	0,141	-	x	-	1,5393
8,5	2	0,563	19	0,140	-	x	-	1,3189
24,4	-	-	38	0,085	0,116	-	-	1,5145
21,0	-	-	31	0,073	0,100	-	-	1,0443

Anlage 1

Fallpauschalen-Katalog und Pflegeerlöskatalog
Teil a) Bewertungsrelationen bei Versorgung durch Hauptabteilungen

DRG	Partition	Bezeichnung [6)]	Bewertungsrelation bei Hauptabteilung	Bewertungsrelation bei Hauptabteilung und Beleghebamme
1	2	3	4	5
B44A	A	Geriatrische frührehabilitative Komplexbehandlung bei Krankheiten und Störungen des Nervensystems mit neurologischer Komplexbehandlung oder anderer neurologischer Komplexbehandlung des akuten Schlaganfalls bei schwerer motorischer Funktionseinschränkung	2,217	-
B44B	A	Geriatrische frührehabilitative Komplexbehandlung bei Krankheiten und Störungen des Nervensystems mit anderer neurologischer Komplexbehandlung des akuten Schlaganfalls oder schwerer motorischer Funktionseinschränkung	1,502	-
B44C	A	Geriatrische frührehabilitative Komplexbehandlung bei Krankheiten und Störungen des Nervensystems ohne Komplexbehandlung des akuten Schlaganfalls, ohne schwere motorische Funktionseinschränkung	1,317	-
B45Z	A	Intensivmedizinische Komplexbehandlung > 392 / 368 / 828 Aufwandspunkte bei Krankheiten und Störungen des Nervensystems	4,717	-
B47A	A	Multimodale Schmerztherapie bei Krankheiten und Störungen des Nervensystems, mindestens 14 Behandlungstage	1,374	-
B47B	A	Multimodale Schmerztherapie bei Krankheiten und Störungen des Nervensystems, weniger als 14 Behandlungstage	1,003	-
B48Z	A	Frührehabilitation bei Multipler Sklerose und zerebellarer Ataxie, nicht akuter Para- / Tetraplegie oder anderen neurologischen Erkrankungen	1,335	-
B60A	M	Nicht akute Paraplegie / Tetraplegie, mehr als ein Belegungstag	0,777	-
B60B	M	Nicht akute Paraplegie / Tetraplegie, ein Belegungstag	0,230	-
B61A	M	Bestimmte akute Erkrankungen und Verletzungen des Rückenmarks mit komplexem Eingriff, weniger als 14 Belegungstage, wegverlegt	3,013	-
B63Z	M	Demenz und andere chronische Störungen der Hirnfunktion	0,652	-
B66A	M	Neubildungen des Nervensystems mit äußerst schweren CC, mehr als ein Belegungstag, Alter < 10 Jahre oder mit komplizierender Konstellation	3,082	-
B66B	M	Neubildungen des Nervensystems mit äußerst schweren CC, mehr als ein Belegungstag, Alter > 9 Jahre, ohne komplizierende Konstellation	1,736	-
B66C	M	Neubildungen des Nervensystems, ein Belegungstag oder ohne äußerst schwere CC, Alter < 16 Jahre	0,686	-
B66D	M	Neubildungen des Nervensystems, ein Belegungstag oder ohne äußerst schwere CC, Alter > 15 Jahre	0,682	-
B67A	M	Morbus Parkinson mit äußerst schweren CC oder schwerster Beeinträchtigung	1,049	-
B67B	M	Morbus Parkinson ohne äußerst schwere CC, ohne schwerste Beeinträchtigung	0,785	-
B68A	M	Multiple Sklerose und zerebellare Ataxie mit äußerst schweren CC, mehr als ein Belegungstag	2,027	-
B68B	M	Multiple Sklerose und zerebellare Ataxie, ein Belegungstag oder ohne äußerst schwere CC, Alter < 16 Jahre	0,844	-
B68C	M	Multiple Sklerose und zerebellare Ataxie, ein Belegungstag oder ohne äußerst schwere CC, Alter > 15 Jahre, mit komplexer Diagnose	0,757	-
B68D	M	Multiple Sklerose und zerebellare Ataxie, ein Belegungstag oder ohne äußerst schwere CC, Alter > 15 Jahre, ohne komplexe Diagnose	0,617	-
B69A	M	Transitorische ischämische Attacke (TIA) und extrakranielle Gefäßverschlüsse mit neurologischer Komplexbehandlung des akuten Schlaganfalls und äußerst schweren CC	1,798	-
B69B	M	Transitorische ischämische Attacke (TIA) und extrakranielle Gefäßverschlüsse mit neurologischer Komplexbehandlung des akuten Schlaganfalls > 72 Stunden	0,939	-
B69C	M	Transitorische ischämische Attacke (TIA) und extrakranielle Gefäßverschlüsse mit neurologischer Komplexbehandlung des akuten Schlaganfalls ohne äußerst schwere CC oder mit anderer neurologischer Komplexbehandlung oder mit äußerst schweren CC	0,717	-
B69D	M	Transitorische ischämische Attacke (TIA) und extrakranielle Gefäßverschlüsse ohne neurologische Komplexbehandlung des akuten Schlaganfalls, ohne andere neurologische Komplexbehandlung des akuten Schlaganfalls, ohne äußerst schwere CC	0,628	-
B70A	M	Apoplexie mit neurologischer Komplexbehandlung des akuten Schlaganfalls, mehr als 72 Stunden, mit komplizierender Diagnose oder bestimmter neurologischer Komplexbehandlung > 96 Stunden	1,800	-
B70B	M	Apoplexie mit neurologischer Komplexbehandlung des akuten Schlaganfalls, mehr als 72 Stunden oder mit komplexem zerebrovaskulären Vasospasmus oder intensivmedizinischer Komplexbehandlung > 196 / 184 / - Aufwandspunkte	1,301	-
B70C	M	Apoplexie ohne komplexen zerebrovask. Vasospasmus, mit neurol. Komplexbeh. des akuten Schlaganfalls bis 72 Std., mit komplizierender Diagnose oder systemischer Thrombolyse oder mit anderer neurol. Komplexbeh. des akuten Schlaganfalls, mehr als 72 Std.	1,201	-

Mittlere Verweil-dauer [1]	Untere Grenz-verweildauer: Erster Tag mit Abschlag [2), 5)]	Untere Grenz-verweildauer: Bewertungs-relation pro Tag	Obere Grenz-verweildauer: Erster Tag mit zusätzlichem Entgelt [3), 5)]	Obere Grenz-verweildauer: Bewertungs-relation pro Tag	Externe Verlegung Abschlag pro Tag (Bewertungsrelation)	Verlegungs-fallpauschale	Ausnahme von Wiederaufnahme [4)]	Pflegeerlös Bewertungs-relation pro Tag
6	7	8	9	10	11	12	13	14
23,9	-	-	37	0,065	0,088	-	-	0,9290
19,5	-	-	29	0,054	0,073	-	-	0,8164
17,8	-	-	25	0,052	0,070	-	-	0,6465
21,3	6	0,655	39	0,215	0,205	-	x	2,3588
16,2	-	-	20	0,063	0,080	-	x	0,4399
10,5	-	-	16	0,063	0,086	-	x	0,4990
16,8	-	-	20	0,056	0,075	-	-	0,5478
6,4	-	-	15	0,084	0,103	-	-	0,8136
1,0	-	-	-	-	-	-	-	1,2675
8,0	2	0,477	15	0,125	-	x	-	1,7152
6,1	1	0,453	15	0,074	0,091	-	-	0,8537
18,6	5	0,501	37	0,189	0,153	-	x	1,9800
15,2	4	0,341	32	0,078	0,105	-	x	1,2628
3,8	1	0,371	8	0,172	0,137	-	x	1,7677
5,8	1	0,465	14	0,081	0,099	-	x	1,0002
12,0	3	0,259	24	0,060	0,079	-	-	0,9489
8,6	2	0,259	17	0,064	0,081	-	-	0,7175
20,7	6	0,284	36	0,068	0,092	-	-	1,1781
5,2	1	0,649	12	0,161	0,135	-	-	1,1337
5,6	1	0,551	12	0,094	0,114	-	-	0,6326
7,0	1	0,468	18	0,061	0,076	-	-	0,6706
12,9	3	0,444	26	0,096	0,127	-	-	1,3577
5,7	1	0,540	12	0,113	0,138	-	-	1,4930
4,1	1	0,372	9	0,121	0,140	-	-	1,2347
4,0	1	0,369	9	0,110	0,125	-	-	0,8947
11,7	3	0,446	25	0,106	-	x	-	1,4599
8,1	2	0,430	18	0,112	-	x	-	1,4000
7,1	1	0,693	15	0,117	0,147	-	-	1,2671

Anlage 1

Fallpauschalen-Katalog und Pflegeerlöskatalog
Teil a) Bewertungsrelationen bei Versorgung durch Hauptabteilungen

DRG	Partition	Bezeichnung [6)]	Bewertungsrelation bei Hauptabteilung	Bewertungsrelation bei Hauptabteilung und Beleghebamme
1	2	3	4	5
B70D	M	Apoplexie ohne komplexen zerebrovaskulären Vasospasmus, ohne komplizierende Diagnose oder systemische Thrombolyse, mit neurol. Komplexbeh. des akuten Schlaganfalls bis 72 Std. oder mit bestimmter neurol. Komplexbeh. des akuten Schlaganfalls bis 72 Std.	0,883	-
B70E	M	Apoplexie ohne neurologische Komplexbehandlung des akuten Schlaganfalls, ohne andere neurol. Komplexbeh. des akuten Schlaganfalls, mehr als 72 Stunden, mit komplizierender Diagnose oder systemischer Thrombolyse oder Alter < 16 Jahre	1,157	-
B70F	M	Apoplexie ohne neurologische Komplexbehandlung des akuten Schlaganfalls, ohne andere neurologische Komplexbehandlung des akuten Schlaganfalls, ohne komplizierende Diagnose, ohne systemische Thrombolyse, Alter < 15 Jahre	0,797	-
B70G	M	Apoplexie mit neurologischer Komplexbehandlung des akuten Schlaganfalls oder mit anderer neurologischer Komplexbehandlung des akuten Schlaganfalls, verstorben < 4 Tage nach Aufnahme	0,736	-
B70H	M	Apoplexie ohne neurologische Komplexbehandlung des akuten Schlaganfalls, ohne andere neurologische Komplexbehandlung des akuten Schlaganfalls, verstorben < 4 Tage nach Aufnahme	0,596	-
B70I	M	Apoplexie, ein Belegungstag	0,286	-
B71A	M	Erkrankungen an Hirnnerven und peripheren Nerven mit komplexer Diagnose oder Komplexbehandlung der Hand, mehr als ein Belegungstag, mit äußerst schweren CC oder bei Para- / Tetraplegie mit äußerst schweren oder schweren CC	3,283	-
B71B	M	Erkrankungen an Hirnnerven und peripheren Nerven mit komplexer Diagnose, mit schweren CC oder bei Para- / Tetraplegie oder mit Komplexbehandlung der Hand oder ohne komplexe Diagnose, mit äußerst schweren oder schweren CC, bei Para- / Tetraplegie	1,486	-
B71C	M	Erkrankungen an Hirnnerven und peripheren Nerven ohne Komplexbehandlung der Hand oder mit komplexer Diagnose, mit äußerst schweren oder schweren CC, außer bei Para- / Tetraplegie	1,231	-
B71D	M	Erkrankungen an Hirnnerven und peripheren Nerven ohne komplexe Diagnose, ohne Komplexbehandlung der Hand, ohne äußerst schwere oder schwere CC oder ohne Komplexbehandlung der Hand oder mit kompl. Diagnose, ohne schw. CC oder außer bei Para- / Tetraplegie	0,526	-
B72A	M	Infektion des Nervensystems, Alter < 16 Jahre oder bestimmte Enzephalitis mit Intensivmedizinischer Komplexbehandlung > 0 / 0 / 184 Aufwandspunkte	1,247	-
B72B	M	Infektion des Nervensystems, mehr als ein Belegungstag, ohne bestimmte Enzephalitis, ohne Intensivmedizinische Komplexbehandlung > 0 / 0 / 184 Aufwandspunkte	1,186	-
B73Z	M	Virusmeningitis oder Infektion des Nervensystems, Alter > 15 Jahre oder ein Belegungstag	0,699	-
B74Z	M	Komplexbehandlung bei multiresistenten Erregern bei Krankheiten und Störungen des Nervensystems	3,044	-
B75Z	M	Fieberkrämpfe	0,461	-
B76B	M	Anfälle, ohne komplexe Diagnostik und Therapie, mehr als ein Belegungstag mit äußerst schweren CC oder Alter < 3 Jahre oder komplexer Diagnose oder EEG, Alter < 1 Jahr, mehr als ein Belegungstag, mit komplexer Diagnose	1,683	-
B76C	M	Anfälle, ohne komplexe Diagnostik und Therapie, mehr als ein Belegungstag, mit schweren CC, Alter > 2 Jahre, ohne komplexe Diagnose oder EEG, Alter < 1 Jahr, mehr als ein Belegungstag, ohne komplexe Diagnose	1,178	-
B76D	M	Anfälle, Alter < 6 Jahre oder komplizierende Diagnose oder EEG, mehr als ein Belegungstag	0,602	-
B76E	M	Anfälle, ein Belegungstag oder ohne komplexe Diagnostik und Therapie, ohne äußerst schwere oder schwere CC, ohne EEG, Alter > 5 Jahre, ohne komplexe Diagnose	0,544	-
B77Z	M	Kopfschmerzen	0,472	-
B78A	M	Intrakranielle Verletzung, Alter < 6 Jahre oder mit komplizierender Diagnose oder Intensivmedizinischer Komplexbehandlung > 196 / 184 / - Aufwandspunkte	0,857	-
B78B	M	Intrakranielle Verletzung, Alter > 5 Jahre, ohne komplizierende Diagnose, ohne Intensivmedizinische Komplexbehandlung > 196 / 184 / - Aufwandspunkte	0,652	-
B79Z	M	Schädelfrakturen, Somnolenz, Sopor oder andere Kopfverletzungen und bestimmte Fraktur	0,539	-
B80Z	M	Andere Kopfverletzungen	0,326	-
B81A	M	Andere Erkrankungen des Nervensystems mit komplexer Diagnose oder bestimmter aufwendiger / hochaufwendiger Behandlung	0,977	-
B81B	M	Andere Erkrankungen des Nervensystems ohne komplexe Diagnose, ohne bestimmte aufwendige / hochaufwendige Behandlung	0,602	-
B82Z	M	Andere Erkrankungen an peripheren Nerven	0,412	-

Mittlere Verweil-dauer [1]	Untere Grenz-verweildauer: Erster Tag mit Abschlag [2), 5)]	Untere Grenz-verweildauer: Bewertungs-relation pro Tag	Obere Grenz-verweildauer: Erster Tag mit zusätzlichem Entgelt [3), 5)]	Obere Grenz-verweildauer: Bewertungs-relation pro Tag	Externe Verlegung Abschlag pro Tag (Bewertungsrelation)	Verlegungs-fallpauschale	Ausnahme von Wiederaufnahme [4)]	Pflegeerlös Bewertungs-relation pro Tag
6	7	8	9	10	11	12	13	14
5,9	1	0,510	13	0,103	0,126	-	-	1,1321
7,6	2	0,383	17	0,105	0,134	-	-	1,2010
6,2	-	-	14	0,089	0,109	-	-	0,9024
2,5	-	-	-	-	-	x	-	2,2974
2,4	-	-	-	-	-	x	-	2,1236
1,0	-	-	-	-	-	-	-	1,4196
20,2	6	0,460	35	0,111	0,152	-	-	1,4964
11,8	3	0,370	25	0,088	0,115	-	-	0,9683
11,4	3	0,301	24	0,074	0,097	-	-	0,8639
4,5	1	0,332	10	0,082	0,095	-	-	0,7138
8,9	2	0,409	20	0,138	0,123	-	-	1,3495
10,4	2	0,392	23	0,079	0,103	-	-	0,8321
5,4	1	0,506	12	0,090	0,108	-	-	0,8302
28,2	-	-	46	0,075	0,102	-	-	1,1813
2,7	1	0,259	6	0,118	0,123	-	-	1,2327
11,7	3	0,415	25	0,099	0,130	-	-	1,5277
8,9	2	0,388	20	0,130	0,117	-	-	1,2590
4,0	1	0,381	10	0,103	0,118	-	-	1,2244
3,8	1	0,330	9	0,099	0,112	-	-	1,0006
3,2	1	0,248	7	0,103	0,112	-	-	0,8130
5,9	1	0,569	15	0,100	0,122	-	-	1,2947
5,0	1	0,410	12	0,091	0,108	-	-	1,0852
3,6	1	0,324	8	0,103	0,115	-	-	1,2743
2,2	1	0,148	4	0,101	0,099	-	-	1,1244
7,2	1	0,655	18	0,092	0,115	-	-	1,0386
4,9	1	0,371	12	0,085	0,101	-	-	0,7725
3,4	1	0,238	7	0,082	0,091	-	-	0,7040

Anlage 1

Fallpauschalen-Katalog und Pflegeerlöskatalog
Teil a) Bewertungsrelationen bei Versorgung durch Hauptabteilungen

DRG	Partition	Bezeichnung [6)]	Bewertungsrelation bei Hauptabteilung	Bewertungsrelation bei Hauptabteilung und Beleghebamme
1	2	3	4	5
B84Z	M	Vaskuläre Myelopathien	1,310	-
B85A	M	Degenerative Krankheiten des Nervensystems mit hochkomplexer Diagnose oder mit äußerst schweren oder schweren CC, mehr als ein Belegungstag, mit komplexer Diagnose oder bestimmter aufwendiger / hochaufwendiger Behandlung oder Alter < 6 Jahre	2,032	-
B85B	M	Degenerative Krankheiten des Nervensystems mit äußerst schweren oder schweren CC, mehr als ein Belegungstag oder mit komplexer Diagnose, zerebrale Lähmungen oder Delirium, Alter < 2 Jahre	1,103	-
B85C	M	Degenerative Krankheiten des Nervensystems ohne hochkomplexe Diagnose, ohne äußerst schwere oder schwere CC oder ein Belegungstag, mit komplexer Diagnose, zerebrale Lähmungen oder Delirium, Alter > 1 Jahr	0,715	-
B85D	M	Degenerative Krankheiten des Nervensystems ohne hochkomplexe Diagnose, ohne äußerst schwere oder schwere CC oder ein Belegungstag, ohne komplexe Diagnose	0,524	-
B86Z	M	Rückenmarkkompression, nicht näher bezeichnet und Krankheit des Rückenmarkes, nicht näher bezeichnet	0,786	-
MDC 02 Krankheiten und Störungen des Auges				
C01A	O	Komplexer Eingriff bei penetrierenden Augenverletzungen oder bestimmte Orbitotomie	1,403	-
C01B	O	Andere Eingriffe bei penetrierenden Augenverletzungen oder Amnionmembrantransplantation oder bestimmte Biopsie	0,753	-
C02Z	O	Enukleationen und Eingriffe an Retina, Orbita und Augenlid oder Strahlentherapie bei bösartiger Neubildung	1,298	-
C03A	O	Eingriffe an Retina, Orbita und Augenlid oder Entfernung Augapfel mit komplexem Eingriff oder komplizierenden Faktoren oder mit bestimmtem Eingriff oder bei bösartiger Neubildung, Alter < 16 Jahre	1,004	-
C03B	O	Eingriffe an Retina, Orbita und Augenlid oder Entfernung Augapfel ohne komplexen Eingriff, ohne komplizierende Faktoren, mit bestimmtem Eingriff oder bei bösartiger Neubildung, Alter > 15 Jahre	0,774	-
C03C	O	Eingriffe an Retina, Orbita und Augenlid oder Entfernung Augapfel, ohne komplexen oder bestimmten Eingriff, außer bei bösartiger Neubildung	0,629	-
C04A	O	Hornhauttransplantation mit extrakapsulärer Extraktion der Linse (ECCE) oder Amnionmembrantransplantation oder komplexem Eingriff oder komplexer Diagnose oder Pars-plana-Vitrektomie oder Alter < 16 Jahre	1,422	-
C04B	O	Hornhauttransplantation ohne extrakapsuläre Extraktion der Linse (ECCE), ohne Amnionmembrantransplantation, ohne komplexen Eingriff, ohne komplexe Diagnose, ohne Pars-plana-Vitrektomie, Alter > 15 Jahre	1,304	-
C05Z	O	Dakryozystorhinostomie	0,656	-
C06A	O	Komplexe Eingriffe bei Glaukom mit erhöhtem Aufwand	0,988	-
C06B	O	Komplexe Eingriffe bei Glaukom ohne erhöhten Aufwand	0,717	-
C07A	O	Andere Eingriffe bei Glaukom mit extrakapsulärer Extraktion der Linse (ECCE) oder komplexem Eingriff am Auge oder bestimmten Eingriffen bei Glaukom oder Alter < 6 Jahre	0,539	-
C07B	O	Andere Eingriffe bei Glaukom ohne extrakapsuläre Extraktion der Linse (ECCE), ohne komplexen Eingriff am Auge, ohne bestimmte Eingriffe bei Glaukom, Alter > 5 Jahre	0,396	-
C08A	O	Beidseitige extrakapsuläre Extraktion der Linse (ECCE) oder extrakapsuläre Extraktion der Linse oder bestimmte andere Eingriffe am Auge bei komplexer Diagnose oder Alter < 10 Jahre	0,626	-
C08B	O	Extrakapsuläre Extraktion der Linse (ECCE) ohne komplexe Diagnose oder bestimmte Eingriffe am Auge, Alter > 9 Jahre	0,418	-
C10A	O	Eingriffe an den Augenmuskeln mit erhöhtem Aufwand	0,635	-
C10B	O	Eingriffe an den Augenmuskeln ohne erhöhten Aufwand, mit komplexem Eingriff oder Alter < 6 Jahre	0,607	-
C10C	O	Eingriffe an den Augenmuskeln ohne erhöhten Aufwand, ohne komplexen Eingriff, Alter > 5 Jahre	0,523	-
C12Z	O	Andere Rekonstruktionen der Augenlider	0,684	-
C13Z	O	Eingriffe an Tränendrüse und Tränenwegen	0,583	-
C14Z	O	Andere Eingriffe am Auge	0,422	-
C15Z	O	Andere Eingriffe an der Retina	0,653	-
C16Z	O	Aufwendige Eingriffe am Auge, Alter < 6 Jahre	0,901	-
C20A	O	Eingriffe an Kornea, Sklera und Konjunktiva, Eingriffe am Augenlid oder verschiedene Eingriffe an der Linse, Alter < 16 Jahre oder mit bestimmter Transplantation am Auge oder bei bösartiger Neubildung am Auge	0,681	-

Mittlere Verweil-dauer [1]	Untere Grenz-verweildauer: Erster Tag mit Abschlag [2], [5]	Untere Grenz-verweildauer: Bewertungs-relation pro Tag	Obere Grenz-verweildauer: Erster Tag mit zusätzlichem Entgelt [3], [5]	Obere Grenz-verweildauer: Bewertungs-relation pro Tag	Externe Verlegung Abschlag pro Tag (Bewertungsrelation)	Verlegungs-fallpauschale	Ausnahme von Wiederaufnahme [4]	Pflegeerlös Bewertungs-relation pro Tag
6	7	8	9	10	11	12	13	14
8,4	2	0,430	19	0,108	0,138	-	-	1,0955
15,5	4	0,404	32	0,091	0,121	-	-	1,3016
10,7	3	0,269	23	0,071	0,092	-	-	0,9846
6,4	1	0,535	15	0,077	0,095	-	-	0,9397
4,1	1	0,336	10	0,087	0,100	-	-	0,8738
5,8	1	0,455	15	0,094	0,115	-	-	0,7123
6,1	1	0,470	14	0,096	0,082	-	-	0,7916
5,1	1	0,389	12	0,062	0,074	-	-	0,7500
4,7	1	0,499	11	0,171	0,121	-	x	0,8642
4,8	1	0,416	11	0,062	0,074	-	-	0,7313
3,1	1	0,273	7	0,064	0,069	-	-	0,6846
2,8	1	0,201	6	0,067	0,070	-	-	0,7167
5,7	1	0,432	13	0,145	0,073	-	x	0,7334
4,9	1	0,392	10	0,151	0,074	-	x	0,7364
2,8	1	0,186	6	0,062	0,065	-	-	0,7315
5,0	1	0,342	10	0,062	0,074	-	-	0,7325
3,5	1	0,227	8	0,061	0,068	-	-	0,6545
2,6	1	0,176	5	0,065	0,067	-	-	0,6895
3,0	1	0,182	7	0,062	0,067	-	-	0,6876
3,8	1	0,292	9	0,062	0,069	-	-	0,7779
2,4	1	0,122	5	0,064	0,065	-	-	0,8290
2,1	1	0,156	4	0,083	0,081	-	-	1,1320
2,0	1	0,166	3	0,124	0,083	-	-	1,2041
2,0	1	0,148	3	0,083	0,079	-	-	1,0414
3,4	1	0,375	8	0,063	0,070	-	-	0,6682
3,5	1	0,237	8	0,069	0,077	-	-	0,7524
2,9	1	0,162	6	0,064	0,067	-	-	0,7632
3,0	1	0,261	7	0,066	0,071	-	-	0,6884
3,3	1	0,404	8	0,111	0,085	-	-	1,1842
2,9	1	0,305	7	0,107	0,080	-	-	0,9040

Anlage 1

Fallpauschalen-Katalog und Pflegeerlöskatalog
Teil a) Bewertungsrelationen bei Versorgung durch Hauptabteilungen

DRG	Parti-tion	Bezeichnung [6)]	Bewertungsrelation bei Hauptabteilung	Bewertungsrelation bei Hauptabteilung und Beleghebamme
1	2	3	4	5
C20B	O	Eingriffe an Kornea, Sklera und Konjunktiva, Eingriffe am Augenlid oder verschiedene Eingriffe an der Linse, Alter > 15 Jahre, ohne bestimmte Transplantation am Auge außer bei bösartiger Neubildung am Auge	0,509	-
C60Z	M	Akute und schwere Augeninfektionen	0,556	-
C61Z	M	Neuro-ophthalmologische und vaskuläre Erkrankungen des Auges	0,580	-
C62Z	M	Hyphäma und konservativ behandelte Augenverletzungen	0,326	-
C63Z	M	Andere Erkrankungen des Auges oder Augenerkrankungen bei Diabetes mellitus	0,467	-
C64Z	M	Glaukom, Katarakt und Erkrankungen des Augenlides	0,219	-
C65Z	M	Bösartige Neubildungen des Auges	0,598	-
MDC 03 Krankheiten und Störungen des Ohres, der Nase, des Mundes und des Halses				
D01B	O	Kochleaimplantation, unilateral	6,159	-
D02A	O	Komplexe Resektionen mit Rekonstruktionen an Kopf und Hals mit komplexem Eingriff oder mit Kombinationseingriff mit äußerst schweren CC	5,831	-
D02B	O	Komplexe Resektionen mit Rekonstruktionen an Kopf und Hals ohne komplexen Eingriff, ohne Kombinationseingriff mit äußerst schweren CC	4,435	-
D03A	O	Operative Korrektur einer Lippen-Kiefer-Gaumen-Spalte oder bestimmte plastische Rekonstruktion am Kopf mit Hartgaumenplastik oder bestimmte Knochentransplantation an Kiefer- und Gesichtsschädelknochen oder Alter < 2 Jahre	1,685	-
D03B	O	Operative Korrektur einer Lippen-Kiefer-Gaumen-Spalte oder bestimmte plastische Rekonstruktion am Kopf ohne Hartgaumenplastik, ohne bestimmte Knochentransplantation an Kiefer- und Gesichtsschädelknochen, Alter > 1 Jahr	1,353	-
D04A	O	Bignathe Osteotomie und komplexe Eingriffe am Kiefer oder Rekonstruktion der Trachea oder plastische Rekonstruktion der Ohrmuschel mit mikrovaskulärem Lappen, mit komplexem Eingriff	2,051	-
D04B	O	Bignathe Osteotomie und komplexe Eingriffe am Kiefer oder Rekonstruktion der Trachea oder plastische Rekonstruktion der Ohrmuschel mit mikrovaskulärem Lappen, ohne komplexen Eingriff	1,733	-
D05A	O	Komplexe Parotidektomie	1,526	-
D05B	O	Komplexe Eingriffe an den Speicheldrüsen außer komplexe Parotidektomien	1,011	-
D06A	O	Komplexe Eingriffe an Nasennebenhöhlen, Mastoid, Mittelohr, Speicheldrüsen, Rachen, Alter < 6 Jahre oder Alter > 15 Jahre mit komplexer Prozedur oder Diagnose, mit Resektion des Felsenbeins oder mit intrakraniellem Eingriff bei bösartiger Neubildung	1,357	-
D06B	O	Andere Eingriffe an Nasennebenhöhlen, Mastoid, Mittelohr, Speicheldrüsen, Rachen, Alter > 5 Jahre und Alter < 16 Jahre oder Alter > 15 Jahre, mit komplexer Prozedur oder Diagnose, ohne Resektion am Felsenbein, ohne intrakraniellen Eingriff bei BNB	0,909	-
D06C	O	Bestimmte Eingriffe an Nasennebenhöhlen, Mastoid, Mittelohr, Speicheldrüsen, Rachen, Alter > 15 Jahre, ohne komplexe Prozedur, ohne komplexe Diagnose, mit bestimmter Prozedur	0,732	-
D08A	O	Eingriffe an Mundhöhle und Mund bei bösartiger Neubildung mit äußerst schweren CC	1,818	-
D08B	O	Eingriffe an Mundhöhle und Mund bei bösartiger Neubildung ohne äußerst schwere CC	0,782	-
D09Z	O	Tonsillektomie bei bösartiger Neubildung oder verschiedene Eingriffe an Ohr, Nase, Mund und Hals mit äußerst schweren CC	1,874	-
D12A	O	Andere aufwendige Eingriffe an Ohr, Nase, Mund und Hals mit komplexer Diagnose	1,410	-
D12B	O	Andere Eingriffe an Ohr, Nase, Mund und Hals ohne komplexe Diagnose	0,830	-
D13A	O	Kleine Eingriffe an Nase, Ohr, Mund und Hals mit komplizierender Diagnose oder bestimmtem Eingriff oder Alter < 16 Jahre mit äußerst schweren CC oder Alter < 1 Jahr	0,849	-
D13B	O	Kleine Eingriffe an Nase, Ohr, Mund und Hals ohne komplizierende Diagnose, ohne bestimmten Eingriff, Alter > 15 Jahre oder ohne äußerst schwere CC, Alter > 0 Jahre	0,530	-
D15A	O	Tracheostomie mit äußerst schweren CC oder mit radikaler zervikaler Lymphadenektomie oder Implantation einer Kiefergelenkendoprothese	3,634	-
D15B	O	Tracheostomie ohne äußerst schwere CC, ohne radikale zervikale Lymphadenektomie	2,218	-
D16Z	O	Materialentfernung an Kiefer und Gesicht	0,735	-
D19Z	O	Strahlentherapie bei Krankheiten und Störungen des Ohres, der Nase, des Mundes und des Halses, Bestrahlungen an mindestens 9 Tagen	2,893	-
D20A	O	Strahlentherapie bei Krankheiten und Störungen des Ohres, der Nase, des Mundes und des Halses, Bestrahlungen an mindestens 5 Tagen	1,166	-

Mittlere Verweil-dauer [1]	Untere Grenz-verweildauer: Erster Tag mit Abschlag [2), 5)]	Untere Grenz-verweildauer: Bewertungs-relation pro Tag	Obere Grenz-verweildauer: Erster Tag mit zusätzlichem Entgelt [3), 5)]	Obere Grenz-verweildauer: Bewertungs-relation pro Tag	Externe Verlegung Abschlag pro Tag (Bewertungsrelation)	Verlegungs-fallpauschale	Ausnahme von Wiederaufnahme [4)]	Pflegeerlös Bewertungs-relation pro Tag
6	7	8	9	10	11	12	13	14
2,9	1	0,199	6	0,065	0,068	-	-	0,7681
6,4	1	0,406	13	0,061	0,075	-	-	0,6808
4,3	1	0,354	9	0,093	0,108	-	-	0,6959
3,1	1	0,169	7	0,071	0,076	-	-	0,7861
3,9	1	0,275	9	0,082	0,093	-	-	0,7531
2,3	1	0,114	4	0,066	0,066	-	-	0,6811
3,9	1	0,380	10	0,102	0,116	-	x	1,0490
4,1	1	1,218	8	0,137	0,110	-	-	0,7060
18,0	5	0,410	33	0,214	0,128	-	-	1,3057
15,6	4	0,373	29	0,184	0,112	-	-	1,1897
4,8	1	0,503	9	0,114	0,095	-	-	1,5122
4,4	1	0,419	9	0,076	0,089	-	-	0,9344
5,4	1	0,582	9	0,230	0,095	-	-	0,9301
6,0	1	0,543	12	0,201	0,090	-	-	0,9386
4,0	1	0,434	8	0,079	0,090	-	-	0,7233
3,3	1	0,446	6	0,074	0,081	-	-	0,7116
5,7	1	0,478	12	0,076	0,092	-	-	1,1013
4,0	1	0,292	9	0,071	0,082	-	-	0,8216
3,1	1	0,222	6	0,067	0,073	-	-	0,7202
11,2	3	0,277	25	0,137	0,091	-	-	1,5142
3,9	1	0,366	9	0,126	0,094	-	-	0,8089
11,1	3	0,301	25	0,117	0,099	-	-	1,1083
5,6	1	0,829	13	0,081	0,098	-	-	0,9146
3,7	1	0,337	8	0,071	0,079	-	-	0,8165
3,5	1	0,363	8	0,078	0,086	-	-	0,9266
3,0	1	0,179	6	0,074	0,079	-	-	0,9533
16,9	5	0,332	31	0,083	-	x	-	1,2561
14,2	4	0,298	27	0,074	-	x	-	1,0887
2,4	1	0,256	5	0,077	0,078	-	-	0,8602
21,2	6	0,403	39	0,133	0,126	-	x	0,7496
7,4	-	-	15	0,155	0,136	-	x	0,7709

Anlage 1

Fallpauschalen-Katalog und Pflegeerlöskatalog
Teil a) Bewertungsrelationen bei Versorgung durch Hauptabteilungen

DRG	Partition	Bezeichnung [6)]	Bewertungsrelation bei Hauptabteilung	Bewertungsrelation bei Hauptabteilung und Beleghebamme
1	2	3	4	5
D20B	O	Strahlentherapie bei Krankheiten und Störungen des Ohres, der Nase, des Mundes und des Halses, Bestrahlungen an weniger als 5 Tagen	0,527	-
D22A	O	Eingriffe an Mundhöhle und Mund, mit Mundboden- oder Vestibulumplastik, mit Eingriffen an Gaumen- und Rachenmandeln bei bösartiger Neubildung oder komplexe Eingriffe am Kopf	0,978	-
D22B	O	Eingriffe an Mundhöhle und Mund oder Eingriffe an Hals und Kopf, ohne Mundboden- oder Vestibulumplastik, ohne Eingriffe an Gaumen- und Rachenmandeln bei bösartiger Neubildung, ohne komplexe Eingriffe am Kopf	0,613	-
D24A	O	Komplexe Hautplastiken und große Eingriffe an Kopf und Hals mit äußerst schweren CC oder mit Kombinationseingriff ohne äußerst schwere CC	4,815	-
D24B	O	Komplexe Hautplastiken und große Eingriffe an Kopf und Hals ohne äußerst schwere CC, ohne Kombinationseingriff	2,287	-
D25A	O	Mäßig komplexe Eingriffe an Kopf und Hals bei bösartiger Neubildung oder mit Eingriff an den oberen Atemwegen mit äußerst schweren CC oder Strahlentherapie mit operativem Eingriff	5,679	-
D25B	O	Mäßig komplexe Eingriffe an Kopf und Hals bei BNB oder mit Eingriff an den oberen Atemwegen, mit Laryngektomie oder Exzision von Tumorgewebe, ohne äußerst schwere CC oder außer bei bösartiger Neubildung mit äußerst schweren CC	3,964	-
D25C	O	Mäßig komplexe Eingriffe an Kopf und Hals bei BNB oder mit Eingriff an den oberen Atemwegen, ohne Laryngektomie, ohne Exzision von Tumorgewebe, ohne äußerst schwere CC	1,748	-
D25D	O	Mäßig komplexe Eingriffe an Kopf und Hals außer bei bösartiger Neubildung ohne äußerst schwere CC	1,149	-
D28Z	O	Andere Eingriffe an Kopf und Hals mit komplexem Eingriff oder bei bösartiger Neubildung oder Rekonstruktion mit Gesichtsepithesen oder totale Auflagerungsplastik der Maxilla	1,237	-
D29Z	O	Operationen am Kiefer und andere Eingriffe an Kopf und Hals außer bei bösartiger Neubildung	1,027	-
D30A	O	Tonsillektomie außer bei BNB od. versch. Eingriffe Ohr, Nase, Mund, Hals oh. äuß. schw. CC, m. aufw. Eingr. od. Eingr. Mundh., Mund, Alter < 3 J. od. m. kompl. Diag. od. Alter < 16 J. m. äuß. schw. od. schw. CC od. m. Eingr. Ohr, Trachea m. äuß. schw. CC	0,776	-
D30B	O	Tonsillektomie außer bei BNB oder verschiedene Eingriffe an Ohr, Nase, Mund und Hals, Alter > 15 oder ohne äußerst schwere oder schwere CC, Alter < 12 Jahre oder Alter > 11 Jahre bei BNB oder mit anderem Eingriff oder ohne Eingriff an Hals, Trachea	0,648	-
D30C	O	Kleine Eingriffe an Ohr, Nase, Mund und Hals, Alter > 11 Jahre	0,354	-
D33Z	O	Mehrzeitige komplexe OR-Prozeduren bei Krankheiten und Störungen des Ohres, der Nase, des Mundes und des Halses	3,214	-
D35Z	O	Eingriffe an Nase, Nasennebenhöhlen bei bösartiger Neubildung	1,082	-
D36Z	O	Sehr komplexe Eingriffe an den Nasennebenhöhlen	1,012	-
D37A	O	Sehr komplexe Eingriffe an der Nase, Alter < 16 Jahre oder bei Gaumenspalte oder Spaltnase oder plastische Rekonstruktion der Nase mit Rippenknorpeltransplantation	1,512	-
D37B	O	Sehr komplexe Eingriffe an der Nase, Alter > 15 Jahre, außer bei Gaumenspalte oder Spaltnase, ohne plastische Rekonstruktion der Nase mit Rippenknorpeltransplantation	1,036	-
D38Z	O	Mäßig komplexe Eingriffe an Nase, Nasennebenhöhlen, Gesichtsschädelknochen	0,751	-
D39Z	O	Andere Eingriffe an der Nase	0,454	-
D40Z	A	Zahnextraktion und -wiederherstellung	0,569	-
D60A	M	Bösartige Neubildungen an Ohr, Nase, Mund und Hals, mehr als ein Belegungstag, mit äußerst schweren oder schweren CC	1,495	-
D60B	M	Bösartige Neubildungen an Ohr, Nase, Mund und Hals, ein Belegungstag oder ohne äußerst schwere oder schwere CC	0,617	-
D61Z	M	Gleichgewichtsstörung, Hörverlust und Tinnitus	0,470	-
D63A	M	Otitis media oder Infektionen der oberen Atemwege oder Blutung aus Nase und Rachen mit äußerst schweren CC	0,982	-
D63B	M	Otitis media oder Infektionen der oberen Atemwege oder Blutung aus Nase und Rachen ohne äußerst schwere CC	0,356	-
D64Z	M	Laryngotracheitis, Laryngospasmus und Epiglottitis	0,310	-
D65Z	M	Andere Krankheiten an Ohr, Nase, Mund und Hals oder Verletzung und Deformität der Nase	0,436	-
D67Z	M	Erkrankungen von Zähnen und Mundhöhle	0,438	-

Mittlere Verweil-dauer [1]	Untere Grenz-verweildauer: Erster Tag mit Abschlag [2), 5)]	Untere Grenz-verweildauer: Bewertungs-relation pro Tag	Obere Grenz-verweildauer: Erster Tag mit zusätzlichem Entgelt [3), 5)]	Obere Grenz-verweildauer: Bewertungs-relation pro Tag	Externe Verlegung Abschlag pro Tag (Bewertungsrelation)	Verlegungs-fallpauschale	Ausnahme von Wiederaufnahme [4)]	Pflegeerlös Bewertungs-relation pro Tag
6	7	8	9	10	11	12	13	14
3,0	1	0,298	8	0,168	0,126	-	x	0,8310
5,8	1	0,546	11	0,064	0,078	-	-	0,7725
3,1	1	0,249	7	0,077	0,083	-	-	0,8739
19,5	6	0,341	38	0,085	0,116	-	-	1,1643
8,2	2	0,329	17	0,084	0,107	-	-	0,8603
36,1	11	0,326	54	0,139	0,105	-	-	1,0668
18,6	5	0,327	34	0,074	0,100	-	-	1,0916
6,6	1	0,606	14	0,171	0,102	-	-	0,8471
4,5	1	0,606	10	0,075	0,087	-	-	0,8218
4,0	1	0,585	8	0,197	-	x	-	0,8384
3,9	1	0,445	9	0,076	0,086	-	-	0,8162
3,3	1	0,277	7	0,073	0,080	-	-	0,8393
3,8	1	0,274	8	0,065	0,074	-	-	0,7904
2,8	1	0,068	6	0,068	0,072	-	-	0,7306
16,0	4	0,336	32	0,144	0,098	-	-	0,9827
4,0	1	0,371	8	0,159	0,095	-	-	0,7140
4,4	1	0,355	10	0,074	0,086	-	-	0,7862
4,2	1	0,412	8	0,067	0,078	-	-	0,6547
3,2	1	0,324	6	0,067	0,073	-	-	0,6635
3,0	1	0,365	6	0,066	0,071	-	-	0,7370
2,8	1	0,138	6	0,070	0,074	-	-	0,8387
2,5	1	0,150	5	0,075	0,077	-	-	1,0821
13,9	4	0,281	29	0,105	0,095	-	x	1,0405
4,0	1	0,312	10	0,082	0,094	-	x	0,9033
3,6	1	0,259	8	0,091	0,101	-	-	0,7275
8,5	2	0,319	19	0,078	0,100	-	-	1,1334
3,3	1	0,189	7	0,074	0,081	-	-	0,9765
2,5	1	0,164	5	0,088	0,089	-	-	1,3579
3,4	1	0,174	8	0,075	0,083	-	-	0,8489
3,3	1	0,177	7	0,076	0,083	-	-	0,9261

Anlage 1

Fallpauschalen-Katalog und Pflegeerlöskatalog
Teil a) Bewertungsrelationen bei Versorgung durch Hauptabteilungen

DRG	Partition	Bezeichnung [6]	Bewertungsrelation bei Hauptabteilung	Bewertungsrelation bei Hauptabteilung und Beleghebamme
1	2	3	4	5
MDC 04 Krankheiten und Störungen der Atmungsorgane				
E01A	O	Revisionseingriffe, beidseitige Lobektomie, erweiterte Lungenresektionen und andere komplexe Eingriffe mit komplizierender Konstellation, hochkomplexem Eingriff oder komplizierender Diagnose	5,366	-
E01B	O	Revisionseingriffe, beidseitige Lobektomie, erweiterte Lungenresektionen und andere komplexe Eingriffe ohne komplizierende Konstellation, ohne hochkomplexen Eingriff, ohne komplizierende Diagnose	3,629	-
E02A	O	Andere OR-Prozeduren an den Atmungsorganen mit aufwendigem Eingriff oder schwersten CC oder IntK > 196 / 184 / 368 Punkte oder Alter < 10 Jahre	2,461	-
E02B	O	Andere OR-Prozeduren an den Atmungsorganen, Alter > 9 Jahre, mit mäßig aufwendigem Eingriff bei Krankheiten und Störungen der Atmungsorgane oder mehr als ein Belegungstag mit bestimmtem Eingriff an Larynx oder Trachea oder mit äußerst schweren CC	1,760	-
E02C	O	Andere OR-Prozeduren an den Atmungsorganen, Alter > 9 J., mehr als 1 BT, ohne best. Eingr. an Larynx oder Trachea, ohne mäßig aufwend. Eingr., ohne äuß. schw. CC, mit best. endoskop. Lungenvolumenred. oder anderem mäßig kompl. Eingr. oder Alter < 18 J.	1,036	-
E02D	O	Andere OR-Prozeduren an den Atmungsorganen, Alter > 17 Jahre, mehr als 1 BT, ohne bestimmten Eingriff an Larynx oder Trachea, ohne mäßig aufwendigen Eingriff, ohne äußerst schwere CC, ohne endoskop. Lungenvolumenred., ohne anderen mäßig kompl. Eingriff	0,921	-
E02E	O	Andere OR-Prozeduren an den Atmungsorganen, Alter > 17 J., ohne best. Eingriff an Larynx oder Trachea, ohne mäßig aufwendigen Eingriff, ohne äußerst schwere CC, ohne endoskop. Lungenvolumenreduktion, ohne andere mäßig kompl. Eingriffe, ein Belegungstag	0,600	-
E03Z	O	Brachytherapie oder Therapie mit offenen Nukliden bei Krankheiten und Störungen der Atmungsorgane, mehr als ein Belegungstag	0,683	-
E05A	O	Andere große Eingriffe am Thorax mit bestimmten Eingriffen bei Brustkorbdeformität oder äußerst schweren CC	4,596	-
E05B	O	Andere große Eingriffe am Thorax bei bösartiger Neubildung oder Alter < 18 Jahre oder Perikarddrainage mit äußerst schweren CC	2,763	-
E05C	O	Andere große Eingriffe am Thorax oder bestimmte Revisionseingriffe ohne bestimmte Eingriffe bei Brustkorbdeformität, ohne äußerst schwere CC, außer bei bösartiger Neubildung, Alter > 17 Jahre	2,239	-
E06A	O	Andere Lungenresektionen, bestimmte Eingriffe an Thoraxorganen, Thoraxwand, Gefäßsystem oder Mediastinum, Alter < 10 Jahre oder Eingriff am Thorax mit äußerst schweren CC oder bestimmte Lobektomie oder Exzision intrakranielles Tumorgewebe	3,371	-
E06B	O	And. Lungenresek., best. Eingr. an Thoraxorg., Thoraxw., Gefäßsystem od. Mediast., Alter > 9 und < 16 J. od. m. offen chirurg. Pleurolyse m. Eingr. an Lunge/Pleura od. best. atyp. Lungenresek. od. best. Brustkorbkorr. od. best. chirurg. Stab. d. Thoraxw.	2,277	-
E06C	O	Andere Lungenresektionen, best. Eingriffe an Thoraxorganen, Thoraxwand, Gefäßsystem od. Mediastinum, Alter > 15 J., ohne offen chirurgische Pleurolyse mit Eingr. an Lunge/Pleura, mit komplexem Eingriff an Atmungsorganen, Mediastinum und Brustkorb	1,744	-
E06D	O	Andere Lungenresektionen, best. Eingriffe an Thoraxorganen, Thoraxwand, Gefäßsystem od. Mediastinum, Alter > 15 J., ohne offen chirurgische Pleurolyse mit Eingr. an Lunge/Pleura, mit bestimmtem Eingriff an Atmungsorganen, Mediastinum und Brustkorb	1,377	-
E07Z	O	Aufwendige Eingriffe bei Schlafapnoesyndrom	0,833	-
E08A	O	Strahlentherapie bei Krankheiten und Störungen der Atmungsorgane mit operativem Eingriff oder Beatmung > 24 Stunden	3,528	-
E08B	O	Strahlentherapie bei Krankheiten und Störungen der Atmungsorgane ohne operativen Eingriff oder Beatmung > 24 Stunden, mehr als ein Belegungstag, Bestrahlungen an mindestens 9 Tagen	3,165	-
E08C	O	Strahlentherapie bei Krankheiten und Störungen der Atmungsorgane ohne operativen Eingriff od. Beatmung > 24 Stunden, mehr als ein Belegungstag, Bestrahlungen an mindestens 5 Tagen od. mindestens 10 Bestrahlungen od. zerebrale, stereotaktische Bestrahlung	1,572	-
E08D	O	Strahlentherapie bei Krankheiten und Störungen der Atmungsorgane ohne operativen Eingr. oder Beatmung > 24 Stunden, mehr als ein Belegungstag, Bestrahlungen an weniger als 5 Tagen, weniger als 10 Bestrahlungen, ohne zerebrale, stereotaktische Bestrahlung	1,108	-
E36Z	O	Intensivmedizinische Komplexbehandlung > 588 / 552 / 552 Aufwandspunkte oder hochaufwendiges Implantat bei Krankheiten und Störungen der Atmungsorgane	5,160	-

Mittlere Verweil-dauer [1]	Untere Grenz-verweildauer: Erster Tag mit Abschlag [2], [5]	Untere Grenz-verweildauer: Bewertungs-relation pro Tag	Obere Grenz-verweildauer: Erster Tag mit zusätzlichem Entgelt [3], [5]	Obere Grenz-verweildauer: Bewertungs-relation pro Tag	Externe Verlegung Abschlag pro Tag (Bewertungsrelation)	Verlegungs-fallpauschale	Ausnahme von Wiederaufnahme [4]	Pflegeerlös Bewertungs-relation pro Tag
6	7	8	9	10	11	12	13	14
25,2	7	0,412	43	0,091	0,125	-	-	1,1853
14,2	4	0,379	28	0,093	0,124	-	-	1,0662
14,3	4	0,361	30	0,088	0,117	-	-	1,0267
12,3	3	0,328	26	0,074	0,098	-	-	0,8082
5,8	1	0,447	15	0,081	0,098	-	-	0,7818
5,3	-	-	13	0,090	0,108	-	-	0,6937
1,0	-	-	-	-	-	-	-	1,2053
2,5	-	-	6	0,187	0,192	-	x	1,1505
18,9	5	0,475	37	0,105	0,144	-	-	1,3759
9,1	2	0,408	18	0,093	0,120	-	-	0,9596
9,0	2	0,386	19	0,090	0,115	-	-	0,9998
16,3	4	0,426	32	0,091	0,122	-	-	1,1648
8,7	2	0,358	18	0,086	0,110	-	-	1,0185
8,0	2	0,312	17	0,081	0,103	-	-	0,8548
7,1	1	0,543	15	0,075	0,094	-	-	0,7586
4,4	1	0,297	8	0,063	0,073	-	-	0,6689
23,9	7	0,384	42	0,128	-	x	x	0,8963
23,4	7	0,381	41	0,129	-	x	x	0,7834
11,3	3	0,378	25	0,134	0,122	-	x	0,8198
8,3	2	0,345	21	0,124	-	x	x	0,8545
20,9	6	0,703	38	0,235	0,225	-	x	2,7651

Anlage 1

Fallpauschalen-Katalog und Pflegeerlöskatalog
Teil a) Bewertungsrelationen bei Versorgung durch Hauptabteilungen

DRG	Partition	Bezeichnung [6]	Bewertungsrelation bei Hauptabteilung	Bewertungsrelation bei Hauptabteilung und Beleghebamme
1	2	3	4	5
E40A	A	Krankheiten und Störungen der Atmungsorgane mit Beatmung > 24 Stunden, mehr als 2 Belegungstage, mit komplexer Prozedur oder int. Komplexbehandlung > 196 / 368 / - Punkte oder komplizierender Diagnose oder Alter < 16 Jahre, mit äußerst schw. CC oder ARDS	3,651	-
E40B	A	Krankheiten und Störungen der Atmungsorgane mit Beatmung > 24 Stunden, mehr als 2 Belegungstage, mit komplexer Prozedur, mit äußerst schweren CC, Alter > 15 Jahre oder bei bestimmter Para- / Tetraplegie	2,810	-
E40C	A	Krankheiten und Störungen der Atmungsorgane mit Beatmung > 24 h, mehr als 2 BT, mit kompl. Prozedur, IntK > - / 184 / - und < 197 / 369 /- Punkte bei akuter Exazerb. best. interstit. LungenKh, ohne äußerst schwere CC, außer bei best. Para- / Tetraplegie	1,701	-
E42A	A	Geriatrische frührehabilitative Komplexbehandlung bei Krankheiten und Störungen der Atmungsorgane bei traumatischem Hämato-/Pneumothorax oder Komplexbehandlung bei isolationspflichtigen Erregern, COVID-19, Virus nachgewiesen	2,049	-
E42B	A	Geriatrische frührehabilitative Komplexbehandlung bei Krankheiten und Störungen der Atmungsorgane, außer bei traumatischem Hämato-/Pneumothorax	1,555	-
E60A	M	Zystische Fibrose (Mukoviszidose), Alter < 16 Jahre oder mit äußerst schweren CC oder bestimmte Lungenembolie oder komplexe respiratorische Insuffizienz, Alter < 16 Jahre	1,332	-
E60B	M	Zystische Fibrose (Mukoviszidose), Alter > 15 Jahre, ohne äußerst schwere CC	0,984	-
E63A	M	Schlafapnoesyndrom oder Polysomnographie oder kardiorespir. Polygraphie bis 2 Belegungstage, Alter < 18 Jahre oder mit best. invasiver kardiologischer Diagnostik oder Kontrolle oder Optimierung einer bestehenden häusl. Beatmung bis 2 BT, Alter < 18 Jahre	0,418	-
E63B	M	Schlafapnoesyndrom oder Polysomnographie oder kardiorespiratorische Polygraphie bis 2 Belegungstage, Alter > 17 Jahre, ohne bestimmte invasive kardiologische Diagnostik	0,290	-
E64A	M	Respiratorische Insuffizienz, mehr als ein Belegungstag, mit äußerst schweren CC oder bestimmte Lungenembolie oder IntK > 196 / 184 / 184 Aufwandspunkte oder Komplexbehandlung bei isolationspflichtigen Erregern, Alter > 15 Jahre	1,008	-
E64B	M	Respiratorische Insuffizienz, mehr als ein Belegungstag, mit IntK > 0 / 0 / - Aufwandspunkten, ohne IntK > 196 / 184 / 184 Aufwandspunkten, ohne äußerst schwere CC, Alter < 16 Jahre	0,723	-
E64C	M	Respiratorische Insuffizienz, mehr als ein Belegungstag, ohne äußerst schwere CC, IntK < - / - / 185 Aufwandspunkten, Alter > 15 Jahre	0,616	-
E64D	M	Respiratorische Insuffizienz, ein Belegungstag	0,200	-
E65A	M	Chron.-obstr. Atemwegserkrankung od. best. Atemwegsinfekt. mit äuß. schw. CC od. best. hochaufw. Beh. od. kompliz. Fakt. od. Bronchitis u. Asthma bronch., > 1 BT, mit äuß. schw. od. schw. CC, Alter < 1 J., mit RS-V.-Infekt., mit IntK > 196 / 184 / - P.	1,740	-
E65B	M	Chronisch-obstruktive Atemwegserkrankung oder best. Atemwegsinfektion ohne äußerst schwere CC, mit komplizierender Diagnose oder mit FEV1 < 35% und mehr als ein Belegungstag oder Alter < 1 J. oder mit best. mäßig aufwendiger /and. aufwendiger Behandlung	0,772	-
E65C	M	Chronisch-obstruktive Atemwegserkrankung ohne äußerst schwere CC, ohne komplizierende Diagnose, ohne FEV1 < 35% oder ein Belegungstag oder Alter > 1 Jahr, ohne bestimmte mäßig aufwendige / andere aufwendige Behandlung	0,587	-
E66A	M	Schweres Thoraxtrauma mit komplizierender Diagnose	0,588	-
E66B	M	Schweres Thoraxtrauma ohne komplizierende Diagnose	0,441	-
E69A	M	Bronchitis und Asthma bronchiale, mehr als ein Belegungstag, mit äußerst schweren oder schweren CC oder bestimmte aufwendige / hochaufwendige Behandlung, Alter < 1 Jahr ohne RS-Virus-Infektion oder bei Para- / Tetraplegie	0,808	-
E69B	M	Bronchitis und Asthma bronchiale, mehr als 1 BT u. Alter > 55 J. od. mit äuß. schw. od. schw. CC, Alter > 0 J. od. 1 BT od. oh. äuß. schw. od. schw. CC, Alter < 1 J. od. flex. Bronchoskopie, Alter < 16 J. od. andere mäßig aufw. Beh., mit RS-Virus-Infekt.	0,543	-
E69C	M	Bronchitis und Asthma bronchiale, ein Belegungstag oder ohne äuß. schw. oder schw. CC oder Alter < 56 Jahre oder Beschwerden und Symptome der Atmung oder Störungen der Atmung mit Ursache in der Neonatalperiode, ohne bestimmte aufw./hochaufw. Behandlung	0,395	-
E70Z	M	Keuchhusten und akute Bronchiolitis	0,444	-
E71A	M	Neubildungen der Atmungsorgane mit intensivmedizinischer Komplexbehandlung > 196 / 184 / - Aufwandspunkten oder mehr als ein Belegungstag mit äußerst schweren CC	1,610	-

Mittlere Verweil-dauer [1]	Untere Grenz-verweildauer: Erster Tag mit Abschlag [2), 5)]	Untere Grenz-verweildauer: Bewertungs-relation pro Tag	Obere Grenz-verweildauer: Erster Tag mit zusätzlichem Entgelt [3), 5)]	Obere Grenz-verweildauer: Bewertungs-relation pro Tag	Externe Verlegung Abschlag pro Tag (Bewertungsrelation)	Verlegungs-fallpauschale	Ausnahme von Wiederaufnahme [4)]	Pflegeerlös Bewertungs-relation pro Tag
6	7	8	9	10	11	12	13	14
16,6	5	0,568	32	0,144	0,194	-	x	2,3068
16,9	5	0,436	32	0,108	0,146	-	x	1,8258
9,7	2	0,548	22	0,118	0,154	-	x	1,9898
26,1	-	-	44	0,055	0,075	-	-	0,8211
20,2	-	-	30	0,054	0,073	-	-	0,7392
9,8	2	0,438	21	0,134	-	x	-	1,3905
7,7	2	0,321	18	0,125	-	x	-	0,9812
2,1	1	0,203	4	0,129	0,126	-	-	1,6708
2,2	1	0,146	4	0,092	0,090	-	-	0,8754
8,1	2	0,327	17	0,084	0,107	-	-	1,1268
4,5	-	-	11	0,153	0,125	-	-	2,0605
5,7	-	-	12	0,073	0,089	-	-	0,8223
1,0	-	-	-	-	-	-	-	1,4499
17,9	5	0,283	31	0,067	0,090	-	-	1,1003
8,0	2	0,248	17	0,065	0,082	-	-	0,8231
6,1	1	0,382	13	0,065	0,080	-	-	0,7644
5,3	1	0,343	12	0,076	0,091	-	-	0,8578
3,9	1	0,235	9	0,077	0,088	-	-	0,7921
6,8	1	0,464	16	0,081	0,101	-	-	1,3910
5,6	1	0,371	12	0,066	0,080	-	-	0,8406
3,2	1	0,204	7	0,084	0,091	-	-	1,1377
4,0	1	0,275	9	0,077	0,088	-	-	1,4159
14,8	4	0,304	30	0,072	0,096	-	x	0,9821

Anlage 1

Fallpauschalen-Katalog und Pflegeerlöskatalog
Teil a) Bewertungsrelationen bei Versorgung durch Hauptabteilungen

DRG	Partition	Bezeichnung [6]	Bewertungsrelation bei Hauptabteilung	Bewertungsrelation bei Hauptabteilung und Beleghebamme
1	2	3	4	5
E71B	M	Neubildungen der Atmungsorgane, ein Belegungstag oder ohne äußerst schwere CC, mit Ösophagusprothese oder endoskopischer Stufenbiopsie oder endoskopischer Biopsie am Respirationstrakt mit Chemotherapie ohne int. Komplexbeh. > 196 / 184 / - Punkten	1,075	-
E71C	M	Neubildungen der Atmungsorgane, ein Belegungstag oder ohne äußerst schwere CC, ohne Ösophagusproth., ohne Stufenbiop., ohne Chemotherapie od. ohne endoskop. Biop. am Respir.-Trakt, mit Bronchoskop. mit starrem Instr. oder perkut. Biop. am Respir.-Trakt	0,765	-
E71D	M	Neubildungen der Atmungsorgane, ein Belegungstag od. ohne äußerst schwere CC, ohne Ösophagusproth., ohne Stufenbiopsie, ohne Chemoth. od. ohne endoskop. Biop. am Respir.-Trakt, ohne Bronchoskopie mit starrem Instr., ohne perkut. Biopsie am Respir.-Trakt	0,604	-
E73A	M	Pleuraerguss mit äußerst schweren CC	1,833	-
E73B	M	Pleuraerguss ohne äußerst schwere CC	0,622	-
E74Z	M	Interstitielle Lungenerkrankung	0,706	-
E75A	M	Andere Krankheiten der Atmungsorgane mit äußerst schweren CC, Alter < 16 Jahre	1,320	-
E75B	M	Andere Krankheiten der Atmungsorgane mit äußerst schweren CC, Alter > 15 Jahre oder best. andere Krankheiten der Atmungsorgane oder intensivmed. Komplexbehandlung > 196 / 184 / 368 Aufwandspunkten od. Komplexbehandlung bei isolationspflichtigen Erregern	1,142	-
E75C	M	Andere Krankheiten der Atmungsorgane ohne äußerst schwere CC, ohne best. andere Krankheiten der Atmungsorgane, ohne IntK > 196 / 184 / 368 P., ohne Komplexbeh. bei isolationspfl. Erregern oder Beschwerden und Symptome der Atmung mit komplexer Diagnose	0,530	-
E76B	M	Tuberkulose bis 14 Belegungstage oder Alter < 18 Jahre mit äußerst schweren oder schweren CC	1,281	-
E76C	M	Tuberkulose bis 14 Belegungstag, Alter > 17 Jahre oder ohne äußerst schwere oder schwere CC oder Pneumothorax	0,735	-
E77A	M	Bestimmte andere Infektionen und Entzündungen der Atmungsorgane mit intensivmedizinischer Komplexbehandlung > 392 / 368 / - Aufwandspunkte	3,594	-
E77B	M	Bestimmte andere Infektionen und Entzündungen der Atmungsorgane mit bestimmter komplizierender Konstellation oder hochkomplexer Diagnose oder intensivmedizinischer Komplexbehandlung > 196 / - / - Aufwandspunkte	2,621	-
E77C	M	Bestimmte andere Infektionen und Entzündungen der Atmungsorgane mit Komplexbehandlung bei isolationspflichtigen Erregern oder bestimmter hochaufwendiger Behandlung oder schwersten CC oder weiteren komplizierenden Faktoren	2,030	-
E77D	M	Bestimmte andere Infektionen und Entzündungen der Atmungsorgane, Alter > 9 Jahre	1,299	-
E78Z	M	Kontrolle oder Optimierung einer bestehenden häuslichen Beatmung, bis 2 Belegungstage, Alter > 17 Jahre	0,305	-
E79A	M	Infektionen und Entzündungen der Atmungsorgane mit komplexer Diagnose oder äußerst schweren CC, mehr als ein Belegungstag oder mit äußerst schweren CC mit bestimmten Infektionen oder Entzündungen	1,143	-
E79B	M	Infektionen und Entzündungen der Atmungsorgane ohne komplexe Diagnose, ohne äußerst schwere CC oder ein Belegungstag, bei Para- / Tetraplegie oder mit bestimmter mäßig aufwendiger Behandlung oder mit bestimmter Pneumonie, mehr als ein Belegungstag	1,021	-
E79C	M	Infektionen und Entzündungen der Atmungsorgane ohne komplexe Diagnose, ohne äußerst schwere CC oder ein Belegungstag, außer bei Para- / Tetraplegie, ohne bestimmte mäßig aufwendige Behandlung	0,651	-
MDC 05 Krankheiten und Störungen des Kreislaufsystems				
F01A	O	Implantation Kardioverter / Defibrillator (AICD), Dreikammer-Stim. od. Defibrillator mit subk. Elektrode od. intrak. Pulsgen. mit kompliz. Fakt. od. myokardstim. Sys. od. aufwendige Sondenentf. mit kompliz. Fakt. od. Zweikammer-Stim. mit kompliz. Fakt.	5,165	-
F01B	O	Implantation Kardioverter / Defibrillator (AICD), Zweikammer-Stimulation mit komplizierenden Faktoren oder neurologische Komplexbehandlung des akuten Schlaganfalls mehr als 24 Stunden mit komplizierenden Faktoren	3,818	-
F01C	O	Implantation Kardioverter / Defibrillator (AICD), Dreikammer-Stimulation oder Defibrillator oder intrakardialer Pulsgenerator, ohne komplizierende Faktoren oder Implantation eines Drucksensors in die Pulmonalarterie	2,952	-

Mittlere Verweil-dauer [1]	Untere Grenz-verweildauer: Erster Tag mit Abschlag [2), 5)]	Untere Grenz-verweildauer: Bewertungs-relation pro Tag	Obere Grenz-verweildauer: Erster Tag mit zusätzlichem Entgelt [3), 5)]	Obere Grenz-verweildauer: Bewertungs-relation pro Tag	Externe Verlegung Abschlag pro Tag (Bewertungsrelation)	Verlegungs-fallpauschale	Ausnahme von Wiederaufnahme [4)]	Pflegeerlös Bewertungs-relation pro Tag
6	7	8	9	10	11	12	13	14
7,4	1	0,665	19	0,081	0,102	-	x	0,6706
5,1	1	0,431	13	0,088	0,105	-	x	0,7115
5,5	1	0,398	14	0,072	0,087	-	x	0,8969
17,4	5	0,286	33	0,069	0,093	-	-	0,9243
5,5	1	0,404	13	0,073	0,088	-	-	0,7705
6,1	1	0,431	15	0,073	0,090	-	-	0,7856
8,4	2	0,429	15	0,152	0,136	-	-	2,2393
9,8	2	0,362	21	0,078	0,100	-	-	1,0835
4,9	1	0,297	11	0,070	0,083	-	-	0,8941
9,2	2	0,408	16	0,093	0,119	-	-	1,2338
6,3	1	0,492	14	0,077	0,095	-	-	0,9432
17,3	5	0,592	32	0,144	0,193	-	-	2,2026
23,2	7	0,322	41	0,078	0,106	-	-	1,2463
14,7	4	0,393	29	0,094	0,125	-	-	1,4130
11,7	3	0,312	25	0,075	0,098	-	-	0,9652
2,0	1	0,143	3	0,103	0,099	-	-	1,2339
12,1	3	0,276	23	0,064	0,084	-	-	0,9772
11,0	3	0,247	21	0,063	0,082	-	-	1,0237
6,8	1	0,450	14	0,066	0,082	-	-	0,9008
14,1	4	0,406	28	0,101	0,135	-	-	1,3858
11,6	3	0,366	22	0,088	0,116	-	-	1,2556
5,8	1	0,815	15	0,071	0,086	-	-	0,9593

Anlage 1

Fallpauschalen-Katalog und Pflegeerlöskatalog
Teil a) Bewertungsrelationen bei Versorgung durch Hauptabteilungen

DRG	Partition	Bezeichnung [6)]	Bewertungsrelation bei Hauptabteilung	Bewertungsrelation bei Hauptabteilung und Beleghebamme
1	2	3	4	5
F01D	O	Implantation Kardioverter / Defibrillator (AICD), Zwei- oder Einkammer-Stim. mit äußerst schweren CC oder Einkammer-Stim. mit zusätzlichem Herz- oder Gefäßeingriff oder mit IntK > 392 / 368 / - AP oder best. Sondenentfernung oder Alter < 18 Jahre	3,692	-
F01E	O	Implantation Kardioverter / Defibrillator (AICD), Zweikammer-Stimulation oder aufwendige Sondenentfernung, ohne Implantation eines Drucksensors in Pulmonalarterie, ohne Implantation eines intrakardialen Pulsgenerators, Alter > 17 Jahre	2,362	-
F01F	O	Impl. Kardioverter / Defibrillator (AICD), Einkammer-Stimulation, ohne zusätzl. Herz- od. Gefäßeingriff, ohne IntK > 392 / 368 / - P., ohne äuß. schw. CC, ohne aufw. Sondenentf., ohne Impl. Drucksens. in Pulmonalart., ohne Impl. Pulsgen., Alter > 17 J.	2,013	-
F02A	O	Aggregatwechsel eines Kardioverters / Defibrillators (AICD), Zwei- oder Dreikammer-Stimulation	1,806	-
F02B	O	Aggregatwechsel eines Kardioverters / Defibrillators (AICD), Einkammer-Stimulation	1,536	-
F03A	O	Herzklappeneingriff mit Herz-Lungen-Maschine, mit bestimmter komplizierender Konstellation	8,983	-
F03B	O	Herzklappeneingriff mit Herz-Lungen-Maschine, mit Mehrfacheingriff oder Alter < 1 Jahr oder Eingriff in tiefer Hypothermie oder IntK > 392 / 368 / - Aufwandspunkte oder bestimmter anderer komplizierender Konstellation oder pulmonale Endarteriektomie	6,973	-
F03C	O	Herzklappeneingriff mit Herz-Lungen-Maschine, Alter > 0 J., IntK > 196 / 184 / - P. und IntK < 393 / 369 / - P., mit Zweifacheingriff od. bei angeborenem Herzfehler, mit kompl. Eingr. od. best. Herzklappeneingriff oder andere komplizierende Konstellation	6,231	-
F03D	O	Herzklappeneingriff mit HLM, Alter > 0 J., IntK < 197 / 185 / - P., mit Zweifacheingr. od. bei angeb. Herzfehler, oh. kompl. Eingr. oder Alter < 16 J. od. oh. Zweifacheingr., auß. bei angeb. Herzfehler, Alter > 15 J. mit Impl. klappentr. Gefäßprothese	4,832	-
F03E	O	Herzklappeneingriff mit Herz-Lungen-Maschine, ohne kompliz. Konst., Alter > 15 J., ohne Eingr. in tiefer Hypoth., IntK < 197 / 185 / - P., ohne Zweifacheingr., auß. bei Endokarditis, auß. b. angeb. Herzfehler, ohne Impl. klappentr. Gefäßpr.	4,103	-
F05Z	O	Koronare Bypass-Operation mit invasiver kardiologischer Diagnostik oder intraoperativer Ablation, mit komplizierender Konstellation oder Karotiseingriff oder bestimmte Eingriffe mit Herz-Lungen-Maschine in tiefer Hypothermie	5,791	-
F06A	O	Koronare Bypass-Operation mit bestimmten mehrzeitigen komplexen OR-Prozeduren, mit komplizierender Konstellation oder Karotiseingriff oder intensivmedizinischer Komplexbehandlung > 392 / 368 / - Aufwandspunkte	11,743	-
F06B	O	Koronare Bypass-Operation mit anderen mehrzeitigen komplexen OR-Prozeduren, ohne komplizierende Konstellation, ohne Karotiseingriff, ohne intensivmedizinische Komplexbehandlung > 392 / 368 / - Aufwandspunkte	7,169	-
F06C	O	Koronare Bypass-Operation ohne mehrzeitige komplexe OR-Prozeduren, mit komplizierender Konstellation oder IntK > 392 / 368 / - Aufwandspunkte oder Karotiseingriff	6,672	-
F06D	O	Koronare Bypass-Operation ohne mehrzeitige komplexe OR-Prozeduren, ohne komplizierende Konstellation, mit invasiver kardiologischer Diagnostik oder mit intraoperativer Ablation oder schwersten CC oder Implantation eines herzunterstützenden Systems	4,758	-
F06E	O	Koronare Bypass-Operation ohne mehrzeitige komplexe OR-Prozeduren, ohne komplizierende Konstellation, ohne invasive kardiologische Diagnostik, ohne intraoperative Ablation, ohne schwerste CC, ohne Implantation eines herzunterstützenden Systems	3,610	-
F07A	O	Andere Eingriffe mit Herz-Lungen-Maschine, Alter < 1 Jahr oder mit best. kompliz. Konstellation od. kompl. Operation oder IntK > - / 368 /- P. oder Alter < 18 Jahre mit Reop. Herz od. Perikard oder and. kompliz. Konstellation, mit best. kompl. Eingriffen	6,708	-
F07B	O	And. Eingr. mit HLM, Alter < 1 J. od. mit best. kompl. Konst. od. IntK > -/368 /- P., oh. best. kompl. Eingr. od. Alter > 0 J., IntK < -/369/- P., m. and. kompl. Eingr. mit Reop. Herz od. Perik. od. mit best. and. kompliz. Konst. od. mit best. Aortklers.	5,369	-
F07C	O	Andere Eingr. mit HLM, Alter > 0 J., IntK < - / 369/- P. oder Alter > 17 J. od. ohne Reop. od. ohne and. kompliz. Konst., ohne and. kompl. Eingriffe od. ohne Reop. an Herz od. Perikard od. ohne best. and. kompliz. Konst. od. ohne best. Aortklers.	4,053	-
F08A	O	Rekonstruktive Gefäßeingriffe mit komplizierender Konstellation oder komplexe Vakuumbehandlung oder komplexer Aorteneingriff	9,148	-

Mittlere Verweil-dauer [1)]	Untere Grenz-verweildauer: Erster Tag mit Abschlag [2), 5)]	Untere Grenz-verweildauer: Bewertungs-relation pro Tag	Obere Grenz-verweildauer: Erster Tag mit zusätzlichem Entgelt [3), 5)]	Obere Grenz-verweildauer: Bewertungs-relation pro Tag	Externe Verlegung Abschlag pro Tag (Bewertungsrelation)	Verlegungs-fallpauschale	Ausnahme von Wiederaufnahme [4)]	Pflegeerlös Bewertungs-relation pro Tag
6	7	8	9	10	11	12	13	14
13,8	4	0,340	28	0,086	0,114	-	-	1,1884
6,3	1	0,930	15	0,078	0,096	-	-	0,9706
5,1	1	0,769	13	0,080	0,096	-	-	0,9622
3,4	1	0,420	9	0,073	0,080	-	-	0,9646
3,5	1	0,406	9	0,075	0,084	-	-	0,9587
19,3	5	0,750	36	0,281	0,221	-	-	2,0562
15,9	4	0,689	30	0,263	0,203	-	-	2,0053
15,9	4	0,575	29	0,225	0,170	-	-	1,6884
13,0	3	0,496	24	0,218	0,142	-	-	1,3696
11,3	3	0,415	19	0,233	0,135	-	-	1,3071
13,8	4	0,513	25	0,259	-	x	-	1,6020
25,7	8	0,728	44	0,271	0,245	-	-	2,3695
20,7	6	0,483	39	0,198	0,156	-	-	1,5171
16,9	5	0,663	32	0,240	-	x	-	2,1543
13,6	4	0,457	26	0,215	-	x	-	1,6027
10,5	2	0,522	18	0,231	-	x	-	1,3822
14,1	4	0,629	28	0,287	0,208	-	-	2,1234
13,4	3	0,576	26	0,233	0,159	-	-	1,5355
11,2	3	0,419	20	0,237	0,137	-	-	1,3729
37,7	12	0,380	56	0,091	0,127	-	-	1,1836

Anlage 1

Fallpauschalen-Katalog und Pflegeerlöskatalog
Teil a) Bewertungsrelationen bei Versorgung durch Hauptabteilungen

DRG	Partition	Bezeichnung [6)]	Bewertungsrelation bei Hauptabteilung	Bewertungsrelation bei Hauptabteilung und Beleghebamme
1	2	3	4	5
F08B	O	Rekonstruktive Gefäßeingriffe ohne komplizierende Konstellationen, ohne komplexe Vakuumbehandlung, ohne komplexen Aorteneingriff, mit komplexem Eingriff mit Mehretagen- oder Aorteneingriff oder Re-OP oder bestimmten Bypässen, mit äußerst schweren CC	5,770	-
F08C	O	Rekonstruktive Gefäßeingriffe ohne kompl. Vakuumbeh., ohne kompl. Aorteneingriff, mit kompl. Eingriff ohne Mehretagen- od. Aorteneingriff, ohne Reop., ohne best. Bypass, mit äußerst schweren CC oder mit best. Aorteneingriff od. best. kompl. Konstellation	4,286	-
F08D	O	Rekonstruktive Gefäßeingriffe ohne kompl. Konst., ohne kompl. Aorteneingriff, mit kompl. Eingr. mit Mehretagen- oder Aorteneingriff oder Reop. oder best. Byp., ohne äuß. schw. CC, ohne best. Aorteneingriff oder bestimmter Bypass mit äußerst schweren CC	3,042	-
F08E	O	Rekonstruktive Gefäßeingriffe ohne kompl. Konst., ohne kompl. Vakuumbeh., ohne kompl. Aorteneingriff, mit komplex. Eingriff, ohne Mehretagen- oder Aorteneingriff, ohne Reop., ohne bestimmten Bypass, ohne äußerst schwere CC, ohne bestimmten Aorteneingriff	2,438	-
F08F	O	Rekonstruktive Gefäßeingriffe ohne komplizierende Konstellation, ohne komplexe Vakuumbehandlung, ohne komplexen Aorteneingriff, ohne komplexen Eingriff, ohne bestimmten Aorteneingriff, mit bestimmtem Eingriff	2,026	-
F08G	O	Rekonstruktive Gefäßeingriffe ohne komplizierende Konstellation, ohne komplexe Vakuumbehandlung, ohne komplexen Aorteneingriff, ohne komplexen Eingriff, ohne bestimmten Aorteneingriff, ohne bestimmten Eingriff	1,828	-
F09A	O	Andere kardiothorakale Eingriffe, Alter < 16 Jahre, mit komplizierender Konstellation oder Exzision am Vorhof	3,373	-
F09B	O	Andere kardiothorakale Eingriffe, Alter > 15 Jahre, ohne kompl. Konst., ohne Exzision am Vorhof, mit mäßig kompl. kardiothorakalen Eingriffe. mit äußerst schweren CC oder best. kardiothorakalem Eingriff oder best. Perikardektomie bei chron. Perikarditis	3,764	-
F09C	O	Andere kardiothorakale Eingriffe, Alter > 15 Jahre, ohne kompl. Konst., ohne Exzision am Vorhof, ohne äußerst schwere CC oder ohne mäßig kompl. kardiothorakale Eingr., ohne best. kardiothorakalen Eingr., ohne best. Perikardektomie bei chron. Perikarditis	2,371	-
F12A	O	Implantation eines Herzschrittmachers, Dreikammersystem mit äuß. schw. CC oder ablativ. Maßnahmen oder PTCA oder mit aufwendiger Sondenentfernung mit kompliz. Faktoren oder mit Revision eines Herzschrittm. oder AICD ohne Aggregatw. mit kompliz. Faktoren	3,489	-
F12B	O	Implantation eines Herzschrittmachers, Dreikammersystem ohne äußerst schwere CC, ohne ablative Maßnahme, ohne PTCA oder Implantation eines Herzschrittmachers ohne aufwendige Sondenentfernung mit komplizierenden Faktoren	2,032	-
F12C	O	Implantation eines Herzschrittmachers, Zweikammersystem, mit komplexem Eingriff oder Alter < 16 Jahre	2,475	-
F12D	O	Implantation eines Herzschrittmachers, Zweikammersystem, ohne komplexen Eingriff, Alter > 15 Jahre, mit äußerst schweren CC oder isolierter offen chirurgischer Sondenimplantation oder aufwendiger Sondenentfernung oder mäßig komplexer PTCA	2,275	-
F12E	O	Implantation eines Herzschrittmachers, Einkammersystem oder Implantation eines Ereignisrekorders, Alter > 15 Jahre, mit invasiver kardiologischer Diagnostik bei bestimmten Eingriffen	1,648	-
F12F	O	Impl. HSM, Zweikammersys., oh. äuß. schwere CC, oh. isol. offen chir. Sondenimpl., oh. aufw. Sondenentf., oh. mäßig kompl. PTCA od. Impl. HSM, Einkammersys. od. Impl. Ereignisrekorder, oh. invasive kardiol. Diagnostik bei best. Eingriffen, Alter > 15 J.	1,227	-
F13A	O	Amputation bei Kreislauferkrankungen an oberer oder unterer Extremität oder Revisionseingriff mit äußerst schweren CC und mehrzeitigen Revisions- oder Rekonstruktionseingriffen	4,806	-
F13B	O	Amputation bei Kreislauferkrankungen an oberer oder unterer Extremität oder Revisionseingriff mit äußerst schweren CC, ohne mehrzeitige Revisions- oder Rekonstruktionseingriffe	2,425	-
F13C	O	Amputation bei Kreislauferkrankungen an oberer Extremität oder komplexe Amputation an unterer Extremität oder Revisionseingriff ohne äußerst schwere CC	1,674	-
F13D	O	Amputation bei Kreislauferkrankungen an unterer Extremität ohne komplexe Amputationen, ohne äußerst schwere CC	1,003	-
F14A	O	Komplexe oder mehrfache Gefäßeingriffe außer große rekonstruktive Eingriffe mit äußerst schweren CC	4,543	-

Mittlere Verweil-dauer [1)]	Untere Grenz-verweildauer: Erster Tag mit Abschlag [2), 5)]	Untere Grenz-verweildauer: Bewertungs-relation pro Tag	Obere Grenz-verweildauer: Erster Tag mit zusätzlichem Entgelt [3), 5)]	Obere Grenz-verweildauer: Bewertungs-relation pro Tag	Externe Verlegung Abschlag pro Tag (Bewertungsrelation)	Verlegungs-fallpauschale	Ausnahme von Wiederaufnahme [4)]	Pflegeerlös Bewertungs-relation pro Tag
6	7	8	9	10	11	12	13	14
23,5	7	0,353	42	0,084	0,115	-	-	1,1132
18,3	5	0,357	36	0,082	0,110	-	-	1,0140
13,1	3	0,335	25	0,071	0,094	-	-	0,8689
10,6	3	0,248	22	0,066	0,086	-	-	0,7763
9,0	2	0,267	18	0,062	0,080	-	-	0,7400
7,1	1	0,571	13	0,065	0,082	-	-	0,7338
9,5	2	0,541	19	0,171	0,155	-	-	1,6921
11,3	3	0,442	23	0,109	0,144	-	-	1,4635
7,9	2	0,393	18	0,103	0,131	-	-	1,3245
13,1	3	0,348	27	0,074	0,098	-	-	0,9998
5,1	1	0,640	13	0,073	0,087	-	-	0,8014
8,7	2	0,325	18	0,078	0,100	-	-	1,0786
12,0	3	0,343	25	0,080	0,105	-	-	1,1759
8,2	2	0,274	17	0,071	0,090	-	-	0,8659
5,5	1	0,549	13	0,076	0,091	-	-	0,9237
34,9	11	0,261	53	0,063	0,087	-	-	0,9037
19,2	5	0,307	37	0,067	0,091	-	-	0,9419
13,7	4	0,246	28	0,063	0,084	-	-	0,6737
9,4	2	0,247	19	0,056	0,072	-	-	0,7017
23,2	7	0,325	41	0,078	0,107	-	-	0,9779

Anlage 1

Fallpauschalen-Katalog und Pflegeerlöskatalog
Teil a) Bewertungsrelationen bei Versorgung durch Hauptabteilungen

DRG	Partition	Bezeichnung [6]	Bewertungsrelation bei Hauptabteilung	Bewertungsrelation bei Hauptabteilung und Beleghebamme
1	2	3	4	5
F14B	O	Komplexe oder mehrfache Gefäßeingriffe außer große rekonstruktive Eingriffe, ohne äußerst schwere CC	2,237	-
F15Z	O	Perkutane Koronarangioplastie mit komplizierender Konstellation oder komplexer Diagn. u. hochkompl. Intervention od. m. best. Rekanalisationsverf., Alt. < 16 J. od. inv. kardiolog. Diagnostik, m. kompliz. Konst. od. Endokarditis, mehr als 2 Belegungstage	3,017	-
F17A	O	Wechsel eines Herzschrittmachers, Dreikammersystem oder Alter < 16 Jahre	1,334	-
F17B	O	Wechsel eines Herzschrittmachers, Einkammer- oder Zweikammersystem, Alter > 15 Jahre	0,736	-
F18A	O	Revision eines Herzschrittmachers oder Kardioverters / Defibrillators (AICD) ohne Aggregatwechsel, Alter < 16 Jahre oder mit äußerst schweren CC, mit komplexem Eingriff oder mit aufwendiger Sondenentfernung	3,191	-
F18B	O	Revision Herzschrittmacher od. Kardioverter / Defibrillator (AICD) oh. Aggregatw., Alt. < 16 J. od. mit äuß. schw. CC, oh. kompl. Eingr., oh. aufwend. Sondenentf. od. Alt. > 15 J., oh. äuß. schw. CC mit kompl. Eingr., mit intralum. exp. Extraktionshilfe	1,885	-
F18C	O	Revision eines Herzschrittmachers oder Kardioverters / Defibrillators (AICD) ohne Aggregatwechsel, Alter > 15 Jahre, ohne äußerst schwere CC, ohne aufwendige Sondenentfernung, mit komplexem Eingriff, ohne intraluminale expandierende Extraktionshilfe	1,139	-
F18D	O	Revision eines Herzschrittmachers oder Kardioverters / Defibrillators (AICD) ohne Aggregatwechsel, Alter > 15 Jahre, ohne äußerst schwere CC, ohne aufwendige Sondenentfernung, ohne komplexen Eingriff	0,805	-
F19A	O	Andere transluminale Intervention an Herz, Aorta und Lungengefäßen mit äußerst schweren CC	3,175	-
F19B	O	Andere transluminale Intervention an Herz, Aorta und Lungengefäßen ohne äußerst schwere CC oder Ablation über A. renalis oder komplexe Rekanalisation von Koronargefäßen	1,510	-
F21A	O	Andere OR-Prozeduren bei Kreislauferkrankungen mit hochkomplexem Eingriff oder komplizierender Konstellation	5,544	-
F21B	O	Andere OR-Prozeduren bei Kreislauferkrankungen ohne hochkomplexen Eingriff, mit komplexem Eingriff oder bestimmter komplizierender Konstellation	3,393	-
F21C	O	Andere OR-Prozeduren bei Kreislauferkrankungen ohne komplexen Eingriff, mit mäßig komplexem Eingriff oder anderer komplizierender Konstellation oder IntK > 196 / 184 / 368 Punkte	2,017	-
F21D	O	Andere OR-Prozeduren bei Kreislauferkrankungen ohne komplexen Eingriff, ohne komplizierende Konstellationen, ohne IntK > 196 / 184 / 368 Punkte, ohne mäßig komplexen Eingriff, mit bestimmtem anderen Eingriff	1,452	-
F21E	O	Andere OR-Prozeduren bei Kreislauferkrankungen ohne komplexen Eingriff, ohne komplizierende Konstellationen, ohne IntK > 196 / 184 / 368 Punkte, ohne mäßig komplexen Eingriff, ohne bestimmten anderen Eingriff	0,915	-
F24A	O	Perkutane Koronarangioplastie mit komplexer Diagnose und hochkomplexer Intervention oder mit bestimmten Rekanalisationsverfahren, Alter > 15 Jahre, mit äußerst schweren CC	3,011	-
F24B	O	Perkutane Koronarangioplastie mit komplexer Diagnose und hochkomplexer Intervention oder mit bestimmten Rekanalisationsverfahren, Alter > 15 Jahre, ohne äußerst schwere CC	1,362	-
F27A	O	Verschiedene Eingriffe bei Diabetes mellitus mit Komplikationen, mit äußerst schweren CC oder Gefäßeingriff oder bestimmter Amputation oder komplexer Arthrodese des Fußes oder komplexem Hauteingriff oder Ringfixateur	2,408	-
F27B	O	Verschiedene Eingriffe bei Diabetes mellitus mit Komplikationen, ohne äußerst schwere CC, ohne Gefäßeingriff, ohne bestimmte Amputation, ohne komplexe Arthrodese des Fußes, ohne komplexen Hauteingriff, ohne Ringfixateur, mit mäßig komplexem Eingriff	1,722	-
F27C	O	Verschiedene Eingriffe bei Diabetes mellitus mit Komplikationen, ohne äußerst schwere CC, ohne Gefäßeingriff, ohne best. Amputation, ohne komplexe Arthrodese des Fußes, ohne Ringfixateur, ohne mäßig komplexen Eingriff, mit bestimmtem aufwendigen Eingriff	1,099	-
F28A	O	Bestimmte Amputation bei Kreislauferkrankungen an unterer Extremität mit zusätzlichem Gefäßeingriff oder mit Hauttransplantation mit äußerst schweren oder schweren CC	3,799	-
F28B	O	Bestimmte Amputation bei Kreislauferkrankungen an unterer Extremität ohne zusätzlichen Gefäßeingriff, ohne Hauttransplantation, mit äußerst schweren oder schweren CC	2,133	-
F28C	O	Bestimmte Amputation bei Kreislauferkrankungen an unterer Extremität, ohne zusätzlichen Gefäßeingriff, ohne äußerst schwere oder schwere CC	1,720	-

Mittlere Verweil-dauer [1]	Untere Grenz-verweildauer: Erster Tag mit Abschlag [2], [5]	Untere Grenz-verweildauer: Bewertungs-relation pro Tag	Obere Grenz-verweildauer: Erster Tag mit zusätzlichem Entgelt [3], [5]	Obere Grenz-verweildauer: Bewertungs-relation pro Tag	Externe Verlegung Abschlag pro Tag (Bewertungsrelation)	Verlegungs-fallpauschale	Ausnahme von Wiederaufnahme [4]	Pflegeerlös Bewertungs-relation pro Tag
6	7	8	9	10	11	12	13	14
11,3	3	0,259	24	0,064	0,084	-	-	0,7690
17,5	5	0,368	34	0,088	0,119	-	-	1,2075
3,1	1	0,298	7	0,072	0,077	-	-	1,0642
2,9	1	0,218	7	0,071	0,076	-	-	0,9204
10,1	2	0,363	22	0,107	0,097	-	-	1,0327
9,4	2	0,357	21	0,080	0,103	-	-	1,0561
4,3	1	0,454	11	0,080	0,092	-	-	0,9110
4,1	1	0,478	10	0,076	0,088	-	-	0,8335
13,7	4	0,386	28	0,098	0,130	-	-	1,3067
3,8	1	0,509	9	0,085	0,096	-	-	1,0597
29,8	9	0,323	48	0,076	0,104	-	-	1,0356
20,2	6	0,301	38	0,073	0,099	-	-	0,9521
17,1	5	0,230	34	0,057	0,076	-	-	0,7698
12,6	3	0,255	27	0,057	0,075	-	-	0,7739
9,6	2	0,263	20	0,058	0,075	-	-	0,7159
14,8	4	0,391	29	0,093	0,124	-	-	1,3962
5,4	1	0,615	11	0,082	0,099	-	-	1,0587
18,9	5	0,264	37	0,059	0,080	-	-	0,7668
14,8	4	0,254	29	0,060	0,080	-	-	0,6643
10,6	3	0,208	22	0,056	0,072	-	-	0,6691
24,1	7	0,285	42	0,066	0,091	-	-	0,8442
19,1	5	0,264	37	0,058	0,079	-	-	0,7546
15,3	4	0,244	30	0,056	0,075	-	-	0,8098

Anlage 1

Fallpauschalen-Katalog und Pflegeerlöskatalog
Teil a) Bewertungsrelationen bei Versorgung durch Hauptabteilungen

DRG	Partition	Bezeichnung [6]	Bewertungsrelation bei Hauptabteilung	Bewertungsrelation bei Hauptabteilung und Beleghebamme
1	2	3	4	5
F30Z	O	Operation bei komplexem angeborenen Herzfehler oder Hybridchirurgie bei Kindern	5,449	-
F36A	O	Intensivmedizinische Komplexbehandlung bei Krankheiten und Störungen des Kreislaufsystems mit komplizierenden Faktoren, > 1176 / 1380 / - Aufwandspunkte oder > 588 / 828 / 1104 Aufwandspunkte mit aufwendigem Eingriff	14,297	-
F36B	O	Intensivmed. Komplexbeh. bei Krankh. und Störungen d. Kreislaufsyst. m. kompliz. Fakt., > 588 / 828 / - P. od. > - / - / 1104 P. m. best. OR-Proz., ohne aufwend. Eingr. od. > - / 552 / 552 P. m. best. Aortenstent od. minimalinv. Eingr. an mehrer. Herzkl.	10,834	-
F36C	O	Intensivmedizinische Komplexbehandlung bei Krankheiten und Störungen des Kreislaufsystems mit komplizierenden Faktoren, > - / 552 / 552 Aufwandspunkte ohne bestimmte OR-Prozedur, ohne bestimmten Aortenstent oder bestimmter mehrzeitiger komplexer Eingriff	8,323	-
F39A	O	Unterbindung und Stripping von Venen mit beidseitigem Eingriff oder bestimmter Diagnose oder äußerst schweren oder schweren CC	0,921	-
F39B	O	Unterbindung und Stripping von Venen ohne beidseitigen Eingriff, ohne bestimmte Diagnose, ohne äußerst schwere oder schwere CC	0,707	-
F41A	A	Invasive kardiologische Diagnostik bei akutem Myokardinfarkt mit äußerst schweren CC	2,840	-
F41B	A	Invasive kardiologische Diagnostik bei akutem Myokardinfarkt ohne äußerst schwere CC	0,790	-
F42Z	O	Operation b. kompl. angeb. Herzfehler, Hybridchirurgie, best. Herzklappeneingriffe od. and. Eingriffe m. Herz-Lungen-Maschine m. invas. kardiolog. Diagnostik bei Kindern od. best. rekonstruktive Gefäßeingriffe oh. Herz-Lungen-Maschine m. kompl. Eingriff	5,881	-
F43A	A	Beatmung > 24 Stunden bei Krankheiten und Störungen des Kreislaufsystems, Alter < 6 Jahre oder intensivmedizinische Komplexbehandlung > 392 / 552 / 552 Aufwandspunkte oder best. Impl. herzunterst. System	5,012	-
F43B	A	Beatmung > 24 Stunden bei Krankheiten und Störungen des Kreislaufsystems oh. IntK > 392 / 552 / 552 Pkte, Alter > 5 J. und Alter < 16 J. od. mit kompl. Konstell. od. best. OR-Prozedur od. IntK > - / 368 / - Punkte, ohne best. Impl. herzunterst. System	4,415	-
F43C	A	Beatmung > 24 Stunden bei Krankheiten und Störungen des Kreislaufsystems, Alter > 15 J., ohne intensivmed. Komplexbehandlung > 392 / 368 / 552 Aufwandspunkte, ohne komplizierende Konstellation, ohne best. OR-Prozedur, ohne best. Impl. herzunterst. System	1,992	-
F48Z	A	Geriatrische frührehabilitative Komplexbehandlung bei Krankheiten und Störungen des Kreislaufsystems	1,493	-
F49A	A	Invasive kardiologische Diagnostik außer bei akutem Myokardinfarkt, mit äußerst schweren CC oder IntK > 196 / 184 / 368 Aufwandspunkten, mit komplexem Eingriff oder Alter < 10 Jahre	3,093	-
F49B	A	Invasive kardiologische Diagnostik außer bei akutem Myokardinfarkt, mit äußerst schweren CC oder IntK > 196 / 184 / 368 Aufwandspunkten, ohne komplexen Eingriff, Alter > 9 Jahre	2,566	-
F49C	A	Invasive kardiologische Diagnostik außer bei akutem Myokardinfarkt, ohne äußerst schwere CC, ohne IntK > 196 / 184 / 368 Aufwandspunkte, Alter < 18 Jahre	0,940	-
F49D	A	Invasive kardiologische Diagnostik außer bei akutem Myokardinfarkt, ohne äußerst schwere CC, ohne IntK > 196 / 184 / 368 Aufwandspunkte, Alter > 17 Jahre, mit schweren CC, mehr als ein Belegungstag	1,584	-
F49E	A	Invasive kardiologische Diagnostik außer bei akutem Myokardinfarkt, ohne IntK > 196 / 184 / 368 Aufwandspunkte, Alter > 17 Jahre, ohne schwere CC bei BT > 1, mit kardialem Mapping oder best. andere kardiologische Diagnostik oder best. komplexer Diagnose	1,094	-
F49F	A	Invasive kardiolog. Diagnostik außer bei akutem Myokardinfarkt, o. äußerst schwere CC, ohne IntK > 196 / 184 / 368 P., Alter > 17 J., o. kard. Mapping, o. best. and. kard. Diagnostik, o. schwere CC bei BT > 1, o. best. kompl. Diagnose, mit best. Eingr.	0,855	-
F49G	A	Invasive kardiolog. Diagnostik außer bei akutem Myokardinfarkt, o. äußerst schwere CC, ohne IntK > 196 / 184 / 368 P., Alter > 17 J., o. kard. Mapping, o. best. and. kard. Diagnostik, o. schwere CC bei BT > 1, o. best. kompl. Diagnose, ohne best. Eingr.	0,591	-
F50A	O	Ablative Maßnahmen bei Herzrhythmusstörungen mit hochkomplexer Ablation im linken Vorhof, Ventrikel oder Pulmonalvenen oder Implantation eines Ereignisrekorders oder Alter < 16 Jahre oder best. angeb. Herzfehler oder mit kompl. Ablation, Alter < 18 Jahre	1,995	-

Mittlere Verweil-dauer [1)]	Untere Grenz-verweildauer: Erster Tag mit Abschlag [2), 5)]	Untere Grenz-verweildauer: Bewertungs-relation pro Tag	Obere Grenz-verweildauer: Erster Tag mit zusätzlichem Entgelt [3), 5)]	Obere Grenz-verweildauer: Bewertungs-relation pro Tag	Externe Verlegung Abschlag pro Tag (Bewertungsrelation)	Verlegungs-fallpauschale	Ausnahme von Wiederaufnahme [4)]	Pflegeerlös Bewertungs-relation pro Tag
6	7	8	9	10	11	12	13	14
13,5	3	0,704	27	0,282	0,194	-	-	2,2063
35,0	11	0,818	53	0,288	-	x	x	3,1240
25,6	8	0,785	44	0,275	-	x	x	2,9420
22,1	6	0,805	40	0,254	-	x	x	2,6422
5,5	1	0,455	14	0,059	0,071	-	-	0,8004
2,4	1	0,236	5	0,079	0,080	-	-	1,0494
17,5	5	0,396	34	0,095	0,128	-	-	1,2560
4,8	1	0,410	11	0,082	0,097	-	-	0,9419
12,7	3	0,496	26	0,259	0,144	-	-	1,5124
22,3	6	0,615	40	0,193	0,185	-	x	2,2955
15,5	4	0,576	30	0,129	0,174	-	x	1,9573
10,5	2	0,601	24	0,120	0,157	-	x	1,9567
20,0	-	-	30	0,052	0,070	-	-	0,7050
19,8	6	0,383	37	0,094	0,128	-	-	1,5393
17,8	5	0,383	34	0,090	0,122	-	-	1,2809
2,4	1	0,248	5	0,152	0,106	-	-	1,7203
13,0	3	0,323	27	0,070	0,092	-	-	0,9029
7,3	1	0,531	16	0,068	0,086	-	-	0,7435
5,8	1	0,414	14	0,068	0,083	-	-	0,7490
3,6	1	0,272	8	0,074	0,083	-	-	0,7758
3,1	1	0,568	7	0,084	0,090	-	-	0,9691

Anlage 1

Fallpauschalen-Katalog und Pflegeerlöskatalog
Teil a) Bewertungsrelationen bei Versorgung durch Hauptabteilungen

DRG	Partition	Bezeichnung [6)]	Bewertungsrelation bei Hauptabteilung	Bewertungsrelation bei Hauptabteilung und Beleghebamme
1	2	3	4	5
F50B	O	Ablative Maßnahmen bei Herzrhythmusstörungen ohne hochkomplexe Ablation im linken Vorhof, Ventrikel oder Pulmonalvenen, ohne Implantation eines Ereignisrekorders, ohne best. angeb. Herzfehler, mit komplexer Ablation, Alter > 17 Jahre	1,618	-
F50C	O	Ablative Maßnahmen bei Herzrhythmusstörungen ohne hochkomplexe Ablation im linken Vorhof, Ventrikel oder Pulmonalvenen, ohne Implantation eines Ereignisrekorders, ohne best. angeb. Herzfehler, ohne komplexe Ablation, Alter > 15 Jahre	1,107	-
F51A	O	Endovaskuläre Implantation von Stent-Prothesen an der Aorta, thorakal oder mit bestimmter Aortenprothesenkombination	4,724	-
F51B	O	Endovaskuläre Implantation von Stent-Prothesen an der Aorta, nicht thorakal, ohne bestimmte Aortenprothesenkombination	3,349	-
F52A	O	Perkutane Koronarangioplastie mit komplexer Diagnose, mit äußerst schweren CC	2,711	-
F52B	O	Perkutane Koronarangioplastie mit komplexer Diagnose, ohne äußerst schwere CC oder mit intrakoronarer Brachytherapie oder bestimmte Intervention	1,074	-
F56A	O	Perkutane Koronarangioplastie mit bestimmter hochkomplexer Intervention, mit äußerst schweren CC	2,392	-
F56B	O	Perkutane Koronarangioplastie mit hochkomplexer Intervention, ohne bestimmte hochkomplexe Intervention oder ohne äußerst schwere CC oder Kryoplastie oder koronare Lithoplastie	1,054	-
F58A	O	Perkutane Koronarangioplastie oder bestimmte kardiologische Diagnostik mit Gefäßeingriff, mit äußerst schweren CC	1,853	-
F58B	O	Perkutane Koronarangioplastie oder bestimmte kardiologische Diagnostik mit Gefäßeingriff, ohne äußerst schwere CC	0,790	-
F59A	O	Mäßig komplexe Gefäßeingriffe mit äußerst schweren CC	3,294	-
F59B	O	Mäßig komplexe Gefäßeingriffe mit aufwendiger Gefäßintervention, ohne äußerst schwere CC	1,783	-
F59C	O	Mäßig komplexe Gefäßeingriffe ohne äußerst schwere CC, ohne aufwendige Gefäßintervention, mit aufwendigem Eingriff oder Mehrfacheingriff oder bestimmter Diagnose oder Alter < 16 Jahre, mehr als ein Belegungstag	1,605	-
F59D	O	Mäßig komplexe Gefäßeingriffe ohne äußerst schwere CC, ohne aufwendige Gefäßintervention, mit bestimmtem Eingriff oder anderem Mehrfacheingriff, Alter > 15 Jahre oder ein Belegungstag oder mit pAVK mit Gangrän, mehr als ein Belegungstag	1,226	-
F59E	O	Mäßig komplexe Gefäßeingriffe ohne äußerst schwere CC, ohne aufwend. Gefäßinterv., mit best. anderen Eingriff oder best. Mehrfacheingriff oder PTA, mehr als ein Belegungstag, ohne aufwendigen oder bestimmten Eingr., Alter > 15 Jahre oder ein Belegungstag	0,944	-
F59F	O	Mäßig komplexe Gefäßeingriffe ohne äußerst schwere CC, ohne aufwendige Gefäßintervention, ohne aufwendigen, bestimmten oder bestimmten anderen Eingriff, ohne Mehrfacheingriff, Alter > 15 Jahre oder ein Belegungstag	0,720	-
F60A	M	Akuter Myokardinfarkt ohne invasive kardiologische Diagnostik mit äußerst schweren CC	1,552	-
F60B	M	Akuter Myokardinfarkt ohne invasive kardiologische Diagnostik ohne äußerst schwere CC	0,591	-
F61A	M	Infektiöse Endokarditis mit komplizierender Diagnose oder mit komplizierender Konstellation	3,248	-
F61B	M	Infektiöse Endokarditis ohne komplizierende Diagnose, ohne komplizierende Konstellation	2,265	-
F62A	M	Herzinsuffizienz und Schock mit äußerst schweren CC, mit Dialyse oder komplizierender Diagnose oder mit bestimmter hochaufwendiger Behandlung mit intensivmedizinischer Komplexbehandlung > 196 / 184 / 368 Punkte oder komplizierender Konstellation	3,059	-
F62B	M	Herzinsuff. und Schock mit äuß. schw. CC, mit Dialyse oder impliz. Diag. od. mit best. hochaufw. Beh. od. ohne kompliz. Konst., ohne best. hochaufw. Beh., mehr als 1 BT bei best. akuten Nierenvers. mit äuß. schw. CC od. Komplexbeh. des akut. Schlaganf.	1,878	-
F62C	M	Herzinsuffizienz und Schock ohne äuß. schw. CC od. ohne Dialyse, ohne kompliz. Diagnose, ohne kompliz. Konst., ohne best. hochaufw. Beh., mehr als 1 Belegungstag, ohne best. akut. Nierenvers. od. ohne äuß. schw. CC. ohne Komplexbeh. des akut. Schlaganf.	0,704	-
F62D	M	Herzinsuffizienz und Schock ohne äußerst schwere CC oder ohne Dialyse, ohne komplizierende Diagnose, ohne komplizierende Konstellation, ohne bestimmte hochaufwendige Behandlung, ein Belegungstag	0,184	-
F63A	M	Venenthrombose mit äußerst schweren CC	1,424	-
F63B	M	Venenthrombose ohne äußerst schwere CC	0,468	-

Mittlere Verweildauer [1]	Untere Grenzverweildauer: Erster Tag mit Abschlag [2), 5)]	Untere Grenzverweildauer: Bewertungsrelation pro Tag	Obere Grenzverweildauer: Erster Tag mit zusätzlichem Entgelt [3), 5)]	Obere Grenzverweildauer: Bewertungsrelation pro Tag	Externe Verlegung Abschlag pro Tag (Bewertungsrelation)	Verlegungsfallpauschale	Ausnahme von Wiederaufnahme [4)]	Pflegeerlös Bewertungsrelation pro Tag
6	7	8	9	10	11	12	13	14
3,3	1	0,544	8	0,082	0,090	-	-	0,9601
3,2	1	0,385	7	0,079	0,086	-	-	0,9859
7,9	2	0,356	16	0,136	0,120	-	-	1,2204
5,9	1	0,840	11	0,086	0,104	-	-	0,9128
17,3	5	0,338	34	0,082	0,110	-	-	1,2618
5,0	1	0,458	11	0,082	0,098	-	-	1,0300
11,7	3	0,359	23	0,086	0,113	-	-	1,2153
3,5	1	0,438	8	0,073	0,080	-	-	0,8778
10,7	3	0,311	22	0,081	0,106	-	-	1,1312
3,3	1	0,318	7	0,072	0,079	-	-	0,8828
19,0	5	0,367	36	0,081	0,110	-	-	1,0003
4,3	1	0,719	11	0,165	0,191	-	-	0,8872
6,1	1	0,587	14	0,091	0,111	-	-	0,8152
5,5	1	0,497	14	0,088	0,106	-	-	0,7935
4,1	1	0,350	10	0,101	0,116	-	-	0,8125
3,0	1	0,232	7	0,117	0,125	-	-	0,9072
13,6	4	0,291	26	0,075	0,099	-	-	1,0967
5,6	1	0,436	13	0,073	0,088	-	-	0,9339
29,9	9	0,308	48	0,072	0,099	-	-	0,9220
25,2	7	0,271	43	0,061	0,083	-	-	0,7902
21,1	6	0,418	39	0,096	0,131	-	-	1,5063
16,5	5	0,297	32	0,076	0,102	-	-	1,1375
8,0	2	0,229	17	0,061	0,077	-	-	0,7868
1,0	-	-	-	-	-	-	-	1,2941
14,8	4	0,262	29	0,062	0,083	-	-	0,9663
4,4	1	0,298	10	0,072	0,083	-	-	0,7430

Anlage 1

Fallpauschalen-Katalog und Pflegeerlöskatalog
Teil a) Bewertungsrelationen bei Versorgung durch Hauptabteilungen

DRG	Parti-tion	Bezeichnung [6)]	Bewertungsrelation bei Hauptabteilung	Bewertungsrelation bei Hauptabteilung und Beleghebamme
1	2	3	4	5
F64Z	M	Hautulkus bei Kreislauferkrankungen	0,666	-
F65A	M	Periphere Gefäßkrankheiten mit komplexer Diagnose und äußerst schweren CC oder intensivmedizinische Komplexbehandlung > 196 / 184 / 184 Aufwandspunkte	1,972	-
F65B	M	Periphere Gefäßkrankheiten ohne komplexe Diagnose oder ohne äußerst schwere CC, ohne intensivmedizinische Komplexbehandlung > 196 / 184 / 184 Aufwandspunkte	0,616	-
F66A	M	Koronararteriosklerose mit äußerst schweren CC	1,169	-
F66B	M	Koronararteriosklerose ohne äußerst schwere CC	0,435	-
F67A	M	Hypertonie mit komplizierender Diagnose oder äußerst schweren oder schweren CC oder bestimmter hochaufwendiger / mäßig aufwendiger / aufwendiger Behandlung	0,910	-
F67B	M	Hypertonie ohne komplizierende Diagnose, ohne äußerst schwere oder schwere CC, ohne bestimmte hochaufwendige / mäßig aufwendige / aufwendige Behandlung, bei primärer Überfunktion von Nebenschilddrüse oder Nebenniere oder Alter < 18 Jahre	0,432	-
F67C	M	Hypertonie ohne komplizierende Diagnose, ohne äußerst schwere oder schwere CC, ohne bestimmte hochaufwendige / mäßig aufwendige / aufwendige Behandlung, ohne primäre Überfunktion von Nebenschilddrüse oder Nebenniere, Alter > 17 Jahre	0,386	-
F68A	M	Angeborene Herzkrankheit, Alter < 6 Jahre oder intensivmedizinische Komplexbehandlung > 196 / - / - Aufwandspunkte oder Alter < 16 Jahre mit äußerst schweren oder schweren CC	0,685	-
F68B	M	Angeborene Herzkrankheit ohne intensivmedizinische Komplexbehandlung > 196 / - / - Aufwandspunkte, Alter > 5 Jahre und Alter < 16 Jahre, ohne äußerst schwere oder schwere CC oder Alter > 15 Jahre	0,555	-
F69A	M	Herzklappenerkrankungen mit äußerst schweren oder schweren CC	1,408	-
F69B	M	Herzklappenerkrankungen ohne äußerst schwere oder schwere CC	0,501	-
F70A	M	Schwere Arrhythmie und Herzstillstand mit äußerst schweren CC	1,991	-
F70B	M	Schwere Arrhythmie und Herzstillstand ohne äußerst schwere CC	0,567	-
F71A	M	Nicht schwere kardiale Arrhythmie und Erregungsleitungsstörungen mit äußerst schweren CC, mehr als ein Belegungstag oder mit kathetergestützter elektrophysiologischer Untersuchung des Herzens oder bestimmter hochaufwendiger Behandlung	1,233	-
F71B	M	Nicht schwere kardiale Arrhythmie und Erregungsleitungsstörungen ohne äußerst schwere CC oder ein Belegungstag, ohne kathetergestützte elektrophysiologische Untersuchung des Herzens, ohne bestimmte hochaufwendige Behandlung	0,396	-
F72A	M	Angina pectoris mit äußerst schweren CC	1,224	-
F72B	M	Angina pectoris ohne äußerst schwere CC	0,394	-
F73A	M	Synkope und Kollaps, Alter < 14 Jahre, ein Belegungstag	0,191	-
F73B	M	Synkope und Kollaps, Alter > 13 Jahre oder mehr als ein Belegungstag	0,457	-
F74Z	M	Thoraxschmerz und sonstige und nicht näher bezeichnete Krankheiten des Kreislaufsystems	0,346	-
F75A	M	Andere Krankheiten des Kreislaufsystems mit äußerst schweren CC, mehr als ein Belegungstag	1,954	-
F75B	M	Andere Krankheiten des Kreislaufsystems ohne äußerst schwere CC oder ein Belegungstag, Alter < 10 Jahre oder Alter < 16 Jahre mit schweren CC	0,902	-
F75C	M	Andere Krankheiten des Kreislaufsystems ohne äußerst schwere CC oder ein Belegungstag, Alter > 9 Jahre und Alter < 16 Jahre, ohne schwere CC oder Alter > 15	0,737	-
F77A	M	Komplexbehandlung bei isolationspflichtigen Erregern bei Krankheiten und Störungen des Kreislaufsystems, COVID-19, Virus nachgewiesen	2,375	-
F77B	M	Komplexbehandlung bei isolationspflichtigen Erregern bei Krankheiten und Störungen des Kreislaufsystems	2,210	-
F95A	O	Interventioneller Septumverschluss oder Verschluss einer paravalvulären Leckage mit einem kardialen Okkluder, Alter < 18 Jahre oder Vorhofohrverschluss	2,116	-
F95B	O	Interventioneller Septumverschluss oder Verschluss einer paravalvulären Leckage mit einem kardialen Okkluder, Alter > 17 Jahre, ohne Vorhofohrverschluss	1,496	-
F98A	O	Komplexe minimalinvasive Operationen an Herzklappen ohne minimalinvasiven Eingriff an mehreren Herzklappen, mit hochkomplexem Eingriff oder komplexer Diagnose oder Alter < 30 Jahre oder Implantation eines Wachstumsstents	7,079	-
F98B	O	Komplexe minimalinvasive Operationen an Herzklappen ohne minimalinvasiven Eingriff an mehreren Herzklappen, ohne hochkomplexen Eingriff, ohne komplexe Diagnose, Alter > 29 Jahre, ohne Implantation eines Wachstumsstents, mit sehr komplexem Eingriff	5,152	-

Mittlere Verweil-dauer [1]	Untere Grenz-verweildauer: Erster Tag mit Abschlag [2], [5]	Untere Grenz-verweildauer: Bewertungs-relation pro Tag	Obere Grenz-verweildauer: Erster Tag mit zusätzlichem Entgelt [3], [5]	Obere Grenz-verweildauer: Bewertungs-relation pro Tag	Externe Verlegung Abschlag pro Tag (Bewertungsrelation)	Verlegungs-fallpauschale	Ausnahme von Wiederaufnahme [4]	Pflegeerlös Bewertungs-relation pro Tag
6	7	8	9	10	11	12	13	14
7,9	2	0,218	16	0,058	0,074	-	-	0,7150
15,7	4	0,377	31	0,084	0,112	-	-	1,2147
5,7	1	0,374	14	0,069	0,084	-	-	0,7991
15,3	4	0,230	27	0,053	0,071	-	-	0,8612
4,0	1	0,261	9	0,075	0,085	-	-	0,7079
8,6	2	0,290	19	0,071	0,091	-	-	0,8425
3,5	1	0,241	8	0,086	0,095	-	-	1,0084
3,7	1	0,224	8	0,072	0,081	-	-	0,6993
5,1	1	0,434	13	0,133	0,110	-	-	1,7689
3,2	1	0,346	8	0,114	0,124	-	-	1,1504
15,0	4	0,265	29	0,062	0,083	-	-	0,8845
5,6	1	0,317	13	0,062	0,074	-	-	0,7315
15,7	4	0,385	32	0,086	0,115	-	-	1,1675
4,8	1	0,419	11	0,080	0,095	-	-	1,0175
12,3	3	0,296	25	0,068	0,089	-	-	0,9876
3,5	1	0,229	8	0,076	0,085	-	-	0,8063
9,5	2	0,369	23	0,081	0,105	-	-	0,9324
3,5	1	0,214	8	0,078	0,086	-	-	0,7302
1,0	-	-	-	-	-	-	-	1,4986
3,9	1	0,272	9	0,080	0,091	-	-	0,7847
2,8	1	0,187	6	0,085	0,090	-	-	0,7876
16,5	4	0,358	32	0,076	0,102	-	-	1,0074
5,7	1	0,630	14	0,133	0,112	-	-	1,5107
5,8	1	0,501	14	0,076	0,093	-	-	0,8124
27,9	-	-	45	0,056	0,077	-	-	0,9210
23,7	-	-	40	0,059	0,081	-	-	1,0313
4,0	1	0,586	11	0,078	0,089	-	-	0,9699
2,3	1	0,359	5	0,090	0,089	-	-	1,0956
13,5	4	0,344	28	0,089	0,118	-	-	1,2512
8,6	2	0,340	18	0,083	0,106	-	-	1,0843

Anlage 1

Fallpauschalen-Katalog und Pflegeerlöskatalog
Teil a) Bewertungsrelationen bei Versorgung durch Hauptabteilungen

DRG	Partition	Bezeichnung [6)]	Bewertungsrelation bei Hauptabteilung	Bewertungsrelation bei Hauptabteilung und Beleghebamme
1	2	3	4	5
F98C	O	Komplexe minimalinvasive Operationen an Herzklappen ohne minimalinvasiven Eingriff an mehreren Herzklappen, ohne hochkomplexen Eingriff, ohne komplexe Diagnose, Alter > 29 Jahre, ohne Implantation eines Wachstumsstents, ohne sehr komplexen Eingriff	7,204	-
MDC 06 Krankheiten und Störungen der Verdauungsorgane				
G01Z	O	Eviszeration des kleinen Beckens	5,593	-
G02A	O	Bestimmte Eingriffe an den Verdauungsorganen bei angeb. Fehlbildung, Alter < 2 Jahre oder sehr komplexe Eingriffe an Dünn- und Dickdarm, Alter < 10 Jahre oder best. Eingriffe an Dünn- und Dickdarm mit kompliz. Diagnose, mit bestimmten kompliz. Faktoren	3,989	-
G02B	O	Bestimmte komplexe Eingriffe an Dünn- und Dickdarm oder andere Eingriffe an den Verdauungsorganen bei angeb. Fehlbildung, Alter < 2 Jahre oder bestimmte Eingriffe an Dünn- und Dickdarm mit komplizierender Diagnose, ohne bestimmte komplizierende Faktoren	2,812	-
G02C	O	Andere komplexe Eingriffe an Dünn- und Dickdarm oder andere Eingriffe an Dünn- und Dickdarm mit komplizierender Diagnose, ohne Eingriffe an den Verdauungsorganen bei angeborener Fehlbildung, Alter < 2 Jahre	2,491	-
G03A	O	Große Eingriffe an Magen, Ösophagus und Duodenum oder bestimmte Eingriffe an Dünn- und Dickdarm oder an Magen, Ösophagus und Duodenum mit komplexer Prozedur mit hochkomplexem Eingriff oder intensivmedizinischer Komplexbehandlung > - / 368 / - Aufwandsp.	5,551	-
G03B	O	Große Eingriffe an Magen, Ösophagus und Duodenum oder bestimmte Eingriffe an Magen, Ösophagus und Duodenum mit komplexer Prozedur ohne hochkomplexen Eingriff, ohne intensivmedizinische Komplexbehandlung > - / 368 / - Aufwandspkt., mit komplexem Eingriff	4,483	-
G03C	O	Große Eingriffe an Magen, Ösophagus und Duodenum oder bestimmte Eingriffe an Magen, Ösophagus und Duodenum mit komplexer Prozedur ohne hochkomplexen Eingriff, ohne intensivmedizinische Komplexbehandlung > - / 368 / - Aufwandspkt., ohne komplexen Eingriff	3,770	-
G04Z	O	Adhäsiolyse am Peritoneum, Alter < 4 Jahre od. mit äuß. schw. od. schw. CC oder kleine Eingriffe an Dünn- und Dickdarm oder best. Eingriffe an abd. Gefäßen mit äuß. schw. CC oder Implantation eines Antireflux-Stimulationssystems od. best. Gastrektomie	3,898	-
G07A	O	Appendektomie oder laparoskopische Adhäsiolyse bei Peritonitis mit äuß. schw. od. schw. CC od. kl. Eingr. an Dünn- / Dickdarm od. an abdom. Gefäßen, oh. äuß. schw. CC od. best. Anorektoplastik, Alter < 10 Jahre od. mit best. Eingr. an abdominalen Gefäßen	1,941	-
G07B	O	Appendekt. od. laparoskop. Adhäsiolyse bei Peritonitis mit äuß. schw. od. schw. CC od. kl. Eingr. an Dünn-/Dickdarm, oh. äuß. schw. CC od. best. Anorektopl., Alt. > 9 J. u. Alt. < 16 J. od. mit laparoskop. Adhäsiolyse od. Rektopexie od. best. Magenexz.	1,768	-
G07C	O	Appendektomie bei Peritonitis mit äußerst schweren oder schweren CC oder kleine Eingriffe an Dünn- und Dickdarm ohne äußerst schwere CC oder bestimmte Anorektoplastik, Alter > 15 Jahre, ohne laparoskopische Adhäsiolyse, ohne Rektopexie	1,269	-
G08A	O	Komplexe Rekonstruktion der Bauchwand, Alter > 0 Jahre, mit äußerst schweren CC	3,573	-
G08B	O	Komplexe Rekonstruktion der Bauchwand, Alter > 0 Jahre, ohne äußerst schwere CC	1,110	-
G09Z	O	Beidseitige Eingriffe bei Leisten- und Schenkelhernien, Alter > 55 Jahre oder komplexe Herniotomien oder Operation einer Hydrocele testis oder andere kleine Eingriffe an Dünn- und Dickdarm	0,909	-
G10Z	O	Bestimmte Eingriffe an hepatobiliärem System, Pankreas, Niere und Milz	2,937	-
G11A	O	Pyloromyotomie oder Anoproktoplastik und Rekonstruktion von Anus und Sphinkter außer bei Analfissuren und Hämorrhoiden, Alter < 6 Jahre	1,096	-
G11B	O	Pyloromyotomie oder Anoproktoplastik und Rekonstruktion von Anus und Sphinkter außer bei Analfissuren und Hämorrhoiden, Alter > 5 Jahre	0,631	-
G12A	O	Andere OR-Prozeduren an den Verdauungsorganen mit komplexer OR-Prozedur oder mit mäßig komplexer OR-Prozedur, mehr als ein Belegungstag, Alter < 16 Jahre	2,649	-
G12B	O	Andere OR-Prozeduren an den Verdauungsorganen mit mäßig komplexer OR-Prozedur, mehr als ein Belegungstag, Alter > 15 Jahre	1,937	-
G12C	O	Andere OR-Prozeduren an den Verdauungsorganen mit wenig komplexer OR-Prozedur, mehr als ein Belegungstag	1,491	-

Mittlere Verweil-dauer [1]	Untere Grenz-verweildauer: Erster Tag mit Abschlag [2], [5]	Untere Grenz-verweildauer: Bewertungs-relation pro Tag	Obere Grenz-verweildauer: Erster Tag mit zusätzlichem Entgelt [3], [5]	Obere Grenz-verweildauer: Bewertungs-relation pro Tag	Externe Verlegung Abschlag pro Tag (Bewertungsrelation)	Verlegungs-fallpauschale	Ausnahme von Wiederaufnahme [4]	Pflegeerlös Bewertungs-relation pro Tag
6	7	8	9	10	11	12	13	14
8,0	2	0,259	19	0,068	0,086	-	-	0,9515
19,9	6	0,399	38	0,141	0,134	-	-	1,1525
18,6	5	0,372	36	0,084	0,113	-	-	1,1706
13,5	4	0,291	27	0,076	0,100	-	-	0,9196
12,5	3	0,335	25	0,075	0,099	-	-	0,9822
18,5	5	0,439	34	0,142	0,135	-	-	1,3684
16,9	5	0,359	31	0,089	0,120	-	-	1,1586
14,5	4	0,363	27	0,088	0,117	-	-	1,1161
19,8	6	0,338	37	0,083	0,113	-	-	1,1362
8,6	2	0,403	17	0,098	0,126	-	-	1,2738
8,0	2	0,275	17	0,072	0,092	-	-	0,9469
7,2	1	0,629	14	0,065	0,081	-	-	0,7472
17,6	5	0,333	36	0,079	0,107	-	-	1,1039
4,3	1	0,547	9	0,062	0,072	-	-	0,7484
2,7	1	0,153	6	0,072	0,075	-	-	0,9083
12,1	3	0,359	24	0,083	0,109	-	-	1,0001
4,8	1	0,422	9	0,085	0,101	-	-	1,3729
3,5	1	0,296	8	0,063	0,070	-	-	0,8335
13,3	3	0,365	27	0,077	0,102	-	-	1,0651
12,8	3	0,311	27	0,068	0,090	-	-	0,8852
11,2	3	0,278	24	0,070	0,091	-	-	0,7979

Anlage 1

Fallpauschalen-Katalog und Pflegeerlöskatalog
Teil a) Bewertungsrelationen bei Versorgung durch Hauptabteilungen

DRG	Partition	Bezeichnung [6)]	Bewertungsrelation bei Hauptabteilung	Bewertungsrelation bei Hauptabteilung und Beleghebamme
1	2	3	4	5
G12D	O	Andere OR-Prozeduren an den Verdauungsorganen ohne komplexe OR-Prozedur, ein Belegungstag oder ohne mäßig komplexe OR-Prozedur, mit bestimmtem Eingriff oder Alter < 14 Jahre oder bei bösartiger Neubildung der Verdauungsorgane	1,232	-
G12E	O	Andere OR-Prozeduren an den Verdauungsorganen ohne komplexe OR-Prozedur, ein Belegungstag oder ohne mäßig komplexe OR-Prozedur, ohne bestimmten Eingriff, Alter > 13 Jahre, außer bei bösartiger Neubildung der Verdauungsorgane	0,939	-
G13A	O	Implantation und Wechsel von Neurostimulatoren und Neurostimulationselektroden bei Krankheiten und Störungen der Verdauungsorgane ohne Implantation oder Wechsel eines permanenten Elektrodensystems	1,028	-
G13B	O	Implantation und Wechsel von Neurostimulatoren und Neurostimulationselektroden bei Krankheiten und Störungen der Verdauungsorgane mit Implantation oder Wechsel eines permanenten Elektrodensystems	1,355	-
G14Z	O	Geriatrische frührehabilitative Komplexbehandlung mit bestimmter OR-Prozedur bei Krankheiten und Störungen der Verdauungsorgane	3,501	-
G15Z	O	Strahlentherapie mit großem abdominellen Eingriff	4,067	-
G16A	O	Komplexe Rektumresektion od. and. Rektumres. m. best. Eingr. od. kompl. Diagnose od. mehrz. Enterostomaanlage und -rückverlagerung, m. kompliz. Konstell. od. plast. Rekonstruktion m. myokut. Lappen od. IntK > 196/ 368/ - P. od. endorektale Vakuumtherapie	6,449	-
G16B	O	Komplexe Rektumresektion od. andere Rektumres. mit best. Eingr. od. kompl. Diag. od. mehrz. Enterostomaanlage u. -rückverlagerung, ohne kompliz. Konstell. od. plast. Rekonstruktion m. myokut. Lappen od. IntK > 196/ 368/ - P. ohne endorekt. Vakuumtherapie	3,573	-
G17A	O	Andere Rektumresektion ohne bestimmten Eingriff oder Implantation eines künstlichen Analsphinkters, bei bösartiger Neubildung oder Alter < 16 Jahre	3,025	-
G17B	O	Andere Rektumresektion ohne bestimmten Eingriff oder Implantation eines künstlichen Analsphinkters, außer bei bösartiger Neubildung, Alter > 15 Jahre	2,311	-
G18A	O	Bestimmte Eingriffe an Dünn- und Dickdarm oder Anlegen eines Enterostomas oder andere Eingriffe am Darm oder an abdominalen Gefäßen mit bestimmtem hochkomplexem Eingriff oder Diagnose oder mit endorektaler Vakuumtherapie	3,978	-
G18B	O	Bestimmte Eingriffe an Dünn- und Dickdarm oder Anlegen eines Enterostomas oder andere Eingriffe am Darm oder an abdominalen Gefäßen mit bestimmter sehr komplexer Prozedur oder Diagnose	2,526	-
G18C	O	Bestimmte Eingriffe an Dünn- und Dickdarm oder Anlegen eines Enterostomas oder andere Eingriffe am Darm mit äußerst schweren CC, mit komplexem Eingriff	2,085	-
G18D	O	Bestimmte Eingriffe an Dünn- und Dickdarm oder Anlegen eines Enterostomas oder andere Eingriffe am Darm mit äußerst schweren CC, ohne komplexen Eingriff	1,609	-
G19A	O	Andere Eingriffe an Magen, Ösophagus und Duodenum außer bei angeborener Fehlbildung oder Alter > 1 Jahr, mit komplizierender Konstellation oder bei bösartiger Neubildung oder Alter < 16 Jahre ohne bestimmte Operationen an Pharynx oder Magenband	3,001	-
G19B	O	Andere Eingriffe an Magen, Ösophagus und Duodenum außer bei angeborener Fehlbildung oder Alter > 1 Jahr, ohne komplizierende Konstellation, außer bei bösartiger Neubildung, Alter > 15 Jahre, mit komplexem Eingriff	2,062	-
G19C	O	Andere Eingriffe an Magen, Ösophagus und Duodenum außer bei angeborener Fehlbildung oder Alter > 1 Jahr, ohne komplizierende Konstellation, außer bei bösartiger Neubildung, Alter > 15 Jahre, ohne komplexen Eingriff	1,349	-
G21A	O	Komplexe Adhäsiolyse am Peritoneum, Alter > 3 J., ohne äußerst schw. oder schw. CC od. andere Eingriffe an Darm u. Enterostoma od. best. Eingriffe am Pharynx od. Verschluss Darmfistel m. äußerst schw. CC od. aufw. Eingriff am Darm oder Alter < 16 Jahre	1,667	-
G21B	O	Andere Eingriffe an Darm und Enterostoma oder bestimmte Eingriffe am Pharynx oder Verschluss Darmfistel ohne äußerst schwere CC, ohne aufwendigen Eingriff am Darm, Alter > 15 Jahre	0,894	-
G22A	O	Appendektomie oder laparoskopische Adhäsiolyse bei Peritonitis oder mit äußerst schweren oder schweren CC, Alter < 6 Jahre oder bei bösartiger Neubildung	1,495	-
G22B	O	Appendektomie oder laparoskopische Adhäsiolyse bei Peritonitis oder mit äußerst schweren oder schweren CC, Alter > 5 Jahre, außer bei bösartiger Neubildung, mit laparoskopischer Adhäsiolyse oder sekundärer Appendektomie oder Alter < 16 Jahre	1,402	-
G22C	O	Appendektomie oder laparoskopische Adhäsiolyse bei Peritonitis oder mit äußerst schweren oder schweren CC, Alter > 15 Jahre, außer bei bösartiger Neubildung, ohne laparoskopische Adhäsiolyse, ohne sekundäre Appendektomie	1,043	-
G23A	O	Appendektomie oder laparoskopische Adhäsiolyse außer bei Peritonitis oder Exzision erkranktes Gewebe Dickdarm ohne äußerst schwere oder schwere CC, Alter < 10 Jahre oder bei bösartiger Neubildung oder Endometriose am Darm	0,941	-

Mittlere Verweil-dauer [1]	Untere Grenz-verweildauer: Erster Tag mit Abschlag [2], [5]	Untere Grenz-verweildauer: Bewertungs-relation pro Tag	Obere Grenz-verweildauer: Erster Tag mit zusätzlichem Entgelt [3], [5]	Obere Grenz-verweildauer: Bewertungs-relation pro Tag	Externe Verlegung Abschlag pro Tag (Bewertungsrelation)	Verlegungs-fallpauschale	Ausnahme von Wiederaufnahme [4]	Pflegeerlös Bewertungs-relation pro Tag
6	7	8	9	10	11	12	13	14
9,1	2	0,312	20	0,072	0,092	-	-	0,7989
4,7	1	0,487	12	0,077	0,090	-	-	0,8771
2,2	1	0,249	4	0,078	0,077	-	-	0,8930
2,3	1	0,320	4	0,076	0,076	-	-	0,9394
28,8	-	-	45	0,060	0,083	-	-	0,8684
28,8	9	0,297	47	0,125	0,100	-	-	0,8809
29,6	9	0,338	48	0,080	0,110	-	-	1,1457
15,3	4	0,320	30	0,073	0,098	-	-	0,9407
11,2	3	0,298	22	0,075	0,098	-	-	0,8797
9,7	2	0,297	19	0,065	0,083	-	-	0,8624
19,0	5	0,349	37	0,077	0,104	-	-	1,0340
12,0	3	0,315	24	0,073	0,097	-	-	0,9188
10,1	2	0,312	20	0,065	0,084	-	-	0,8129
8,0	2	0,277	18	0,073	0,092	-	-	0,9348
14,2	4	0,321	29	0,079	0,105	-	-	0,9953
9,3	2	0,333	21	0,075	0,097	-	-	1,0047
5,1	1	0,596	11	0,066	0,079	-	-	0,8137
8,5	2	0,280	17	0,070	0,089	-	-	0,8877
4,8	1	0,512	11	0,065	0,077	-	-	0,7791
7,6	2	0,272	15	0,075	0,095	-	-	1,0786
6,8	1	0,534	15	0,076	0,094	-	-	1,0404
5,0	1	0,382	10	0,071	0,085	-	-	0,7097
3,7	1	0,361	8	0,082	0,092	-	-	1,0426

Anlage 1

Fallpauschalen-Katalog und Pflegeerlöskatalog
Teil a) Bewertungsrelationen bei Versorgung durch Hauptabteilungen

DRG	Partition	Bezeichnung [6]	Bewertungsrelation bei Hauptabteilung	Bewertungsrelation bei Hauptabteilung und Beleghebamme
1	2	3	4	5
G23B	O	Appendektomie oder laparoskopische Adhäsiolyse außer bei Peritonitis oder Exzision erkranktes Gewebe Dickdarm ohne äußerst schwere oder schwere CC, Alter > 9 Jahre, außer bei bösartiger Neubildung oder Endometriose am Darm	0,803	-
G24A	O	Eingriffe bei Hernien mit plastischer Rekonstruktion der Bauchwand oder bestimmte partielle Resektion des Dickdarmes	1,209	-
G24B	O	Eingriffe bei Hernien ohne plastische Rekonstruktion der Bauchwand, mit beidseitigem oder komplexem Eingriff oder Alter < 14 Jahre mit äußerst schweren oder schweren CC	0,892	-
G24C	O	Eingriffe bei Hernien ohne plastische Rekonstruktion der Bauchwand, ohne beidseitigen Eingriff, ohne komplexen Eingriff, Alter > 13 Jahre oder ohne äußerst schwere oder schwere CC	0,794	-
G26A	O	Andere Eingriffe am Anus oder Anoproktoplastik und Rekonstruktion von Anus und Sphinkter bei Analfissuren und Hämorrhoiden, Alter < 18 Jahre oder mit komplexer Diagnose oder mit kleinem Eingriff am Rektum	0,700	-
G26B	O	Andere Eingriffe am Anus oder Anoproktoplastik und Rekonstruktion von Anus und Sphinkter bei Analfissuren und Hämorrhoiden, Alter > 17 Jahre, ohne komplexe Diagnose, ohne kleinen Eingriff am Rektum	0,556	-
G27A	O	Strahlentherapie bei Krankheiten und Störungen der Verdauungsorgane, Bestrahlungen an mindestens 8 Tagen, mit äußerst schweren CC	4,941	-
G27B	O	Strahlentherapie bei Krankheiten und Störungen der Verdauungsorgane, Bestrahlungen an mindestens 8 Tagen, ohne äußerst schwere CC	2,347	-
G29A	O	Strahlentherapie bei Krankheiten und Störungen der Verdauungsorgane, mehr als ein Belegungstag, Bestrahlungen an mindestens 5 Tagen	0,967	-
G29B	O	Strahlentherapie bei Krankheiten und Störungen der Verdauungsorgane, mehr als ein Belegungstag, Bestrahlungen an weniger als 5 Tagen	0,648	-
G33Z	O	Mehrzeitige komplexe OR-Prozeduren oder hochaufwendiges Implantat bei Krankheiten und Störungen der Verdauungsorgane	6,866	-
G35Z	O	Komplexe Vakuumbehandlung bei Krankheiten und Störungen der Verdauungsorgane	9,991	-
G36A	O	Intensivmedizinische Komplexbehandlung bei Krankheiten und Störungen der Verdauungsorgane > 1470 / 1380 / - Aufwandspunkte oder > 1176 / 1104 / 1104 und < 1471 / 1381 / - Aufwandspunkte oder mit endoösophagealer Vakuumtherapie, mit aufwendigem Eingriff	13,523	-
G36B	O	Intensivmedizinische Komplexbehandlung bei Krankheiten und Störungen der Verdauungsorgane > 1176 / 1104 / 1104 Aufwandspunkte und < 1471 / 1381 / - Aufwandspunkte oder mit endoösophagealer Vakuumtherapie, ohne aufwendigen Eingriff	10,326	-
G36C	O	Intensivmedizinische Komplexbehandlung > 392 / 552 / - Aufwandspunkte und < 1177 / 1105 / - Aufwandspunkte bei Krankheiten und Störungen der Verdauungsorgane	7,334	-
G37Z	O	Multiviszeraleingriff bei Krankheiten und Störungen der Verdauungsorgane	4,777	-
G38Z	O	Komplizierende Konstellation mit bestimmtem operativen Eingriff bei Krankheiten und Störungen der Verdauungsorgane oder mehrzeitiger komplexer Eingriff am Gastrointestinaltrakt und anderem Organsystem	6,781	-
G40A	A	Bestimmte komplizierende Konstellation mit bestimmtem endoskopischen Eingriff bei Krankheiten und Störungen der Verdauungsorgane	3,890	-
G40B	A	Andere komplizierende Konstellation mit bestimmtem endoskopischen Eingriff bei Krankheiten und Störungen der Verdauungsorgane	3,059	-
G46A	A	Komplexe therapeutische Gastroskopie bei schweren Krankheiten der Verdauungsorgane, mit äußerst schweren CC oder mit schweren CC oder andere Gastroskopie bei schw. Krankh. der Verd.organe, mit äußerst schweren CC, Alter < 15 Jahre, mehr als ein BT	2,384	-
G46B	A	Komplexe therapeutische Gastroskopie mit schw. CC od. and. Gastroskopie mit äuß. schw. CC, bei schw. Krankh. der Verd.organe, Alter > 14 J., mehr als 1 BT od. best. Gastroskopie, Alter < 15 J. od. mit kompliz. Faktoren od. ERCP mit and. endoskop. Eingr.	1,785	-
G46C	A	Verschiedenartige komplexe und andere Gastroskopie, ohne komplexe therapeutische Gastroskopie bei schw. Krankheiten der Verdauungsorgane und äuß. schw. oder schw. CC, ohne bestimmte Gastroskopie mit kompliz. Faktoren, mit anderem aufwendigen Eingriff	1,087	-
G46D	A	Verschiedenartige komplexe und andere Gastroskopie, ohne komplexe therapeutische Gastroskopie bei schw. Krankheiten der Verdauungsorgane und äuß. schw. oder schw. CC, ohne bestimmte Gastroskopie mit kompliz. Faktoren, ohne anderen aufwendigen Eingriff	0,863	-
G47A	A	Andere Gastroskopie oder bestimmte koloskopische Eingriffe, mit bestimmter endoskopischer Maßnahme am Dickdarm, ein Belegungstag	0,505	-

Mittlere Verweil-dauer [1)]	Untere Grenz-verweildauer: Erster Tag mit Abschlag [2), 5)]	Untere Grenz-verweildauer: Bewertungs-relation pro Tag	Obere Grenz-verweildauer: Erster Tag mit zusätzlichem Entgelt [3), 5)]	Obere Grenz-verweildauer: Bewertungs-relation pro Tag	Externe Verlegung Abschlag pro Tag (Bewertungsrelation)	Verlegungs-fallpauschale	Ausnahme von Wiederaufnahme [4)]	Pflegeerlös Bewertungs-relation pro Tag
6	7	8	9	10	11	12	13	14
3,1	1	0,264	7	0,080	0,087	-	-	0,8024
4,5	1	0,615	10	0,070	0,081	-	-	0,7606
3,0	1	0,246	7	0,068	0,073	-	-	0,8292
2,9	1	0,216	7	0,071	0,076	-	-	0,8492
3,7	1	0,278	9	0,076	0,086	-	-	0,8803
3,0	1	0,153	7	0,071	0,076	-	-	0,8134
39,4	12	0,355	57	0,128	0,114	-	x	0,9192
18,7	5	0,379	36	0,125	0,115	-	x	0,7496
6,5	-	-	14	0,146	0,126	-	x	0,7812
4,1	-	-	11	0,153	0,122	-	x	0,8839
26,6	8	0,396	45	0,179	0,128	-	-	1,2819
46,8	15	0,354	65	0,120	0,118	-	-	1,2680
39,0	12	0,792	57	0,279	-	x	x	2,9114
34,6	11	0,677	53	0,235	-	x	x	2,7013
25,2	7	0,716	43	0,228	-	x	x	2,4284
16,7	5	0,371	32	0,093	0,125	-	-	1,1899
25,2	7	0,525	43	0,166	0,160	-	-	1,4525
26,0	8	0,367	44	0,089	0,122	-	-	1,0941
18,8	5	0,435	37	0,097	0,131	-	-	1,3029
17,6	5	0,335	34	0,080	0,107	-	-	1,0878
13,9	4	0,292	28	0,073	0,098	-	-	0,9509
6,6	1	0,663	15	0,066	0,082	-	-	0,6763
5,5	1	0,502	13	0,070	0,085	-	-	0,7797
1,0	-	-	-	-	-	-	-	1,0558

Anlage 1

Fallpauschalen-Katalog und Pflegeerlöskatalog
Teil a) Bewertungsrelationen bei Versorgung durch Hauptabteilungen

DRG	Partition	Bezeichnung [6)]	Bewertungsrelation bei Hauptabteilung	Bewertungsrelation bei Hauptabteilung und Beleghebamme
1	2	3	4	5
G47B	A	Andere Gastroskopie oder bestimmte koloskopische Eingriffe, ohne bestimmte endoskopische Maßnahme am Dickdarm oder mehr als ein Belegungstag	0,783	-
G48A	A	Koloskopie mit äußerst schweren oder schweren CC, komplizierendem Eingriff oder Alter < 15 Jahre oder mehrzeitige endoskopische Blutstillung, mit schwerer Darminfektion oder bei bösartiger Neubildung oder bestimmter Darminfektion mit äußerst schweren CC	1,866	-
G48B	A	Koloskopie mit äußerst schweren oder schweren CC, komplizierendem Eingriff oder Alter < 15 Jahre oder mehrzeitige endoskopische Blutstillung, ohne schwere Darminfektion, außer bei bösartiger Neubildung od. best. Darminfektion od. ohne äußerst schwere CC	1,329	-
G50Z	A	Komplexe therapeutische Gastroskopie und bestimmte andere Gastroskopie bei nicht schweren Krankheiten der Verdauungsorgane, mit äußerst schweren oder schweren CC, mehr als ein Belegungstag, Alter > 14 Jahre	1,569	-
G52Z	A	Geriatrische frührehabilitative Komplexbehandlung bei Krankheiten und Störungen der Verdauungsorgane	1,545	-
G60A	M	Bösartige Neubildung der Verdauungsorgane, mehr als ein Belegungstag mit äußerst schweren CC oder bestimmte hochaufwendige Behandlung	1,377	-
G60B	M	Bösartige Neubildung der Verdauungsorgane, ein Belegungstag oder ohne äußerst schwere CC, ohne bestimmte hochaufwendige Behandlung	0,487	-
G64A	M	Entzündliche Darmerkrankung oder andere schwere Erkrankungen der Verdauungsorgane, mit äußerst schweren CC oder Alter < 16 Jahre mit schweren CC	2,083	-
G64B	M	Entzündliche Darmerkrankung oder andere schwere Erkrankungen der Verdauungsorgane, ohne äußerst schwere CC, Alter > 15 Jahre oder ohne schwere CC	0,600	-
G66Z	M	Abdominalschmerz oder mesenteriale Lymphadenitis, Alter > 55 Jahre und mit CC	0,557	-
G67A	M	Ösophagitis, Gastroenteritis, gastrointestinale Blutung, Ulkuserkrankung und verschiedene Erkrankungen der Verdauungsorgane oder Obstruktion des Verdauungstraktes mit bestimmten komplizierenden Faktoren	0,687	-
G67B	M	Ösophagitis, Gastroenteritis, gastrointestinale Blutung, Ulkuserkrankung und verschiedene Erkrankungen der Verdauungsorgane oder Obstruktion des Verdauungstraktes mit anderen komplizierenden Faktoren oder mit äußerst schweren CC	0,520	-
G67C	M	Ösophagitis, Gastroenteritis, gastrointestinale Blutung, Ulkuserkrankung und verschiedene Erkrankungen der Verdauungsorgane ohne bestimmte oder andere komplizierende Faktoren, ohne äußerst schwere CC	0,426	-
G70A	M	Andere schwere Erkrankungen der Verdauungsorgane ohne äußerst schwere CC, Alter < 18 Jahre oder mit komplexer Diagnose	0,815	-
G70B	M	Andere schwere Erkrankungen der Verdauungsorgane ohne äußerst schwere CC, Alter > 17 Jahre, ohne komplexe Diagnose	0,673	-
G71Z	M	Andere mäßig schwere Erkrankungen der Verdauungsorgane	0,505	-
G72A	M	Andere leichte bis moderate Erkrankungen der Verdauungsorgane oder Abdominalschmerz oder mesenteriale Lymphadenitis, Alter < 3 Jahre	0,384	-
G72B	M	Andere leichte bis moderate Erkrankungen der Verdauungsorgane, Alter > 2 Jahre oder Abdominalschmerz oder mesenteriale Lymphadenitis, Alter > 2 Jahre und Alter < 56 Jahre oder ohne CC	0,364	-
G73Z	M	Gastrointestinale Blutung oder Ulkuserkrankung mit äußerst schweren CC, mehr als ein Belegungstag	0,683	-
G74Z	M	Hämorrhoiden oder andere wenig schwere Erkrankungen der Verdauungsorgane	0,430	-
G77A	M	Bestimmte Komplexbehandlung bei isolationspflichtigen Erregern bei Krankheiten und Störungen der Verdauungsorgane	1,824	-
G77B	M	Andere Komplexbehandlung bei isolationspflichtigen Erregern bei Krankheiten und Störungen der Verdauungsorgane	1,145	-
MDC 07 Krankheiten und Störungen an hepatobiliärem System und Pankreas				
H01A	O	Eingriffe an Pankreas und Leber und portosystemische Shuntoperationen mit großem Eingriff oder Strahlentherapie oder komplexer Eingriff an Gallenblase und Gallenwegen, Alter < 14 J., mit kompl. Eingriff oder intensivmed. Komplexbeh. > 392 / 368 / - P.	5,884	-
H01B	O	Eingriffe an Pankreas und Leber und portosystemische Shuntoperationen mit großem Eingriff oder Strahlentherapie oder komplexer Eingriff an Gallenblase und Gallenwegen, Alter < 14 J., ohne kompl. Eingriff, ohne intensivmed. Komplexbeh. > 392 / 368 / - P.	4,336	-
H02A	O	Komplexe Eingriffe an Gallenblase und Gallenwegen, Alter > 13 Jahre, bei bösartiger Neubildung oder mit bestimmter biliodigestiver Anastomose	3,812	-
H02B	O	Komplexe Eingriffe an Gallenblase und Gallenwegen, Alter > 13 Jahre, außer bei bösartiger Neubildung, ohne bestimmte biliodigestive Anastomose	3,489	-

Mittlere Verweil-dauer [1]	Untere Grenz-verweildauer: Erster Tag mit Abschlag [2), 5)]	Untere Grenz-verweildauer: Bewertungs-relation pro Tag	Obere Grenz-verweildauer: Erster Tag mit zusätzlichem Entgelt [3), 5)]	Obere Grenz-verweildauer: Bewertungs-relation pro Tag	Externe Verlegung Abschlag pro Tag (Bewertungsrelation)	Verlegungs-fallpauschale	Ausnahme von Wiederaufnahme [4)]	Pflegeerlös Bewertungs-relation pro Tag
6	7	8	9	10	11	12	13	14
5,2	1	0,450	13	0,075	0,090	-	-	0,7189
16,5	5	0,278	33	0,071	0,095	-	-	0,9404
9,3	2	0,334	20	0,075	0,097	-	-	0,8908
12,4	3	0,317	26	0,071	0,094	-	-	0,9562
20,8	-	-	32	0,050	0,068	-	-	0,7056
13,0	3	0,320	27	0,069	0,091	-	x	0,9648
4,1	1	0,250	11	0,075	0,086	-	x	0,8822
17,4	5	0,316	35	0,076	0,102	-	-	0,9901
5,4	1	0,403	13	0,069	0,083	-	-	0,6966
4,9	1	0,339	12	0,073	0,086	-	-	0,8333
5,6	1	0,400	13	0,069	0,084	-	-	0,8555
4,3	1	0,290	10	0,071	0,082	-	-	0,7470
3,4	1	0,229	8	0,076	0,084	-	-	0,8668
6,5	1	0,475	15	0,114	0,099	-	-	1,0383
5,8	1	0,438	13	0,068	0,083	-	-	0,7451
3,2	1	0,226	8	0,073	0,079	-	-	0,8022
2,2	1	0,149	4	0,142	0,097	-	-	1,4577
2,6	1	0,182	5	0,085	0,088	-	-	0,8570
5,4	-	-	12	0,071	0,085	-	-	0,8364
3,2	1	0,234	7	0,072	0,078	-	-	0,7840
20,1	6	0,246	35	0,060	0,082	-	-	0,9843
12,9	-	-	22	0,059	0,078	-	-	0,9187
22,0	6	0,458	39	0,204	0,140	-	-	1,3662
16,8	5	0,360	32	0,164	0,121	-	-	1,0692
17,0	5	0,311	33	0,077	0,103	-	-	0,8891
17,4	5	0,291	35	0,070	0,095	-	-	0,8983

Anlage 1

Fallpauschalen-Katalog und Pflegeerlöskatalog
Teil a) Bewertungsrelationen bei Versorgung durch Hauptabteilungen

DRG	Partition	Bezeichnung [6)]	Bewertungsrelation bei Hauptabteilung	Bewertungsrelation bei Hauptabteilung und Beleghebamme
1	2	3	4	5
H05Z	O	Laparotomie und mäßig komplexe Eingriffe an Gallenblase und Gallenwegen	2,346	-
H06A	O	Andere OR-Prozeduren an hepatobiliärem System und Pankreas mit aufwendigem Eingriff und bestimmten komplizierenden Faktoren	3,075	-
H06B	O	Andere OR-Prozeduren an hepatobiliärem System und Pankreas mit bestimmtem Eingriff und komplexer Diagnose, Dialyse, komplexer OR-Prozedur oder komplizierender Konstellation	1,777	-
H06C	O	Andere OR-Prozeduren an hepatobiliärem System und Pankreas ohne bestimmten Eingriff und komplexe Diagnose, Dialyse, komplexe OR-Prozedur oder komplizierende Konstellation	0,980	-
H07A	O	Cholezystektomie und wenig komplexe Eingriffe an Gallenblase, Gallenwegen, Leber mit sehr komplexer Diagnose oder komplizierender Konstellation	2,646	-
H07B	O	Cholezystektomie und wenig komplexe Eingriffe an Gallenblase, Gallenwegen, Leber ohne sehr komplexe Diagnose, ohne komplizierende Konstellation	1,646	-
H08A	O	Laparoskopische Cholezystektomie oder bestimmte Eingriffe an Leber und Bauchwand mit komplexer Diagnose oder komplizierender Konstellation	1,758	-
H08B	O	Laparoskopische Cholezystektomie oder bestimmte Eingriffe an Leber und Bauchwand, Alter < 12 Jahre oder mit endoskopischer Steinentfernung oder mit bestimmter Diagnose	1,546	-
H08C	O	Laparoskopische Cholezystektomie oder bestimmte Eingriffe an Leber und Bauchwand, Alter > 11 Jahre	0,846	-
H09A	O	Eingriffe an Pankreas und Leber und portosystemische Shuntoperationen, ohne großen Eingriff, ohne Strahlentherapie, mit bestimmtem Eingriff mit äußerst schweren CC oder aufwendiger Eingriff am Dünndarm mit bestimmten komplizierenden Faktoren	5,851	-
H09B	O	Eingriffe an Pankreas und Leber und portosystemische Shuntoperationen, ohne großen Eingriff, ohne Strahlentherapie, ohne bestimmten Eingriff oder ohne äußerst schwere CC, ohne aufwendigen Eingriff am Dünndarm mit bestimmten komplizierenden Faktoren	2,395	-
H12A	O	Verschiedene Eingriffe am hepatobiliären System oder Eingriffe an abdominalen oder pelvinen Gefäßen mit äußerst schweren CC	4,587	-
H12B	O	Verschiedene Eingriffe am hepatobiliären System oder Eingriffe an abdominalen oder pelvinen Gefäßen ohne äußerst schwere CC, mit komplexem Eingriff	2,998	-
H12C	O	Verschiedene Eingriffe am hepatobiliären System oder Eingriffe an abdominalen oder pelvinen Gefäßen ohne äußerst schwere CC, ohne komplexen Eingriff	1,574	-
H15Z	O	Strahlentherapie bei Krankheiten und Störungen an hepatobiliärem System und Pankreas, Bestrahlungen an mindestens 8 Tagen	2,723	-
H16A	O	Strahlentherapie bei Krankheiten und Störungen an hepatobiliärem System und Pankreas, mehr als ein Belegungstag, Bestrahlungen an mindestens 5 Tagen	1,353	-
H16B	O	Strahlentherapie bei Krankheiten und Störungen an hepatobiliärem System und Pankreas, mehr als ein Belegungstag, Bestrahlungen an weniger als 5 Tagen	0,735	-
H29Z	O	Bestimmte selektive Embolisation oder SIRT	1,057	-
H33Z	O	Mehrzeitige komplexe OR-Prozeduren bei Krankheiten und Störungen an hepatobiliärem System und Pankreas	7,839	-
H36A	O	Intensivmedizinische Komplexbehandlung > 980 / 828 / - Aufwandspunkte bei Krankheiten und Störungen an hepatobiliärem System und Pankreas	9,154	-
H36B	O	Intensivmedizinische Komplexbehandlung > 588 / 552 / 552 und < 981 / 829 / - Aufwandspunkte bei Krankheiten und Störungen an hepatobiliärem System und Pankreas	6,078	-
H38A	O	Bestimmte komplizierende Konstellation mit bestimmtem operativen Eingriff bei Krankheiten und Störungen an hepatobiliärem System und Pankreas	10,264	-
H38B	O	Andere komplizierende Konstellation mit bestimmtem operativen Eingriff bei Krankheiten und Störungen an hepatobiliärem System und Pankreas	7,351	-
H40A	A	Endoskopische Eingriffe bei Ösophagusvarizenblutung mit äußerst schweren CC	2,393	-
H40B	A	Endoskopische Eingriffe bei Ösophagusvarizenblutung ohne äußerst schwere CC	1,060	-
H41A	A	Bestimmte ERCP mit äußerst schweren CC oder mit schweren CC oder komplexer Eingriff oder Alter < 16 Jahre, mit komplexer Prozedur, mit Zugang durch retrograde Endoskopie	3,862	-
H41B	A	Bestimmte ERCP mit schweren CC oder komplexer Eingriff oder Alter < 16 Jahre, mit komplexer Prozedur, ohne Zugang durch retrograde Endoskopie	2,245	-
H41C	A	Bestimmte ERCP mit schweren CC oder komplexem Eingriff oder Alter < 16 J. oder andere ERCP mit Radiofrequenzablation und endoskopischer Stentimplantation oder andere aufwendige ERCP oder bestimmter endoskopischer Eingriff mit bestimmter BNB	1,453	-
H41D	A	Andere aufwendige ERCP oder bestimmter endoskopischer Eingriff ohne bestimmte BNB	0,912	-

Mittlere Verweil-dauer [1]	Untere Grenz-verweildauer: Erster Tag mit Abschlag [2), 5)]	Untere Grenz-verweildauer: Bewertungs-relation pro Tag	Obere Grenz-verweildauer: Erster Tag mit zusätzlichem Entgelt [3), 5)]	Obere Grenz-verweildauer: Bewertungs-relation pro Tag	Externe Verlegung Abschlag pro Tag (Bewertungsrelation)	Verlegungs-fallpauschale	Ausnahme von Wiederaufnahme [4)]	Pflegeerlös Bewertungs-relation pro Tag
6	7	8	9	10	11	12	13	14
11,9	3	0,316	26	0,074	0,098	-	-	0,9011
14,8	4	0,347	29	0,082	0,109	-	-	0,9736
14,5	4	0,318	29	0,076	0,102	-	-	0,9550
7,1	1	0,495	18	0,082	0,102	-	-	0,7560
11,6	3	0,328	24	0,079	0,103	-	-	0,9169
8,7	2	0,282	18	0,069	0,088	-	-	0,8481
8,8	2	0,291	18	0,070	0,089	-	-	0,8220
8,0	2	0,241	16	0,063	0,080	-	-	0,6753
3,4	1	0,343	8	0,071	0,078	-	-	0,7617
24,4	7	0,437	42	0,169	0,138	-	-	1,1797
8,9	2	0,373	19	0,088	0,112	-	-	0,9024
29,2	9	0,335	47	0,080	0,110	-	-	1,0295
18,4	5	0,283	35	0,065	0,088	-	-	0,8565
10,3	2	0,357	24	0,073	0,094	-	-	0,7584
19,1	5	0,442	35	0,160	0,131	-	x	0,7078
9,2	2	0,437	20	0,142	0,127	-	x	0,8289
3,0	1	0,156	8	0,247	0,184	-	x	0,9928
3,3	1	0,326	9	0,211	0,232	-	-	0,9529
30,8	9	0,439	49	0,218	0,138	-	-	1,3524
33,1	10	0,720	51	0,240	-	x	x	2,7376
24,6	7	0,657	43	0,214	-	x	x	2,2261
32,7	10	0,595	51	0,253	0,194	-	-	1,9669
26,3	8	0,498	44	0,119	0,164	-	-	1,3573
14,4	4	0,426	28	0,103	0,138	-	-	1,3254
7,1	1	0,717	15	0,085	0,106	-	-	1,0252
24,3	7	0,337	42	0,077	0,106	-	-	0,9973
15,1	4	0,284	30	0,066	0,088	-	-	0,7064
10,2	2	0,323	22	0,066	0,086	-	-	0,7325
5,8	1	0,442	13	0,064	0,078	-	-	0,6635

Anlage 1

Fallpauschalen-Katalog und Pflegeerlöskatalog
Teil a) Bewertungsrelationen bei Versorgung durch Hauptabteilungen

DRG	Partition	Bezeichnung [6]	Bewertungsrelation bei Hauptabteilung	Bewertungsrelation bei Hauptabteilung und Beleghebamme
1	2	3	4	5
H41E	A	Andere ERCP ohne bestimmte oder andere aufwendige ERCP, Alter > 15 Jahre, mit bestimmter BNB oder bestimmter Pankreatitis	0,870	-
H41F	A	Andere ERCP ohne bestimmte oder andere aufwendige ERCP, Alter > 15 Jahre, ohne bestimmte BNB oder bestimmte Pankreatitis	0,665	-
H44Z	A	Geriatrische frührehabilitative Komplexbehandlung bei Krankheiten und Störungen an hepatobiliärem System und Pankreas	1,560	-
H60Z	M	Leberzirrhose und bestimmte nichtinfektiöse Hepatitiden mit äußerst schweren CC oder komplizierende Konstellation bei bestimmten Krankheiten und Störungen an hepatobiliärem System und Pankreas	1,825	-
H61A	M	Bösartige Neubildung an hepatobiliärem System und Pankreas, mehr als ein Belegungstag, mit komplexer Diagnose, mit äußerst schweren CC	1,317	-
H61B	M	Bösartige Neubildung an hepatobiliärem System und Pankreas, Alter < 18 Jahre oder mehr als ein Belegungstag, mit komplexer Diagnose, mit Pfortaderthrombose	0,709	-
H61C	M	Bösartige Neubildung an hepatobiliärem System und Pankreas, Alter > 17 Jahre	0,558	-
H62A	M	Erkrankungen des Pankreas außer bösartige Neubildung oder Leberzirrhose und bestimmte nichtinfektiöse Hepatitiden ohne äußerst schwere CC, Alter < 16 Jahre oder Erkrankungen von Gallenblase und Gallenwegen, Alter < 10 Jahre	0,605	-
H62B	M	Erkrankungen des Pankreas außer bösartige Neubildung, mit akuter Pankreatitis mit Organkomplikation oder Leberzirrhose oder bestimmter nichtinfektiöser Hepatitis, Alter > 15 Jahre	0,732	-
H62C	M	Erkrankungen des Pankreas außer bösartige Neubildung, ohne akute Pankreatitis mit Organkomplikation, ohne Leberzirrhose, ohne bestimmte nichtinfektiöse Hepatitis, Alter > 15 Jahre	0,537	-
H63A	M	Erkrankungen der Leber auß. bösart. Neubild., Leberzirr. u. best. nichtinfekt. Hepatitiden u. best. Erkrank. der Gallenwege, mehr als ein Belegungstag, mit kompl. Diag. u. äuß. schw. o. schw. CC od. kompl. Diag. od. äuß. schw. od. schw. CC, Alter < 1 J.	1,508	-
H63B	M	Erkrankungen der Leber außer bösartige Neubildung, Leberzirrhose und bestimmte nichtinfektiöse Hepatitiden und best. Erkrankungen der Gallenwege, mehr als ein Belegungstag, mit kompl. Diagnose oder äuß. schw. o. schw. CC oder Leberbiopsie, Alter < 18 J.	1,010	-
H63C	M	Erkrankungen der Leber außer bösartige Neubildung, Leberzirrhose und bestimmte nichtinfektiöse Hepatitiden und bestimmte Erkrankungen der Gallenwege, ein Belegungstag oder ohne komplexe Diagnose und ohne äußerst schwere oder schwere CC	0,572	-
H64Z	M	Erkrankungen von Gallenblase und Gallenwegen	0,482	-
H77Z	M	Komplexbehandlung bei isolationspflichtigen Erregern bei Krankheiten und Störungen an hepatobiliärem System und Pankreas	1,996	-
H78Z	M	Bestimmte komplizierende Konstellation bei bestimmten Krankheiten und Störungen an hepatobiliärem System und Pankreas	5,059	-
MDC 08 Krankheiten und Störungen an Muskel-Skelett-System und Bindegewebe				
I01Z	O	Beidseitige Eingriffe oder mehrere große Eingriffe an Gelenken der unteren Extremität mit komplexer Diagnose	4,627	-
I02A	O	Großflächige Gewebe- / Hauttransplantation außer an der Hand, mit komplizierender Konstellation, Eingriff an mehreren Lokalisationen oder mit schwerem Weichteilschaden, mit äußerst schweren CC und komplexer OR-Prozedur	12,663	-
I02B	O	Großfl. Gewebe- / Hauttransplantation m. kompliz. Konst., Eingr. an mehr. Lokal. od. schw. Weichteilsch., m. äuß. schw. CC od. kompl. OR-Proz. od. mit hochkompl. Gewebe-Tx od. Vakuumbeh. od. BNB u. kompl. OR-Proz. od. kompl. Gewebe-Tx m. äuß. schw. CC	8,676	-
I02C	O	Großfl. Gewebe- / Hauttransplantation außer an der Hand, mit kompliz. Konst., Eingriff an mehreren Lokalisationen oder schw. Weichteilschaden, bei BNB und kompl. OR-Proz. m. äußerst schweren oder schweren CC od. komplexer Gewebe-Tx m. äußerst schweren CC	5,806	-
I02D	O	Kleinflächige oder großflächige Gewebe- / Hauttransplantation außer an der Hand, mit äußerst schweren CC	4,748	-
I03A	O	Revision oder Ersatz des Hüftgelenkes mit kompl. Diagnose od. Arthrodese od. Alter < 16 Jahre oder beidseitige od. mehrere gr. Eingr. an Gelenken der unt. Extr. mit kompl. Eingriff, mit äuß. schw. CC oder mehrzeitigem Wechsel oder Eingr. an mehr. Lok.	5,642	-
I03B	O	Revision oder Ersatz des Hüftgelenkes mit kompl. Diagnose od. Arthrodese od. Alter < 16 Jahre oder beidseitige od. mehrere gr. Eingr. an Gelenken der unt. Extr. mit kompl. Eingriff, ohne äuß. schw. CC, ohne mehrzeit. Wechsel, ohne Eingr. an mehr. Lok.	2,806	-

Mittlere Verweil-dauer [1]	Untere Grenz-verweildauer: Erster Tag mit Abschlag [2), 5)]	Untere Grenz-verweildauer: Bewertungs-relation pro Tag	Obere Grenz-verweildauer: Erster Tag mit zusätzlichem Entgelt [3), 5)]	Obere Grenz-verweildauer: Bewertungs-relation pro Tag	Externe Verlegung Abschlag pro Tag (Bewertungsrelation)	Verlegungs-fallpauschale	Ausnahme von Wiederaufnahme [4)]	Pflegeerlös Bewertungs-relation pro Tag
6	7	8	9	10	11	12	13	14
6,4	1	0,520	15	0,069	0,085	-	-	0,6558
4,7	1	0,245	11	0,069	0,081	-	-	0,6497
20,7	-	-	31	0,051	0,068	-	-	0,6772
15,1	4	0,344	30	0,080	0,107	-	-	1,0871
12,8	3	0,308	26	0,068	0,089	-	x	0,9557
5,5	1	0,384	14	0,117	0,099	-	x	0,8557
4,7	1	0,328	12	0,076	0,089	-	x	0,8510
4,2	1	0,346	10	0,139	0,111	-	-	1,3074
6,8	1	0,525	16	0,067	0,084	-	-	0,7591
5,3	1	0,345	12	0,067	0,080	-	-	0,6939
12,0	3	0,349	26	0,081	0,107	-	-	1,0416
8,4	2	0,296	17	0,075	0,095	-	-	0,8337
5,1	1	0,359	11	0,073	0,088	-	-	0,7163
4,6	1	0,305	10	0,068	0,080	-	-	0,7659
18,7	-	-	35	0,066	0,089	-	-	0,9755
28,4	8	0,491	46	0,156	0,150	-	-	1,2900
29,6	9	0,253	48	0,060	0,083	-	-	0,7814
52,4	16	0,371	70	0,160	0,117	-	-	1,1614
43,8	14	0,305	62	0,073	0,102	-	-	1,0358
34,4	10	0,311	52	0,070	0,096	-	-	0,9735
30,0	9	0,314	48	0,073	0,101	-	-	1,0963
35,2	11	0,272	53	0,065	0,090	-	-	0,9895
16,6	5	0,242	31	0,061	0,083	-	-	0,7892

Anlage 1

Fallpauschalen-Katalog und Pflegeerlöskatalog
Teil a) Bewertungsrelationen bei Versorgung durch Hauptabteilungen

DRG	Partition	Bezeichnung [6)]	Bewertungsrelation bei Hauptabteilung	Bewertungsrelation bei Hauptabteilung und Beleghebamme
1	2	3	4	5
I04Z	O	Implantation, Wechsel oder Entfernung einer Endoprothese am Kniegelenk mit komplizierender Diagnose oder Arthrodese oder Implantation einer Endoprothese nach vorheriger Explantation oder periprothetische Fraktur an der Schulter oder am Knie	2,997	-
I05A	O	Revision oder Ersatz des Hüftgelenkes ohne komplizierende Diagnose, ohne Arthrodese, ohne komplexen Eingriff, mit äußerst schweren CC	3,581	-
I05B	O	Implantation oder Wechsel einer inversen Endoprothese am Schultergelenk oder Implantation einer Sprunggelenkendoprothese	2,010	-
I05C	O	Anderer großer Gelenkersatz ohne Implantation oder Wechsel einer inversen Endoprothese am Schultergelenk, ohne Implantation einer Sprunggelenkendoprothese	1,679	-
I06A	O	Komplexe Eingriffe an der Wirbelsäule mit hochkomplexem Korrektureingriff oder bestimmtem mehrzeitigen Eingriff oder mit Eingriff an mehreren Lokalisationen oder mit komplizierender Konstellation oder bei Para- / Tetraplegie mit äußerst schweren CC	6,959	-
I06B	O	Komplexe Eingriffe an Wirbelsäule, Kopf und Hals mit sehr komplexem Eingriff bei schwerer entzündlicher Erkrankung oder bestimmte bösartige Neubildung am Knochen oder Alter < 19 Jahre	4,394	-
I06C	O	Komplexe Eingriffe an Wirbelsäule, Kopf und Hals, Alter > 18 Jahre, ohne Para- / Tetraplegie oder ohne äußerst schwere CC, ohne bösartige Neubildung am Knochen, mit bestimmtem Eingriff ohne schwere entzündliche Erkrankung oder ohne bestimmten Eingriff	3,844	-
I07A	O	Amputation bei Krankheiten und Störungen an Muskel-Skelett-System und Bindegewebe	2,143	-
I07B	O	Bestimmte Amputation am Fuß	1,663	-
I08A	O	Andere Eingriffe an Hüftgelenk und Femur mit hochkomplexem Eingriff bei Beckenfraktur, mit bösartiger Neubildung, mit äußerst schweren CC oder mit weiteren komplizierenden Faktoren	4,915	-
I08B	O	Andere Eingriffe an Hüftgelenk und Femur mit sehr komplexem Eingriff oder äußerst schweren CC oder bei komplexer Diagnose oder Ersatz des Hüftgelenkes mit Eingriff an oberer Extremität oder Wirbelsäule mit bestimmten komplizierenden Faktoren	4,186	-
I08C	O	Andere Eingriffe an Hüftgelenk und Femur mit Einbringen von Abstandshaltern od. and. komplexen Eingriffen od. äuß. schw. CC od. bei kompl. Diagnose od. Ersatz des Hüftgelenks mit Eingriff an oberer Extremität od. Wirbelsäule ohne best. kompliz. Faktoren	3,070	-
I08D	O	Andere Eingriffe an Hüftgelenk und Femur mit komplexer Diagnose oder Prozedur oder äußerst schweren CC	2,596	-
I08E	O	Andere Eingriffe an Hüftgelenk und Femur ohne komplexe Diagnose oder Prozedur, ohne äußerst schwere CC, mit bestimmten Eingriffen an Becken und Femur oder mit bestimmten komplizierenden Diagnosen	2,138	-
I08F	O	Andere Eingriffe an Hüftgelenk und Femur ohne komplexe Diagnose oder Prozedur, ohne äußerst schwere CC, mehr als ein Belegungstag, mit bestimmten anderen Eingriffen an Hüftgelenk und Femur	1,514	-
I08G	O	Andere Eingriffe an Hüftgelenk und Femur ohne komplexe Diagnose oder Prozedur, ohne äußerst schwere CC, mehr als ein Belegungstag, mit mäßig komplexem Eingriff	1,117	-
I08H	O	Andere Eingriffe an Hüftgelenk und Femur, ein Belegungstag oder ohne mäßig komplexen Eingriff, mit bestimmtem anderen Eingriff oder Alter < 12 Jahre oder Eingriff an der unteren Extremität	0,868	-
I08I	O	Andere Eingriffe an Hüftgelenk und Femur, ein Belegungstag oder ohne mäßig komplexen Eingriff, ohne bestimmten anderen Eingriff, Alter > 11 Jahre, ohne Eingriff an der unteren Extremität	0,818	-
I09A	O	Bestimmte Eingriffe an der Wirbelsäule mit sehr komplexer Osteosynthese und äußerst schweren CC oder bestimmter Spondylodese ab 10 Segmenten oder aufwendiger intensivmedizinischer Komplexbehandlung ab 369 Punkten	5,838	-
I09B	O	Bestimmte Eingriffe an der Wirbelsäule mit bestimmten expandierbaren Implantaten oder bestimmter langstreckigen Spondylodese oder mehrzeitigen komplexen Eingriffen	5,611	-
I09C	O	Bestimmte Eingriffe an der Wirbelsäule mit best. kompl. Faktoren, mit Wirbelkörperersatz oder komplexer Spondylodese oder andere mehrzeitige komplexe Eingriffe an der Wirbelsäule mit aufwendiger intensmed. Komplexbehandlung ab 185 Aufwandspunkten	4,669	-

Mittlere Verweil-dauer [1]	Untere Grenz-verweildauer: Erster Tag mit Abschlag [2), 5)]	Untere Grenz-verweildauer: Bewertungs-relation pro Tag	Obere Grenz-verweildauer: Erster Tag mit zusätzlichem Entgelt [3), 5)]	Obere Grenz-verweildauer: Bewertungs-relation pro Tag	Externe Verlegung Abschlag pro Tag (Bewertungsrelation)	Verlegungs-fallpauschale	Ausnahme von Wiederaufnahme [4)]	Pflegeerlös Bewertungs-relation pro Tag
6	7	8	9	10	11	12	13	14
15,6	4	0,280	29	0,063	0,084	-	-	0,8280
22,8	7	0,301	41	0,074	0,101	-	-	1,0583
6,9	1	0,590	14	0,065	0,081	-	-	0,7749
5,5	1	0,493	11	0,068	0,082	-	-	0,7848
26,2	8	0,366	44	0,088	0,121	-	-	1,1994
11,0	3	0,333	22	0,120	0,110	-	-	1,2100
12,7	3	0,321	25	0,071	0,093	-	-	0,9069
15,6	4	0,282	31	0,064	0,085	-	-	0,8830
13,6	4	0,213	27	0,055	0,073	-	-	0,7274
25,3	7	0,354	43	0,078	0,107	-	-	1,1402
25,2	7	0,317	43	0,070	0,096	-	-	1,0039
17,5	5	0,278	34	0,067	0,090	-	-	0,9172
13,8	4	0,266	27	0,068	0,090	-	-	0,9390
10,8	3	0,259	21	0,067	0,088	-	-	0,8779
8,7	2	0,270	18	0,065	0,083	-	-	0,8328
4,8	1	0,377	12	0,069	0,082	-	-	0,8007
3,0	1	0,229	7	0,083	0,088	-	-	1,0244
2,7	1	0,250	6	0,083	0,087	-	-	1,1284
26,4	8	0,350	44	0,083	0,114	-	-	1,1394
20,7	6	0,303	38	0,072	0,098	-	-	0,8855
18,2	5	0,331	34	0,076	0,103	-	-	1,0008

Anlage 1

Fallpauschalen-Katalog und Pflegeerlöskatalog
Teil a) Bewertungsrelationen bei Versorgung durch Hauptabteilungen

DRG	Partition	Bezeichnung [6)]	Bewertungsrelation bei Hauptabteilung	Bewertungsrelation bei Hauptabteilung und Beleghebamme
1	2	3	4	5
I09D	O	Bestimmte Eingriffe an der Wirbelsäule mit best. kompl. Faktoren, bei Frakturen der Halswirbelsäule oder sek. bösartiger Neub. des Knochens oder mit anderen mehrz. kompl. Eingriffen ohne aufwendige intensmed. Komplexbehandlung ab 185 Aufwandspunkten	4,395	-
I09E	O	Bestimmte Eingriffe an der Wirbelsäule und best. komplizierende Faktoren oder best. Eingriffe an der WS mit best. anderen kompl. Faktoren und Eingriffe ZNS oder transpleuraler Zugang BWS oder best. langstreckige Spondylodese/Osteosynthese oder Diszitis	3,267	-
I09F	O	Best. Eingriffe an der Wirbelsäule, best. kompliz. Faktoren od. Alter < 16 Jahre oder knöcherne Dekompression Spinalkanal / best. Osteosynthese > 3 Segm. oder Impl. eines Schrauben-Band-Systems oder Schrauben-Stab-Systems, 1 Segment bei Diszitis	2,601	-
I09G	O	Bestimmte Eingriffe an der Wirbelsäule mit bestimmten anderen kompliz. Faktoren oder mit anderen kompl. Faktoren und Frakturen Halswirbelsäule oder BNB der Wirbelsäule mit Kyphoplastie, mit Radiofrequenzablation oder komplexer Eingriff an der Wirbelsäule	2,298	-
I09H	O	Bestimmte Eingriffe an der Wirbelsäule mit bestimmten anderen kompliz. Faktoren oder mit anderen kompliz. Faktoren, ohne Frakturen HWS, ohne BNB der Wirbelsäule oder ohne Kyphoplastie od. ohne Radiofrequenzabl., ohne komplexen Eingriff an der Wirbelsäule	1,581	-
I09I	O	Bestimmte Eingriffe an der Wirbelsäule ohne komplizierende Faktoren	1,358	-
I10A	O	Andere Eingriffe an der Wirbelsäule mit bestimmtem Eingriff an Rückenmark, Spinalkanal, Wirbelsäule, Rumpf mit äußerst schweren CC	4,050	-
I10B	O	Andere Eingriffe WS m. best. kompl. Eingriffen od. Para- / Tetrapl. od. Wirbelfraktur m. best. Eingriffen oh. äuß. schw. CC od. best. andere Operationen WS m. äuß. schw. CC u. > 1 BT od. mäßig kompl. Eingriffe u. Diszitis od. Exzision spin. Tumorgewebe	2,273	-
I10C	O	Andere Eingriffe an der Wirbelsäule bei Bandscheibeninfektion oder mit bestimmtem Eingriff an der Wirbelsäule	1,488	-
I10D	O	Andere Eingriffe an der Wirbelsäule mit komplexem Eingriff an der Wirbelsäule oder mit äußerst schweren oder schweren CC ohne Bandscheibeninfektion, ohne Diszitis, ohne bestimmten anderen Eingriff an der Wirbelsäule	1,166	-
I10E	O	Andere Eingriffe an der Wirbelsäule mit mäßig komplexem Eingriff, mit bestimmtem kleinen Eingriff oder wenig komplexer Eingriff, mehr als 1 Belegungstag, Alter < 18 Jahre oder mit bestimmtem anderen kleinen Eingriff ohne äußerst schwere oder schwere CC	1,032	-
I10F	O	Andere Eingriffe an der Wirbelsäule ohne mäßig komplexen Eingriff an der Wirbelsäule mit bestimmtem kleinen Eingriff oder wenig komplexer Eingriff, mehr als ein Belegungstag oder ohne bestimmten anderen kleinen Eingriff, Alter > 17 Jahre	0,938	-
I10G	O	Andere Eingriffe an der Wirbelsäule ohne mäßig komplexen Eingriff an der Wirbelsäule, ohne bestimmten kleinen Eingriff, ohne wenig komplexen Eingriff oder ein Belegungstag, mit anderem kleinen Eingriff	0,726	-
I10H	O	Andere Eingriffe an der Wirbelsäule ohne mäßig komplexen Eingriff, ohne bestimmten kleinen Eingriff, ohne anderen kleinen Eingriff	0,610	-
I11Z	O	Eingriffe zur Verlängerung einer Extremität	2,275	-
I12A	O	Knochen- und Gelenkinfektion / -entzündung mit verschiedenen Eingriffen am Muskel-Skelett-System und Bindegewebe mit äußerst schweren CC	4,183	-
I12B	O	Knochen- und Gelenkinfektion / -entzündung mit verschiedenen Eingriffen am Muskel-Skelett-System und Bindegewebe mit schweren CC, mit Revision des Kniegelenkes, mit Einbringen oder Wechsel von Abstandshaltern oder Osteomyelitis, Alter < 16 Jahre	2,446	-
I12C	O	Knochen- und Gelenkinfektion / -entzündung mit verschiedenen Eingriffen am Muskel-Skelett-System und Bindegewebe mit schweren CC, ohne Revision des Kniegelenkes, ohne Einbringen oder Wechsel von Abstandshaltern, ohne Osteomyelitis, Alter > 15 Jahre	1,401	-
I13A	O	Bestimmte Eingriffe an den Extremitäten mit komplexem Mehrfacheingriff, mit komplizierendem Eingriff an der unteren Extremität oder aufwendiger Osteosynthese	2,772	-
I13B	O	Bestimmte Eingriffe an den Extremitäten mit best. Mehrfacheingriff oder kompliz. Diagnose oder bei Endoprothese der oberen Extremität oder mit Fixateur ext., mit best. BNB od. mit Einbringen von Abstandshalt od. Alter < 18 J. mit äuß. schw. od. schw. CC	2,425	-

Mittlere Verweil-dauer [1)]	Untere Grenz-verweildauer: Erster Tag mit Abschlag [2), 5)]	Untere Grenz-verweildauer: Bewertungs-relation pro Tag	Obere Grenz-verweildauer: Erster Tag mit zusätzlichem Entgelt [3), 5)]	Obere Grenz-verweildauer: Bewertungs-relation pro Tag	Externe Verlegung Abschlag pro Tag (Bewertungsrelation)	Verlegungs-fallpauschale	Ausnahme von Wiederaufnahme [4)]	Pflegeerlös Bewertungs-relation pro Tag
6	7	8	9	10	11	12	13	14
20,8	6	0,328	39	0,077	0,105	-	-	1,0005
13,3	3	0,311	27	0,065	0,087	-	-	0,7924
11,1	3	0,248	23	0,063	0,082	-	-	0,7401
8,0	2	0,247	16	0,065	0,082	-	-	0,7332
6,6	1	0,515	15	0,066	0,082	-	-	0,7090
7,8	2	0,238	17	0,064	0,081	-	-	0,6869
21,5	6	0,328	39	0,075	0,102	-	-	0,9675
11,1	3	0,268	25	0,068	0,088	-	-	0,7819
5,6	1	0,464	12	0,067	0,081	-	-	0,7163
5,0	1	0,442	11	0,065	0,076	-	-	0,7041
4,9	1	0,404	11	0,064	0,076	-	-	0,6474
4,6	1	0,460	10	0,064	0,075	-	-	0,6666
4,8	1	0,325	13	0,067	0,080	-	-	0,7249
2,6	1	0,268	5	0,070	0,072	-	-	0,7977
6,4	1	0,657	13	0,076	0,094	-	-	0,8940
26,1	8	0,302	44	0,073	0,100	-	-	1,0353
16,9	5	0,253	32	0,063	0,085	-	-	0,8176
10,1	2	0,280	22	0,059	0,076	-	-	0,6901
15,0	4	0,239	27	0,056	0,075	-	-	0,7077
11,9	3	0,246	22	0,058	0,076	-	-	0,6812

Anlage 1

Fallpauschalen-Katalog und Pflegeerlöskatalog
Teil a) Bewertungsrelationen bei Versorgung durch Hauptabteilungen

DRG	Partition	Bezeichnung [6)]	Bewertungsrelation bei Hauptabteilung	Bewertungsrelation bei Hauptabteilung und Beleghebamme
1	2	3	4	5
I13C	O	Bestimmte Eingriffe an den Extremitäten mit best. Mehrfacheingr. od. kompliz Diag. od. bei Endopr. der oberen Extrem. od. m. Fix. ext., m. kompl. Eingr. od. schw. Weichteilsch., m. best. kompl. Osteot. od. BNB od. Alter < 18 J. m. äuß. schw. od. schw. CC	1,846	-
I13D	O	Bestimmte Eingriffe an den Extremitäten mit bestimmtem anderen Mehrfacheingriff oder komplizierender Diagnose oder bei endoprothetischem Eingriff an der oberen Extremität od. mit Fixateur externe oder mit and. kompl. Eingr. od. bei sek. BNB Knochen/-mark	1,579	-
I13E	O	Bestimmte Eingriffe an den Extremitäten od. bei Endoproth. am Knie m. kompl. Eingr. od. schw. Weichteilsch. od. Pseudarthrose od. best. Osteotom. od. best. Eingr. Knieproth. od. Epiphyseodese od. bei BNB od. Alter > 17 J. od. ohne äuß. schw. od. schw. CC	1,254	-
I13F	O	Bestimmte Eingriffe an den Extremitäten mit bestimmtem anderen Eingriff an den Extremitäten oder bei bösartiger Neubildung oder kleiner Eingriff bei Knochen- und Gelenkinfektion oder Alter < 18 Jahre mit äußerst schweren oder schweren CC	1,028	-
I13G	O	Bestimmte Eingriffe an den Extremitäten ohne bestimmten anderen Eingriff an den Extremitäten, außer bei bösartiger Neubildung, ohne kleinen Eingriff bei Knochen- und Gelenkinfektion oder Alter > 17 Jahre oder ohne äußerst schwere oder schwere CC	0,913	-
I14Z	O	Revision eines Amputationsstumpfes	1,123	-
I15A	O	Operationen am Hirn- und Gesichtsschädel, mit bestimmtem intrakraniellen Eingriff oder komplexem Eingriff an der Mandibula, Alter < 16 Jahre	2,246	-
I15B	O	Operationen am Hirn- und Gesichtsschädel, ohne bestimmten intrakraniellen Eingriff, ohne bestimmten Eingriff an der Mandibula oder Alter > 15 Jahre	1,509	-
I16A	O	Andere Eingriffe an der Schulter und bestimmte Eingriffe an der oberen Extremität mit bestimmtem Eingriff an Schulter, Oberarm und Ellenbogen	0,836	-
I16B	O	Andere Eingriffe an der Schulter und bestimmte Eingriffe an der oberen Extremität ohne bestimmten Eingriff an Schulter, Oberarm und Ellenbogen, mit bestimmtem anderem Eingriff an Klavikula, Schulter und Ellenbogen	0,793	-
I16C	O	Andere Eingriffe an der Schulter und bestimmte Eingriffe an der oberen Extremität ohne bestimmten Eingriff an Schulter, Oberarm und Ellenbogen, ohne bestimmten anderen Eingriff an Klavikula, Schulter und Oberarm	0,692	-
I17A	O	Aufwendige Operationen am Gesichtsschädel oder Alter < 16 Jahre	1,734	-
I17B	O	Operationen am Gesichtsschädel ohne aufwendige Operationen, Alter > 15 Jahre	0,851	-
I18A	O	Wenig komplexe Eingriffe an Kniegelenk, Ellenbogengelenk und Unterarm, Alter < 16 Jahre oder mit mäßig komplexem Eingriff oder mit beidseitigem Eingriff am Kniegelenk	0,799	-
I18B	O	Wenig komplexe Eingriffe an Kniegelenk, Ellenbogengelenk und Unterarm, Alter > 15 Jahre, ohne mäßig komplexen Eingriff, ohne beidseitigen Eingriff am Kniegelenk	0,742	-
I19A	O	Implantation und Wechsel von Neurostimulatoren und Neurostimulationselektroden bei Krankheiten und Störungen an Muskel-Skelett-System und Bindegewebe ohne Implantation oder Wechsel eines permanenten Elektrodensystems	0,934	-
I19B	O	Implantation und Wechsel von Neurostimulatoren und Neurostimulationselektroden bei Krankheiten und Störungen an Muskel-Skelett-System und Bindegewebe mit Implantation oder Wechsel eines permanenten Elektrodensystems	1,665	-
I20A	O	Eingriffe am Fuß mit mehreren hochkomplexen Eingriffen oder Teilwechsel Endoprothese des unteren Sprunggelenks, mit hochkomplexem Eingriff und komplexer Diagnose oder bestimmter Arthrodese	1,972	-
I20B	O	Eingriffe am Fuß mit mehreren komplexen Eingriffen od. hochkompl. Eingriff od. Teilwechsel Endoprothese d. unteren Sprunggelenks od. bei Zerebralparese od. mit kompl. Eingriff und kompl. Diagnose od. mit Eingriff an Sehnen des Rückfußes, Alter < 12 Jahre	1,581	-
I20C	O	Eingriffe am Fuß ohne mehrere komplexe Eingriffe, ohne hochkomplexen Eingriff, mit bestimmten komplizierenden Faktoren oder Alter > 11 Jahre	1,126	-
I20D	O	Eingriffe am Fuß ohne bestimmte komplizierende Faktoren, mit Knochentransplantation oder schwerem Weichteilschaden oder bestimmtem Eingriff am Fuß oder Kalkaneusfraktur	0,995	-
I20E	O	Andere Eingriffe am Fuß oder chronische Polyarthritis oder Diabetes Mellitus mit Komplikationen oder Alter < 16 Jahre	0,835	-
I20F	O	Eingriffe am Fuß ohne komplexe Eingriffe oder komplizierende Faktoren, Alter > 15 Jahre	0,681	-
I21Z	O	Lokale Exzision und Entfernung von Osteosynthesematerial an Hüftgelenk, Femur und Wirbelsäule oder komplexe Eingriffe an Ellenbogengelenk und Unterarm oder bestimmte Eingriffe an der Klavikula	0,849	-

Mittlere Verweil-dauer [1]	Untere Grenz-verweildauer: Erster Tag mit Abschlag [2), 5)]	Untere Grenz-verweildauer: Bewertungs-relation pro Tag	Obere Grenz-verweildauer: Erster Tag mit zusätzlichem Entgelt [3), 5)]	Obere Grenz-verweildauer: Bewertungs-relation pro Tag	Externe Verlegung Abschlag pro Tag (Bewertungsrelation)	Verlegungs-fallpauschale	Ausnahme von Wiederaufnahme [4)]	Pflegeerlös Bewertungs-relation pro Tag
6	7	8	9	10	11	12	13	14
8,2	2	0,239	18	0,061	0,078	-	-	0,7388
6,9	1	0,883	16	0,062	0,077	-	-	0,7250
5,3	1	0,542	12	0,063	0,076	-	-	0,7337
4,4	1	0,420	11	0,063	0,073	-	-	0,7463
3,8	1	0,339	9	0,067	0,075	-	-	0,7999
9,3	2	0,247	21	0,056	0,072	-	-	0,6938
6,1	1	0,769	13	0,160	0,138	-	-	1,4962
5,5	1	0,496	13	0,077	0,093	-	-	1,0464
2,3	1	0,258	4	0,083	0,083	-	-	0,9775
2,7	1	0,280	5	0,082	0,085	-	-	0,9210
2,4	1	0,236	5	0,078	0,079	-	-	0,9979
6,2	1	0,547	14	0,072	0,089	-	-	0,8455
4,1	1	0,314	10	0,071	0,082	-	-	0,8189
3,3	1	0,274	8	0,071	0,077	-	-	0,8440
3,2	1	0,291	7	0,071	0,078	-	-	0,8836
3,3	1	0,189	8	0,068	0,074	-	-	0,8679
3,4	1	0,481	9	0,073	0,080	-	-	0,7695
9,3	2	0,250	21	0,057	0,073	-	-	0,7292
7,8	2	0,216	17	0,058	0,074	-	-	0,7192
5,8	1	0,560	14	0,060	0,073	-	-	0,7455
3,1	1	0,367	7	0,071	0,077	-	-	0,8440
3,0	1	0,170	7	0,072	0,077	-	-	0,8923
2,7	1	0,140	6	0,072	0,075	-	-	0,8525
2,8	1	0,256	6	0,073	0,077	-	-	0,8629

Anlage 1

Fallpauschalen-Katalog und Pflegeerlöskatalog
Teil a) Bewertungsrelationen bei Versorgung durch Hauptabteilungen

DRG	Partition	Bezeichnung [6)]	Bewertungsrelation bei Hauptabteilung	Bewertungsrelation bei Hauptabteilung und Beleghebamme
1	2	3	4	5
I22A	O	Gewebe- / Hauttransplantation, außer an der Hand, mit großfläch. Gewebetransplantation, mit komplizierender Konstellation, Eingriff an mehreren Lokalisationen, schwerem Weichteilschaden oder komplexer Gewebetransplantation mit schweren CC	4,204	-
I22B	O	Gewebe- / Hauttransplantation, außer an der Hand, mit kleinflächiger Gewebetransplantation od. mit großflächiger Gewebetransplantation ohne kompliz. Konst., oh. Eingr. an mehreren Lokal., oh. schw. Weichteilschaden, oh. kompl. Gewebetranspl. m. schw. CC	3,244	-
I23A	O	Andere kleine Eingriffe an Knochen und Weichteilen mit bestimmten kleinen Eingriffen am Knochen oder Revision mit Osteosynthese an der oberen Extremität oder Alter < 18 Jahre mit äußerst schweren oder schweren CC	0,927	-
I23B	O	Andere kleine Eingriffe an Knochen und Weichteilen mit bestimmten kleinen Eigriffen an Knochen und Weichteilen, Alter > 17 Jahre oder ohne äußerst schwere oder schwere CC	0,782	-
I23C	O	Andere kleine Eingriffe an Knochen und Weichteilen ohne bestimmte kleine Eingriffe an Knochen und Weichteilen, Alter > 17 Jahre oder ohne äußerst schwere oder schwere CC	0,587	-
I24A	O	Arthroskopie oder andere Eingriffe an den Extremitäten oder Eingriffe am Weichteilgewebe oder Alter < 18 Jahre	0,645	-
I24B	O	Arthroskopie oder andere Eingriffe an den Extremitäten oder Eingriffe am Weichteilgewebe ohne komplexen Eingriff, Alter > 17 Jahre	0,576	-
I26A	O	Intensivmedizinische Komplexbehandlung > 785 / 829 / - Aufwandspunkte bei Krankheiten und Störungen an Muskel-Skelett-System und Bindegewebe	9,170	-
I26B	O	Intensivmedizinische Komplexbehandlung > 588 / 552 / 552 Aufwandspunkte bei Krankheiten und Störungen an Muskel-Skelett-System und Bindegewebe oder bestimmte hochaufwendige Implantate	7,368	-
I27A	O	Eingriffe am Weichteilgew. od. kleinfl. Gewebe-Tx m. best. Diagn. u. best. Eingr. od. m. äuß. schw. CC od. b. BNB m. schw. CC, m. best. Diagn. u. kompl. Eingr. od. Nephrekt. od. best. BNB m. best. Eingr. Abdomen od. Thorax od. Tx e. Zehe als Fingerersatz	3,527	-
I27B	O	Eingriffe am Weichteilgewebe oder kleinflächige Gewebe-Tx mit äußerst schweren CC oder bei BNB mit schweren CC oder mit kompliz. Faktoren, mit schweren CC oder bei BNB oder mit best. Eingr. am Weichteilgewebe, > 1 Belegungstag oder best. Eingriff	3,031	-
I27C	O	Eingriffe am Weichteilgewebe oder kleinflächige Gewebetransplantationen mit schweren CC oder bei BNB oder mit bestimmtem Eingriff am Weichteilgewebe, mehr als ein Belegungstag oder bestimmter Eingriff ohne komplizierende Faktoren	1,570	-
I27D	O	Bestimmte andere Eingriffe am Weichteilgewebe oder ein Belegungstag	0,977	-
I27E	O	Bestimmte kleine Eingriffe am Weichteilgewebe oder ein Belegungstag	0,750	-
I28A	O	Andere Eingriffe an Muskel-Skelett-System und Bindegewebe mit bestimmter offen chirurgischer Stabilisierung der Thoraxwand oder bestimmtem Eingriff am Zwerchfell oder Alter < 18 Jahre bei bösartiger Neubildung	2,083	-
I28B	O	Andere Eingriffe an Muskel-Skelett-System und Bindegewebe mit komplexem Eingriff an Thorax und Abdomen oder Implantation/Wechsel best. Medikamentenpumpen oder Eingriff bei bösartiger Neubildung an Knochen und Gelenken, mehr als ein Belegungstag	1,632	-
I28C	O	Andere Eingriffe an Muskel-Skelett-System und Bindegewebe mit bestimmtem Eingriff an Knochen, Weichteilen oder Bindegewebe, mehr als ein Belegungstag oder Alter < 10 Jahre	1,496	-
I28D	O	Andere Eingriffe an Muskel-Skelett-System und Bindegewebe mit mäßig komplexem Eingriff, mehr als ein Belegungstag, Alter > 9 Jahre	1,081	-
I28E	O	Andere Eingriffe an Muskel-Skelett-System und Bindegewebe, ohne bestimmte, mäßig komplexe und komplexe Eingriffe, Alter > 9 Jahre oder ein Belegungstag	0,895	-
I29A	O	Komplexe Eingriffe am Schultergelenk oder bestimmte Osteosynthesen an der Klavikula, bei komplizierender Diagnose oder Eingriff an mehreren Lokalisationen	1,221	-
I29B	O	Komplexe Eingriffe am Schultergelenk oder best. Osteosynthesen an der Klavikula ohne kompliz. Diagnose, ohne Eingriff an mehreren Lokalisationen oder sonst. arthroskopische Rekonstruktion der Rotatorenmanschette mit bestimmten Eingriffen an der Schulter	0,981	-
I29C	O	Sonstige arthroskopische Rekonstruktion der Rotatorenmanschette ohne bestimmte Eingriffe an der Schulter	0,854	-
I30A	O	Arthroskopischer Eingriff am Hüftgelenk, Alter < 16 Jahre oder komplexe Eingriffe am Kniegelenk mit sehr komplexem Eingriff oder bestimmte komplexe Eingriffe am Kniegelenk, Alter < 18 Jahre, mit äußerst schweren oder schweren CC	1,276	-

Mittlere Verweil-dauer [1]	Untere Grenz-verweildauer: Erster Tag mit Abschlag [2), 5)]	Untere Grenz-verweildauer: Bewertungs-relation pro Tag	Obere Grenz-verweildauer: Erster Tag mit zusätzlichem Entgelt [3), 5)]	Obere Grenz-verweildauer: Bewertungs-relation pro Tag	Externe Verlegung Abschlag pro Tag (Bewertungsrelation)	Verlegungs-fallpauschale	Ausnahme von Wiederaufnahme [4)]	Pflegeerlös Bewertungs-relation pro Tag
6	7	8	9	10	11	12	13	14
24,6	7	0,260	43	0,059	0,081	-	-	0,7802
23,0	7	0,247	41	0,060	0,082	-	-	0,7858
3,5	1	0,360	8	0,072	0,080	-	-	0,9207
2,7	1	0,292	6	0,073	0,076	-	-	0,9671
2,8	1	0,192	6	0,065	0,068	-	-	0,8711
2,8	1	0,239	7	0,081	0,086	-	-	1,0207
2,4	1	0,196	5	0,075	0,075	-	-	1,0386
31,3	9	0,722	49	0,234	-	x	x	2,6126
27,9	8	0,632	46	0,204	-	x	x	2,2685
12,8	3	0,442	27	0,138	0,127	-	-	1,1786
16,9	5	0,307	34	0,076	0,103	-	-	0,9832
8,5	2	0,278	20	0,069	0,088	-	-	0,8080
4,0	1	0,401	9	0,069	0,078	-	-	0,7712
3,6	1	0,272	8	0,069	0,077	-	-	0,8223
6,8	1	0,724	16	0,137	0,119	-	-	1,2496
7,9	2	0,299	18	0,080	0,101	-	-	0,8376
10,1	2	0,342	23	0,071	0,092	-	-	0,7853
7,8	2	0,267	17	0,072	0,091	-	-	0,6858
4,9	1	0,405	13	0,067	0,079	-	-	0,8072
3,5	1	0,460	8	0,072	0,079	-	-	0,7892
2,5	1	0,314	5	0,080	0,082	-	-	0,9061
2,5	1	0,287	5	0,079	0,080	-	-	0,9420
4,8	1	0,394	12	0,066	0,078	-	-	0,7568

Anlage 1

Fallpauschalen-Katalog und Pflegeerlöskatalog
Teil a) Bewertungsrelationen bei Versorgung durch Hauptabteilungen

DRG	Partition	Bezeichnung [6)]	Bewertungsrelation bei Hauptabteilung	Bewertungsrelation bei Hauptabteilung und Beleghebamme
1	2	3	4	5
I30B	O	Arthroskopischer Eingriff am Hüftgelenk, Alter > 15 Jahre oder bestimmte komplexe Eingriffe am Kniegelenk, Alter > 17 Jahre oder ohne äußerst schwere oder schwere CC	0,973	-
I30C	O	Komplexe Eingriffe am Kniegelenk ohne bestimmte komplexe Eingriffe am Kniegelenk, Alter > 17 Jahre oder ohne äußerst schwere oder schwere CC oder bestimmte arthroskopische Eingriffe am Hüftgelenk, Alter > 15 Jahre	0,772	-
I31A	O	Mehrere komplexe Eingriffe an Ellenbogengelenk und Unterarm oder gelenkübergreifende Weichteildistraktion bei angeborenen Anomalien der Hand, mit aufwendigen Eingriffen am Unterarm	2,098	-
I31B	O	Mehrere komplexe Eingriffe an Ellenbogengelenk und Unterarm oder gelenkübergreifende Weichteildistraktion bei angeborenen Anomalien der Hand oder bestimmte Eingriffe bei Mehrfragmentfraktur der Patella, mit bestimmten komplexen Eingriffen am Unterarm	1,346	-
I31C	O	Mehrere komplexe Eingriffe an Ellenbogengelenk und Unterarm ohne gelenkübergreifende Weichteildistraktion bei angeborenen Anomalien der Hand, ohne bestimmte Eingriffe bei Mehrfragmentfraktur der Patella, ohne bestimmte komplexe Eingriffe am Unterarm	1,110	-
I32A	O	Eingr. an Handgelenk u. Hand mit mehrzeitigem kompl. od. mäßig kompl. Eingr. od. mit Komplexbehandl. Hand od. mit aufwendigem rekonstruktivem Eingr. bei angeborener Fehlbildung der Hand oder mit best. gefäßgestielten Knochentx. bei Pseudarthrose der Hand	1,776	-
I32B	O	Eingriffe an Handgelenk und Hand mit komplexem Eingriff oder bei angeborener Anomalie der Hand oder Pseudarthrose, Alter < 6 Jahre oder bei schweren Weichteilschäden oder mit komplexen Eingriffen bei angeborener Fehlbildung der Hand, Alter < 16 Jahre	1,074	-
I32C	O	Eingriffe an Handgelenk und Hand mit komplexem Eingriff oder bei angeborener Anomalie der Hand oder Pseudarthrose, Alter > 5 Jahre oder mit hochkomplexem Eingriff bei angeb. Fehlbildung der Hand, Alter < 16 Jahre oder mit best. Eingr. od. kompl. Diagnose	1,456	-
I32D	O	Eingriffe an Handgelenk und Hand mit komplexem Eingriff, ohne komplexe Diagnose oder ohne sehr komplexen Eingriff oder mit komplexer Diagnose oder mit bestimmtem oder beidseitigem Eingriff	0,992	-
I32E	O	Bestimmte mäßig komplexe Eingriffe an Handgelenk und Hand, mehr als ein Belegungstag oder Alter < 6 Jahre	0,787	-
I32F	O	Eingriffe an Handgelenk und Hand ohne komplexe oder mäßig komplexe Eingriffe oder ohne bestimmtem mäßig komplexen Eingriff, Alter > 5 Jahre, ein Belegungstag	0,615	-
I33Z	O	Rekonstruktion von Extremitätenfehlbildungen	1,359	-
I34Z	O	Geriatrische frührehabilitative Komplexbehandlung mit bestimmter OR-Prozedur bei Krankheiten und Störungen an Muskel-Skelett-System und Bindegewebe	2,629	-
I36Z	O	Beidseitige oder kombinierte Implantation oder Wechsel einer Endoprothese an Hüft-, Kniegelenk und/oder an der oberen Extremität	2,393	-
I39Z	O	Strahlentherapie bei Krankheiten und Störungen an Muskel-Skelett-System und Bindegewebe, Bestrahlungen an mindestens 8 Tagen	2,675	-
I41Z	A	Geriatrische frührehabilitative Komplexbehandlung bei Krankheiten und Störungen an Muskel-Skelett-System und Bindegewebe	1,429	-
I42A	A	Multimodale Schmerztherapie bei Krankheiten und Störungen an Muskel-Skelett-System und Bindegewebe, mindestens 14 Tage	1,228	-
I42B	A	Multimodale Schmerztherapie bei Krankheiten und Störungen an Muskel-Skelett-System und Bindegewebe, weniger als 14 Tage	0,925	-
I43A	O	Implantation oder Wechsel bestimmter Endoprothesen am Knie- oder am Ellenbogengelenk oder Prothesenwechsel am Schulter- oder am Sprunggelenk oder Entfernung bestimmter Endoprothesen am Kniegelenk, mit äußerst schweren CC	5,402	-
I43B	O	Implantation oder Wechsel bestimmter Endoprothesen am Knie- oder am Ellenbogengelenk oder Prothesenwechsel am Schulter- oder am Sprunggelenk oder Entfernung bestimmter Endoprothesen am Kniegelenk, ohne äußerst schwere CC	2,367	-
I44A	O	Bestimmte Endoprotheseneingriffe am Kniegelenk mit äußerst schweren CC oder Implantation bestimmter schaftverankerten Prothese am Knie oder Korrektur einer Brustkorbdeformität	2,266	-
I44B	O	Bestimmte Endoprotheseneingriffe am Kniegelenk ohne äußerst schwere CC, mit bestimmtem Wechsel von Endoprothesen oder Implantation einer patientenindividuell angefertigten Endoprothese am Kniegelenk oder Einbringen oder Wechsel von Abstandshaltern	2,229	-

Mittlere Verweil-dauer [1]	Untere Grenz-verweildauer: Erster Tag mit Abschlag [2), 5)]	Untere Grenz-verweildauer: Bewertungs-relation pro Tag	Obere Grenz-verweildauer: Erster Tag mit zusätzlichem Entgelt [3), 5)]	Obere Grenz-verweildauer: Bewertungs-relation pro Tag	Externe Verlegung Abschlag pro Tag (Bewertungsrelation)	Verlegungs-fallpauschale	Ausnahme von Wiederaufnahme [4)]	Pflegeerlös Bewertungs-relation pro Tag
6	7	8	9	10	11	12	13	14
2,7	1	0,230	5	0,073	0,076	-	-	0,8664
2,9	1	0,274	6	0,072	0,077	-	-	0,8994
8,5	2	0,247	17	0,061	0,078	-	-	0,6966
5,0	1	0,556	12	0,063	0,075	-	-	0,7157
3,6	1	0,402	9	0,072	0,080	-	-	0,8124
9,8	2	0,261	21	0,128	0,073	-	-	0,6905
3,1	1	0,465	7	0,117	0,089	-	-	1,0351
5,9	1	0,554	16	0,066	0,080	-	-	0,7010
2,9	1	0,293	7	0,076	0,081	-	-	0,7944
3,1	1	0,291	7	0,074	0,080	-	-	0,7593
2,6	1	0,135	5	0,075	0,078	-	-	0,9993
4,3	1	0,458	11	0,093	0,108	-	-	1,2040
22,9	-	-	35	0,057	0,077	-	-	0,7589
8,1	2	0,250	15	0,065	0,083	-	-	0,7461
18,8	5	0,436	33	0,139	-	x	x	0,8056
19,3	-	-	28	0,052	0,070	-	-	0,6720
15,6	-	-	19	0,058	0,074	-	x	0,4252
10,6	-	-	17	0,058	0,079	-	x	0,4472
31,3	9	0,279	49	0,063	0,086	-	-	0,9079
8,3	2	0,255	16	0,064	0,082	-	-	0,7497
9,2	2	0,264	17	0,061	0,078	-	-	0,7872
10,6	3	0,239	21	0,063	0,082	-	-	0,7619

Anlage 1

Fallpauschalen-Katalog und Pflegeerlöskatalog
Teil a) Bewertungsrelationen bei Versorgung durch Hauptabteilungen

DRG	Parti- tion	Bezeichnung [6)]	Bewertungsrelation bei Hauptabteilung	Bewertungsrelation bei Hauptabteilung und Beleghebamme
1	2	3	4	5
I44C	O	Bestimmte Endoprotheseneingriffe am Kniegelenk ohne äußerst schwere CC, ohne bestimmten Wechsel von Endoprothesen oder Prothesenkomponenten, ohne Impl. e. patientenindiv. angefertigten Endoprothese am Knie, ohne Einbringen od. Wechsel von Abstandshaltern	1,584	-
I44D	O	Bestimmte Endoprotheseneingriffe am Kniegelenk oder Einbringen einer Entlastungsfeder am Kniegelenk	1,447	-
I44E	O	Andere Endoprotheseneingriffe am Kniegelenk	1,209	-
I45A	O	Implantation und Ersatz einer Bandscheibenendoprothese, mehr als ein Segment	1,976	-
I45B	O	Implantation und Ersatz einer Bandscheibenendoprothese, weniger als 2 Segmente	1,480	-
I46A	O	Prothesenwechsel am Hüftgelenk mit äußerst schweren CC oder Eingriff an mehreren Lokalisationen	4,143	-
I46B	O	Prothesenwechsel am Hüftgelenk ohne äußerst schwere CC, ohne Eingriff an mehreren Lokalisationen, mit periprothetischer Fraktur	3,167	-
I46C	O	Prothesenwechsel am Hüftgelenk ohne äußerst schwere CC, ohne Eingriff an mehreren Lokalisationen, ohne periprothetische Fraktur	2,303	-
I47A	O	Revision oder Ersatz des Hüftgelenkes ohne komplizierende Diagnose, ohne Arthrodese, ohne äußerst schwere CC, Alter > 15 Jahre, mit komplizierendem Eingriff	2,166	-
I47B	O	Revision oder Ersatz des Hüftgelenkes ohne best. kompliz. Faktoren, mit kompl. Diagnose an Becken/Oberschenkel, mit best. endoproth. oder gelenkplast. Eingr. od. m. Impl. od. Wechsel Radiuskopfproth. od. m. kompl. Erstimpl. od. m. Entf. Osteosynthesemat.	1,769	-
I47C	O	Revision oder Ersatz des Hüftgelenkes ohne best. kompliz. Faktoren, ohne komplexe Diagnose an Becken/OS, ohne best. endoproth. Eingriff, ohne gelenkpl. Eingriff am Hüftgelenk, ohne Impl. oder Wechsel einer Radiuskopfprothese, ohne Entf. Osteosynthesemat.	1,389	-
I50A	O	Gewebe- / Haut-Transplantation außer an der Hand, ohne bestimmte komplizierende Faktoren, mit bestimmtem Eingriff oder bestimmter Vakuumbehandlung mit kontinuierlicher Sogbehandlung ab 8 Tagen	2,528	-
I50B	O	Gewebe- / Haut-Transplantation außer an der Hand, ohne bestimmte komplizierende Faktoren, ohne bestimmten Eingriff, mit bestimmter Vakuumbehandlung oder Alter < 16 Jahre	1,419	-
I50C	O	Gewebe- / Haut-Transplantation außer an der Hand, ohne bestimmte komplizierende Faktoren, ohne bestimmten Eingriff, ohne bestimmte Vakuumbehandlung, Alter > 15 Jahre	0,681	-
I54A	O	Strahlentherapie bei Krankheiten und Störungen an Muskel-Skelett-System und Bindegewebe, bei bösartiger Neubildung, Bestrahlungen an mindestens 5 Tagen oder Alter < 18 Jahre	1,298	-
I54B	O	Strahlentherapie bei Krankheiten und Störungen an Muskel-Skelett-System und Bindegewebe, bei bösartiger Neubildung, Bestrahlungen an weniger als 5 Tagen, Alter > 17 Jahre	1,012	-
I59Z	O	Andere Eingriffe an den Extremitäten oder am Gesichtsschädel	0,710	-
I64A	M	Osteomyelitis, Alter < 16 Jahre	0,836	-
I64B	M	Osteomyelitis, Alter > 15 Jahre, mit äußerst schweren oder schweren CC oder Tuberkulose der Knochen und Gelenke	1,201	-
I64C	M	Osteomyelitis, Alter > 15 Jahre, ohne äußerst schwere oder schwere CC	0,658	-
I65A	M	Bösartige Neubildung des Bindegewebes einschließlich pathologischer Fraktur, Alter < 17 Jahre oder mit äußerst schweren CC oder Alter < 16 Jahre mit äußerst schweren oder schweren CC	1,322	-
I65B	M	Bösartige Neubildung des Bindegewebes einschließlich pathologischer Fraktur, Alter < 17 Jahre oder mit äußerst schweren CC, Alter > 15 Jahre oder ohne äußerst schwere oder schwere CC	0,787	-
I65C	M	Bösartige Neubildung des Bindegewebes einschließlich pathologischer Fraktur, Alter > 16 Jahre, ohne äußerst schwere CC	0,626	-
I66A	M	Andere Erkrankungen des Bindegewebes oder Frakturen an Becken und Schenkelhals, mit komplizierender Konstellation oder intensivmedizinischer Komplexbehandlung > 392 / 368 / 368 Aufwandspunkte	3,241	-
I66B	M	Andere Erkrankungen des Bindegewebes, mit äußerst schweren CC oder intensivmedizinischer Komplexbehandlung > 196 / 184 / - Aufwandspunkte oder anderen komplizierenden Konstellationen	2,047	-
I66C	M	Frakturen an Becken und Schenkelhals, mit äußerst schweren CC oder bestimmte kinder-/jugendrheumatologische Behandlung, Alter < 1 Jahr oder multisystemisches Entzündungssyndrom bei COVID-19 mit intensivmedizinischer Komplexbehandlung im Kindesalter	1,584	-

Mittlere Verweil-dauer [1]	Untere Grenz-verweildauer: Erster Tag mit Abschlag [2], [5]	Untere Grenz-verweildauer: Bewertungs-relation pro Tag	Obere Grenz-verweildauer: Erster Tag mit zusätzlichem Entgelt [3], [5]	Obere Grenz-verweildauer: Bewertungs-relation pro Tag	Externe Verlegung Abschlag pro Tag (Bewertungsrelation)	Verlegungs-fallpauschale	Ausnahme von Wiederaufnahme [4]	Pflegeerlös Bewertungs-relation pro Tag
6	7	8	9	10	11	12	13	14
6,9	1	0,520	11	0,065	0,081	-	-	0,7310
5,7	1	0,468	10	0,069	0,084	-	-	0,7396
6,3	1	0,446	12	0,067	0,082	-	-	0,7139
3,6	1	0,496	7	0,083	0,093	-	-	0,6815
3,6	1	0,395	7	0,073	0,082	-	-	0,6388
24,2	7	0,295	42	0,069	0,094	-	-	0,9606
16,9	5	0,270	32	0,067	0,090	-	-	0,8994
10,1	2	0,308	20	0,064	0,083	-	-	0,8172
10,6	3	0,237	21	0,063	0,082	-	-	0,8351
9,5	2	0,291	18	0,065	0,084	-	-	0,8583
6,5	1	0,455	11	0,061	0,074	-	-	0,7322
17,1	5	0,225	32	0,055	0,074	-	-	0,6714
9,7	2	0,255	19	0,055	0,072	-	-	0,6559
4,4	1	0,272	10	0,062	0,072	-	-	0,9949
9,0	2	0,425	21	0,099	0,127	-	x	0,9905
7,7	2	0,332	18	0,129	0,114	-	x	0,9285
2,5	1	0,232	5	0,084	0,085	-	-	1,0751
7,1	1	0,661	18	0,115	0,101	-	-	1,0364
12,4	3	0,294	25	0,067	0,088	-	-	0,9304
7,1	1	0,439	17	0,063	0,079	-	-	0,7405
8,4	2	0,426	19	0,157	0,137	-	x	1,6535
5,0	1	0,484	12	0,151	0,125	-	x	1,5244
5,3	1	0,376	12	0,079	0,095	-	x	0,8344
20,9	6	0,446	39	0,104	0,143	-	-	1,3075
17,4	5	0,322	33	0,078	0,105	-	-	0,9105
15,1	4	0,312	30	0,072	0,096	-	-	1,0130

Anlage 1

Fallpauschalen-Katalog und Pflegeerlöskatalog
Teil a) Bewertungsrelationen bei Versorgung durch Hauptabteilungen

DRG	Partition	Bezeichnung [6)]	Bewertungsrelation bei Hauptabteilung	Bewertungsrelation bei Hauptabteilung und Beleghebamme
1	2	3	4	5
I66D	M	Kinder-/jugendrheum. Komplexbeh. 7 bis 13 Behandlungstage, Alter > 0 Jahre od. Amyloidose, adulte Form des Morbus Still, best. Vaskulitiden od. syst. rheum. Erkrankungen, Alter < 16 Jahre od. m. multisystem. Entzündungssyndrom bei COVID-19, mehr als 1 BT	0,936	-
I66E	M	Amyloidose, bestimmte Vaskulitiden oder adulte Form des Morbus Still, Alter > 15 Jahre	0,769	-
I66F	M	Frakturen an Becken und Schenkelhals oder bestimmte Systemkrankheiten des Bindegewebes	0,629	-
I66G	M	Andere Erkrankungen des Bindegewebes, mehr als ein Belegungstag, ohne bestimmte Erkrankungen, ohne äußerst schwere CC, ohne intensivmed. Komplexbeh. > 196 / 184 / - Aufwandsp. od. multisystemisches Entzündungssyndrom bei COVID-19 od. Alter < 6 J., 1 BT	0,558	-
I66H	M	Andere Erkrankungen des Bindegewebes oder Frakturen an Becken und Schenkelhals, Alter > 5 Jahre, ein Belegungstag	0,156	-
I68A	M	Nicht operativ behandelte Erkrankungen und Verletzungen im Wirbelsäulenbereich, mehr als 1 BT, mit äußerst schw. oder schw. CC od. intensivmed. Komplexbeh. > 196 / 184 / - P. od. bei Para- / Tetraplegie, bei Diszitis od. infektiöser Spondylopathie	2,501	-
I68B	M	Nicht operativ behandelte Erkrankungen und Verletzungen im Wirbelsäulenbereich, mehr als 1 BT, mit äuß. schw. oder schw. CC od. bei Para- / Tetraplegie, mit kompl. Diagn. oder ohne äuß. schw. oder schw. CC, ohne Para- / Tetraplegie bei Diszitis	1,362	-
I68C	M	Nicht operativ behandelte Erkrankungen und Verletzungen WS, > 1 BT od. and. Femurfraktur, bei Para- / Tetraplegie od. mit äuß. schw. CC od. schw. CC od. Alter > 65 J., oh. kompl. Diagn. od. Kreuzbeinfraktur od. best. mäßig aufw., aufw. od. hochaufw. Beh.	0,781	-
I68D	M	Nicht operativ behandelte Erkrankungen und Verletzungen WS, > 1 Belegungstag oder andere Femurfraktur, außer bei Diszitis oder infektiöser Spondylopathie, ohne Kreuzbeinfraktur, ohne best. mäßig aufw., aufw. od. hochaufw. Beh., mit Wirbelsäulenfraktur	0,577	-
I68E	M	Nicht operativ behandelte Erkrankungen und Verletzungen WS, > 1 Belegungstag oder andere Femurfraktur, außer bei Diszitis oder infektiöser Spondylopathie, ohne Kreuzbeinfraktur, ohne best. mäßig aufw., aufw. od. hochaufw. Beh., oh. Wirbelsäulenfraktur	0,472	-
I68F	M	Nicht operativ behandelte Erkrankungen und Verletzungen im Wirbelsäulenbereich, ein Belegungstag oder Prellung am Oberschenkel	0,196	-
I69A	M	Knochenkrankheiten und spezifische Arthropathie mit bestimmter Arthropathie oder Muskel- / Sehnenerkrankung bei Para- /Tetraplegie	0,630	-
I69B	M	Knochenkrankheiten und spezifische Arthropathie ohne bestimmte Arthropathie, ohne Muskel- / Sehnenerkrankung bei Para- /Tetraplegie	0,514	-
I71A	M	Muskel- und Sehnenerkrankungen außer bei Para- / Tetraplegie oder Verstauchung, Zerrung, Luxation an Hüftgelenk, Becken und Oberschenkel, mit Zerebralparese oder Kontraktur	0,801	-
I71B	M	Muskel- und Sehnenerkrankungen außer bei Para- / Tetraplegie oder Verstauchung, Zerrung, Luxation an Hüftgelenk, Becken und Oberschenkel, ohne Zerebralparese, ohne Kontraktur	0,459	-
I72Z	M	Entzündung von Sehnen, Muskeln und Schleimbeuteln mit äußerst schweren oder schweren CC oder Frakturen am Femurschaft	1,067	-
I73Z	M	Nachbehandlung bei Erkrankungen des Bindegewebes	0,621	-
I74A	M	Verletzungen an Unterarm, Handgelenk, Hand oder Fuß oder leichte bis moderate Verletzungen von Schulter, Arm, Ellenbogen, Knie, Bein und Sprunggelenk mit unspezifischen Arthropathien, mit äußerst schweren oder schweren CC	0,935	-
I74B	M	Verletzungen an Unterarm, Handgelenk, Hand oder Fuß oder leichte bis moderate Verletzungen von Schulter, Arm, Ellenbogen, Knie, Bein und Sprunggelenk mit unspezifischen Arthropathien ohne äußerst schwere oder schwere CC	0,566	-
I74C	M	Verletzungen an Unterarm, Handgelenk, Hand oder Fuß oder leichte bis moderate Verletzungen von Schulter, Arm, Ellenbogen, Knie, Bein und Sprunggelenk ohne äußerst schwere oder schwere CC, Alter < 10 Jahre	0,489	-
I74D	M	Verletzungen an Unterarm, Handgelenk, Hand oder Fuß oder leichte bis moderate Verletzungen von Schulter, Arm, Ellenbogen, Knie, Bein und Sprunggelenk ohne äußerst schwere oder schwere CC, Alter > 9 Jahre	0,421	-
I75A	M	Schwere Verletzungen von Schulter, Arm, Ellenbogen, Knie, Bein und Sprunggelenk mit CC	0,999	-
I75B	M	Schwere Verletzungen von Schulter, Arm, Ellenbogen, Knie, Bein und Sprunggelenk ohne CC oder Entzündungen von Sehnen, Muskeln und Schleimbeuteln ohne äußerst schwere oder schwere CC	0,504	-

Mittlere Verweil-dauer [1]	Untere Grenz-verweildauer: Erster Tag mit Abschlag [2), 5)]	Untere Grenz-verweildauer: Bewertungs-relation pro Tag	Obere Grenz-verweildauer: Erster Tag mit zusätzlichem Entgelt [3), 5)]	Obere Grenz-verweildauer: Bewertungs-relation pro Tag	Externe Verlegung Abschlag pro Tag (Bewertungsrelation)	Verlegungs-fallpauschale	Ausnahme von Wiederaufnahme [4)]	Pflegeerlös Bewertungs-relation pro Tag
6	7	8	9	10	11	12	13	14
7,8	2	0,306	15	0,083	0,104	-	-	0,9261
6,6	1	0,358	15	0,079	0,097	-	-	0,6645
6,5	1	0,361	15	0,067	0,082	-	-	0,7307
5,7	1	0,357	13	0,066	0,080	-	-	0,5936
1,0	-	-	-	-	-	-	-	1,0508
24,2	7	0,301	42	0,070	0,095	-	-	0,9512
14,5	4	0,266	29	0,064	0,086	-	-	0,8011
8,5	2	0,257	18	0,064	0,081	-	-	0,7883
5,5	1	0,333	13	0,072	0,087	-	-	0,7159
4,6	1	0,275	11	0,069	0,081	-	-	0,6033
1,0	-	-	-	-	-	-	-	1,0692
7,0	1	0,462	15	0,062	0,077	-	-	0,5626
5,6	1	0,350	13	0,063	0,076	-	-	0,6699
9,1	2	0,256	20	0,059	0,076	-	-	0,7981
4,2	1	0,282	10	0,073	0,084	-	-	0,7512
10,3	2	0,343	23	0,070	0,091	-	-	1,0219
7,2	1	0,433	17	0,058	0,073	-	-	0,7596
9,5	2	0,296	22	0,066	0,085	-	-	0,7963
5,8	1	0,375	13	0,067	0,081	-	-	0,6367
2,2	1	0,180	4	0,102	0,100	-	-	1,2999
3,5	1	0,209	8	0,080	0,089	-	-	0,8193
10,1	2	0,327	22	0,068	0,088	-	-	0,9695
5,0	1	0,314	12	0,069	0,082	-	-	0,7405

Anlage 1

Fallpauschalen-Katalog und Pflegeerlöskatalog
Teil a) Bewertungsrelationen bei Versorgung durch Hauptabteilungen

DRG	Partition	Bezeichnung [6]	Bewertungsrelation bei Hauptabteilung	Bewertungsrelation bei Hauptabteilung und Beleghebamme
1	2	3	4	5
I76A	M	Andere Erkrankungen des Bindegewebes mit komplizierender Diagnose oder äußerst schweren CC oder Alter < 16 Jahre mit septischer Arthritis	1,438	-
I76B	M	Andere Erkrankungen des Bindegewebes ohne komplizierende Diagnose, ohne äußerst schwere CC, ohne septische Arthritis oder Alter > 15 Jahre	0,551	-
I77Z	M	Mäßig schwere Verletzungen von Schulter, Arm, Ellenbogen, Knie, Bein und Sprunggelenk	0,459	-
I79Z	M	Fibromyalgie	0,672	-
I87A	M	Komplexbehandlung bei isolationspflichtigen Erregern bei Krankheiten und Störungen an Muskel-Skelett-System und Bindegewebe, COVID-19, Virus nachgewiesen	2,069	-
I87B	M	Komplexbehandlung bei isolationspflichtigen Erregern bei Krankheiten und Störungen an Muskel-Skelett-System und Bindegewebe	1,545	-
I95A	O	Implantation einer Tumorendoprothese mit Implantation oder Wechsel einer bestimmten Endoprothese oder Knochentotalersatz am Femur oder resezierende Eingriffe am Becken bei bösartiger Neubildung oder Alter < 18 Jahre	4,360	-
I95B	O	Implantation einer Tumorendoprothese ohne Implantation oder Wechsel einer bestimmten Endoprothese, ohne Knochentotalersatz am Femur, ohne resezierende Eingriffe am Becken bei bösartiger Neubildung, Alter > 17 Jahre	3,180	-
I97Z	A	Rheumatologische Komplexbehandlung bei Krankheiten und Störungen an Muskel-Skelett-System und Bindegewebe	1,142	-
I98Z	O	Komplexe Vakuumbehandlung bei Krankheiten und Störungen an Muskel-Skelett-System und Bindegewebe	5,168	-
MDC 09 Krankheiten und Störungen an Haut, Unterhaut und Mamma				
J01Z	O	Gewebetransplantation mit mikrovaskulärer Anastomosierung bei bösartiger Neubildung an Haut, Unterhaut und Mamma	2,966	-
J02A	O	Hauttransplantation oder bestimmte Lappenplastik an der unteren Extremität bei Ulkus oder Infektion oder ausgedehnte Lymphadenektomie oder Gewebetransplantation mit mikrovaskulärer Anastomose, mit äußerst schweren CC, mit komplexem Eingriff	5,841	-
J02B	O	Hauttransplantation oder bestimmte Lappenplastik an der unteren Extr. bei Ulkus od. Infektion od. ausgedehnte Lymphadenekt. oder Gewebetransplant. mit mikrovask. Anastomose, mit äuß. schw. CC, oh. kompl. Eingr. od. oh. äuß. schw. CC, m. kompl. Eingr.	3,478	-
J02C	O	Hauttransplantation oder bestimmte Lappenplastik an der unteren Extremität bei Ulkus oder Infektion oder ausgedehnte Lymphadenektomie, ohne äußerst schwere CC, ohne komplexen Eingriff	1,829	-
J03Z	O	Eingriffe an der Haut der unteren Extremität bei Ulkus oder Infektion / Entzündung	0,878	-
J04Z	O	Eingriffe an der Haut der unteren Extremität außer bei Ulkus oder Infektion / Entzündung	0,585	-
J06Z	O	Mastektomie mit Prothesenimplantation und plastischer Operation bei bösartiger Neubildung oder komplexe Prothesenimplantation	1,617	-
J07A	O	Best. Eingr. an der Mamma mit Lymphknotenex. oder PCCL >2 oder Impl. Hautexpander oder best. Eingr. an Ovar/Plexus brachialis oder Lymphknotenex. mit Hautransplantation oder Debridement, mit beidseitigem Eingr. oder best. Eingr. Ovar/Plexus brachialis	1,326	-
J07B	O	Best. Eingr. an der Mamma mit Lymphknotenex. oder PCCL >2 oder Impl. Hautexpander oder best. Eingr. an Ovar/Plexus brachialis oder Lymphknotenex. mit Hautransplantation oder Debridement, ohne beidseitigen Eingr., ohne best. Eingr. Ovar/Plexus brachialis	1,012	-
J08A	O	Bestimmte Hauttransplantation oder Debridement mit Eingriff an Kopf und Hals oder mit bestimmtem Eingriff an Haut und Unterhaut oder Eingriffe an der Haut der unteren Extremität bei Ulkus oder Infektion / Entzündung, mit äußerst schweren CC	3,172	-
J08B	O	Bestimmte Hauttransplantation oder Debridement ohne Eingriff an Kopf und Hals, ohne bestimmten Eingriff an Haut und Unterhaut oder ohne äußerst schwere CC	1,019	-
J09A	O	Eingriffe bei Sinus pilonidalis und perianal, Alter < 16 Jahre	0,690	-
J09B	O	Eingriffe bei Sinus pilonidalis und perianal, Alter > 15 Jahre	0,547	-
J10A	O	Plastische Operationen an Haut, Unterhaut und Mamma mit äußerst schweren oder schweren CC oder mit komplexem Eingriff	0,917	-
J10B	O	Plastische Operationen an Haut, Unterhaut und Mamma ohne äußerst schwere oder schwere CC, ohne komplexen Eingriff	0,610	-
J11A	O	Andere Eingriffe an Haut, Unterhaut und Mamma mit komplexem Eingriff bei komplizierender Diagnose oder bei Para- / Tetraplegie oder selektive Embolisation bei Hämangiom	1,253	-

Mittlere Verweil-dauer [1]	Untere Grenz-verweildauer: Erster Tag mit Abschlag [2), 5)]	Untere Grenz-verweildauer: Bewertungs-relation pro Tag	Obere Grenz-verweildauer: Erster Tag mit zusätzlichem Entgelt [3), 5)]	Obere Grenz-verweildauer: Bewertungs-relation pro Tag	Externe Verlegung Abschlag pro Tag (Bewertungsrelation)	Verlegungs-fallpauschale	Ausnahme von Wiederaufnahme [4)]	Pflegeerlös Bewertungs-relation pro Tag
6	7	8	9	10	11	12	13	14
12,0	3	0,337	25	0,079	0,104	-	-	1,1379
5,1	1	0,309	12	0,070	0,083	-	-	0,8480
4,3	1	0,273	10	0,073	0,084	-	-	0,8126
8,6	2	0,223	16	0,055	0,070	-	-	0,4409
25,4	-	-	43	0,057	0,078	-	-	0,8904
16,2	-	-	32	0,065	0,087	-	-	0,9626
14,8	4	0,325	29	0,192	0,103	-	-	0,9686
12,6	3	0,318	24	0,136	0,093	-	-	0,8160
15,0	4	0,227	17	0,076	0,071	-	-	0,3798
34,4	10	0,267	52	0,085	0,083	-	-	0,7849
7,7	2	0,273	13	0,074	0,094	-	-	1,0192
34,0	10	0,296	52	0,067	0,093	-	-	1,0881
21,9	6	0,278	40	0,062	0,085	-	-	0,9448
15,6	4	0,236	31	0,053	0,071	-	-	0,7880
8,0	2	0,214	17	0,057	0,072	-	-	0,7930
3,6	1	0,328	8	0,073	0,082	-	-	0,6702
5,7	1	0,561	11	0,089	0,108	-	-	0,7690
3,9	1	0,488	8	0,118	0,135	-	-	0,7700
3,4	1	0,368	7	0,114	0,125	-	-	0,8145
21,6	6	0,318	40	0,072	0,098	-	-	1,0449
6,6	1	0,406	17	0,061	0,076	-	-	0,7629
2,6	1	0,344	5	0,099	0,103	-	-	1,1886
2,7	1	0,148	6	0,074	0,077	-	-	0,7862
5,4	1	0,358	12	0,066	0,079	-	-	0,7056
3,7	1	0,224	8	0,067	0,075	-	-	0,6924
9,9	2	0,315	23	0,067	0,086	-	-	0,8012

Anlage 1

Fallpauschalen-Katalog und Pflegeerlöskatalog
Teil a) Bewertungsrelationen bei Versorgung durch Hauptabteilungen

DRG	Partition	Bezeichnung [6]	Bewertungsrelation bei Hauptabteilung	Bewertungsrelation bei Hauptabteilung und Beleghebamme
1	2	3	4	5
J11B	O	Andere Eingriffe an Haut, Unterhaut und Mamma mit komplizierender Diagnose oder mit mäßig komplexer Prozedur oder Diagnose oder Alter < 18 Jahre mit äußerst schweren oder schweren CC oder mit bestimmtem Eingriff bei bösartiger Neubildung oder Pemphigoid	0,854	-
J11C	O	And. Eingr. an Haut, Unterhaut u. Mamma oh. kompliz. Diag., oh. mäßig kompl. Proz. od. Diagn., Alter > 17 J. od. oh. äuß. schw. oder schw. CC, m. best. Eingr. od. m. Hidradenitis suppurativa od. bei BNB/Pemphigoid od. mit kl. Eingr. an d. Haut u. Weicht.	0,566	-
J11D	O	And. Eingr. an Haut, Unterhaut u. Mamma oh. kompliz. Diag., oh. mäßig kompl. Proz. od. Diag., Alter > 17 J. od. oh. äuß. schw. od. schw. CC, oh. best. Eingr., oh. Hidradenitis suppurativa, auß. b. BNB od. Pemphigoid, oh. kl. Eingr. an d. Haut od. Weicht.	0,498	-
J12Z	O	Komplexe beidseitige plastische Rekonstruktion der Mamma	4,058	-
J14Z	O	Plastische Rekonstruktion der Mamma bei BNB mit aufwend. Rekonstr. oder beidseit. Mastektomie bei BNB oder Strahlenther. mit operat. Proz. bei Krankh. und Störungen an Haut, Unterhaut und Mamma, mit beidseit. Prothesenimpl. oder Impl. eines Hautexpanders	2,083	-
J16A	O	Beidseitige Mastektomie bei bösartiger Neubildung	1,517	-
J16B	O	Strahlentherapie mit operativer Prozedur bei Krankheiten und Störungen an Haut, Unterhaut und Mamma	1,782	-
J17Z	O	Strahlentherapie bei Krankheiten und Störungen an Haut, Unterhaut und Mamma, Bestrahlungen an mindestens 9 Tagen	3,382	-
J18A	O	Strahlentherapie bei Krankheiten und Störungen an Haut, Unterhaut und Mamma, mehr als ein Belegungstag, Bestrahlungen an mindestens 5 Tagen	1,950	-
J18B	O	Strahlentherapie bei Krankheiten und Störungen an Haut, Unterhaut und Mamma, mehr als ein Belegungstag, Bestrahlungen an weniger als 5 Tagen	1,445	-
J21Z	O	Andere Hauttransplantation oder Debridement mit Lymphknotenexzision oder schweren CC	1,435	-
J22Z	O	Andere Hauttransplantation oder Debridement ohne komplexen Eingriff, ohne komplexe Diagnose, ohne äußerst schwere oder schwere CC oder mit Weichteildeckung oder Mehrfachtumoren der Haut oder Erysipel	0,791	-
J23Z	O	Große Eingriffe an der Mamma bei bösartiger Neubildung ohne komplexen Eingriff, ohne bestimmten Eingriff an den weiblichen Geschlechtsorganen bei bösartiger Neubildung	1,173	-
J24A	O	Eingriffe an der Mamma außer bei bösartiger Neubildung mit ausgedehntem Eingriff, mit Prothesenimplantation oder bestimmter Mammareduktionsplastik oder beidseitiger Mastopexie	1,223	-
J24B	O	Eingriffe an der Mamma außer bei bösartiger Neubildung mit ausgedehntem Eingriff, mit Prothesenimplantation, ohne bestimmte Mammareduktionsplastik, ohne beidseitige Mastopexie	1,107	-
J24C	O	Eingriffe an der Mamma außer bei bösartiger Neubildung ohne ausgedehnten Eingriff, mit komplexem Eingriff	0,934	-
J24D	O	Eingriffe an der Mamma außer bei bösartiger Neubildung ohne ausgedehnten Eingriff, ohne komplexen Eingriff	0,678	-
J25Z	O	Kleine Eingriffe an der Mamma und andere Eingriffe bei bösartiger Neubildung ohne äußerst schwere oder schwere CC	0,756	-
J26Z	O	Plastische Rekonstruktion der Mamma mit komplexer Hauttransplantation oder große Eingriffe an der Mamma bei bösartiger Neubildung mit komplexem Eingriff oder bestimmtem Eingriff an den weiblichen Geschlechtsorganen bei bösartiger Neubildung	3,103	-
J35Z	O	Komplexe Vakuumbehandlung bei Krankheiten und Störungen an Haut, Unterhaut und Mamma	3,126	-
J44Z	A	Geriatrische frührehabilitative Komplexbehandlung bei Krankheiten und Störungen an Haut, Unterhaut und Mamma	1,539	-
J61A	M	Schwere Erkrankungen der Haut, mehr als ein BT, Alter > 17 Jahre oder mit kompl. Diagn., mit äuß. schw. CC od. Hautulkus bei Para-/Tetraplegie od. hochkompl. Diagn. od. Epid. bullosa, Alter < 10 Jahre oder mit schwerer Erkr. der Haut, mit aufw. Behandl.	1,138	-
J61B	M	Schwere Erkrankungen der Haut, mehr als ein Belegungstag, Alter > 17 Jahre, ohne äußerst schwere CC, ohne hochkomplexe Diagnose, mit schwerer Erkrankung der Haut, ohne aufwendige Behandlung	0,770	-
J61C	M	Schwere Erkrankungen der Haut, mehr als ein Belegungstag, Alter < 18 Jahre, ohne hochkomplexe Diagnose oder mäßig schwere Hauterkrankungen, mehr als ein Belegungstag	0,532	-
J62A	M	Bösartige Neubildungen der Mamma, mehr als ein Belegungstag, mit äußerst schweren CC	1,588	-

Mittlere Verweil-dauer [1)]	Untere Grenz-verweildauer: Erster Tag mit Abschlag [2), 5)]	Untere Grenz-verweildauer: Bewertungs-relation pro Tag	Obere Grenz-verweildauer: Erster Tag mit zusätzlichem Entgelt [3), 5)]	Obere Grenz-verweildauer: Bewertungs-relation pro Tag	Externe Verlegung Abschlag pro Tag (Bewertungsrelation)	Verlegungs-fallpauschale	Ausnahme von Wiederaufnahme [4)]	Pflegeerlös Bewertungs-relation pro Tag
6	7	8	9	10	11	12	13	14
5,2	1	0,431	14	0,070	0,084	-	-	0,8052
3,4	1	0,237	7	0,068	0,074	-	-	0,7030
3,1	1	0,217	7	0,070	0,075	-	-	0,7437
8,9	2	0,326	15	0,076	0,098	-	-	1,0644
6,1	1	0,652	12	0,087	0,106	-	-	0,8035
6,1	1	0,575	12	0,090	0,111	-	-	0,7898
4,7	1	1,036	12	0,213	0,176	-	-	0,8581
25,7	8	0,363	44	0,126	0,121	-	x	0,8369
13,7	4	0,371	28	0,136	0,126	-	x	0,9166
11,2	3	0,344	25	0,125	0,113	-	x	0,8997
10,7	3	0,241	24	0,063	0,082	-	-	0,7534
5,2	1	0,431	13	0,060	0,071	-	-	0,6516
4,9	1	0,561	10	0,087	0,103	-	-	0,8071
3,6	1	0,496	8	0,071	0,079	-	-	0,8450
3,5	1	0,491	7	0,083	0,092	-	-	0,7370
3,3	1	0,356	7	0,075	0,082	-	-	0,8135
2,4	1	0,246	5	0,098	0,098	-	-	1,0935
2,6	1	0,285	5	0,105	0,108	-	-	0,9693
8,8	2	0,283	14	0,068	0,087	-	-	0,8821
23,4	7	0,251	41	0,086	0,082	-	-	0,7909
20,3	-	-	30	0,053	0,071	-	-	0,7060
12,8	3	0,279	26	0,087	0,081	-	-	1,1303
8,9	2	0,253	18	0,060	0,077	-	-	0,5689
6,0	-	-	13	0,061	0,075	-	-	0,6408
14,1	4	0,304	28	0,075	0,100	-	x	0,9826

Anlage 1

Fallpauschalen-Katalog und Pflegeerlöskatalog
Teil a) Bewertungsrelationen bei Versorgung durch Hauptabteilungen

DRG	Partition	Bezeichnung [6]	Bewertungsrelation bei Hauptabteilung	Bewertungsrelation bei Hauptabteilung und Beleghebamme
1	2	3	4	5
J62B	M	Bösartige Neubildungen der Mamma, ein Belegungstag oder ohne äußerst schwere CC	0,736	-
J64A	M	Infektion / Entzündung der Haut und Unterhaut oder Hautulkus mit äußerst schweren CC	1,653	-
J64B	M	Bestimmte Infektion / Entzündung der Haut und Unterhaut oder Hautulkus ohne äußerst schwere CC oder Alter < 6 Jahre mit komplexer Diagnose	0,556	-
J64C	M	Andere Infektion / Entzündung der Haut und Unterhaut oder Alter > 5 Jahre oder ohne komplexe Diagnose	0,467	-
J65A	M	Verletzung der Haut, Unterhaut und Mamma, mehr als 1 Belegungstag	0,398	-
J65B	M	Verletzung der Haut, Unterhaut und Mamma, ein Belegungstag	0,184	-
J67A	M	Bestimmte Erkrankungen der Mamma außer bösartige Neubildung oder moderate Hauterkrankungen	0,499	-
J67B	M	Andere Erkrankungen der Mamma außer bösartige Neubildung oder leichte Hauterkrankungen	0,367	-
J68A	M	Erkrankungen der Haut, ein Belegungstag, mit komplexer Diagnose oder Alter < 16 Jahre mit anderer komplexer Diagnose	0,181	-
J68B	M	Erkrankungen der Haut, ein Belegungstag, ohne komplexe Diagnose, Alter > 15 Jahre	0,159	-
J77Z	M	Komplexbehandlung bei isolationspflichtigen Erregern bei Krankheiten und Störungen an Haut, Unterhaut und Mamma	1,523	-
MDC 10 Endokrine, Ernährungs- und Stoffwechselkrankheiten				
K03A	O	Eingriffe an der Nebenniere bei bösartiger Neubildung oder Eingriff an der Hypophyse, Alter < 18 Jahre oder bestimmte zweizeitige Eingriffe an der Hypophyse	3,125	-
K03B	O	Eingriffe an der Nebenniere bei bösartiger Neubildung oder Eingriff an der Hypophyse, Alter > 17 Jahre, ohne bestimmte zweizeitige Eingriffe an der Hypophyse	2,007	-
K04Z	O	Große Eingriffe bei Adipositas	1,410	-
K06A	O	Eingriffe an Schilddrüse, Nebenschilddrüse und Ductus thyreoglossus mit IntK > 392 / 368 / - Punkte oder bei BNB, mit äußerst schweren CC oder Parathyreoidektomie oder äußerst schwere oder schwere CC, mit Thyreoidektomie durch Sternotomie	3,827	-
K06B	O	Eingriffe an Schilddrüse, Nebenschilddrüse und Ductus thyreoglossus ohne IntK > 392 / 368 / - Punkte, bei BNB oder mit äuß. schw. oder schw. CC oder Eingr. an der Schilddrüse außer kl. Eingr., mit Thyreoidektomie durch Sternotomie oder Alter < 16 Jahre	1,234	-
K06C	O	Eingriffe an Schilddrüse, Nebenschilddrüse u. Ductus thyreogl. ohne IntK > 392 / 368 / - P., auß. bei BNB, oh. äuß. schw. od. schw. CC, mit Eingr. an d. Schilddrüse auß. kl. Eingr., ohne Thyreoidektomie durch Sternotomie, Alter > 15 J. od. Alter < 18 J.	1,079	-
K06D	O	Andere Eingriffe an Schilddrüse, Nebenschilddrüse und Ductus thyreoglossus ohne IntK > 392 / 368 / - Punkte, außer bei bösartiger Neubildung, ohne äußerst schwere oder schwere CC oder bestimmte Reduktionseingriffe an Haut und Unterhaut	0,905	-
K06E	O	Kleine Eingriffe an Schilddrüse, Nebenschilddrüse und Ductus thyreoglossus ohne IntK > 392 / 368 / - Punkte, außer bei bösartiger Neubildung, ohne äußerst schwere oder schwere CC, ohne bestimmte Reduktionseingriffe an Haut und Unterhaut	0,808	-
K07A	O	Andere Eingriffe bei Adipositas mit bestimmten größeren Eingriffen am Magen oder Darm	1,358	-
K07B	O	Andere Eingriffe bei Adipositas ohne bestimmte größere Eingriffe am Magen oder Darm	1,049	-
K09A	O	Andere Prozeduren bei endokrinen, Ernährungs- und Stoffwechselkrankheiten mit hochkomplexem Eingriff oder mit bestimmtem Eingriff, mit äußerst schweren CC oder Alter < 7 Jahre	4,268	-
K09B	O	Andere Prozeduren bei endokrinen, Ernährungs- und Stoffwechselkrankheiten mit bestimmtem Eingriff, mit äußerst schweren CC oder Alter < 7 Jahre oder mit mäßig komplexem Eingriff, Alter < 16 Jahre	2,446	-
K09C	O	Andere Prozeduren bei endokrinen, Ernährungs- und Stoffwechselkrankheiten mit mäßig komplexem Eingriff, Alter > 15 Jahre	1,563	-
K09D	O	Andere Prozeduren bei endokrinen, Ernährungs- und Stoffwechselkrankheiten ohne mäßig komplexen Eingriff	0,865	-
K14Z	O	Andere Eingriffe an der Nebenniere oder ausgedehnte Lymphadenektomie	1,574	-
K15A	O	Strahlentherapie bei endokrinen, Ernährungs- und Stoffwechselkrankheiten, mehr als ein Belegungstag, mit hochkomplexer Radiojodtherapie	0,911	-

Mittlere Verweil-dauer [1)]	Untere Grenz-verweildauer: Erster Tag mit Abschlag [2), 5)]	Untere Grenz-verweildauer: Bewertungs-relation pro Tag	Obere Grenz-verweildauer: Erster Tag mit zusätzlichem Entgelt [3), 5)]	Obere Grenz-verweildauer: Bewertungs-relation pro Tag	Externe Verlegung Abschlag pro Tag (Bewertungsrelation)	Verlegungs-fallpauschale	Ausnahme von Wiederaufnahme [4)]	Pflegeerlös Bewertungs-relation pro Tag
6	7	8	9	10	11	12	13	14
6,8	1	0,515	16	0,074	0,091	-	x	0,9738
16,4	4	0,322	32	0,068	0,092	-	-	1,0005
6,6	1	0,379	14	0,058	0,072	-	-	0,7066
4,5	1	0,232	10	0,065	0,076	-	-	0,7819
3,4	-	-	8	0,078	0,086	-	-	0,8216
1,0	-	-	-	-	-	-	-	1,2997
5,3	1	0,273	12	0,061	0,073	-	-	0,6750
3,7	1	0,096	8	0,066	0,074	-	-	0,8169
1,0	-	-	-	-	-	-	x	1,0615
1,0	-	-	-	-	-	-	-	1,1222
16,6	-	-	33	0,058	0,078	-	-	0,9456
11,8	3	0,403	24	0,136	0,125	-	-	1,1528
8,6	2	0,365	17	0,174	0,114	-	-	0,9626
3,3	1	0,392	7	0,083	0,091	-	-	0,7933
19,2	5	0,398	37	0,087	0,118	-	-	1,2446
3,2	1	0,434	8	0,086	0,094	-	-	0,9053
2,7	1	0,347	6	0,084	0,088	-	-	0,8403
2,5	1	0,212	5	0,087	0,088	-	-	0,8334
2,6	1	0,214	5	0,087	0,089	-	-	0,7746
4,0	1	0,379	8	0,068	0,078	-	-	0,7999
2,9	1	0,295	6	0,073	0,078	-	-	0,8709
19,8	6	0,421	38	0,104	0,142	-	-	1,2183
15,1	4	0,359	28	0,083	0,111	-	-	0,9679
8,7	2	0,306	21	0,074	0,094	-	-	0,9133
3,5	1	0,375	9	0,070	0,077	-	-	0,8367
4,8	1	0,485	11	0,081	0,095	-	-	0,9468
3,1	-	-	6	0,206	0,223	-	x	0,9391

Anlage 1

Fallpauschalen-Katalog und Pflegeerlöskatalog
Teil a) Bewertungsrelationen bei Versorgung durch Hauptabteilungen

DRG	Partition	Bezeichnung [6)]	Bewertungsrelation bei Hauptabteilung	Bewertungsrelation bei Hauptabteilung und Beleghebamme
1	2	3	4	5
K15B	O	Strahlentherapie bei endokrinen, Ernährungs- und Stoffwechselkrankheiten, mehr als ein Belegungstag, ohne hochkomplexe Radiojodtherapie	1,493	-
K15C	O	Strahlentherapie bei endokrinen, Ernährungs- und Stoffwechselkrankheiten, mehr als ein Belegungstag, mit mäßig komplexer Radiojodtherapie bei bösartiger Neubildung oder mit bestimmter nuklearmedizinischer Therapie	0,744	-
K15D	O	Strahlentherapie bei endokrinen, Ernährungs- und Stoffwechselkrankheiten, mehr als ein Belegungstag, mit mäßig komplexer Radiojodtherapie, außer bei bösartiger Neubildung, ohne bestimmte nuklearmedizinische Therapie	0,818	-
K15E	O	Strahlentherapie bei endokrinen, Ernährungs- und Stoffwechselkrankheiten, mehr als ein Belegungstag, mit anderer Radiojodtherapie	0,459	-
K25Z	O	Komplexbehandlung bei multiresistenten Erregern mit bestimmter OR-Prozedur bei endokrinen, Ernährungs- und Stoffwechselkrankheiten	2,513	-
K33Z	O	Mehrzeitige komplexe OR-Prozeduren bei endokrinen, Ernährungs- und Stoffwechselkrankheiten	5,810	-
K38Z	O	Hämophagozytäre Erkrankungen	2,787	-
K44Z	A	Geriatrische frührehabilitative Komplexbehandlung bei endokrinen, Ernährungs- und Stoffwechselkrankheiten	1,531	-
K60A	M	Diabetes mellitus und schwere Ernährungsstörungen, Alter < 6 Jahre, mit multimodaler Komplexbehandlung bei Diabetes mellitus oder intensivmedizinischer Komplexbehandlung > 196 / 184 / - Aufwandspunkte	1,755	-
K60B	M	Diabetes mellitus und schwere Ernährungsstörungen, Alter > 5 Jahre und Alter < 18 Jahre und multimodale Komplexbehandlung bei Diabetes mellitus, ohne intensivmedizinische Komplexbehandlung > 196 / 184 / - Aufwandspunkte	1,117	-
K60C	M	Diabetes mellitus und schwere Ernährungsstörungen, Alter > 17 Jahre oder ohne multimodale Komplexbehandlung bei Diabetes mellitus oder schwerste Ernährungsstörungen oder äußerst schwere CC, mehr als ein Belegungstag	1,549	-
K60D	M	Diabetes mellitus ohne äußerst schwere CC, Alter < 11 Jahre oder Alter < 16 Jahre mit schweren CC oder multiplen Komplikationen oder Ketoazidose oder Koma, ohne multimodale Komplexbehandlung bei Diabetes mellitus	0,484	-
K60E	M	Diabetes mellitus mit schweren CC oder mit komplexer Diagnose, Alter > 15 Jahre, mehr als ein Belegungstag	0,804	-
K60F	M	Diabetes mellitus, Alter > 10 Jahre, ein Belegungstag oder ohne äußerst schwere oder schwere CC oder ohne komplexe Diagnose	0,585	-
K62A	M	Verschiedene Stoffwechselerkrankungen bei Para- / Tetrapleg. oder mit kompliz. Diagnose oder endoskopischer Einlage eines Magenballons oder Alter < 16 Jahre, mit äußerst schweren CC oder best. aufwendiger / hochaufw. Behandlung, mehr als ein Belegungstag	1,427	-
K62B	M	Verschiedene Stoffwechselerkrankungen bei Para- / Tetrapleg. oder mit kompliz. Diagnose oder endoskop. Einlage eines Magenballons oder Alter < 16 Jahre, ein Belegungstag od. ohne äußerst schwere CC od. ohne best. aufwendige / hochaufwendige Behandlung	0,605	-
K62C	M	Verschiedene Stoffwechselerkrankungen außer bei Para- / Tetraplegie, ohne kompliz. Diagnose, ohne endoskopische Einlage eines Magenballons, ohne äußerst schwere CC oder ein Belegungstag, ohne best. aufwendige / hochaufwendige Behandlung, Alter > 15 Jahre	0,525	-
K63A	M	Angeborene Stoffwechselstörungen, mehr als ein Belegungstag, Alter < 6 Jahre oder mit komplexer Diagnose oder intensivmedizinischer Komplexbehandlung > 196 / 184 / - Aufwandspunkte	0,792	-
K63B	M	Angeborene Stoffwechselstörungen, mehr als ein Belegungstag, Alter > 5 Jahre, ohne komplexe Diagnose, ohne intensivmedizinische Komplexbehandlung > 196 / 184 / - Aufwandspunkte	0,657	-
K63C	M	Angeborene Stoffwechselstörungen, ein Belegungstag	0,193	-
K64A	M	Endokrinopathien mit komplexer Diagnose und äußerst schweren CC oder intensivmedizinischer Komplexbehandlung > 196 / 184 / - Aufwandspunkte	2,436	-
K64B	M	Endokrinopathien mit komplexer Diagnose oder äußerst schweren CC, Alter < 6 Jahre, ohne intensivmedizinische Komplexbehandlung > 196 / 184 / - Aufwandspunkte	1,384	-
K64C	M	Endokrinopathien mit komplexer Diagnose oder äußerst schweren CC, Alter > 5 Jahre oder mit bestimmter komplexer Diagnose oder mit invasiver endokrinologischer Diagnostik oder Alter < 18 Jahre bei bösartiger Neubildung oder Alter < 1 Jahr	0,788	-
K64D	M	Endokrinopathien ohne komplexe Diagnose, ohne bestimmte Diagnose, ohne äußerst schwere CC, ohne invasive endokrinologische Diagnostik, Alter > 17 Jahre oder außer bei bösartiger Neubildung, Alter > 0 Jahre	0,541	-
K77Z	M	Komplexbehandlung bei isolationspflichtigen Erregern bei endokrinen, Ernährungs- und Stoffwechselkrankheiten	2,115	-

Mittlere Verweil-dauer [1]	Untere Grenz-verweildauer: Erster Tag mit Abschlag [2), 5)]	Untere Grenz-verweildauer: Bewertungs-relation pro Tag	Obere Grenz-verweildauer: Erster Tag mit zusätzlichem Entgelt [3), 5)]	Obere Grenz-verweildauer: Bewertungs-relation pro Tag	Externe Verlegung Abschlag pro Tag (Bewertungsrelation)	Verlegungs-fallpauschale	Ausnahme von Wiederaufnahme [4)]	Pflegeerlös Bewertungs-relation pro Tag
6	7	8	9	10	11	12	13	14
13,3	3	0,356	29	0,124	0,099	-	x	0,8384
3,2	-	-	6	0,234	0,178	-	x	0,9922
6,2	-	-	13	0,150	0,114	-	x	0,7450
3,0	-	-	7	0,153	0,114	-	x	0,8378
25,0	-	-	43	0,056	0,076	-	-	0,8391
22,6	7	0,383	41	0,223	0,129	-	-	1,2545
17,4	5	0,446	35	0,163	0,145	-	-	1,2724
19,9	-	-	30	0,053	0,072	-	-	0,7549
13,0	3	0,435	23	0,093	0,124	-	-	1,6249
9,6	2	0,372	15	0,115	0,104	-	-	1,1412
13,9	4	0,297	29	0,075	0,100	-	-	1,0615
4,3	1	0,309	10	0,078	0,090	-	-	1,3918
8,6	2	0,264	16	0,065	0,083	-	-	0,7537
6,5	1	0,422	13	0,063	0,077	-	-	0,6603
14,7	4	0,277	28	0,066	0,088	-	-	1,0852
5,4	1	0,404	13	0,074	0,089	-	-	1,0545
5,2	1	0,341	12	0,068	0,081	-	-	0,8710
4,7	-	-	12	0,157	0,129	-	-	1,5605
5,2	-	-	13	0,082	0,098	-	-	1,0176
1,0	-	-	-	-	-	-	-	1,4202
14,8	4	0,467	30	0,157	0,148	-	x	1,4914
7,5	1	0,771	16	0,184	0,155	-	x	1,8892
6,7	1	0,549	16	0,080	0,099	-	x	1,0116
4,8	1	0,350	12	0,076	0,089	-	x	0,8117
24,4	-	-	40	0,060	0,081	-	-	0,9740

Anlage 1

Fallpauschalen-Katalog und Pflegeerlöskatalog
Teil a) Bewertungsrelationen bei Versorgung durch Hauptabteilungen

DRG	Partition	Bezeichnung [6)]	Bewertungsrelation bei Hauptabteilung	Bewertungsrelation bei Hauptabteilung und Beleghebamme
1	2	3	4	5
MDC 11 Krankheiten und Störungen der Harnorgane				
L02A	O	Operatives Einbringen eines Peritonealkatheters, Alter < 10 Jahre oder Blasenrekonstruktion und kontinenter Pouch bei Neubildung mit Multiviszeraleingriff oder Verschluss einer Blasenekstrophie	3,816	-
L02B	O	Operatives Einbringen eines Peritonealkatheters, Alter > 9 Jahre mit akuter Niereninsuffizienz oder mit chronischer Niereninsuffizienz mit Dialyse	1,552	-
L02C	O	Operatives Einbringen eines Peritonealkatheters, Alter > 9 Jahre mit akuter Niereninsuffizienz oder mit chronischer Niereninsuffizienz mit Dialyse oder transurethrale Injektion bei Ostiuminsuffizienz	0,737	-
L03Z	O	Bestimmte Nieren-, Ureter- und große Harnblaseneingriffe bei Neubildung, Alter < 19 Jahre oder mit äußerst schweren CC oder bestimmter Kombinationseingriff, ohne großen Eingriff am Darm	3,790	-
L04A	O	Bestimmte komplexe Nieren-, Ureter- und große Harnblaseneingriffe außer bei Neubildung, ohne äußerst schwere CC, ohne Kombinationseingriff oder bestimmte Harnblaseneingriffe oder Alter < 16 Jahre	1,876	-
L04B	O	Andere Nieren-, Ureter- und große Harnblaseneingriffe außer bei Neubildung, ohne äußerst schwere CC, ohne Kombinationseingriff, ohne bestimmte Harnblaseneingriffe oder Exzision und Resektion von retroperitonealem Gewebe, Alter > 15 Jahre	1,419	-
L06A	O	Bestimmte kleine Eingriffe an den Harnorganen mit äußerst schweren CC	2,648	-
L06B	O	Kleine Eingriffe an den Harnorganen ohne äußerst schwere CC oder ohne bestimmte Prozeduren oder Alter < 16 Jahre	0,989	-
L06C	O	Andere kleine Eingriffe an den Harnorganen, Alter > 15 Jahre	0,628	-
L07Z	O	Andere Nieren-, Ureter-, Prostata- und große Harnblaseneingriffe bei Neubildung, Alter < 19 J. od. mit äußerst schw. CC od. anderer Kombinationseingriff od. best. Zystektomien, ohne gr. Eingriff am Darm od. kompl. Harnblasenplastik od. Autotranspl. Niere	3,303	-
L08Z	O	Komplexe Eingriffe an der Urethra oder Ureter	1,231	-
L09A	O	And. Eingr. bei Erkr. der Harnorg. mit Anl. Dialyseshunt bei akut. Nierenins. od. bei chron. Nierenins. mit Dialyse od. auß. Anl. Dialyseshunt, m. Kalziphylaxie od. best. Laparotomie od. m. kompl. OR-Proz. od. kompl. Eingr., Alt. < 2 J. od. äuß. schw. CC	4,410	-
L09B	O	Andere Eingriffe bei Erkrankungen der Harnorgane mit Anlage Dialyseshunt bei akuter Niereninsuffizienz od. bei chronischer Niereninsuff. mit Dialyse od. außer Anlage Dialyseshunt, m. Kalziphylaxie od. best. Laparotomie, Alter > 1 Jahr, ohne äuß. schw. CC	1,615	-
L09C	O	Andere Eingriffe bei Erkrankungen der Harnorgane auß. Anlage Dialyseshunt, ohne Kalziphylaxie, ohne best. Laparotomie, ohne best. Eingriff an Präputium od. Nebenschilddrüse, Alter < 2 J. od. mit äuß. schw. CC, ohne kompl. OR-Proz., ohne kompl. Eingriff	2,670	-
L09D	O	Andere Eingriffe bei Erkrankungen der Harnorgane ohne Anlage eines Dialyseshunts bei akuter Niereninsuffizienz od. bei chronischer Niereninsuffizienz mit Dialyse, ohne Kalziphylaxie, ohne best. Laparotomie, mit best. anderen Eingriff od. Alter < 18 Jahre	1,453	-
L09E	O	Andere Eingriffe bei Erkrankungen der Harnorgane ohne Anlage eines Dialyseshunts bei akuter Niereninsuffizienz oder bei chron. Niereninsuff. mit Dialyse, ohne Kalziphylaxie, ohne best. Laparotomie, ohne bestimmten anderen Eingriff, Alter > 17 Jahre	0,780	-
L10Z	O	Blasenrekonstruktion und kontinenter Pouch bei Neubildung ohne Multiviszeraleingriff oder Nieren-, Ureter- und große Harnblaseneingriffe bei Neubildung, Alter < 19 Jahre oder mit äußerst schweren CC oder Kombinationseingriff, mit großem Eingriff am Darm	4,457	-
L11Z	O	Komplexe transurethrale, perkutan-transrenale und andere retroperitoneale Eingriffe mit extrakorporaler Stoßwellenlithotripsie (ESWL), ohne äußerst schwere CC	1,808	-
L12A	O	Strahlentherapie bei Krankheiten und Störungen der Harnorgane, mehr als ein Belegungstag, Bestrahlungen an mindestens 9 Tagen	3,335	-
L12B	O	Strahlentherapie bei Krankheiten und Störungen der Harnorgane, mehr als ein Belegungstag, Bestrahlungen an weniger als 9 Tagen	1,283	-
L13A	O	Nieren-, Ureter- und große Harnblaseneingriffe bei Neubildung, Alter > 18 Jahre, ohne Kombinationseingriff, mit bestimmtem Eingriff mit CC oder mit komplexem Eingriff	2,266	-
L13B	O	Nieren-, Ureter- und große Harnblaseneingriffe bei Neubildung, Alter > 18 Jahre, ohne Kombinationseingriff, ohne CC, ohne komplexen Eingriff, mit anderem Eingriff	1,768	-

Mittlere Verweil-dauer [1]	Untere Grenz-verweildauer: Erster Tag mit Abschlag [2), 5)]	Untere Grenz-verweildauer: Bewertungs-relation pro Tag	Obere Grenz-verweildauer: Erster Tag mit zusätzlichem Entgelt [3), 5)]	Obere Grenz-verweildauer: Bewertungs-relation pro Tag	Externe Verlegung Abschlag pro Tag (Bewertungsrelation)	Verlegungs-fallpauschale	Ausnahme von Wiederaufnahme [4)]	Pflegeerlös Bewertungs-relation pro Tag
6	7	8	9	10	11	12	13	14
17,4	5	0,414	31	0,099	0,135	-	-	1,4207
11,9	3	0,255	26	0,061	0,079	-	-	0,7363
3,6	1	0,274	8	0,064	0,071	-	-	0,8517
16,6	5	0,316	30	0,166	0,107	-	-	1,0519
7,1	1	0,584	15	0,067	0,083	-	-	0,8994
6,3	1	0,456	13	0,061	0,075	-	-	0,6896
17,3	5	0,315	34	0,076	0,103	-	-	1,0626
5,7	1	0,547	13	0,065	0,079	-	-	0,7905
2,5	1	0,230	5	0,079	0,081	-	-	0,9991
14,6	4	0,347	29	0,083	0,110	-	-	1,0629
5,5	1	0,413	11	0,066	0,080	-	-	0,8828
23,9	7	0,359	42	0,084	0,115	-	-	1,0446
9,5	2	0,295	23	0,066	0,085	-	-	0,7566
20,5	6	0,323	38	0,077	0,105	-	-	0,9971
8,3	2	0,294	20	0,075	0,095	-	-	0,8138
3,6	1	0,288	10	0,065	0,072	-	-	0,7732
19,8	6	0,325	34	0,080	0,108	-	-	1,0253
6,1	1	0,639	13	0,095	0,117	-	-	0,7147
24,7	7	0,403	43	0,130	0,125	-	x	0,7607
10,4	2	0,408	24	0,117	0,106	-	x	0,8318
9,2	2	0,318	18	0,072	0,093	-	-	0,8102
6,0	1	0,545	11	0,072	0,089	-	-	0,7941

Anlage 1

Fallpauschalen-Katalog und Pflegeerlöskatalog
Teil a) Bewertungsrelationen bei Versorgung durch Hauptabteilungen

DRG	Partition	Bezeichnung [6)]	Bewertungsrelation bei Hauptabteilung	Bewertungsrelation bei Hauptabteilung und Beleghebamme
1	2	3	4	5
L13C	O	Nieren-, Ureter- und große Harnblaseneingriffe bei Neubildung, Alter > 18 Jahre, ohne Kombinationseingriff, ohne äußerst schwere CC, ohne bestimmten Eingriff oder ohne CC, ohne komplexen Eingriff, ohne anderen Eingriff	0,777	-
L16A	O	Implantation und Wechsel von Neurostimulatoren und Neurostimulationselektroden bei Krankheiten und Störungen der Harnorgane mit Implantation oder Wechsel eines Neurostimulators	1,162	-
L16B	O	Implantation und Wechsel von Neurostimulatoren und Neurostimulationselektroden bei Krankheiten und Störungen der Harnorgane mit Implantation oder Wechsel eines permanenten Elektrodensystems	1,491	-
L16C	O	Implantation und Wechsel von Neurostimulatoren und Neurostimulationselektroden bei Krankheiten und Störungen der Harnorgane mit Implantation oder Wechsel eines temporären Elektrodensystems	0,886	-
L17A	O	Andere Eingriffe an der Urethra außer bei Para- / Tetraplegie, kleine Eingriffe an den Harnorganen, mit bestimmten Eingriffen an der Urethra oder Alter < 16 Jahre	0,776	-
L17B	O	Andere Eingriffe an der Urethra außer bei Para- / Tetraplegie, kleine Eingriffe an den Harnorganen, ohne bestimmte Eingriffe an der Urethra, Alter > 15 Jahre	0,520	-
L18A	O	Komplexe transurethrale, perkutan-transrenale und andere retroperitoneale Eingriffe mit äußerst schweren CC	2,736	-
L18B	O	Komplexe transurethrale, perkutan-transrenale / andere retroperitoneale Eingriffe oh. ESWL, oh. äußerst schwere CC od. best. Eingriffe Niere od. transurethrale Eingriffe auß. Prostatares. u. kompl. Ureterorenoskop., b. Para-/Tetrapl., m. äuß. schw. CC	1,135	-
L19Z	O	Transurethrale Eingriffe außer Prostataresektion und komplexe Ureterorenoskopien mit extrakorporaler Stoßwellenlithotripsie (ESWL), ohne äußerst schwere CC oder perkutane Thermo- oder Kryoablation der Niere	1,154	-
L20A	O	Transurethrale Eingriffe außer Prostataresektion und komplexe Ureterorenoskopien oder bestimmte Eingriffe an den Harnorganen, mit äußerst schweren CC	2,009	-
L20B	O	Transurethrale Eingriffe außer Prostataresektion und komplexe Ureterorenoskopien oder bestimmte Eingriffe an den Harnorganen, ohne äußerst schwere CC oder Alter < 16 Jahre oder Alter > 89 Jahre	0,759	-
L20C	O	Transurethrale Eingriffe außer Prostataresektion und komplexe Ureterorenoskopien oder bestimmte Eingriffe an den Harnorganen, ohne äußerst schwere CC oder Alter > 15 Jahre oder Alter < 90 Jahre	0,591	-
L33Z	O	Mehrzeitige komplexe OR-Prozeduren oder hochaufwendiges Implantat bei Krankheiten und Störungen der Harnorgane	7,880	-
L36A	O	Intensivmedizinische Komplexbehandlung > 588 / 552 / 828 Aufwandspunkte bei Krankheiten und Störungen der Harnorgane	5,348	-
L36B	O	Intensivmedizinische Komplexbehandlung > - / - / 552 Aufwandspunkte bei Krankheiten und Störungen der Harnorgane	4,156	-
L37Z	O	Multiviszeraleingriff bei Krankheiten und Störungen der Harnorgane	3,532	-
L38Z	O	Komplizierende Konstellation mit bestimmtem operativen Eingriff bei Krankheiten und Störungen der Harnorgane	6,240	-
L40Z	A	Diagnostische Ureterorenoskopie	0,609	-
L42A	A	Extrakorporale Stoßwellenlithotripsie (ESWL) bei Harnsteinen mit auxiliären Maßnahmen oder bei Para- / Tetraplegie	0,738	-
L42B	A	Extrakorporale Stoßwellenlithotripsie (ESWL) bei Harnsteinen ohne auxiliäre Maßnahmen, außer bei Para- / Tetraplegie	0,654	-
L44Z	A	Geriatrische frührehabilitative Komplexbehandlung bei Krankheiten und Störungen der Harnorgane	1,590	-
L60A	M	Niereninsuffizienz, mehr als ein Belegungstag, mit intensivmedizinischer Komplexbehandlung > 392 / 368 / - Aufwandspunkte oder mit Dialyse und akutem Nierenversagen und äußerst schweren CC oder mit Dialyse und komplizierenden Faktoren, Alter < 16 Jahre	2,884	-
L60B	M	Niereninsuffizienz, mehr als ein Belegungstag, mit Dialyse und komplizierenden Faktoren oder äußerst schweren CC oder mit intensivmedizinischer Komplexbehandlung > 196 / 184 / - Aufwandspunkte, Alter > 15 Jahre	1,787	-
L60C	M	Niereninsuffizienz, mehr als ein Belegungstag, mit Dialyse oder äußerst schweren CC oder Alter < 18 Jahre mit schweren CC, ohne intensivmedizinische Komplexbehandlung > 196 / 184 / - Aufwandspunkte	1,116	-
L60D	M	Niereninsuffizienz, mehr als ein Belegungstag, ohne Dialyse, ohne äußerst schwere CC, Alter > 17 Jahre oder ohne schwere CC, ohne intensivmedizinische Komplexbehandlung > 196 / 184 / - Aufwandspunkte	0,650	-
L62A	M	Neubildungen der Harnorgane mit äußerst schweren CC oder Alter < 16 Jahre mit schweren CC	1,523	-
L62B	M	Neubildungen der Harnorgane ohne äußerst schwere CC oder Alter < 16 Jahre ohne schwere CC	0,726	-

Mittlere Verweildauer [1]	Untere Grenzverweildauer: Erster Tag mit Abschlag [2), 5)]	Untere Grenzverweildauer: Bewertungsrelation pro Tag	Obere Grenzverweildauer: Erster Tag mit zusätzlichem Entgelt [3), 5)]	Obere Grenzverweildauer: Bewertungsrelation pro Tag	Externe Verlegung Abschlag pro Tag (Bewertungsrelation)	Verlegungsfallpauschale	Ausnahme von Wiederaufnahme [4)]	Pflegeerlös Bewertungsrelation pro Tag
6	7	8	9	10	11	12	13	14
3,1	1	0,346	7	0,078	0,084	-	-	0,8188
2,4	1	0,293	5	0,074	0,075	-	-	0,8514
2,6	1	0,359	5	0,078	0,080	-	-	0,8180
2,3	1	0,266	5	0,089	0,089	-	-	0,7851
3,4	1	0,342	8	0,115	0,089	-	-	1,3479
2,9	1	0,079	6	0,070	0,075	-	-	0,7927
18,4	5	0,327	35	0,075	0,101	-	-	1,0549
5,7	1	0,642	14	0,068	0,082	-	-	0,7605
3,4	1	0,487	8	0,139	0,153	-	-	0,7687
14,2	4	0,281	29	0,069	0,092	-	-	0,9809
2,9	1	0,106	7	0,081	0,085	-	-	0,7877
3,1	1	0,116	7	0,071	0,077	-	-	0,7588
35,6	11	0,378	54	0,197	0,123	-	-	1,3691
23,7	7	0,598	42	0,201	-	x	x	2,2913
21,8	6	0,577	39	0,129	-	x	x	2,3248
15,2	4	0,346	26	0,080	0,107	-	-	1,0353
28,1	8	0,471	46	0,171	0,146	-	-	1,5474
3,2	1	0,228	7	0,068	0,074	-	-	0,7952
3,0	1	0,277	6	0,089	0,095	-	-	0,6674
2,9	1	0,276	5	0,111	0,117	-	-	0,6643
20,5	-	-	31	0,054	0,073	-	-	0,7651
20,0	6	0,393	38	0,096	0,130	-	x	1,3253
13,9	4	0,338	28	0,085	0,113	-	x	1,1653
9,1	2	0,343	21	0,079	0,101	-	x	1,0274
6,6	1	0,365	15	0,066	0,082	-	x	0,8297
14,0	4	0,285	29	0,072	0,095	-	x	1,0370
4,3	1	0,485	9	0,183	0,128	-	x	1,6126

Anlage 1

Fallpauschalen-Katalog und Pflegeerlöskatalog
Teil a) Bewertungsrelationen bei Versorgung durch Hauptabteilungen

DRG	Partition	Bezeichnung [6)]	Bewertungsrelation bei Hauptabteilung	Bewertungsrelation bei Hauptabteilung und Beleghebamme
1	2	3	4	5
L62C	M	Neubildungen der Harnorgane ohne äußerst schwere CC, Alter > 15 Jahre	0,522	-
L63A	M	Infektionen der Harnorgane mit bestimmter hochaufwendiger Behandlung oder mit äußerst schweren CC, mit Komplexbehandlung bei isolationspflichtigen Erregern	2,110	-
L63B	M	Infektionen der Harnorgane ohne best. hochaufw. Beh., mit best. aufwendiger Beh. od. mit äußerst schw. CC, ohne Komplexbeh. bei isolationspfl. Erregern od. mit Komplexbeh. bei isolationspfl. Erregern od. bei TBC des Urogenitalsyst., ohne äußerst schw. CC	1,290	-
L63C	M	Infektionen der Harnorgane ohne äußerst schwere CC, ohne Komplexbeh. bei isolationspflichtigen Erregern, ohne best. aufw. / hochaufw. Behandl., außer bei TBC des Urogenitalsyst., Alter < 3 Jahre oder best. schwere Infektionen oder best. mäßig aufw. Beh.	0,528	-
L63D	M	Infektionen der Harnorgane oh. äuß. schwere CC, oh. best. mäßig aufwendige / aufwendige / hochaufw. Behandl., oh. Komplexbeh. b. isolationspfl. Erregern, oh. best. schw. Infektionen, Alter > 2 J. u. < 6 J. od. Alter < 18 J. mit schw. CC od. Alter > 89 J.	0,593	-
L63E	M	Infektionen der Harnorgane ohne äußerst schwere CC, ohne best. mäßig aufw. / aufw. / hochaufw. Behandlung, ohne Komplexbeh. b. isolationspfl. Erregern, ohne best. schw. Infektionen, Alter > 5 und < 18 Jahre, ohne schwere CC od. Alter > 17 und < 90 Jahre	0,553	-
L64A	M	Andere Erkrankungen der Harnorgane mit äußerst schweren oder schweren CC oder bestimmter Diagnose, mehr als ein Belegungstag oder Urethrozystoskopie, bei angeborener Fehlbildung oder BNB der Harnorgane oder Alter < 3 Jahre	0,715	-
L64B	M	Andere Erkrankungen der Harnorgane mit äußerst schweren oder schweren CC oder bestimmter Diagnose, mehr als ein Belegungstag oder Urethrozystoskopie, außer bei angeborener Fehlbildung, außer bei BNB der Harnorgane, Alter > 2 Jahre	0,466	-
L64C	M	Andere Erkrankungen der Harnorgane ohne äußerst schwere oder schwere CC, ohne bestimmte Diagnose oder ein Belegungstag, bestimmte Eingriffe am Ureter oder Retroperitonealfibrose oder Alter < 16 Jahre	0,431	-
L64D	M	Andere Erkrankungen der Harnorgane ohne äußerst schwere oder schwere CC, ohne bestimmte Diagnose oder ein Belegungstag, ohne bestimmte Eingriffe am Ureter, Alter > 15 Jahre	0,311	-
L68A	M	Andere mäßig schwere Erkrankungen der Harnorgane, Alter < 18 Jahre	0,622	-
L68B	M	Andere mäßig schwere Erkrankungen der Harnorgane, Alter > 17 Jahre	0,481	-
L69A	M	Andere schwere Erkrankungen der Harnorgane, mehr als ein Belegungstag, Alter < 16 Jahre	0,957	-
L69B	M	Andere schwere Erkrankungen der Harnorgane, mehr als ein Belegungstag, Alter > 15 Jahre	0,821	-
L70A	M	Krankheiten und Störungen der Harnorgane, ein Belegungstag, Alter < 6 Jahre	0,234	-
L70B	M	Krankheiten und Störungen der Harnorgane, ein Belegungstag, Alter > 5 Jahre	0,180	-
L71Z	M	Niereninsuffizienz, ein Belegungstag mit Dialyse	0,289	-
L72Z	M	Thrombotische Mikroangiopathie oder hämolytisch-urämisches Syndrom	2,030	-
L73Z	M	Harnblasenlähmung, mehr als ein Belegungstag	0,494	-
L74Z	M	Bestimmte Krankheiten und Störungen der Harnorgane bei Para- / Tetraplegie	0,618	-
MDC 12 Krankheiten und Störungen der männlichen Geschlechtsorgane				
M01A	O	Große Eingriffe an den Beckenorganen beim Mann mit äußerst schweren CC	4,251	-
M01B	O	Große Eingriffe an den Beckenorganen beim Mann ohne äußerst schwere CC oder bestimmte Eingriffe an den Beckenorganen beim Mann mit äußerst schweren CC	2,140	-
M02A	O	Transurethrale Prostataresektion oder bestimmte andere Operationen an der Prostata mit äußerst schweren CC	2,295	-
M02B	O	Transurethrale Prostataresektion oder bestimmte andere Operationen an der Prostata ohne äußerst schwere CC	0,770	-
M03A	O	Komplexe Eingriffe am Penis, Alter < 6 Jahre oder aufwendige plastische Rekonstruktion des Penis, Alter < 18 Jahre oder totale Amputation des Penis oder partielle Amputation des Penis mit bestimmter Lymphadenektomie	1,567	-
M03B	O	Mäßig komplexe Eingriffe am Penis, Alter < 18 Jahre, ohne aufwendige plastische Rekonstruktion des Penis, ohne totale Amputation des Penis, ohne partielle Amputation des Penis mit bestimmter Lymphadenektomie	1,130	-
M03C	O	Eingriffe am Penis, Alter > 17 Jahre oder kleine Eingriffe an Urethra und Penis, Alter < 18 Jahre, ohne aufwendige plastische Rekonstruktion, ohne totale Amputation des Penis, ohne partielle Amputation mit bestimmter Lymphadenektomie	0,949	-
M04A	O	Eingriffe am Hoden oder bestimmte Eingriffe an Urethra und Prostata bei bösartiger Neubildung mit äußerst schweren CC oder bei Fournier-Gangrän oder bestimmte radikale Prostatovesikulektomien oder bestimmte Lymphadenektomie	2,139	-

Mittlere Verweil-dauer [1]	Untere Grenz-verweildauer: Erster Tag mit Abschlag [2), 5)]	Untere Grenz-verweildauer: Bewertungs-relation pro Tag	Obere Grenz-verweildauer: Erster Tag mit zusätzlichem Entgelt [3), 5)]	Obere Grenz-verweildauer: Bewertungs-relation pro Tag	Externe Verlegung Abschlag pro Tag (Bewertungsrelation)	Verlegungs-fallpauschale	Ausnahme von Wiederaufnahme [4)]	Pflegeerlös Bewertungs-relation pro Tag
6	7	8	9	10	11	12	13	14
5,0	1	0,326	13	0,068	0,081	-	x	0,8949
22,1	6	0,292	40	0,065	0,089	-	-	1,0895
13,3	3	0,310	27	0,065	0,086	-	-	1,0252
4,9	1	0,342	10	0,076	0,090	-	-	1,2341
6,5	1	0,405	14	0,063	0,078	-	-	0,9205
5,7	1	0,353	12	0,064	0,078	-	-	0,7853
5,2	1	0,346	13	0,067	0,081	-	-	0,9454
3,3	1	0,150	7	0,071	0,078	-	-	0,8096
2,6	1	0,177	5	0,081	0,084	-	-	0,9178
2,6	1	0,141	5	0,082	0,084	-	-	0,7977
4,4	1	0,354	11	0,089	0,103	-	-	1,2043
4,3	1	0,279	10	0,066	0,077	-	-	0,7537
7,9	-	-	17	0,120	0,106	-	-	1,1985
7,9	2	0,263	17	0,070	0,088	-	-	0,6726
1,0	-	-	-	-	-	-	-	1,7190
1,0	-	-	-	-	-	-	-	1,1490
1,0	-	-	-	-	-	-	x	1,9298
11,1	3	0,497	24	0,178	0,164	-	-	1,2251
4,1	-	-	9	0,080	0,092	-	-	1,0039
5,9	1	0,370	13	0,067	0,082	-	-	1,0483
18,9	5	0,364	37	0,081	0,109	-	-	0,9744
6,9	1	0,656	11	0,076	0,095	-	-	0,7258
14,6	4	0,305	30	0,073	0,097	-	-	0,9860
4,2	1	0,336	9	0,063	0,073	-	-	0,7255
6,7	1	0,544	14	0,103	0,090	-	-	1,1845
4,5	1	0,637	10	0,105	0,086	-	-	1,2119
4,0	1	0,288	9	0,062	0,071	-	-	0,7132
7,9	2	0,270	16	0,072	0,091	-	-	0,8173

Anlage 1

Fallpauschalen-Katalog und Pflegeerlöskatalog
Teil a) Bewertungsrelationen bei Versorgung durch Hauptabteilungen

DRG	Partition	Bezeichnung [6)]	Bewertungsrelation bei Hauptabteilung	Bewertungsrelation bei Hauptabteilung und Beleghebamme
1	2	3	4	5
M04B	O	Eingriffe am Hoden mit bestimmtem Eingriff bei Orchitis mit Abszess oder bösartiger Neubildung oder bestimmte Eingriffe am Hoden oder bestimmte Eingriffe an Urethra und Prostata bei bösartiger Neubildung	0,872	-
M04C	O	Eingriffe am Hoden mit mäßig komplexem Eingriff, Alter < 3 Jahre oder mit schweren CC oder beidseitigem Hodenhochstand, Alter < 14 Jahre	0,831	-
M04D	O	Eingriffe am Hoden ohne äußerst schwere CC, ohne bestimmten Eingriff, ohne mäßig komplexen Eingriff oder Alter > 2 Jahre, ohne schwere CC oder ohne beidseitigen Hodenhochstand oder Alter > 13 Jahre	0,683	-
M05Z	O	Zirkumzision, andere Eingriffe am Penis oder großflächige Ablationen der Haut	0,649	-
M06Z	O	Andere OR-Prozeduren an den männlichen Geschlechtsorganen oder Stanzbiopsie an der Prostata, ein Belegungstag	0,952	-
M07Z	O	Brachytherapie bei Krankheiten und Störungen der männlichen Geschlechtsorgane, Implantation von > 10 Seeds	1,799	-
M09A	O	OR-Prozeduren an den männlichen Geschlechtsorganen bei bösartiger Neubildung mit äußerst schweren CC oder bestimmte Eingriffe an den Beckenorganen beim Mann ohne äußerst schwere CC oder BNB des Penis	1,482	-
M09B	O	OR-Prozeduren an den männlichen Geschlechtsorganen bei bösartiger Neubildung, ohne äußerst schwere CC, ohne BNB des Penis	0,892	-
M10A	O	Strahlentherapie bei Krankheiten und Störungen der männlichen Geschlechtsorgane, mehr als ein Belegungstag, Bestrahlungen an mindestens 8 Tagen	3,416	-
M10B	O	Radioligandentherapie mit Lutetium-177-PSMA-Liganden	1,410	-
M10C	O	Strahlentherapie bei Krankheiten und Störungen der männlichen Geschlechtsorgane, mehr als ein Belegungstag, Bestrahlungen an weniger als 8 Tagen oder interstitielle Brachytherapie	1,047	-
M11Z	O	Transurethrale Laserdestruktion und -resektion der Prostata	0,847	-
M37Z	O	Große Eingriffe an Darm oder Harnblase bei Erkrankungen und Störungen der männlichen Geschlechtsorgane oder Eingriffe am Hoden bei Fournier-Gangrän mit äußerst schweren CC	3,365	-
M38Z	O	Komplizierende Konstellation mit operativem Eingriff bei Krankheiten und Störungen der männlichen Geschlechtsorgane	5,702	-
M60A	M	Bösartige Neubildungen der männlichen Geschlechtsorgane, mehr als ein Belegungstag, Alter < 11 Jahre oder mit äußerst schweren CC	1,539	-
M60B	M	Bösartige Neubildungen der männlichen Geschlechtsorgane, ein Belegungstag oder Alter > 10 Jahre, ohne äußerst schwere CC	0,647	-
M61Z	M	Benigne Prostatahyperplasie	0,440	-
M62Z	M	Infektion / Entzündung der männlichen Geschlechtsorgane	0,420	-
M64Z	M	Andere Krankheiten der männlichen Geschlechtsorgane und Sterilisation beim Mann	0,423	-
MDC 13 Krankheiten und Störungen der weiblichen Geschlechtsorgane				
N01A	O	Beckeneviszeration bei der Frau und komplexe Vulvektomie oder bestimmte Lymphadenektomie mit äußerst schweren CC, ohne komplexen Eingriff, ohne komplizierende Konstellation, mit Multiviszeraleingriff	6,230	-
N01B	O	Beckeneviszeration bei der Frau und komplexe Vulvektomie oder bestimmte Lymphadenektomie mit äußerst schweren CC, ohne komplexen Eingriff, ohne komplizierende Konstellation, ohne Multiviszeraleingriff	4,819	-
N01C	O	Beckeneviszeration bei der Frau und komplexe Vulvektomie oder bestimmte Lymphadenektomie mit schweren CC	3,514	-
N01D	O	Beckeneviszeration bei der Frau und komplexe Vulvektomie oder bestimmte Lymphadenektomie ohne äußerst schwere oder schwere CC	2,470	-
N02A	O	Eingriffe an Uterus und Adnexen oder bestimmten Hernien und große operative Eingriffe an Vagina, Zervix und Vulva bei bösartiger Neubildung oder bestimmte Eingriffe am Darm oder Rekonstruktion von Vagina und Vulva, mit äußerst schweren CC	4,283	-
N02B	O	Eingriffe an Uterus und Adnexen oder bestimmten Hernien und große operative Eingriffe an Vagina, Zervix und Vulva bei BNB oder bestimmte Eingriffe am Darm oder Rekonstruktion von Vagina und Vulva, ohne äußerst schwere CC, mit komplexem Eingriff	2,573	-
N02C	O	Eingriffe an Uterus und Adnexen od. best. Hernien und große operative Eingriffe an Vagina, Zervix und Vulva bei BNB od. best. Eingriffe am Darm od. Rekonstruktion von Vagina und Vulva, ohne äuß. schw. CC, ohne kompl. Eingriff, mit mäßig kompl. Eingriff	1,904	-
N02D	O	Eingriffe an Uterus und Adnexen oder bestimmten Hernien und große operative Eingriffe an Vagina, Zervix und Vulva bei bösartiger Neubildung, ohne äußerst schwere CC, ohne komplexen Eingriff, ohne mäßig komplexen Eingriff	1,343	-

Mittlere Verweil-dauer [1]	Untere Grenz-verweildauer: Erster Tag mit Abschlag [2), 5)]	Untere Grenz-verweildauer: Bewertungs-relation pro Tag	Obere Grenz-verweildauer: Erster Tag mit zusätzlichem Entgelt [3), 5)]	Obere Grenz-verweildauer: Bewertungs-relation pro Tag	Externe Verlegung Abschlag pro Tag (Bewertungsrelation)	Verlegungs-fallpauschale	Ausnahme von Wiederaufnahme [4)]	Pflegeerlös Bewertungs-relation pro Tag
6	7	8	9	10	11	12	13	14
3,8	1	0,263	9	0,079	0,089	-	-	0,7914
2,3	1	0,173	4	0,091	0,091	-	-	1,5501
2,9	1	0,084	7	0,070	0,075	-	-	0,8024
3,2	1	0,208	8	0,070	0,077	-	-	0,8871
3,7	1	0,606	8	0,128	0,145	-	-	0,9358
2,0	1	0,665	3	0,077	0,074	-	x	1,5151
8,7	2	0,256	16	0,062	0,079	-	-	0,7267
4,3	1	0,637	10	0,070	0,081	-	-	0,7430
25,0	7	0,405	43	0,129	0,124	-	x	0,8122
2,3	1	0,817	4	0,433	0,430	-	-	1,2512
3,9	1	0,314	12	0,106	0,121	-	x	0,9232
3,4	1	0,340	7	0,066	0,073	-	-	0,7917
18,9	5	0,322	37	0,071	0,097	-	-	1,0994
28,6	9	0,381	47	0,143	0,128	-	-	1,2950
14,0	4	0,289	28	0,073	0,096	-	x	0,9909
5,9	1	0,341	14	0,070	0,085	-	x	0,8635
3,7	1	0,106	8	0,068	0,076	-	-	0,7782
4,5	1	0,180	9	0,061	0,071	-	-	0,6826
3,5	1	0,222	8	0,068	0,076	-	-	0,8435
19,5	5	0,526	35	0,201	0,154	-	-	1,2756
17,1	5	0,418	32	0,102	0,139	-	-	1,2545
13,0	3	0,437	24	0,094	0,124	-	-	1,0389
7,9	2	0,344	15	0,091	0,115	-	-	0,9372
20,4	6	0,369	38	0,088	0,120	-	-	1,2065
10,7	3	0,284	22	0,074	0,097	-	-	0,9553
7,7	2	0,295	16	0,080	0,101	-	-	0,9136
4,4	1	0,759	10	0,086	0,100	-	-	0,8319

Anlage 1

Fallpauschalen-Katalog und Pflegeerlöskatalog
Teil a) Bewertungsrelationen bei Versorgung durch Hauptabteilungen

DRG	Partition	Bezeichnung [6)]	Bewertungsrelation bei Hauptabteilung	Bewertungsrelation bei Hauptabteilung und Beleghebamme
1	2	3	4	5
N04Z	O	Hysterektomie außer bei bösartiger Neubildung, mit äußerst schweren oder schweren CC oder mit komplexem Eingriff	2,070	-
N05A	O	Ovariektomien und komplexe Eingriffe an den Tubae uterinae außer bei bösartiger Neubildung, mit äußerst schweren oder schweren CC oder bestimmter Eingriff an der Harnblase	2,310	-
N05B	O	Ovariektomien und komplexe Eingriffe an den Tubae uterinae außer bei bösartiger Neubildung, ohne äußerst schwere oder schwere CC oder anderer Eingriff an der Harnblase oder Adhäsiolyse, Alter > 15 Jahre	0,811	-
N06Z	O	Komplexe rekonstruktive Eingriffe an den weiblichen Geschlechtsorganen oder bestimmte Embolisation an viszeralen u. anderen abdominalen Gefäßen auß. bei bösartiger Neubildung oder andere Hysterektomie auß. bei bösartiger Neubildung mit Beckenbodenplastik	1,076	-
N07A	O	Andere Eingriffe an Uterus und Adnexen oder bestimmten Hernien außer bei bösartiger Neubildung, mit komplexer Diagnose oder bestimmte Eingriffe am Uterus oder kleine rekonstruktive Eingriffe an den weiblichen Geschlechtsorganen, mit bestimmtem Eingriff	0,862	-
N07B	O	Andere Eingriffe an Uterus und Adnexen oder bestimmten Hernien außer bei bösartiger Neubildung, mit komplexer Diagnose oder bestimmte Eingriffe am Uterus oder kleine rekonstruktive Eingriffe an den weiblichen Geschlechtsorganen, ohne bestimmten Eingriff	0,668	-
N08Z	O	Endoskopische Eingriffe an den weiblichen Geschlechtsorg. oder andere Eingriffe an Uterus und Adnexen oder best. Hernien auß. bei bösartiger Neubildung, ohne kompl. Diagnose oder andere kleine Eingriffe an den weiblichen Geschlechtsorg., Alter < 14 Jahre	1,044	-
N09A	O	Brachytherapie bei Krankheiten und Störungen der weiblichen Geschlechtsorgane, ein Belegungstag	0,347	-
N09B	O	Andere Eingriffe an Vagina, Zervix und Vulva, kleine Eingriffe an Blase, Uterus, Bauchwand und Peritoneum	0,679	-
N10Z	O	Diagnostische Kürettage, Hysteroskopie, Sterilisation, Pertubation und kleine Eingriffe an Vagina und Vulva	0,566	-
N11A	O	Andere OR-Prozeduren an den weiblichen Geschlechtsorganen mit bestimmtem Eingriff oder komplexer Diagnose mit äußerst schweren CC	2,670	-
N11B	O	Andere OR-Prozeduren an den weiblichen Geschlechtsorganen, ohne bestimmten Eingriff, ohne komplexe Diagnose oder äußerst schwere CC	1,271	-
N13A	O	Große Eingriffe an Vagina, Zervix und Vulva auß. bei BNB od. kl. Eingriffe an Vagina/Douglasr. od. best. Eingr. an der Harnblase, Alter > 80 J. od. äuß. schw. od. schw. CC od. best. Fistelverschl. od. best. Embolis. an visz. und and. abd. Gefäßen bei BNB	1,580	-
N13B	O	Große Eingriffe an Vagina, Zervix und Vulva außer bei BNB oder kleine Eingriffe an Vagina und Douglasraum oder best. Eingriff an der Harnblase, Alt. < 81 Jahre, oh. äußerst schwere oder schwere CC, oh. best. Fistelverschluss, mit aufwendigem Eingriff	0,889	-
N13C	O	Große Eingriffe an Vagina, Zervix und Vulva außer bei BNB oder kleine Eingriffe an Vagina und Douglasraum oder bestimmter Eingriff an der Harnblase, Alter < 81 Jahre, ohne äuß. schw. od. schw. CC, oh. best. Fistelverschluss, ohne aufwendigen Eingriff	0,636	-
N14Z	O	Best. Hysterektomie auß. bei BNB m. Beckenbodenpl. od. Brachytherapie b. Krankh./Stör. weibl. Geschlechtsorg., > 1 BT, m. äuß. schw. CC od. Ovariektomie u. kompl. Eingriffe an den Tubae uterinae auß. bei BNB, ohne äuß. schw. od. schw. CC, Alter < 16 J.	1,504	-
N15Z	O	Strahlentherapie bei Krankheiten und Störungen der weiblichen Geschlechtsorgane, Bestrahlungen an mindestens 9 Tagen	3,286	-
N16A	O	Strahlentherapie bei Krankheiten und Störungen der weiblichen Geschlechtsorgane, mehr als ein Belegungstag, Bestrahlungen an mindestens 5 Tagen	1,427	-
N16B	O	Strahlentherapie bei Krankheiten und Störungen der weiblichen Geschlechtsorgane, mehr als ein Belegungstag, Bestrahlungen an weniger als 5 Tagen oder Brachytherapie	0,725	-
N21A	O	Hysterektomie außer bei bösartiger Neubildung, ohne äuß. schw. oder schw. CC, ohne komplexen Eingriff, ohne Beckenbodenplastik oder subtotale und andere Hysterektomie bei bösartiger Neubildung oder komplexe Myomenukleation, mit aufwendigem Eingriff	1,150	-
N21B	O	Hysterektomie außer bei bösartiger Neubildung, ohne äuß. schw. oder schw. CC, ohne komplexen Eingriff, ohne Beckenbodenplastik oder subtotale und andere Hysterektomie bei bösartiger Neubildung oder komplexe Myomenukleation, ohne aufwendigen Eingriff	1,032	-

Mittlere Verweil-dauer [1)]	Untere Grenz-verweildauer: Erster Tag mit Abschlag [2), 5)]	Untere Grenz-verweildauer: Bewertungs-relation pro Tag	Obere Grenz-verweildauer: Erster Tag mit zusätzlichem Entgelt [3), 5)]	Obere Grenz-verweildauer: Bewertungs-relation pro Tag	Externe Verlegung Abschlag pro Tag (Bewertungsrelation)	Verlegungs-fallpauschale	Ausnahme von Wiederaufnahme [4)]	Pflegeerlös Bewertungs-relation pro Tag
6	7	8	9	10	11	12	13	14
9,0	2	0,314	21	0,073	0,094	-	-	1,0485
11,4	3	0,306	23	0,075	0,099	-	-	1,0278
2,8	1	0,173	6	0,080	0,084	-	-	0,8876
3,9	1	0,398	7	0,073	0,082	-	-	0,8195
3,2	1	0,154	7	0,073	0,079	-	-	0,8693
3,3	1	0,251	7	0,069	0,075	-	-	0,8537
4,0	1	0,527	9	0,076	0,087	-	-	0,8426
1,0	-	-	-	-	-	-	x	1,1127
3,2	1	0,316	7	0,082	0,089	-	-	1,0325
2,8	1	0,243	6	0,089	0,093	-	-	1,0908
18,3	5	0,314	36	0,072	0,097	-	-	1,0350
10,3	2	0,326	23	0,067	0,087	-	-	0,8388
10,4	2	0,336	23	0,068	0,088	-	-	0,9240
3,4	1	0,461	7	0,076	0,084	-	-	0,8437
2,8	1	0,242	6	0,084	0,089	-	-	1,0448
3,9	1	0,413	7	0,074	0,084	-	-	0,8443
25,2	7	0,391	43	0,124	0,119	-	x	0,7840
9,3	2	0,452	20	0,145	0,130	-	x	0,8611
3,2	1	0,361	9	0,182	0,139	-	x	0,8645
3,7	1	0,439	7	0,073	0,083	-	-	0,8476
3,0	1	0,422	6	0,078	0,083	-	-	0,8876

Anlage 1

Fallpauschalen-Katalog und Pflegeerlöskatalog
Teil a) Bewertungsrelationen bei Versorgung durch Hauptabteilungen

DRG	Partition	Bezeichnung [6)]	Bewertungsrelation bei Hauptabteilung	Bewertungsrelation bei Hauptabteilung und Beleghebamme
1	2	3	4	5
N23Z	O	Andere rekonstruktive Eingriffe an den weiblichen Geschlechtsorganen oder andere Myomenukleation	1,072	-
N25Z	O	Andere Eingriffe an Uterus und Adnexen oder bestimmten Hernien außer bei bösartiger Neubildung, ohne komplexe Diagnose oder andere kleine Eingriffe an den weiblichen Geschlechtsorganen, Alter > 13 Jahre	0,761	-
N33Z	O	Mehrzeitige komplexe OR-Prozeduren bei Krankheiten und Störungen der weiblichen Geschlechtsorgane	8,438	-
N34Z	O	Große Eingriffe an Darm oder Harnblase bei Krankheiten und Störungen der weiblichen Geschlechtsorgane	4,155	-
N38Z	O	Komplizierende Konstellation mit best. op. Eingriff bei Krankheiten u. Störungen der weibl. Geschlechtsorg. od. Beckenevisz. bei der Frau u. radikale Vulvektomie od. best. Lymphadenekt. mit äuß. schw. CC, mit kompl. Eingriff od. kompliz. Konstellation	7,038	-
N60A	M	Bösartige Neubildung der weiblichen Geschlechtsorgane, mehr als ein Belegungstag, Alter < 19 Jahre oder äußerst schwere CC	1,697	-
N60B	M	Bösartige Neubildung der weiblichen Geschlechtsorgane, ein Belegungstag oder Alter > 18 Jahre, ohne äußerst schwere CC	0,666	-
N61Z	M	Infektion und Entzündung der weiblichen Geschlechtsorgane	0,430	-
N62A	M	Menstruationsstörungen und andere Erkrankungen der weiblichen Geschlechtsorgane mit komplexer Diagnose oder Alter < 16 Jahre	0,420	-
N62B	M	Menstruationsstörungen und andere Erkrankungen der weiblichen Geschlechtsorgane ohne komplexe Diagnose, Alter > 15 Jahre	0,310	-
MDC 14 Schwangerschaft, Geburt und Wochenbett				
O01A	O	Sekundäre Sectio caesarea mit mehreren komplizierenden Diagnosen, mit intrauteriner Therapie oder komplizierender Konstellation oder Sectio caesarea mit IntK > 196 / 184 / 184 Punkte	4,467	4,467
O01B	O	Sectio caesarea, Schwangerschaftsd. bis 25 vollend. W. (SSW), m. mehr. territoriale kompliz. Diag., m. intraut. Ther. od. kompliz. Konstell. od. Mehrlingsschw. od. bis 33 SSW od. m. kompl. Diag., m. od. oh. kompliz. Diag. m. best. Eingriff b. Sectio od. äuß. schw. CC	2,073	2,073
O01C	O	Sectio caesarea mit mehreren kompliz. Diag., Schwangerschaftsdauer 26 bis 33 SSW, oh. best. kompliz. Faktoren od. mit kompliz. Diag., bis 25 SSW od. mit Tamponade einer Blutung od. Thromboembolie in Gestationsperiode m. OR-Proz., oh. äuß. schw. CC	1,310	1,310
O01D	O	Sekundäre Sectio caesarea m. mehrer. kompliz. Diagn., Schwangerschaftsdauer > 33 vollendete Wochen (SSW), oh. intraut. Ther., oh. kompliz. Konst., ohne Mehrlingsschw. od. bis 33 SSW od. m. kompl. Diag., mit od. ohne kompliz. Diag., oh. äuß. schw. CC	1,028	1,028
O01E	O	Primäre Sectio caesarea ohne äuß. schwere CC, mit komplizierender oder komplexer Diagnose oder Schwangerschaftsdauer bis 33 vollendete Wochen (SSW) oder sekundäre Sectio caesarea, ohne komplexe Diagnose, Schwangerschaftsdauer > 33 vollendete Wochen	0,849	0,849
O01F	O	Primäre Sectio caesarea ohne komplexe Diagnose, Schwangerschaftsdauer mehr als 33 vollendete Wochen (SSW)	0,726	0,726
O02A	O	Vaginale Entbindung mit komplizierender OR-Prozedur, Schwangerschaftsdauer bis 33 vollendete Wochen oder mit intrauteriner Therapie oder komplizierende Konstellation oder bestimmtem Eingriff oder komplizierender Diagnose oder mit äußerst schweren CC	1,019	1,019
O02B	O	Vaginale Entbindung mit komplizierender OR-Prozedur, Schwangerschaftsdauer mehr als 33 vollendete Wochen, ohne intrauterine Therapie, ohne komplizierende Konstellation, ohne bestimmten Eingriff, ohne komplizierende Diagnose, ohne äußerst schwere CC	0,686	0,686
O03Z	O	Eingriffe bei Extrauteringravidität	0,730	0,730
O04A	O	Stationäre Aufnahme nach Entbindung oder Abort mit OR-Prozedur oder bestimmtem Eingriff an der Mamma mit komplexem Eingriff	1,766	1,766
O04B	O	Stationäre Aufnahme nach Entbindung oder Abort mit OR-Prozedur oder bestimmtem Eingriff an der Mamma, ohne komplexen Eingriff	0,692	0,692
O04C	O	Stationäre Aufnahme nach Entbindung mit kleinem Eingriff an Uterus, Vagina, Perianalregion und Bauchwand oder Abort mit Dilatation und Kürettage, Aspirationskürettage oder Hysterotomie oder bestimmte Amnionpunktion	0,532	0,532
O05A	O	Bestimmte OR-Prozeduren in der Schwangerschaft mit intrauterinem operativen Verschluss des offenen Rückens	2,681	2,681
O05B	O	Cerclage und Muttermundverschluss oder komplexe OR-Prozedur oder bestimmte intrauterine Operation am Feten, mehr als ein Belegungstag	0,818	0,818

Mittlere Verweil-dauer [1]	Untere Grenz-verweildauer: Erster Tag mit Abschlag [2), 5)]	Untere Grenz-verweildauer: Bewertungs-relation pro Tag	Obere Grenz-verweildauer: Erster Tag mit zusätzlichem Entgelt [3), 5)]	Obere Grenz-verweildauer: Bewertungs-relation pro Tag	Externe Verlegung Abschlag pro Tag (Bewertungsrelation)	Verlegungs-fallpauschale	Ausnahme von Wiederaufnahme [4)]	Pflegeerlös Bewertungs-relation pro Tag
6	7	8	9	10	11	12	13	14
3,3	1	0,285	7	0,072	0,079	-	-	0,8703
2,7	1	0,160	6	0,080	0,083	-	-	0,9221
27,6	8	0,474	46	0,210	0,149	-	-	1,3939
15,2	4	0,389	29	0,089	0,119	-	-	1,1343
25,6	8	0,448	44	0,163	0,151	-	-	1,1678
14,8	4	0,315	30	0,074	0,099	-	x	1,0628
5,9	1	0,435	15	0,073	0,089	-	x	0,9672
4,0	1	0,199	8	0,071	0,082	-	-	0,7666
3,1	1	0,219	7	0,081	0,087	-	-	0,9094
2,4	1	0,160	5	0,086	0,087	-	-	0,8905
15,0	4	0,571	31	0,190	-	x	x	1,6052
14,4	4	0,249	31	0,086	0,081	-	x	0,8787
10,7	3	0,194	24	0,074	0,067	-	x	0,8520
6,3	1	0,354	12	0,051	0,062	-	x	1,0984
4,4	1	0,318	8	0,053	0,061	-	x	1,2106
3,2	1	0,252	6	0,058	0,063	-	x	1,2167
5,4	1	0,622	13	0,068	0,081	-	x	1,1708
3,6	1	0,326	7	0,059	0,066	-	x	1,3951
2,6	1	0,248	5	0,083	0,086	-	x	0,9467
9,0	2	0,313	19	0,073	0,093	-	x	0,7973
4,0	1	0,365	9	0,073	0,083	-	x	0,8802
2,8	1	0,233	6	0,079	0,083	-	x	0,9936
7,3	1	0,763	13	0,077	0,096	-	x	0,9869
6,1	1	0,328	16	0,054	0,066	-	x	0,7169

Anlage 1

Fallpauschalen-Katalog und Pflegeerlöskatalog
Teil a) Bewertungsrelationen bei Versorgung durch Hauptabteilungen

DRG	Partition	Bezeichnung [6)]	Bewertungsrelation bei Hauptabteilung	Bewertungsrelation bei Hauptabteilung und Beleghebamme
1	2	3	4	5
O05C	O	Bestimmte OR-Prozeduren in der Schwangerschaft, ein Belegungstag oder ohne Cerclage, ohne Muttermundverschluss, ohne komplexe OR-Prozedur, ohne bestimmte intrauterine Operation am Feten, mit fetoskopischer Hochfrequenzablation von Gefäßen	0,793	0,793
O05D	O	Bestimmte OR-Prozeduren in der Schwangerschaft, ein Belegungstag oder ohne Cerclage, Muttermundverschluss, komplexe OR-Prozedur und bestimmte intrauterine Operation am Feten, mit wenig aufwendigem Eingriff oder intrauterine Therapie des Feten	0,608	0,608
O60A	M	Vaginale Entbindung mit mehreren komplizierenden Diagnosen, mindestens eine schwer oder Maßnahmen bei postpart. Blutung, bis 19 vollendete SSW oder mit komplizierender Prozedur oder schwere oder mäßig schwere kompliz. Diagnose bis 33 vollendete SSW	1,805	1,805
O60B	M	Vaginale Entbindung mit mehr. kompliz. Diag., mind. eine schwer od. Maßn. bei postpart. Blutung, > 19 vollend. SSW, oh. kompliz. Proz. od. Thromboemb. während der Gestationsp. oh. OR-Proz. od. schwere od. mäßig schwere kompliz. Diag. bis 33 vollend. SSW	0,603	0,603
O60C	M	Vaginale Entbindung mit schwerer oder mäßig schwerer komplizierender Diagnose oder Schwangerschaftsdauer bis 33 vollendete Wochen oder Alter < 18 Jahre	0,494	0,494
O60D	M	Vaginale Entbindung ohne komplizierende Diagnose, Schwangerschaftsdauer mehr als 33 vollendete Wochen, Alter > 17 Jahre	0,421	0,421
O61Z	M	Stationäre Aufnahme nach Entbindung oder Abort ohne OR-Prozedur, ohne bestimmten Eingriff an der Mamma	0,345	0,345
O63Z	M	Abort ohne Dilatation und Kürettage, Aspirationskürettage oder Hysterotomie	0,294	0,294
O65A	M	Andere vorgeburtliche stationäre Aufnahme mit Komplexbehandlung bei isolationspflichtigen Erregern, COVID-19, Virus nachgewiesen	0,669	0,669
O65B	M	Andere vorgeburtliche stationäre Aufnahme mit äußerst schweren oder schweren CC oder komplexer Diagnose oder komplizierendem Eingriff oder ein Belegungstag	0,381	0,381
O65C	M	Andere vorgeburtliche stationäre Aufnahme ohne äußerst schwere oder schwere CC, ohne komplexe Diagnose, ohne komplizierenden Eingriff, mehr als ein Belegungstag	0,339	0,339
MDC 15 Neugeborene				
P01Z	O	Neugeborenes, verstorben < 5 Tage nach Aufnahme mit signifikanter OR-Prozedur	2,659	-
P02A	O	Kardiothorakale oder Gefäßeingriffe mit Beatmung > 480 Stunden oder bestimmte Eingriffe bei angeborenen Fehlbildungen mit Beatmung > 899 Stunden	20,907	-
P02B	O	Kardiothorakale oder Gefäßeingriffe bei Neugeborenen, Beatmung > 180 und < 481 Stunden oder bestimmte Eingriffe bei angeborenen Fehlbildungen, Beatmung > 180 und < 900 Stunden oder Eingriff bei univentrikulärem Herzen, Beatmung < 481 Stunden	11,064	-
P02C	O	Kardiothorakale oder Gefäßeingriffe bei Neugeborenen ohne Eingriff bei univentrikulärem Herzen oder bestimmte Eingriffe bei angeborenen Fehlbildungen, ohne Beatmung > 180 Stunden	7,360	-
P03A	O	Aufnahmegewicht 1000 - 1499 g, mehrere schwere Probleme mit signifikanter OR-Prozedur oder mehrzeitige komplexe OR-Prozeduren, mit Beatmung > 479 Stunden oder mehrere schwere Probleme ohne signifikante OR-Prozedur mit Beatmung > 599 Stunden	13,973	-
P03B	O	Aufnahmegewicht 1000 - 1499 g mit sig. OR-Prozedur oder Beat. > 120 Std., oh. Beat. > 599 Std. oder oh. mehrere schwere Probleme, oh. Beat. > 479 Std. oder oh. mehrere schwere Probleme oder oh. sig. OR-Prozedur oder oh. mehrzeitige komplexe OR-Prozedur	8,783	-
P04A	O	Aufnahmegewicht 1500 - 1999 g, mehrere schwere Probleme mit sig. OR-Prozedur oder mehrz. kompl. OR-Prozeduren, mit Beatmung > 240 Std. oder mehrere schwere Probleme mit Beatmung > 320 Std. oder temporärer Verschluss eines Bauchwanddefektes	10,503	-
P04B	O	Aufnahmegew. 1500 - 1999 g, sig. OR-Proz. od. Beat. > 120 Std., oh. meh. schw. Probl. od. oh. Beat. > 320 Std., oh. mehrz. kompl. OR-Proz. od. oh. Beat. > 240 Std., oh. sig. OR-Proz. od. oh. Beat. > 240 Std., oh. temp. Verschluss BW-Defekt	5,848	-
P05A	O	Aufnahmegewicht 2000 - 2499 g mit sig. OR-Prozedur oder Beatmung > 95 Stunden, mit mehreren schweren Problemen oder temporärem Verschluss eines Bauchwanddefektes, mit Beatmung > 275 Stunden oder mit mehrzeitigen komplexen OR-Prozeduren	11,377	-
P05B	O	Aufnahmegewicht 2000 - 2499 g mit signifikanter OR-Prozedur oder Beatmung > 95 Stunden, mit mehreren schweren Problemen oder temporärem Verschluss eines Bauchwanddefektes, ohne Beatmung > 275 Stunden, ohne mehrzeitige komplexe OR-Prozeduren	4,444	-

Mittlere Verweil-dauer [1]	Untere Grenz-verweildauer: Erster Tag mit Abschlag [2), 5)]	Untere Grenz-verweildauer: Bewertungs-relation pro Tag	Obere Grenz-verweildauer: Erster Tag mit zusätzlichem Entgelt [3), 5)]	Obere Grenz-verweildauer: Bewertungs-relation pro Tag	Externe Verlegung Abschlag pro Tag (Bewertungsrelation)	Verlegungs-fallpauschale	Ausnahme von Wiederaufnahme [4)]	Pflegeerlös Bewertungs-relation pro Tag
6	7	8	9	10	11	12	13	14
4,1	1	0,423	10	0,068	0,078	-	x	0,9582
3,0	1	0,325	7	0,076	0,082	-	x	0,9441
23,4	7	0,187	39	0,066	0,062	-	x	0,6746
4,5	1	0,289	10	0,051	0,060	-	x	1,2122
3,6	1	0,244	7	0,052	0,058	-	x	1,2902
3,0	1	0,207	6	0,056	0,059	-	x	1,3961
3,5	1	0,194	7	0,062	0,069	-	x	0,7819
2,4	1	0,145	5	0,080	0,081	-	x	0,9483
9,1	2	0,201	20	0,047	0,060	-	x	0,8392
3,7	1	0,232	8	0,061	0,068	-	x	1,1063
3,5	-	-	9	0,060	0,067	-	x	0,7895
2,5	-	-	-	-	-	x	x	5,6016
58,8	19	0,799	77	0,338	-	x	x	3,5826
28,9	9	0,747	47	0,263	-	x	x	3,0193
19,9	6	0,685	34	0,240	0,229	-	x	2,7731
62,7	20	0,660	81	0,222	-	x	x	3,4150
45,1	14	0,582	63	0,193	-	x	x	2,8345
48,3	15	0,635	66	0,266	-	x	x	3,1490
31,5	10	0,526	50	0,184	-	x	x	2,6722
44,9	14	0,711	63	0,275	-	x	x	3,1091
22,2	6	0,557	40	0,225	-	x	x	2,5025

Anlage 1

Fallpauschalen-Katalog und Pflegeerlöskatalog
Teil a) Bewertungsrelationen bei Versorgung durch Hauptabteilungen

DRG	Partition	Bezeichnung [6)]	Bewertungsrelation bei Hauptabteilung	Bewertungsrelation bei Hauptabteilung und Beleghebamme
1	2	3	4	5
P05C	O	Aufnahmegewicht 2000 - 2499 g mit signifikanter OR-Prozedur oder Beatmung > 95 Stunden, ohne mehrere schwere Probleme, ohne mehrzeitige komplexe OR-Prozeduren, ohne temporären Verschluss eines Bauchwanddefektes	3,341	-
P06A	O	Neugeborenes, Aufnahmegewicht > 2499 g, sig. OR-Proz. oder Beatmung > 95 Std., best. mehrere schwere Probleme mit sig. OR-Proz. oder mit Beatmung > 120 Std. oder best. aufwendige OR-Proz., mit Beatmung > 240 Std. oder mehrz. kompl. OR-Proz. oder Dialyse	8,121	-
P06B	O	Neugeborenes, Aufnahmegewicht > 2499 g, sig. OR-Proz. oder Beatmung > 95 Std., mehrere schwere Probleme mit sig. OR-Proz. od. mit Beatmung > 120 Std. od. best. aufwendige OR-Proz., oder mit Beatmung > 240 Std. oder mehrz. kompl. OR-Proz. oder Dialyse	4,290	-
P06C	O	Neugeborenes, Aufnahmegewicht > 2499 g mit signifikanter OR-Prozedur oder Beatmung > 95 Stunden, ohne mehrere schwere Probleme oder ohne sig. OR-Prozedur oder ohne Beatmung > 120 Std., ohne bestimmte aufwendige OR-Prozeduren	2,597	-
P60A	M	Neugeborenes, verstorben < 5 Tage nach Aufnahme ohne signifikante OR-Prozedur	0,394	-
P60B	M	Neugeborenes, verlegt < 5 Tage nach Aufnahme ohne signifikante OR-Prozedur, zuverlegt oder Beatmung > 24 Stunden	0,442	-
P60C	M	Neugeborenes, verlegt < 5 Tage nach Aufnahme ohne signifikante OR-Prozedur, nicht zuverlegt, ohne Beatmung > 24 Stunden (Mindestverweildauer 24 Stunden für das Krankenhaus, in dem die Geburt stattfindet)	0,208	-
P61A	M	Neugeborenes, Aufnahmegewicht < 600 g mit signifikanter OR-Prozedur	31,491	-
P61B	M	Neugeborenes, Aufnahmegewicht < 600 g ohne signifikante OR-Prozedur	22,241	-
P61C	M	Neugeborenes, Aufnahmegewicht 600 - 749 g mit signifikanter OR-Prozedur	27,596	-
P61D	M	Neugeborenes, Aufnahmegewicht 600 - 749 g ohne signifikante OR-Prozedur	18,015	-
P61E	M	Neugeborenes, Aufnahmegewicht < 750 g, verstorben < 29 Tage nach Aufnahme	4,985	-
P62A	M	Aufnahmegewicht 750 - 999 g mit signifikanter OR-Prozedur	20,432	-
P62B	M	Aufnahmegewicht 750 - 874 g ohne signifikante OR-Prozedur	15,769	-
P62C	M	Aufnahmegewicht 875 - 999 g ohne signifikante OR-Prozedur	13,445	-
P62D	M	Aufnahmegewicht 750 - 999 g, verstorben < 29 Tage nach Aufnahme	4,209	-
P63Z	M	Aufnahmegewicht 1000 - 1249 g ohne signifikante OR-Prozedur, ohne Beatmung > 120 Stunden	5,522	-
P64Z	M	Aufnahmegewicht 1250 - 1499 g ohne signifikante OR-Prozedur, ohne Beatmung > 120 Stunden	4,083	-
P65A	M	Aufnahmegewicht 1500 - 1999 g ohne signifikante OR-Prozedur, ohne Beatmung > 120 Stunden, mit mehreren schweren Problemen oder Beatmung > 95 Stunden	4,463	-
P65B	M	Aufnahmegewicht 1500 - 1999 g ohne signifikante OR-Prozedur, ohne Beatmung > 95 Stunden, mit schwerem Problem	3,259	-
P65C	M	Aufnahmegewicht 1500 - 1999 g ohne signifikante OR-Prozedur, ohne Beatmung > 120 Stunden, mit anderem Problem	2,250	-
P65D	M	Aufnahmegewicht 1500 - 1999 g ohne signifikante OR-Prozedur, ohne Beatmung > 120 Stunden, ohne Problem	1,191	-
P66A	M	Neugeborenes ohne sign. OR-Prozedur, ohne Beatmung > 95 Std., Aufnahmegew. 2000 - 2499 g mit mehr. schw. Probl. oder Krampfanfall mit best. diag. Maßnahmen oder Beatmung > 48 Std. od. Aufnahmegew. > 2499 g, m. mehr. schw. Probl., m. Hypothermiebehandlung	2,613	-
P66B	M	Aufnahmegewicht 2000 - 2499 g ohne signifikante OR-Prozedur, ohne Beatmung > 95 Stunden, mit schwerem Problem, ohne Krampfanfall mit bestimmten diagnostischen Maßnahmen, ohne Beatmung > 48 Stunden	1,790	-
P66C	M	Aufnahmegewicht 2000 - 2499 g ohne signifikante OR-Prozedur, ohne Beatmung > 95 Stunden, mit anderem Problem	1,130	-
P66D	M	Aufnahmegewicht 2000 - 2499 g ohne signifikante OR-Prozedur, ohne Beatmung > 95 Stunden, ohne Problem	0,242	-
P67A	M	Neugeborenes, Aufnahmegewicht > 2499 g ohne signifikante OR-Prozedur, ohne Beatmung > 95 Stunden, mit mehreren schweren Problemen oder mit Hypothermiebehandlung oder Krampfanfall mit bestimmten diagnostischen Maßnahmen oder Beatmung > 24 Stunden	1,341	-
P67B	M	Neugeborenes, Aufnahmegew. > 2499 g mit schw. Prob., oh. Hypothermiebeh., oh. Krampfanfall mit best. diag. Maßnah., oh. Beatmung > 24 Std. od. mit anderem Prob., mehr als ein Belegungstag, neugeb. Mehrling od. mit bestimmter aufwendiger Prozedur	0,697	-
P67C	M	Neugeborenes, Aufnahmegew. > 2499 g oh. sig. OR-Proz., oh. Beatmung > 95 Std., ohne schw. Prob., anderes Problem und mehr als ein Belegungstag oder nicht signifikante OR-Prozedur, ohne Mehrling, ohne bestimmte aufwendige Prozeduren	0,463	-

Mittlere Verweildauer [1]	Untere Grenzverweildauer: Erster Tag mit Abschlag [2, 5]	Untere Grenzverweildauer: Bewertungsrelation pro Tag	Obere Grenzverweildauer: Erster Tag mit zusätzlichem Entgelt [3, 5]	Obere Grenzverweildauer: Bewertungsrelation pro Tag	Externe Verlegung Abschlag pro Tag (Bewertungsrelation)	Verlegungsfallpauschale	Ausnahme von Wiederaufnahme [4]	Pflegeerlös Bewertungsrelation pro Tag
6	7	8	9	10	11	12	13	14
17,9	5	0,547	32	0,183	0,174	-	x	2,6497
32,0	10	0,667	50	0,273	-	x	x	3,2690
16,8	5	0,599	33	0,222	-	x	x	2,6404
11,8	3	0,603	23	0,203	-	x	x	2,7950
1,3	-	-	-	-	-	x	x	2,9307
1,8	-	-	-	-	-	x	x	3,0375
1,9	-	-	-	-	-	x	x	1,0416
112,5	36	0,810	130	0,280	0,264	-	x	4,0257
100,3	32	0,671	118	0,242	0,218	-	x	3,8017
113,2	37	0,691	131	0,261	0,230	-	x	3,5763
85,9	28	0,620	104	0,230	0,206	-	x	3,4159
13,3	-	-	26	0,351	-	x	x	4,6552
93,8	30	0,627	112	0,247	0,205	-	x	3,3393
73,5	23	0,655	91	0,217	0,211	-	x	3,3447
62,6	20	0,638	81	0,225	0,210	-	x	3,1812
10,5	-	-	21	0,345	-	x	x	4,4497
35,2	11	0,460	53	0,157	0,153	-	x	2,2522
27,7	8	0,454	45	0,148	0,143	-	x	2,1918
26,3	8	0,496	44	0,170	0,164	-	x	2,3505
22,4	6	0,465	39	0,146	0,139	-	x	2,1829
16,3	4	0,450	30	0,152	0,129	-	x	2,0285
9,4	2	0,395	21	0,088	0,114	-	x	1,7450
16,9	5	0,436	32	0,154	0,146	-	x	2,2843
12,1	3	0,447	25	0,149	0,138	-	x	2,0895
9,1	2	0,375	19	0,124	0,111	-	x	1,8167
3,3	1	0,140	7	0,051	0,056	-	x	0,8543
7,7	2	0,447	17	0,175	-	x	x	2,3547
5,3	1	0,447	11	0,129	0,109	-	x	1,8180
4,1	1	0,267	9	0,078	0,090	-	x	1,4561

Anlage 1

Fallpauschalen-Katalog und Pflegeerlöskatalog
Teil a) Bewertungsrelationen bei Versorgung durch Hauptabteilungen

DRG	Parti-tion	Bezeichnung [6)]	Bewertungsrelation bei Hauptabteilung	Bewertungsrelation bei Hauptabteilung und Beleghebamme
1	2	3	4	5
P67D	M	Neugeborenes, Aufnahmegewicht > 1999 g ohne OR-Prozedur, ohne Beatmung > 95 Stunden, ohne schweres Problem, ohne anderes Problem oder ein Belegungstag, mit bestimmter Prozedur oder best. Diagnose beim Neugeborenen oder neugeborener Mehrling	0,248	-
P67E	M	Neugeborener Einling, Aufnahmegewicht > 2499 g ohne OR-Prozedur, ohne Beatmung > 95 Stunden, ohne schweres Problem, ohne anderes Problem oder ein Belegungstag, ohne bestimmte Prozedur ohne bestimmte Diagnosen beim Neugeborenen	0,179	-
MDC 16 Krankheiten des Blutes, der blutbildenden Organe und des Immunsystems				
Q01Z	O	Eingriffe an der Milz	2,164	-
Q02A	O	Verschiedene OR-Prozeduren bei Krankheiten des Blutes, der blutbildenden Organe und des Immunsystems mit äußerst schweren CC oder bestimmter hochaufwendiger Behandlung	3,392	-
Q02B	O	Verschiedene OR-Prozeduren bei Krankheiten des Blutes, der blutbildenden Organe u. des Immunsystems oh. äußerst schwere CC, Alter < 6 J. od. best. Exzisionen u. Resektionen Mediastinum od. Thymus od. mit best. mäßig aufwendiger / aufwendiger Behandlung	1,497	-
Q02C	O	Verschiedene OR-Prozeduren bei Krankheiten des Blutes, der blutbildenden Organe u. des Immunsystems oh. äußerst schwere CC, Alter > 5 Jahre, oh. bestimmte Exzisionen u. Resektionen Mediastinum od. Thymus, oh. best. aufwendige / hochaufwendige Behandlung	1,143	-
Q03A	O	Kleine Eingriffe bei Krankheiten des Blutes, der blutbildenden Organe und des Immunsystems, Alter < 10 Jahre	1,018	-
Q03B	O	Kleine Eingriffe bei Krankheiten des Blutes, der blutbildenden Organe und des Immunsystems, Alter > 9 Jahre	0,743	-
Q60A	M	Erkrankungen des retikuloendothelialen Systems, des Immunsystems und Gerinnungsstörungen mit komplexer Diagnose oder äußerst schweren oder schweren CC, mit bestimmter Milzverletzung oder Granulozytenstörung, Alter < 16 Jahre	1,122	-
Q60B	M	Erkrankungen des retikuloendothelialen Systems, des Immunsystems und Gerinnungsstörungen mit kompl. Diagnose oder äußerst schweren oder schweren CC, oh. Granulozytenstörung, Alter < 1 Jahr oder Alter < 16 Jahre mit äußerst schweren CC	0,705	-
Q60C	M	Erkrankungen des retikuloendothelialen Systems, des Immunsystems und Gerinnungsstörungen mit komplexer Diagnose oder äußerst schweren oder schweren CC, ohne Granulozytenstörung oder Alter > 15 Jahre oder ohne äußerst schwere CC	0,667	-
Q60D	M	Erkrankungen des retikuloendothelialen Systems, des Immunsystems und Gerinnungsstörungen ohne komplexe Diagnose, ohne äußerst schwere oder schwere CC	0,507	-
Q61A	M	Andere Erkrankungen der Erythrozyten mit äußerst schweren CC	1,682	-
Q61B	M	Andere Erkrankungen der Erythrozyten, ohne äußerst schwere CC	0,645	-
Q62Z	M	Andere Anämie	0,883	-
Q63A	M	Aplastische Anämie, Alter < 16 Jahre oder bestimmte Anämie	1,546	-
Q63B	M	Aplastische Anämie, Alter > 15 Jahre, ohne bestimmte Anämie	0,823	-
MDC 17 Hämatologische und solide Neubildungen				
R01A	O	Lymphom und Leukämie mit großen OR-Prozeduren, mit äußerst schweren CC, mit komplexer OR-Prozedur	4,196	-
R01B	O	Lymphom und Leukämie mit großen OR-Prozeduren, mit äußerst schweren CC, ohne komplexe OR-Prozedur oder ohne äußerst schwere CC, mit aufwendigem Eingriff an Wirbelsäule oder Gehirn	3,487	-
R01C	O	Lymphom und Leukämie mit großen OR-Prozeduren, ohne äußerst schwere CC, mit komplexer OR-Prozedur, ohne aufwendigen Eingriff an Wirbelsäule oder Gehirn	2,278	-
R01D	O	Lymphom und Leukämie mit großen OR-Prozeduren, ohne äußerst schwere CC, ohne komplexe OR-Prozedur	1,729	-
R02Z	O	Große OR-Prozeduren mit äußerst schweren CC, mit komplexer OR-Prozedur bei hämatologischen und soliden Neubildungen	5,299	-
R03Z	O	Lymphom und Leukämie mit bestimmter OR-Prozedur, mit äußerst schweren CC oder mit bestimmter OR-Prozedur mit schweren CC oder mit anderen OR-Prozeduren mit äußerst schweren CC, Alter < 16 Jahre	3,930	-
R04A	O	Andere hämatologische und solide Neubildungen mit bestimmter OR-Prozedur, mit äußerst schweren oder schweren CC	2,594	-
R04B	O	Andere hämatologische und solide Neubildungen mit anderer OR-Prozedur, mit äußerst schweren oder schweren CC	1,750	-

Mittlere Verweil-dauer [1]	Untere Grenz-verweildauer: Erster Tag mit Abschlag [2], [5]	Untere Grenz-verweildauer: Bewertungs-relation pro Tag	Obere Grenz-verweildauer: Erster Tag mit zusätzlichem Entgelt [3], [5]	Obere Grenz-verweildauer: Bewertungs-relation pro Tag	Externe Verlegung Abschlag pro Tag (Bewertungsrelation)	Verlegungs-fallpauschale	Ausnahme von Wiederaufnahme [4]	Pflegeerlös Bewertungs-relation pro Tag
6	7	8	9	10	11	12	13	14
3,6	1	0,067	7	0,049	0,054	-	x	0,7564
2,8	1	0,094	5	0,046	0,048	-	x	0,6196
8,3	2	0,396	18	0,101	0,128	-	-	1,1692
19,7	6	0,369	38	0,092	0,124	-	-	1,0952
5,9	1	0,546	13	0,124	0,106	-	-	1,2101
6,9	1	0,671	17	0,071	0,088	-	-	0,7300
4,9	1	0,426	11	0,126	0,105	-	-	1,1319
3,6	1	0,182	9	0,084	0,094	-	-	0,7367
7,9	2	0,368	16	0,140	0,124	-	-	1,5015
4,7	1	0,402	13	0,147	0,121	-	-	1,6176
5,8	1	0,460	14	0,078	0,095	-	-	0,8410
3,9	1	0,297	9	0,083	0,094	-	-	0,9494
15,7	4	0,310	30	0,069	0,092	-	-	0,9519
5,0	1	0,425	11	0,072	0,085	-	-	0,7422
6,5	1	0,663	15	0,090	0,111	-	-	0,9773
9,2	2	0,495	21	0,161	0,145	-	-	1,2395
6,6	1	0,611	16	0,083	0,103	-	-	0,8552
20,9	6	0,385	39	0,129	0,123	-	-	0,9868
15,1	4	0,346	30	0,152	0,107	-	-	0,8231
10,8	3	0,335	23	0,124	0,113	-	-	0,9630
8,0	2	0,332	18	0,087	0,110	-	-	0,7324
24,6	7	0,463	43	0,150	0,145	-	-	1,1731
22,3	6	0,446	40	0,140	0,134	-	-	1,0362
16,2	4	0,396	32	0,086	0,115	-	-	0,9894
11,2	3	0,377	26	0,094	0,123	-	-	0,7729

Anlage 1

Fallpauschalen-Katalog und Pflegeerlöskatalog
Teil a) Bewertungsrelationen bei Versorgung durch Hauptabteilungen

DRG	Partition	Bezeichnung [6)]	Bewertungsrelation bei Hauptabteilung	Bewertungsrelation bei Hauptabteilung und Beleghebamme
1	2	3	4	5
R05Z	O	Strahlentherapie bei hämatologischen und soliden Neubildungen, Bestrahlungen an mindestens 9 Tagen oder bei akuter myeloischer Leukämie, Alter < 19 Jahre oder mit äußerst schweren CC	5,506	-
R06Z	O	Strahlentherapie bei hämatologischen und soliden Neubildungen, Bestrahlungen an mindestens 9 Tagen oder bei akuter myeloischer Leukämie, Alter > 18 Jahre, ohne äußerst schwere CC	3,124	-
R07A	O	Strahlentherapie bei hämatologischen und soliden Neubildungen, außer bei akuter myeloischer Leukämie, Alter < 19 Jahre oder mit äußerst schweren CC oder Bestrahlungen an mindestens 7 Tagen	2,225	-
R07B	O	Strahlentherapie bei hämatologischen und soliden Neubildungen, außer bei akuter myeloischer Leukämie, Alter > 18 Jahre, ohne äußerst schwere CC, Bestrahlungen an weniger als 7 Tagen	0,838	-
R11A	O	Lymphom und Leukämie mit bestimmter OR-Prozedur, mit schweren CC oder mit anderen OR-Prozeduren, mit äußerst schweren CC, Alter > 15 Jahre	2,695	-
R11B	O	Lymphom und Leukämie mit bestimmter OR-Prozedur, ohne äußerst schwere oder schwere CC oder mit anderen OR-Prozeduren, mit schweren CC	1,254	-
R11C	O	Lymphom und Leukämie mit anderen OR-Prozeduren ohne äußerst schwere oder schwere CC	0,857	-
R12A	O	Andere hämatologische und solide Neubildungen mit großen OR-Prozeduren, mit äußerst schweren CC oder komplexem Eingriff, ohne komplexe OR-Prozedur	3,626	-
R12B	O	Andere hämatologische und solide Neubildungen mit großen OR-Prozeduren ohne äußerst schwere CC, ohne komplexen Eingriff, mit komplexer OR-Prozedur	1,874	-
R12C	O	Andere hämatologische und solide Neubildungen mit großen OR-Prozeduren ohne äußerst schwere CC, ohne komplexen Eingriff, ohne komplexe OR-Prozedur	1,385	-
R13A	O	Andere hämatologische und solide Neubildungen mit bestimmter OR-Prozedur, ohne äußerst schwere oder schwere CC, mit komplexer OR-Prozedur oder komplizierender Konstellation	1,118	-
R13B	O	Andere hämatologische und solide Neubildungen mit bestimmter OR-Prozedur, ohne äußerst schwere oder schwere CC, ohne komplexe OR-Prozedur, ohne komplizierende Konstellation	0,996	-
R14Z	O	Andere hämatologische und solide Neubildungen mit anderen OR-Prozeduren ohne äußerst schwere oder schwere CC oder Therapie mit offenen Nukliden bei hämatologischen und soliden Neubildungen, mehr als ein Belegungstag	0,774	-
R16Z	O	Hochkomplexe Chemotherapie mit operativem Eingriff bei hämatologischen und soliden Neubildungen	4,202	-
R60A	M	Akute myeloische Leukämie m. hochkomplexer Chemoth., Alter > 17 J. od. m. int. Chemoth. m. kompliz. Diagnose od. Dialyse od. Portimpl. od. intensivmed. Komplexbeh. > 392 / 368 / - P. od. schwerste CC od. best. kompl. Diagnostik bei Leuk., Alter < 16 J.	8,096	-
R60B	M	Akute myeloische Leukämie mit intensiver Chemotherapie mit komplizierender Diagnose od. Dialyse od. Portimplantation od. intensivmed. Komplexbehandlung > 392 / 368 / - Aufwandspunkte od. schwerste CC od. best. kompl. Diagnostik bei Leuk., Alter > 15 J.	5,823	-
R60C	M	Akute myel. Leukämie m. int. Chemo, äuß. schw. CC od. kompl. Diagnostik b. Leuk. od. Port od. m. mäß. kompl. Chemo m. best. kompliz. Fakt. od. m. äuß. schw. CC m. kompl. Diagnost. od. KomplBeh. isolat.pfl. Erreg. m. Dial. od. äuß. schw. od. schwerste CC	3,546	-
R60D	M	Akute myeloische Leukämie mit intensiver Chemoth., ohne kompliz. Diagnose, ohne Dialyse, ohne Portimpl., oh. intensivmed. Komplexbeh. > 392 / 368 / - AufwP., oh. äuß. schwere CC, oh. kompl. Diagnostik b. Leukämie od. mit Dialyse od. äußerst schweren CC	1,769	-
R60E	M	Akute myeloische Leukämie mit mäßig komplexer Chemoth., ohne komplizierende Diagnose, ohne Dialyse, ohne Portimpl., ohne äußerst schwere CC od. mit lokaler Chemoth. od. mit Komplexbeh. bei multiresistenten Erregern od. mit kompl. Diagnostik bei Leukämie	1,064	-
R60F	M	Akute myeloische Leukämie ohne Chemotherapie, ohne Dialyse, ohne äußerst schwere CC, ohne Komplexbehandlung bei multiresistenten Erregern, ohne komplexe Diagnostik bei Leukämie	1,040	-
R61A	M	Lymphom und nicht akute Leukämie mit Sepsis oder bestimmter komplizierender Konstellation oder mit Agranulozytose, intrakranieller Metastase oder Portimplantation, mit äuß. schw. CC, Alter > 15 Jahre, mit hochkompl. Chemotherapie oder schwersten CC	5,622	-
R61B	M	Lymphom und nicht akute Leukämie mit Sepsis oder anderer kompliz. Konstell. oder mit kompl. Diagnose oder Portimpl., mit äuß. schw. CC, Alter > 15 Jahre od. mit äuß. schw. CC od. Tumorlyse-Syndrom, mit kompl. Diagnostik bei Leukämie od. mit schwersten CC	3,195	-

Mittlere Verweil-dauer [1)]	Untere Grenz-verweildauer: Erster Tag mit Abschlag [2), 5)]	Untere Grenz-verweildauer: Bewertungs-relation pro Tag	Obere Grenz-verweildauer: Erster Tag mit zusätzlichem Entgelt [3), 5)]	Obere Grenz-verweildauer: Bewertungs-relation pro Tag	Externe Verlegung Abschlag pro Tag (Bewertungsrelation)	Verlegungs-fallpauschale	Ausnahme von Wiederaufnahme [4)]	Pflegeerlös Bewertungs-relation pro Tag
6	7	8	9	10	11	12	13	14
36,2	11	0,434	54	0,144	0,140	-	x	0,9583
22,0	6	0,434	40	0,138	0,131	-	x	0,7825
15,4	4	0,437	31	0,142	0,134	-	x	0,9130
5,7	1	0,484	14	0,145	0,123	-	x	0,8506
17,6	5	0,369	34	0,088	0,118	-	-	0,8233
5,7	1	0,742	15	0,093	0,113	-	-	0,7495
3,9	1	0,416	9	0,107	0,121	-	-	0,7386
15,2	4	0,423	31	0,157	0,130	-	-	1,1516
6,6	1	0,628	14	0,173	0,103	-	-	0,8561
5,1	1	0,885	12	0,155	0,100	-	-	0,8097
4,3	1	0,397	9	0,156	0,097	-	-	0,8363
4,1	1	0,497	9	0,134	0,095	-	-	0,7769
3,4	1	0,263	8	0,101	0,111	-	x	0,7463
23,4	7	0,456	41	0,177	0,150	-	-	1,1204
51,7	16	0,464	70	0,153	0,150	-	x	1,0296
36,1	11	0,476	54	0,158	0,154	-	x	1,0023
25,3	7	0,436	42	0,138	0,133	-	x	0,9304
12,1	3	0,435	27	0,144	0,133	-	x	0,9981
8,0	2	0,350	19	0,130	0,116	-	x	0,7980
7,7	2	0,339	17	0,092	0,116	-	x	0,9361
34,2	10	0,478	52	0,154	-	x	x	1,2260
22,3	6	0,441	39	0,139	-	x	x	1,0429

Anlage 1

Fallpauschalen-Katalog und Pflegeerlöskatalog
Teil a) Bewertungsrelationen bei Versorgung durch Hauptabteilungen

DRG	Partition	Bezeichnung [6]	Bewertungsrelation bei Hauptabteilung	Bewertungsrelation bei Hauptabteilung und Beleghebamme
1	2	3	4	5
R61C	M	Lymphom und nicht akute Leukämie ohne Sepsis, ohne komplizierende Konstellation, mit Agranulozytose oder Portimplantation oder Komplexbehandlung bei isolationspflichtigen Erregern oder komplexer Diagnostik bei Leukämie, Alter < 16 Jahre	2,534	-
R61D	M	Lymphom u. nicht akute Leukämie m. Agranuloz., Portimpl., Komplbeh. bei isolationspfl. Erregern od. kompl. Diag. bei Leukämie, > 15 J., mit intens. Chemo od. < 18 J. od. m. äuß. schw. CC od. Blastenkrise, oh. kompl. Diag. bei Leukämie, oh. schwerste CC	1,937	-
R61E	M	Lymph. u. nicht akute Leukämie mit best. kompliz. Faktoren, oh. äuß. schw. CC, Alt. > 17 J., oh. intensive Chemoth. od. kompl. Diag., kompliz. Proz., Alt. < 16 J. od. best. Lymph. mit best. Chemo. od. kompl. Diag., and. Komplbeh. b. isolat.pfl. Erregern	1,534	-
R61F	M	Lymphom und nicht akute Leukämie ohne bestimmte kompliz. Faktoren, oh. äuß. schw. CC, mit kompl. Diagnose od. kompliz. Prozedur, Alter < 16 J. od. best. Lymphom mit best. Chemotherapie od. kompl. Diagnose od. andere Komplexbeh. b. isolationspfl. Erregern	1,146	-
R61G	M	Lymphom und nicht akute Leukämie oh. best. kompliz. Faktoren, oh. äuß. schw. CC, Alter < 16 J. od. mit kompl. Diag. od. kompliz. Prozedur, Alter > 15 J., oh. best. Lymphom m. best. Chemoth., oh. kompl. Diagnose, oh. and. Komplbeh. b. isolat.pfl. Erregern	1,061	-
R61H	M	Lymphom und nicht akute Leukämie ohne bestimmte komplizierende Faktoren, ohne äußerst schwere CC, ohne komplexe Diagnose, ohne komplizierende Prozedur, Alter > 15 Jahre	0,609	-
R62A	M	Andere hämatologische und solide Neubildungen mit kompliz. Diagnose oder Portimplantation oder mit Knochenaffektionen oder best. Metastasen oder äußerst schweren CC oder Dialyse oder Alter < 1 Jahr, mit komplexer Diagnose oder kompliz. Konstellation	1,797	-
R62B	M	Andere hämatologische und solide Neubildungen ohne kompliz. Diagnose, ohne Portimplantation, mit Knochenaffektionen oder bestimmten Metastasen oder äußerst schweren CC oder Dialyse oder Alter < 1 Jahr, ohne komplexe Diagnose, ohne kompliz. Konstellation	1,117	-
R62C	M	Andere hämatologische und solide Neubildungen ohne komplizierende Diagnose, ohne Portimplantation, ohne Knochenaffektionen, ohne bestimmte Metastasen, ohne äußerst schwere CC, ohne Dialyse, Alter > 0 Jahre	0,666	-
R63A	M	Andere akute Leukämie oder bestimmtes Lymphom mit hochkomplexer Chemotherapie, Alter > 17 Jahre	8,234	-
R63B	M	Andere akute Leukämie oder bestimmtes Lymphom mit Chemotherapie, mit Dialyse oder Sepsis oder mit Agranulozytose oder Portimplantation, Alter < 16 Jahre oder schwerste CC	5,417	-
R63C	M	Andere akute Leukämie mit intensiver Chemotherapie, mit Dialyse oder Sepsis oder mit Agranulozytose oder Portimplantation, mit äußerst schweren CC oder mit komplizierender Konstellation oder Alter < 16 Jahre	5,550	-
R63D	M	Andere akute Leukämie mit intens. Chemoth. mit Dialyse od. Sepsis od. mit Agranuloz. od. Portimpl. od. mit äuß. schw. CC od. mit kompliz. Konstell. od. mit mäßig komplexer Chemoth., mit Dialyse od. Sepsis od. mit Agranuloz. od. Portimpl., Alter < 16 J.	3,067	-
R63E	M	Andere akute Leukämie mit mäßig komplexer Chemoth., mit Dialyse oder Sepsis oder Agranulozytose oder Portimplantat. oder mit lokaler Chemoth. oder best. Agranulozytose mit äuß. schw. CC, mit Dialyse oder Sepsis oder Portimplant. oder äuß. schw. CC	2,926	-
R63F	M	Andere akute Leukämie ohne Dialyse, ohne Sepsis, ohne Agranulozytose, ohne Portimplantation, mit mäßig komplexer od. lokaler Chemoth., mit äußerst schweren CC oder ohne Chemoth. mit Dialyse od. Sepsis od. and. Agranulozyt. od. Portimpl. od. äuß. schw. CC	1,700	-
R63G	M	Andere akute Leukämie mit intensiver Chemotherapie, ohne Dialyse, ohne Sepsis, ohne Agranulozytose, ohne Portimplantation, ohne äußerst schwere CC	0,872	-
R63H	M	Andere akute Leukämie ohne Dialyse, ohne Sepsis, ohne Agranulozytose, ohne Portimplantation, ohne äußerst schwere CC	0,784	-
R65Z	M	Hämatologische und solide Neubildungen, ein Belegungstag	0,241	-
R66Z	M	Akute myeloische Leukämie oder andere akute Leukämie oder bestimmtes Lymphom mit hochkomplexer Chemotherapie, Alter < 18 Jahre	8,031	-
R77Z	M	Komplexbehandlung bei isolationspflichtigen Erregern bei bestimmten hämatologischen und soliden Neubildungen	4,326	-
MDC 18A HIV				
S01Z	O	HIV-Krankheit mit OR-Prozedur	2,507	-
S60Z	M	HIV-Krankheit, ein Belegungstag	0,296	-

Mittlere Verweil-dauer [1]	Untere Grenz-verweildauer: Erster Tag mit Abschlag [2), 5)]	Untere Grenz-verweildauer: Bewertungs-relation pro Tag	Obere Grenz-verweildauer: Erster Tag mit zusätzlichem Entgelt [3), 5)]	Obere Grenz-verweildauer: Bewertungs-relation pro Tag	Externe Verlegung Abschlag pro Tag (Bewertungsrelation)	Verlegungs-fallpauschale	Ausnahme von Wiederaufnahme [4]	Pflegeerlös Bewertungs-relation pro Tag
6	7	8	9	10	11	12	13	14
12,0	3	0,543	25	0,219	0,167	-	x	1,6086
14,3	4	0,372	29	0,129	0,121	-	x	0,9626
10,3	2	0,467	23	0,137	0,124	-	x	0,7645
8,7	2	0,375	19	0,128	0,115	-	x	1,0269
7,9	2	0,339	18	0,128	0,113	-	x	0,7864
5,0	1	0,345	13	0,083	0,098	-	x	0,8204
12,6	3	0,370	28	0,134	0,108	-	x	0,8842
9,3	2	0,345	22	0,078	0,100	-	x	0,8950
5,2	1	0,346	13	0,076	0,091	-	x	0,8150
54,7	17	0,450	73	0,148	0,145	-	x	0,9438
27,3	8	0,543	45	0,179	0,173	-	x	1,5682
32,4	10	0,491	50	0,166	0,161	-	x	1,0118
18,1	5	0,463	34	0,154	0,146	-	x	1,3415
17,5	5	0,465	33	0,159	0,151	-	x	1,2120
11,0	3	0,415	23	0,150	0,138	-	x	1,3817
6,1	1	0,502	15	0,142	0,121	-	x	1,2672
5,1	1	0,449	12	0,151	0,126	-	x	1,3311
1,0	-	-	-	-	-	-	x	1,2784
44,6	14	0,486	63	0,195	0,160	-	x	1,5829
30,5	9	0,419	49	0,096	0,133	-	-	1,0979
17,0	5	0,336	34	0,118	0,111	-	x	0,9064
1,0	-	-	-	-	-	-	x	1,3399

Anlage 1

Fallpauschalen-Katalog und Pflegeerlöskatalog
Teil a) Bewertungsrelationen bei Versorgung durch Hauptabteilungen

DRG	Partition	Bezeichnung [6)]	Bewertungsrelation bei Hauptabteilung	Bewertungsrelation bei Hauptabteilung und Beleghebamme
1	2	3	4	5
S62Z	M	Bösartige Neubildung bei HIV-Krankheit	1,551	-
S63A	M	Infektion bei HIV-Krankheit mit komplexer Diagnose und äußerst schweren CC oder mit komplizierender Konstellation	3,611	-
S63B	M	Infektion bei HIV-Krankheit ohne komplexe Diagnose oder ohne äußerst schwere CC, ohne komplizierende Konstellation	1,518	-
S65A	M	Andere Erkrankungen bei HIV-Krankheit oder andere HIV-Krankheit, mit äußerst schweren CC	3,424	-
S65B	M	Andere Erkrankungen bei HIV-Krankheit oder andere HIV-Krankheit, ohne äußerst schwere CC	1,073	-
MDC 18B Infektiöse und parasitäre Krankheiten				
T01A	O	OR-Prozedur bei infektiösen und parasitären Krankheiten mit bestimmter komplexer Prozedur oder komplizierender Konstellation, außer bei sonstiger Sepsis	5,549	-
T01B	O	OR-Prozedur bei infektiösen und parasitären Krankheiten mit bestimmter komplexer Prozedur oder komplizierender Konstellation bei sonstiger Sepsis oder mit bestimmtem komplexen Eingriff oder mit äußerst schweren CC	4,257	-
T01C	O	OR-Prozedur bei infektiösen und parasitären Krankheiten mit bestimmter komplexer Prozedur oder komplizierender Konstellation, ohne bestimmten komplexen Eingriff, ohne äußerst schwere CC	2,890	-
T01D	O	OR-Prozedur bei infektiösen und parasitären Krankheiten ohne bestimmte komplexe Prozedur, ohne komplizierende Konstellation, ohne bestimmten komplexen Eingriff, ohne äußerst schwere CC mit bestimmtem anderen Eingriff	1,918	-
T01E	O	OR-Prozedur bei infektiösen und parasitären Krankheiten ohne bestimmte komplexe Prozedur, ohne komplizierende Konstellation, ohne bestimmten komplexen Eingriff, ohne äußerst schwere CC, ohne bestimmten anderen Eingriff	0,935	-
T36Z	O	Intensivmedizinische Komplexbeh. > 588 / 552 / 552 Aufwandsp. bei infektiösen und parasitären Krankheiten oder OR-Prozedur bei inf. u. parasitären Krankh. mit best. komplexer Prozedur oder kompliz. Konstellation mit IntK > 392 / 368 / - Aufwandspunkte	5,202	-
T44Z	A	Geriatrische frührehabilitative Komplexbehandlung bei infektiösen und parasitären Krankheiten	1,778	-
T60A	M	Sepsis mit komplizierender Konstellation oder bei Zustand nach Organtransplantation, mit äußerst schweren CC oder intensivmedizinische Komplexbehandlung > 392 / 368 / - Aufwandspunkte	3,425	-
T60B	M	Sepsis mit komplizierender Konstellation oder bei Z. n. Organtransplantation oder mit komplexer Diagnose oder äuß. schw. CC, Alter < 18 J. oder bei best. Para- / Tetraplegie oder mit best. ERCP od. mit schwersten CC oder mit IntK > 196 / 184 / 368 Punkte	2,941	-
T60C	M	Sepsis mit komplizierender Konstellation oder bei Z. n. Organtransplantation oder mit kompl. Diagnose oder äuß. schweren CC, Alter > 17 Jahre, außer bei best. Para- / Tetraplegie, ohne best. ERCP, ohne schwerste CC oder mit IntK > 196 / 184 / 368 Punkte	2,233	-
T60D	M	Sepsis mit anderer komplizierender Konstellation, außer bei Z. n. Organtransplantation, ohne komplexe Diagnose, ohne äußerst schwere CC, ohne intensivmedizinische Komplexbehandlung > 196 / 184 / 368 Aufwandspunkte oder Alter < 10 Jahre	1,446	-
T60E	M	Sepsis ohne komplizierende Konstellation, außer bei Zustand nach Organtransplantation, ohne komplexe Diagnose, ohne äußerst schwere CC, Alter > 9 Jahre, ohne intensivmedizinische Komplexbehandlung > 196 / 184 / - Aufwandspunkte, mehr als ein Belegungstag	1,110	-
T60F	M	Sepsis, verstorben < 5 Tage nach Aufnahme, ohne intensivmedizinische Komplexbehandlung > 196/ 184 / - Aufwandspunkte	0,481	-
T60G	M	Sepsis ohne komplizierende Konstellation, außer bei Zustand nach Organtransplantation, ohne komplexe Diagnose, ohne äußerst schwere CC, Alter > 9 Jahre, ohne intensivmedizinische Komplexbehandlung > 196 / 184 / - Aufwandspunkte, ein Belegungstag	0,277	-
T61Z	M	Postoperative und posttraumatische Infektionen	0,526	-
T62A	M	Fieber unbekannter Ursache mit äußerst schweren oder schweren CC, Alter > 5 Jahre	0,751	-
T62B	M	Fieber unbekannter Ursache ohne äußerst schwere oder schwere CC oder Alter < 6 Jahre	0,421	-
T63A	M	Virale Erkrankung bei Zustand nach Organtransplantation oder mit intensivmedizinischer Komplexbehandlung > 196 / 184 / - Aufwandspunkte oder Alter < 14 Jahre mit komplexer Diagnose	1,323	-

Mittlere Verweil-dauer [1)]	Untere Grenz-verweildauer: Erster Tag mit Abschlag [2), 5)]	Untere Grenz-verweildauer: Bewertungs-relation pro Tag	Obere Grenz-verweildauer: Erster Tag mit zusätzlichem Entgelt [3), 5)]	Obere Grenz-verweildauer: Bewertungs-relation pro Tag	Externe Verlegung Abschlag pro Tag (Bewertungsrelation)	Verlegungs-fallpauschale	Ausnahme von Wiederaufnahme [4)]	Pflegeerlös Bewertungs-relation pro Tag
6	7	8	9	10	11	12	13	14
10,9	3	0,376	24	0,138	0,125	-	x	0,9465
22,6	7	0,428	41	0,151	0,145	-	x	1,0746
12,5	3	0,363	27	0,115	0,107	-	x	0,8531
29,3	9	0,333	47	0,175	0,109	-	x	0,9951
9,0	2	0,343	21	0,114	0,103	-	x	0,6649
27,8	8	0,410	46	0,153	-	x	-	1,2221
26,1	8	0,348	44	0,084	0,115	-	-	1,1764
19,1	5	0,380	36	0,084	-	x	-	1,1330
14,6	4	0,252	29	0,061	0,081	-	-	0,7560
6,9	1	0,571	16	0,063	0,079	-	-	0,7874
20,2	6	0,694	38	0,240	-	x	x	2,5955
22,0	-	-	35	0,056	0,076	-	-	0,7923
17,7	5	0,538	34	0,182	0,173	-	-	1,8328
16,6	5	0,461	33	0,167	0,157	-	-	1,7113
14,0	4	0,425	29	0,106	0,142	-	-	1,5460
10,6	3	0,351	22	0,093	0,120	-	-	1,5108
9,9	2	0,355	19	0,075	0,098	-	-	1,1190
1,6	-	-	-	-	-	x	-	2,1867
1,0	-	-	-	-	-	-	-	1,8357
5,4	1	0,341	13	0,062	0,075	-	-	0,7368
6,7	1	0,431	14	0,077	0,096	-	-	0,9825
3,9	1	0,245	9	0,074	0,084	-	-	0,9596
8,9	2	0,423	19	0,161	0,128	-	-	1,3166

Anlage 1

Fallpauschalen-Katalog und Pflegeerlöskatalog
Teil a) Bewertungsrelationen bei Versorgung durch Hauptabteilungen

DRG	Partition	Bezeichnung [6)]	Bewertungsrelation bei Hauptabteilung	Bewertungsrelation bei Hauptabteilung und Beleghebamme
1	2	3	4	5
T63B	M	Schwere virale Erkrankung, außer bei Zustand nach Organtransplantation, ohne intensivmedizinische Komplexbehandlung > 196 / 184 / - Aufwandspunkte, Alter > 13 Jahre oder ohne komplexe Diagnose	0,915	-
T63C	M	Mäßig schwere virale Erkrankung, außer bei Zustand nach Organtransplantation, ohne intensivmedizinische Komplexbehandlung > 196 / 184 / - Aufwandspunkte, Alter > 13 Jahre oder ohne komplexe Diagnose	0,444	-
T63D	M	Andere virale Erkrankung, außer bei Zustand nach Organtransplantation ohne intensivmedizinische Komplexbehandlung > 196 / 184 / - Aufwandspunkte, Alter > 13 Jahre oder ohne komplexe Diagnose	0,394	-
T64A	M	Andere infektiöse und parasitäre Krankheiten mit bestimmter komplexer Diagnose, Alter < 16 Jahre oder mit intensivmedizinischer Komplexbehandlung > 196 / 184 / - Aufwandspunkte	1,357	-
T64B	M	Andere infektiöse und parasitäre Krankheiten mit komplexer Diagnose, Alter > 15 Jahre, mehr als ein Belegungstag, ohne intensivmedizinische Komplexbehandlung > 196 / 184 / - Aufwandspunkte	0,920	-
T64C	M	Andere infektiöse und parasitäre Krankheiten mit komplexer Diagnose, Alter > 15 Jahre, ein Belegungstag oder ohne komplexe Diagnose, ohne intensivmedizinische Komplexbehandlung > 196 / 184 / - Aufwandspunkte	0,675	-
T77Z	M	Komplexbehandlung bei isolationspflichtigen Erregern bei infektiösen und parasitären Krankheiten	1,485	-
MDC 19 Psychische Krankheiten und Störungen				
U40Z	A	Geriatrische frührehabilitative Komplexbehandlung bei psychischen Krankheiten und Störungen	1,349	-
U42B	A	Multimodale Schmerztherapie bei psychischen Krankheiten und Störungen, Alter > 18 Jahre, mindestens 14 Behandlungstage	1,542	-
U42C	A	Multimodale Schmerztherapie bei psychischen Krankheiten und Störungen, Alter > 18 Jahre, weniger als 14 Behandlungstage	1,022	-
U60A	M	Psychiatrische Behandlung, ein Belegungstag, Alter < 16 Jahre	0,236	-
U60B	M	Psychiatrische Behandlung, ein Belegungstag, Alter > 15 Jahre	0,186	-
U61Z	M	Schizophrene, wahnhafte und akut psychotische Störungen	0,734	-
U63Z	M	Schwere affektive Störungen	0,524	-
U64Z	M	Angststörungen oder andere affektive und somatoforme Störungen	0,505	-
U66Z	M	Ess-, Zwangs- und Persönlichkeitsstörungen und akute psychische Reaktionen oder psychische Störungen in der Kindheit	0,613	-
MDC 20 Alkohol- und Drogengebrauch und alkohol- und drogeninduzierte psychische Störungen				
V40Z	A	Qualifizierter Entzug	0,827	-
V60A	M	Alkoholintoxikation und Alkoholentzug oder Störungen durch Alkoholmissbrauch und Alkoholabhängigkeit mit bestimmten psychischen und Verhaltensstörungen durch Alkohol oder HIV-Krankheit	0,773	-
V60B	M	Alkoholintoxikation und Alkoholentzug oder Störungen durch Alkoholmissbrauch und Alkoholabhängigkeit ohne bestimmte psychische und Verhaltensstörungen durch Alkohol, ohne HIV-Krankheit	0,421	-
V61Z	M	Drogenintoxikation und -entzug	0,507	-
V63Z	M	Störungen durch Opioidgebrauch und Opioidabhängigkeit	0,524	-
V64Z	M	Störungen durch anderen Drogengebrauch und Medikamentenmissbrauch und andere Drogen- und Medikamentenabhängigkeit	0,459	-
MDC 21A Polytrauma				
W01B	O	Polytrauma mit Beatmung > 72 Stunden oder komplexen Eingriffen oder IntK > 392 / 368 / 552 Aufwandspunkte, ohne Frührehabilitation, mit Beatmung > 263 Stunden oder mit komplexer Vakuumbehandlung oder mit IntK > 588 / 552 / - Aufwandspunkte	10,256	-
W01C	O	Polytrauma mit Beatmung > 72 Stunden oder komplexen Eingriffen oder IntK > 392 / 368 / 552 Aufwandspunkte, ohne Frührehabilitation, ohne Beatmung > 263 Stunden, ohne komplexe Vakuumbehandlung, ohne IntK > 588 / 552 / - Aufwandspunkte	4,152	-
W02A	O	Polytrauma mit anderen komplexen Eingriffen mit komplizierender Konstellation oder Eingriffen an mehreren Lokalisationen oder mit intensivmedizinischer Komplexbehandlung > 392 / 368 / - Aufwandspunkte	7,416	-
W02B	O	Polytrauma mit anderen komplexen Eingriffen ohne komplizierende Konstellation, ohne Eingriffe an mehreren Lokalisationen, ohne intensivmedizinische Komplexbehandlung > 392 / 368 / - Aufwandspunkte	4,565	-
W04A	O	Polytrauma mit anderen Eingriffen oder Beatmung > 24 Stunden, mit komplizierender Konstellation oder Eingriffen an mehreren Lokalisationen oder Alter < 6 Jahre	5,226	-

Mittlere Verweil-dauer [1]	Untere Grenz-verweildauer: Erster Tag mit Abschlag [2), 5)]	Untere Grenz-verweildauer: Bewertungs-relation pro Tag	Obere Grenz-verweildauer: Erster Tag mit zusätzlichem Entgelt [3), 5)]	Obere Grenz-verweildauer: Bewertungs-relation pro Tag	Externe Verlegung Abschlag pro Tag (Bewertungsrelation)	Verlegungs-fallpauschale	Ausnahme von Wiederaufnahme [4)]	Pflegeerlös Bewertungs-relation pro Tag
6	7	8	9	10	11	12	13	14
9,3	2	0,294	20	0,067	0,086	-	-	0,7747
4,1	1	0,262	9	0,074	0,085	-	-	0,8471
3,2	1	0,229	7	0,086	0,094	-	-	1,0557
8,5	2	0,446	19	0,156	0,140	-	-	1,7006
8,5	2	0,303	18	0,075	0,096	-	-	0,7839
6,9	1	0,487	15	0,067	0,083	-	-	0,8171
15,8	-	-	30	0,064	0,086	-	-	1,0212
16,9	-	-	24	0,055	0,074	-	-	0,6291
19,6	-	-	32	0,055	0,075	-	x	0,3453
9,7	-	-	14	0,073	0,095	-	x	0,5565
1,0	-	-	-	-	-	-	-	1,5603
1,0	-	-	-	-	-	-	-	1,2435
7,3	1	0,425	17	0,070	0,088	-	-	1,0748
5,0	1	0,298	12	0,072	0,086	-	-	0,8000
4,2	1	0,289	10	0,084	0,096	-	-	0,7273
4,9	1	0,348	13	0,085	0,100	-	-	1,1614
11,0	3	0,206	16	0,053	0,069	-	-	0,5319
7,1	1	0,572	18	0,075	0,093	-	-	1,0606
4,2	1	0,281	9	0,069	0,079	-	-	0,8104
4,9	1	0,349	11	0,071	0,084	-	-	0,8575
3,5	1	0,362	8	0,103	0,114	-	-	1,2785
2,7	1	0,297	6	0,117	0,122	-	-	1,4287
31,7	10	0,590	50	0,225	-	x	-	2,4071
13,4	3	0,727	30	0,216	-	x	-	2,1241
22,6	7	0,453	39	0,112	-	x	-	1,5511
17,0	5	0,408	33	0,100	0,136	-	-	1,2727
18,9	5	0,466	34	0,103	0,141	-	-	1,4593

Anlage 1

Fallpauschalen-Katalog und Pflegeerlöskatalog
Teil a) Bewertungsrelationen bei Versorgung durch Hauptabteilungen

DRG	Partition	Bezeichnung [6]	Bewertungsrelation bei Hauptabteilung	Bewertungsrelation bei Hauptabteilung und Beleghebamme
1	2	3	4	5
W04B	O	Polytrauma mit anderen Eingriffen oder Beatmung > 24 Stunden, ohne komplizierende Konstellation, ohne Eingriffe an mehreren Lokalisationen, mit bestimmten anderen Eingriffen oder Beatmung mehr als 24 Stunden, Alter > 5 Jahre	3,161	-
W04C	O	Polytrauma mit anderen Eingriffen oder Beatmung > 24 Stunden, ohne komplizierende Konstellation, ohne Eingriffe an mehreren Lokalisationen, ohne bestimmte andere Eingriffe, ohne Beatmung > 24 Stunden, Alter > 5 Jahre	2,282	-
W36Z	O	Intensivmedizinische Komplexbehandlung > 784 / 828 / 828 Aufwandspunkte bei Polytrauma oder Polytrauma mit Beatmung oder Kraniotomie mit endovaskulärer Implantation von Stent-Prothesen an der Aorta	12,151	-
W60Z	M	Polytrauma, verstorben < 5 Tage nach Aufnahme, ohne komplizierende Konstellationen, ohne Beatmung > 24 Stunden, ohne komplexe oder bestimmte andere Eingriffe	0,755	-
W61A	M	Polytrauma ohne signifikante Eingriffe mit komplizierender Diagnose oder mit intensivmedizinischer Komplexbehandlung > 196 / 184 / - Aufwandspunkte oder Alter < 12 Jahre	1,615	-
W61B	M	Polytrauma ohne signifikante Eingriffe, ohne komplizierende Diagnose, ohne intensivmedizinische Komplexbehandlung > 196 / 184 / - Aufwandspunkte, Alter > 11 Jahre	1,220	-
MDC 21B Verletzungen, Vergiftungen und toxische Wirkungen von Drogen und Medikamenten				
X01A	O	Rekonstruktive Operation bei Verletzungen mit komplizierender Konstellation oder freier Lappenplastik mit mikrovaskulärer Anastomosierung oder mit schweren Weichteilschäden oder komplexer OR-Prozedur oder best. komplexem Eingriff, mit äuß. schweren CC	4,209	-
X01B	O	Rekonstruktive Operation bei Verletzungen ohne kompliz. Konstellation, ohne freie Lappenplastik mit mikrovask. Anastomosierung, mit schweren Weichteilschäden oder komplex. OR-Prozedur oder best. mäßig kompl. Eingriff oder äußerst schw. CC, mehr als 1 BT	1,956	-
X01C	O	Rekonstr. Operation bei Verletzungen ohne kompliz. Konst., ohne freie Lappenplastik mit mikrovask. Anastomosierung, ohne schw. Weichteilschäden, ohne kompl. OR-Prozedur, ohne äuß. schw. CC, mit best. Nervennaht od. Hautplastik, > 1 BT od. Alter < 18 J.	1,081	-
X01D	O	Rekonstr. Operation bei Verletzungen ohne kompliz. Konst., ohne freie Lappenplastik mit mikrovask. Anastomosierung, ohne schw. Weichteilschäden, ohne kompl. OR-Prozedur, ohne äuß. schw. CC, ohne best. Nervennaht oder Hautplastik oder 1 BT, Alter > 17 J.	0,799	-
X04Z	O	Andere Eingriffe bei Verletzungen der unteren Extremität	1,010	-
X05A	O	Andere Eingriffe bei Verletzungen der Hand, mit komplexem Eingriff	0,802	-
X05B	O	Andere Eingriffe bei Verletzungen der Hand, ohne komplexen Eingriff	0,564	-
X06A	O	Andere Eingriffe bei anderen Verletzungen mit äußerst schweren CC	2,899	-
X06B	O	Andere Eingriffe bei anderen Verletzungen ohne äußerst schwere CC, mit komplexer OR-Prozedur oder Alter > 65 Jahre mit bestimmtem Eingriff oder mit schweren CC	1,256	-
X06C	O	Andere Eingriffe bei anderen Verletzungen ohne äußerst schwere oder schwere CC, ohne komplexe OR-Prozedur, Alter < 66 Jahre oder ohne bestimmten Eingriff	0,741	-
X07A	O	Replantation bei traumatischer Amputation, mit Replantation mehr als einer Zehe oder mehr als eines Fingers	4,669	-
X07B	O	Replantation bei traumatischer Amputation, mit Replantation eines Fingers oder einer Zehe	2,514	-
X33Z	O	Mehrzeitige komplexe OR-Prozeduren bei Verletzungen, Vergiftungen und toxischen Wirkungen von Drogen und Medikamenten	5,499	-
X60A	M	Bestimmte Verletzungen	0,445	-
X60B	M	Verletzungen und allergische Reaktionen ohne bestimmte Verletzungen	0,357	-
X62Z	M	Vergiftungen / Toxische Wirkungen von Drogen, Medikamenten und anderen Substanzen oder Folgen einer medizinischen Behandlung oder bestimmte Erfrierungen und andere Traumata	0,478	-
X64Z	M	Andere Krankheit verursacht durch Verletzung, Vergiftung oder toxische Wirkung	0,346	-
MDC 22 Verbrennungen				
Y02A	O	Andere Verbrennungen mit Hauttransplantation oder anderen Eingriffen bei Sepsis oder mit kompliz. Konst., hochkomplexem Eingriff, vierzeitigen bestimmten OR-Prozeduren oder intensivmedizinischer Komplexbehandlung > 588 / 552 / 552 Aufwandspunkte	10,330	-
Y02B	O	Andere Verbrenn. m. Haut-Tx. od. and. Eingr. auß. b. Sep., oh. kompliz. Konst., oh. hochkompl. Eingr., oh. vierz. best. OR-Proz., oh. IntK > 588 / 552 / 552 Aufwandsp., m. äuß. schw. CC, kompliz. Diagn., kompl. Proz., Dialyse od. Beatm. > 24 Std.	5,743	-

Mittlere Verweil-dauer [1]	Untere Grenz-verweildauer: Erster Tag mit Abschlag [2), 5)]	Untere Grenz-verweildauer: Bewertungs-relation pro Tag	Obere Grenz-verweildauer: Erster Tag mit zusätzlichem Entgelt [3), 5)]	Obere Grenz-verweildauer: Bewertungs-relation pro Tag	Externe Verlegung Abschlag pro Tag (Bewertungsrelation)	Verlegungs-fallpauschale	Ausnahme von Wiederaufnahme [4)]	Pflegeerlös Bewertungs-relation pro Tag
6	7	8	9	10	11	12	13	14
14,1	4	0,390	28	0,097	0,129	-	-	1,2191
13,9	4	0,307	28	0,077	0,103	-	-	1,0270
28,4	8	0,954	46	0,324	-	x	x	3,3183
1,4	-	-	-	-	-	x	-	1,9264
9,9	2	0,517	20	0,109	0,142	-	-	1,4333
10,0	2	0,394	22	0,082	0,107	-	-	1,0183
26,3	8	0,266	44	0,064	-	x	-	0,9653
14,8	4	0,230	30	0,055	-	x	-	0,6732
4,5	1	0,343	11	0,063	0,073	-	-	0,7478
4,2	1	0,318	10	0,063	0,073	-	-	0,7656
6,5	1	0,573	17	0,060	0,074	-	-	0,7432
3,6	1	0,306	8	0,069	0,077	-	-	0,7818
3,0	1	0,227	6	0,071	0,076	-	-	0,7980
14,5	4	0,420	30	0,101	0,136	-	-	1,2970
6,7	1	0,680	16	0,072	0,089	-	-	0,9099
4,3	1	0,369	10	0,067	0,078	-	-	0,7615
12,3	3	0,406	20	0,133	0,122	-	-	1,0725
8,5	2	0,269	17	0,067	0,085	-	-	0,7989
27,2	8	0,314	45	0,144	0,100	-	-	1,0589
3,4	1	0,231	8	0,080	0,088	-	-	0,9046
2,8	1	0,196	6	0,086	0,090	-	-	1,0804
3,7	1	0,297	9	0,078	0,087	-	-	1,0255
2,6	1	0,197	6	0,087	0,091	-	-	1,1770
26,6	8	0,927	45	0,383	0,302	-	-	2,7167
17,4	5	0,722	32	0,174	0,236	-	-	2,4680

Anlage 1

Fallpauschalen-Katalog und Pflegeerlöskatalog
Teil a) Bewertungsrelationen bei Versorgung durch Hauptabteilungen

DRG	Partition	Bezeichnung [6]	Bewertungsrelation bei Hauptabteilung	Bewertungsrelation bei Hauptabteilung und Beleghebamme
1	2	3	4	5
Y02C	O	Andere Verbrenn. m. Haut-Tx. od. and. Eingr. oh. äuß. schw. CC, oh. kompliz. Diagn., oh. komplexe Proz., oh. Dialyse, oh. Beat. > 24 Std., oh. kompliz. Konst., oh. IntK > 588 / 552 / 552 Aufwandsp., oh. best. Spalthauttranspl., Alter < 18 J.	1,797	-
Y02D	O	Andere Verbrenn. m. Hauttr. od. and. Eingr. oh. äuß. schw. CC, oh. kompliz. Diagn., oh. komplexe Proz., oh. Dialyse, oh. Beat. > 24 Std., oh. kompliz. Konst., oh. IntK > 588 / 552 / 552 Aufwandsp., oh. best. Spalthauttranspl., Alter > 17 J.	1,897	-
Y03Z	O	Andere Verbrennungen mit anderen Eingriffen	0,769	-
Y62Z	M	Andere Verbrennungen	0,440	-
Y63Z	M	Verbrennungen, ein Belegungstag	0,170	-
MDC 23 Faktoren, die den Gesundheitszustand beeinflussen, und andere Inanspruchnahme des Gesundheitswesens				
Z01A	O	OR-Prozeduren bei anderen Zuständen, die zur Inanspruchnahme des Gesundheitswesens führen mit komplexem Eingriff oder komplizierender Konstellation	2,106	-
Z01B	O	OR-Prozeduren bei anderen Zuständen, die zur Inanspruchnahme des Gesundheitswesens führen ohne komplexen Eingriff, ohne komplizierende Konstellation, mit bestimmtem Eingriff	0,957	-
Z01C	O	OR-Prozeduren bei anderen Zuständen, die zur Inanspruchnahme des Gesundheitswesens führen ohne komplexen Eingriff, ohne komplizierende Konstellation, ohne bestimmten Eingriff	0,475	-
Z03Z	O	Nierenspende (Lebendspende)	2,346	-
Z64A	M	Andere Faktoren, die den Gesundheitszustand beeinflussen, Nachbehandlung nach abgeschlossener Behandlung mit komplexer Radiojoddiagnostik	0,766	-
Z64B	M	Andere Faktoren, die den Gesundheitszustand beeinflussen, Nachbehandlung nach abgeschlossener Behandlung mit bestimmter Radiojoddiagnostik, mit bestimmtem Kontaktanlass	0,584	-
Z64C	M	Andere Faktoren, die den Gesundheitszustand beeinflussen, Nachbehandlung nach abgeschlossener Behandlung ohne Radiojoddiagnostik, ohne bestimmten Kontaktanlass oder allergologische Provokationstestung bis 2 Belegungstage	0,305	-
Z65Z	M	Beschwerden, Symptome, andere Anomalien und Nachbehandlung	0,506	-
Z66Z	M	Vorbereitung zur Lebendspende	0,681	-
MDC 24 Sonstige DRGs				
801A	O	Ausgedehnte OR-Proz. oh. Bezug zur Hauptdiagnose mit bestimmter kompl. Konst. oder Strahlenth. oder endovaskulärer Impl. von Stent-Proth. an der Aorta oder intensivmediz. Komplexbehandlung > 392 / 368 / - Aufwandsp. od. Alter < 18 J. mit kompl. Faktoren	4,876	-
801B	O	Ausgedehnte OR-Prozedur ohne Bezug zur Hauptdiagnose mit hochkomplexer OR-Prozedur oder mit komplizierender Konstellation, Alter > 17 Jahre oder ohne komplizierende Faktoren oder mit komplexer OR-Prozedur oder schweren CC, Alter < 16 Jahre	3,357	-
801C	O	Ausgedehnte OR-Prozedur ohne Bezug zur Hauptdiagnose mit komplexer OR-Prozedur oder anderem Eingriff an Kopf und Wirbelsäule oder mit neurologischer Komplexbehandlung des akuten Schlaganfalls oder bei Para- / Tetraplegie	2,897	-
801D	O	Ausgedehnte OR-Prozedur ohne Bezug zur Hauptdiagnose mit bestimmter OR-Prozedur oder mit intensivmediz. Komplexbeh. > 196 / 184 / 368 Aufwandspunkte oder bestimmte nicht ausgedehnte OR-Prozedur mit neurolog. Komplexbehandlung des akuten Schlaganfalls	2,580	-
801E	O	Ausgedehnte OR-Prozedur ohne Bezug zur Hauptdiagnose ohne komplizierende Konstellation, ohne hochkomplexe, komplexe oder bestimmte OR-Prozedur	2,017	-
802A	O	Bestimmte nicht ausgedehnte OR-Prozedur ohne Bezug zur Hauptdiagnose oder andere nicht ausgedehnte OR-Prozedur mit intensivmedizinischer Komplexbehandlung > 196 / 184 / 368 Aufwandspunkte	2,229	-
802B	O	Andere nicht ausgedehnte OR-Prozedur ohne Bezug zur Hauptdiagnose mit mäßig komplexer OR-Prozedur	1,926	-
802C	O	Andere nicht ausgedehnte OR-Prozedur ohne Bezug zur Hauptdiagnose ohne mäßig komplexe OR-Prozedur	1,514	-
802D	O	Wenig komplexe nicht ausgedehnte OR-Prozedur ohne Bezug zur Hauptdiagnose	1,065	-
863Z	M	Neonatale Diagnose ohne Bezug zu Alter oder Gewicht	0,775	-
Fehler-DRGs				
960Z	M	Nicht gruppierbar	-	-
961Z	M	Unzulässige Hauptdiagnose	-	-
962Z	M	Unzulässige Kodierung einer Sectio caesarea	-	-

Mittlere Verweil-dauer [1]	Untere Grenz-verweildauer: Erster Tag mit Abschlag [2], [5]	Untere Grenz-verweildauer: Bewertungs-relation pro Tag	Obere Grenz-verweildauer: Erster Tag mit zusätzlichem Entgelt [3], [5]	Obere Grenz-verweildauer: Bewertungs-relation pro Tag	Externe Verlegung Abschlag pro Tag (Bewertungsrelation)	Verlegungs-fallpauschale	Ausnahme von Wiederaufnahme [4]	Pflegeerlös Bewertungs-relation pro Tag
6	7	8	9	10	11	12	13	14
8,2	2	0,286	19	0,105	0,094	-	-	1,2558
11,3	3	0,315	23	0,078	0,102	-	-	1,1649
4,2	1	0,463	10	0,083	0,095	-	-	1,2619
4,1	-	-	11	0,070	0,080	-	-	0,9770
1,0	-	-	-	-	-	-	-	1,4065
7,6	2	0,321	16	0,089	0,112	-	-	0,9373
2,9	1	0,375	7	0,082	0,087	-	-	0,8827
4,1	1	0,259	10	0,069	0,079	-	-	0,7572
7,7	2	0,298	12	0,115	0,102	-	-	0,9171
2,5	1	0,445	5	0,218	0,222	-	-	1,1441
2,6	1	0,268	5	0,128	0,131	-	-	0,9483
2,6	1	0,131	5	0,081	0,083	-	-	0,9426
4,2	1	0,320	10	0,080	0,092	-	-	0,9101
2,3	1	0,338	4	0,204	0,203	-	-	0,8859
21,6	6	0,552	40	0,178	0,171	-	x	1,6177
21,3	6	0,337	39	0,077	0,105	-	x	1,0258
18,8	5	0,332	35	0,074	0,100	-	x	1,0040
17,9	5	0,303	33	0,071	0,096	-	x	0,9404
15,6	4	0,298	30	0,067	0,090	-	x	0,8288
15,4	4	0,349	31	0,079	0,106	-	x	0,9468
16,2	4	0,315	29	0,068	0,091	-	x	0,7725
10,0	2	0,334	24	0,070	0,091	-	x	0,8175
7,3	1	0,684	20	0,068	0,085	-	x	0,8363
6,1	1	0,408	16	0,078	0,095	-	x	1,8610
-	-	-	-	-	-	-	-	-
-	-	-	-	-	-	-	-	-
-	-	-	-	-	-	-	-	-

Anlage 1

Fallpauschalen-Katalog und Pflegeerlöskatalog
Teil b) Bewertungsrelationen bei Versorgung durch Belegabteilungen

DRG	Partition	Bezeichnung [6]	Bewertungsrelation bei Belegoperateur	Bewertungsrelation bei Belegoperateur und Beleganästhesist	Bewertungsrelation bei Belegoperateur und Beleghebamme	Bewertungsrelation bei Belegoperateur, Beleganästhesist und Beleghebamme
1	2	3	4	5	6	7
Prä-MDC						
A13E	O	Beatmung > 95 Stunden, ohne komplexe OR-Prozedur, mit bestimmter OR-Prozedur oder komplizierender Konstellation oder mit intensivmedizinischer Komplexbehandlung > 588 / 552 / 552 Aufwandspunkte und < 1177 / 829 / 1105 Aufwandspunkte od. Alter < 16 Jahre	4,574	4,500	-	-
A13F	O	Beatmung > 95 Stunden, ohne bestimmte OR-Prozedur, ohne komplizierende Konstellation, ohne intensivmed. Komplexbeh. > 588 / 552 / 552 Aufwandspunkte, Alter > 15 Jahre, mit komplexer Diagnose oder Prozedur od. intensivmed. Komplexbeh. > - / 368 / - Punkte	3,357	3,332	-	-
A13G	O	Beatmung > 95 Stunden, mit bestimmter OR-Prozedur oder kompliz. Konstellation, mit äußerst schweren CC, verstorben oder verlegt < 9 Tage oder ohne best. OR-Proz., ohne kompliz. Konst., Alter > 15 J., ohne kompliz. Diagnose od. Prozedur, mit äuß. schw. CC	3,141	3,108	-	-
A13H	O	Beatmung > 95 Stunden mit bestimmter OR-Prozedur oder kompliz. Konstellation, ohne äußerst schwere CC, verstorben oder verlegt < 9 Tage oder ohne best. OR-Proz., ohne kompliz. Konst., Alter > 15 J., ohne kompliz. Diagnose oder Proz., ohne äuß. schw. CC	2,516	2,505	-	-
A15D	O	Knochenmarktransplantation / Stammzelltransfusion, autogen, bei Plasmozytom, ohne bestimmte Entnahme	3,370	3,368	-	-
A42C	A	Stammzellentnahme bei Eigenspender ohne Chemotherapie, Alter > 15 Jahre, ohne schwerste CC, ohne Sepsis, ohne komplizierende Konstellation	0,695	0,693	-	-
MDC 01 Krankheiten und Störungen des Nervensystems						
B04B	O	Eingriffe an den extrakraniellen Gefäßen, ohne mehrzeitige Eingriffe, ohne beidseitige Eingriffe, ohne äußerst schwere CC	1,139	1,051	-	-
B05Z	O	Dekompression bei Karpaltunnelsyndrom oder kleine Eingriffe an den Nerven	0,354	0,310	-	-
B07Z	O	Eingriffe an peripheren Nerven, Hirnnerven und anderen Teilen des Nervensystems mit äußerst schweren CC oder komplizierender Diagnose	3,522	3,325	-	-
B09Z	O	Andere Eingriffe am Schädel	0,835	0,767	-	-
B15Z	O	Strahlentherapie bei Krankheiten und Störungen des Nervensystems, Bestrahlungen an mindestens 8 Tagen	2,149	2,146	-	-
B16A	O	Strahlentherapie bei Krankheiten und Störungen des Nervensystems, mehr als ein Belegungstag, Bestrahlungen an mindestens 5 Tagen	1,128	1,122	-	-
B16B	O	Strahlentherapie bei Krankheiten und Störungen des Nervensystems, mehr als ein Belegungstag, Bestrahlungen an weniger als 5 Tagen	0,590	0,589	-	-
B17D	O	Eingriffe an peripheren Nerven, Hirnnerven und anderen Teilen des Nervensystems oder Eingriff bei zerebraler Lähmung, Muskeldystrophie oder Neuropathie, mit mäßig komplexem Eingriff oder best. Eingriff und Alter < 19 J. oder schw. CC oder best. Diagnose	0,816	0,740	-	-
B17E	O	Eingriffe an peripheren Nerven, Hirnnerven und anderen Teilen des Nervensystems oder Eingriff bei zerebraler Lähmung, Muskeldystrophie oder Neuropathie, ohne komplexe oder bestimmte Diagnose, ohne mäßig komplexen oder komplexen Eingriff	0,630	0,560	-	-
B18B	O	Bestimmte Eingriffe an Wirbelsäule und Rückenmark bei Krankheiten und Störungen des Nervensystems oder Revision eines Ventrikelshuntes oder operative Eingriffe bei nicht akuter Para- / Tetraplegie	1,646	1,521	-	-
B18C	O	Andere Eingriffe an Wirbelsäule und Rückenmark bei Krankheiten und Störungen des Nervensystems	1,262	1,167	-	-
B18D	O	Mäßig komplexe Eingriffe an Wirbelsäule und Rückenmark bei Krankheiten und Störungen des Nervensystems	1,181	1,074	-	-
B19A	O	Implantation, Revision und Entfernung von Neurostimulatoren und Neurostimulationselektroden bei Krankheiten und Störungen des Nervensystems mit Implantation oder Wechsel eines Neurostimulators	1,318	1,235	-	-
B19B	O	Implantation, Revision und Entfernung von Neurostimulatoren und Neurostimulationselektroden bei Krankheiten und Störungen des Nervensystems mit Implantation oder Wechsel eines permanenten oder temporären Elektrodensystems	1,538	1,451	-	-
B19C	O	Implantation, Revision und Entfernung von Neurostimulatoren und Neurostimulationselektroden bei Krankheiten und Störungen des Nervensystems ohne Implantation oder Wechsel von Neurostimulatoren und Elektrodensystemen	0,674	0,618	-	-

Mittlere Verweil-dauer [1)]	Untere Grenz-verweildauer: Erster Tag mit Abschlag [2), 5)]	Untere Grenz-verweildauer: Bewertungs-relation pro Tag	Obere Grenz-verweildauer: Erster Tag mit zusätzlichem Entgelt [3), 5)]	Obere Grenz-verweildauer: Bewertungs-relation pro Tag	Externe Verlegung Abschlag pro Tag (Bewertungsrelation)	Verlegungs-fallpauschale	Ausnahme von Wiederaufnahme [4)]	Pflegeerlös Bewertungs-relation pro Tag
8	9	10	11	12	13	14	15	16
17,6	5	0,669	34	0,159	-	x	x	2,6714
11,8	3	0,767	25	0,182	0,240	-	x	2,9622
12,2	3	0,725	27	0,166	0,219	-	x	2,6208
11,1	3	0,605	25	0,153	0,200	-	x	2,6912
19,0	5	0,372	27	0,158	-	x	x	1,0538
4,2	1	0,394	9	0,139	0,111	-	x	0,8430
5,6	1	0,362	11	0,071	-	x	-	1,0000
2,2	1	0,093	5	0,050	0,049	-	-	0,9783
18,1	5	0,367	36	0,085	0,115	-	-	1,2939
4,5	1	0,434	11	0,064	0,075	-	-	0,8991
19,2	5	0,355	35	0,110	-	x	x	0,8253
9,7	2	0,369	21	0,113	0,103	-	x	0,9145
4,2	-	-	12	0,097	0,112	-	x	0,9035
3,6	1	0,391	11	0,066	0,073	-	-	0,8264
3,1	1	0,238	7	0,055	0,060	-	-	0,9048
8,9	2	0,245	20	0,058	0,074	-	-	0,8341
5,6	1	0,407	13	0,063	0,076	-	-	1,0998
6,4	1	0,389	16	0,052	0,065	-	-	0,8180
3,6	1	0,566	9	0,053	0,059	-	-	0,9510
3,2	1	0,456	8	0,056	0,061	-	-	0,9623
3,0	1	0,220	7	0,055	0,058	-	-	0,8449

Anlage 1

Fallpauschalen-Katalog und Pflegeerlöskatalog
Teil b) Bewertungsrelationen bei Versorgung durch Belegabteilungen

DRG	Partition	Bezeichnung [6)]	Bewertungsrelation bei Belegoperateur	Bewertungsrelation bei Belegoperateur und Beleganästhesist	Bewertungsrelation bei Belegoperateur und Beleghebamme	Bewertungsrelation bei Belegoperateur, Beleganästhesist und Beleghebamme
1	2	3	4	5	6	7
B20B	O	Kraniotomie oder große WS-Operation mit kompl. Prozedur, mit kompliz. Faktoren, Alter > 15 Jahre, ohne best. intrakran. Blutung oder Alter < 1 J. mit interv. oder großem intrakran. oder best. Eingriff oder mit kompl. Diagnose od. bei bösart. Neubildung	2,323	2,163	-	-
B20C	O	Kraniotomie oder große WS-Operation, Alter < 3 Jahre oder interventioneller Eingriff oder Alter < 18 Jahre mit großem intrakraniellen Eingriff oder mit kompl. Diagnose oder best. Eingriff, Alter < 16 J. od. bei bösartiger Neubildung, Alter > 0 Jahre	1,723	1,633	-	-
B20D	O	Kraniotomie oder große WS-OP mit komplexer Prozedur oder ohne komplexe Prozedur, Alter > 2 Jahre, mit komplexer Diagnose oder bestimmtem Eingriff oder mit bestimmter Prozedur oder bei bösartiger Neubildung oder Alter < 16 Jahre	1,672	1,574	-	-
B20E	O	Kraniotomie oder große Wirbelsäulen-Operation ohne komplexe Prozedur, Alter > 2 Jahre, ohne komplexe Diagnose, ohne bestimmten Eingriff, ohne bestimmte Prozedur, außer bei bösartiger Neubildung, Alter > 15 Jahre	1,272	1,200	-	-
B63Z	M	Demenz und andere chronische Störungen der Hirnfunktion	0,578	0,578	-	-
B66D	M	Neubildungen des Nervensystems, ein Belegungstag oder ohne äußerst schwere CC, Alter > 15 Jahre	0,564	0,563	-	-
B67B	M	Morbus Parkinson ohne äußerst schwere CC, ohne schwerste Beeinträchtigung	0,627	0,627	-	-
B68D	M	Multiple Sklerose und zerebellare Ataxie, ein Belegungstag oder ohne äußerst schwere CC, Alter > 15 Jahre, ohne komplexe Diagnose	0,504	0,504	-	-
B69D	M	Transitorische ischämische Attacke (TIA) und extrakranielle Gefäßverschlüsse ohne neurologische Komplexbehandlung des akuten Schlaganfalls, ohne andere neurologische Komplexbehandlung des akuten Schlaganfalls, ohne äußerst schwere CC	0,546	0,546	-	-
B70E	M	Apoplexie ohne neurologische Komplexbehandlung des akuten Schlaganfalls, ohne andere neurol. Komplexbeh. des akuten Schlaganfalls, mehr als 72 Stunden, mit komplizierender Diagnose oder systemischer Thrombolyse oder Alter < 16 Jahre	1,039	1,037	-	-
B70F	M	Apoplexie ohne neurologische Komplexbehandlung des akuten Schlaganfalls, ohne andere neurologische Komplexbehandlung des akuten Schlaganfalls, ohne komplizierende Diagnose, ohne systemische Thrombolyse, Alter < 15 Jahre	0,715	0,715	-	-
B70G	M	Apoplexie mit neurologischer Komplexbehandlung des akuten Schlaganfalls oder mit anderer neurologischer Komplexbehandlung des akuten Schlaganfalls, verstorben < 4 Tage nach Aufnahme	0,716	0,714	-	-
B70H	M	Apoplexie ohne neurologische Komplexbehandlung des akuten Schlaganfalls, ohne andere neurologische Komplexbehandlung des akuten Schlaganfalls, verstorben < 4 Tage nach Aufnahme	0,555	0,550	-	-
B70I	M	Apoplexie, ein Belegungstag	0,270	0,269	-	-
B71D	M	Erkrankungen an Hirnnerven und peripheren Nerven ohne komplexe Diagnose, ohne Komplexbehandlung der Hand, ohne äußerst schwere oder schwere CC oder ohne Komplexbehandlung der Hand oder mit kompl. Diagnose, ohne schw. CC oder außer bei Para- / Tetraplegie	0,460	0,460	-	-
B72B	M	Infektion des Nervensystems, mehr als ein Belegungstag, ohne bestimmte Enzephalitis, ohne Intensivmedizinische Komplexbehandlung > 0 / 0 / 184 Aufwandspunkte	0,985	0,984	-	-
B76E	M	Anfälle, ein Belegungstag oder ohne komplexe Diagnostik und Therapie, ohne äußerst schwere oder schwere CC, ohne EEG, Alter > 5 Jahre, ohne komplexe Diagnose	0,458	0,458	-	-
B77Z	M	Kopfschmerzen	0,393	0,393	-	-
B78A	M	Intrakranielle Verletzung, Alter < 6 Jahre oder mit komplizierender Diagnose oder Intensivmedizinischer Komplexbehandlung > 196 / 184 / - Aufwandspunkte	0,758	0,755	-	-
B78B	M	Intrakranielle Verletzung, Alter > 5 Jahre, ohne komplizierende Diagnose, ohne Intensivmedizinische Komplexbehandlung > 196 / 184 / - Aufwandspunkte	0,561	0,560	-	-
B79Z	M	Schädelfrakturen, Somnolenz, Sopor oder andere Kopfverletzungen und bestimmte Fraktur	0,470	0,468	-	-
B80Z	M	Andere Kopfverletzungen	0,251	0,250	-	-
B81B	M	Andere Erkrankungen des Nervensystems ohne komplexe Diagnose, ohne bestimmte aufwendige / hochaufwendige Behandlung	0,522	0,520	-	-

Mittlere Verweil-dauer [1]	Untere Grenz-verweildauer: Erster Tag mit Abschlag [2), 5)]	Untere Grenz-verweildauer: Bewertungs-relation pro Tag	Obere Grenz-verweildauer: Erster Tag mit zusätzlichem Entgelt [3), 5)]	Obere Grenz-verweildauer: Bewertungs-relation pro Tag	Externe Verlegung Abschlag pro Tag (Bewertungsrelation)	Verlegungs-fallpauschale	Ausnahme von Wiederaufnahme [4)]	Pflegeerlös Bewertungs-relation pro Tag
8	9	10	11	12	13	14	15	16
10,5	2	0,398	20	0,167	-	x	-	1,1783
6,1	1	0,530	15	0,180	-	x	-	1,2345
6,7	1	0,743	16	0,146	-	x	-	1,2379
6,3	1	0,506	15	0,125	-	x	-	1,1018
7,3	1	0,379	16	0,056	0,069	-	-	0,8537
5,8	1	0,374	14	0,067	0,082	-	x	1,0002
8,6	2	0,207	17	0,051	0,065	-	-	0,7175
7,0	1	0,382	18	0,051	0,063	-	-	0,6706
4,0	1	0,305	9	0,095	0,108	-	-	0,8947
7,6	2	0,344	17	0,095	0,119	-	-	1,2010
7,2	-	-	15	0,069	0,087	-	-	0,9024
2,5	-	-	-	-	-	x	-	2,2974
2,4	-	-	-	-	-	x	-	2,1236
1,0	-	-	-	-	-	-	-	1,4196
5,3	1	0,269	11	0,061	0,073	-	-	0,7138
10,4	2	0,327	23	0,066	0,086	-	-	0,8321
3,8	1	0,268	9	0,084	0,095	-	-	1,0006
3,2	1	0,198	7	0,086	0,093	-	-	0,8130
5,9	1	0,485	15	0,088	0,108	-	-	1,2947
5,0	1	0,336	12	0,078	0,092	-	-	1,0852
3,6	1	0,269	8	0,089	0,100	-	-	1,2743
2,1	1	0,110	4	0,081	0,079	-	-	1,1244
5,4	1	0,302	12	0,067	0,080	-	-	0,7725

Anlage 1

Fallpauschalen-Katalog und Pflegeerlöskatalog
Teil b) Bewertungsrelationen bei Versorgung durch Belegabteilungen

DRG	Partition	Bezeichnung [6)]	Bewertungsrelation bei Belegoperateur	Bewertungsrelation bei Belegoperateur und Beleganästhesist	Bewertungsrelation bei Belegoperateur und Beleghebamme	Bewertungsrelation bei Belegoperateur, Beleganästhesist und Beleghebamme
1	2	3	4	5	6	7
B82Z	M	Andere Erkrankungen an peripheren Nerven	0,330	0,330	-	-
B85C	M	Degenerative Krankheiten des Nervensystems ohne hochkomplexe Diagnose, ohne äußerst schwere oder schwere CC oder ein Belegungstag, mit komplexer Diagnose, zerebrale Lähmungen oder Delirium, Alter > 1 Jahr	0,590	0,589	-	-
B85D	M	Degenerative Krankheiten des Nervensystems ohne hochkomplexe Diagnose, ohne äußerst schwere oder schwere CC oder ein Belegungstag, ohne komplexe Diagnose	0,434	0,433	-	-
MDC 02 Krankheiten und Störungen des Auges						
C01A	O	Komplexer Eingriff bei penetrierenden Augenverletzungen oder bestimmte Orbitotomie	1,164	1,062	-	-
C01B	O	Andere Eingriffe bei penetrierenden Augenverletzungen oder Amnionmembrantransplantation oder bestimmte Biopsie	0,572	0,547	-	-
C03A	O	Eingriffe an Retina, Orbita und Augenlid oder Entfernung Augapfel mit komplexem Eingriff oder komplizierenden Faktoren oder mit bestimmtem Eingriff oder bei bösartiger Neubildung, Alter < 16 Jahre	0,802	0,739	-	-
C03B	O	Eingriffe an Retina, Orbita und Augenlid oder Entfernung Augapfel ohne komplexen Eingriff, ohne komplizierende Faktoren, mit bestimmtem Eingriff oder bei bösartiger Neubildung, Alter > 15 Jahre	0,419	0,382	-	-
C03C	O	Eingriffe an Retina, Orbita und Augenlid oder Entfernung Augapfel, ohne komplexen oder bestimmten Eingriff, außer bei bösartiger Neubildung	0,380	0,348	-	-
C04A	O	Hornhauttransplantation mit extrakapsulärer Extraktion der Linse (ECCE) oder Amnionmembrantransplantation oder komplexem Eingriff oder komplexer Diagnose oder Pars-plana-Vitrektomie oder Alter < 16 Jahre	1,217	1,166	-	-
C04B	O	Hornhauttransplantation ohne extrakapsuläre Extraktion der Linse (ECCE), ohne Amnionmembrantransplantation, ohne komplexen Eingriff, ohne komplexe Diagnose, ohne Pars-plana-Vitrektomie, Alter > 15 Jahre	1,131	1,085	-	-
C05Z	O	Dakryozystorhinostomie	0,526	0,464	-	-
C06A	O	Komplexe Eingriffe bei Glaukom mit erhöhtem Aufwand	0,801	0,751	-	-
C06B	O	Komplexe Eingriffe bei Glaukom ohne erhöhten Aufwand	0,440	0,401	-	-
C07A	O	Andere Eingriffe bei Glaukom mit extrakapsulärer Extraktion der Linse (ECCE) oder komplexem Eingriff am Auge oder bestimmten Eingriffen bei Glaukom oder Alter < 6 Jahre	0,479	0,455	-	-
C07B	O	Andere Eingriffe bei Glaukom ohne extrakapsuläre Extraktion der Linse (ECCE), ohne komplexen Eingriff am Auge, ohne bestimmte Eingriffe bei Glaukom, Alter > 5 Jahre	0,280	0,270	-	-
C08A	O	Beidseitige extrakapsuläre Extraktion der Linse (ECCE) oder extrakapsuläre Extraktion der Linse oder bestimmte andere Eingriffe am Auge bei komplexer Diagnose oder Alter < 10 Jahre	0,538	0,501	-	-
C08B	O	Extrakapsuläre Extraktion der Linse (ECCE) ohne komplexe Diagnose oder bestimmte Eingriffe am Auge, Alter > 9 Jahre	0,254	0,244	-	-
C10A	O	Eingriffe an den Augenmuskeln mit erhöhtem Aufwand	0,528	0,462	-	-
C10B	O	Eingriffe an den Augenmuskeln ohne erhöhten Aufwand, mit komplexem Eingriff oder Alter < 6 Jahre	0,504	0,443	-	-
C10C	O	Eingriffe an den Augenmuskeln ohne erhöhten Aufwand, ohne komplexen Eingriff, Alter > 5 Jahre	0,432	0,383	-	-
C12Z	O	Andere Rekonstruktionen der Augenlider	0,523	0,491	-	-
C13Z	O	Eingriffe an Tränendrüse und Tränenwegen	0,435	0,406	-	-
C14Z	O	Andere Eingriffe am Auge	0,314	0,299	-	-
C15Z	O	Andere Eingriffe an der Retina	0,404	0,372	-	-
C20A	O	Eingriffe an Kornea, Sklera und Konjunktiva, Eingriffe am Augenlid oder verschiedene Eingriffe an der Linse, Alter < 16 Jahre oder mit bestimmter Transplantation am Auge oder bei bösartiger Neubildung am Auge	0,552	0,505	-	-
C20B	O	Eingriffe an Kornea, Sklera und Konjunktiva, Eingriffe am Augenlid oder verschiedene Eingriffe an der Linse, Alter > 15 Jahre, ohne bestimmte Transplantation am Auge außer bei bösartiger Neubildung am Auge	0,408	0,386	-	-
C60Z	M	Akute und schwere Augeninfektionen	0,361	0,361	-	-
C61Z	M	Neuro-ophthalmologische und vaskuläre Erkrankungen des Auges	0,455	0,454	-	-
C62Z	M	Hyphäma und konservativ behandelte Augenverletzungen	0,249	0,248	-	-
C63Z	M	Andere Erkrankungen des Auges oder Augenerkrankungen bei Diabetes mellitus	0,355	0,354	-	-
C64Z	M	Glaukom, Katarakt und Erkrankungen des Augenlides	0,148	0,148	-	-

Mittlere Verweil-dauer [1]	Untere Grenz-verweildauer: Erster Tag mit Abschlag [2), 5)]	Untere Grenz-verweildauer: Bewertungs-relation pro Tag	Obere Grenz-verweildauer: Erster Tag mit zusätzlichem Entgelt [3), 5)]	Obere Grenz-verweildauer: Bewertungs-relation pro Tag	Externe Verlegung Abschlag pro Tag (Bewertungsrelation)	Verlegungs-fallpauschale	Ausnahme von Wiederaufnahme [4)]	Pflegeerlös Bewertungs-relation pro Tag
8	9	10	11	12	13	14	15	16
3,4	1	0,186	7	0,066	0,072	-	-	0,7040
6,4	1	0,434	15	0,064	0,079	-	-	0,9397
4,1	1	0,275	10	0,073	0,084	-	-	0,8738
6,1	1	0,375	14	0,074	0,063	-	-	0,7916
4,4	1	0,295	12	0,051	0,059	-	-	0,7500
4,0	1	0,332	10	0,050	0,057	-	-	0,7313
2,2	1	0,072	4	0,050	0,049	-	-	0,6846
2,2	1	0,092	4	0,048	0,047	-	-	0,7167
4,7	1	0,332	12	0,111	0,058	-	x	0,7334
4,3	1	0,308	10	0,120	0,058	-	x	0,7364
2,3	1	0,142	5	0,051	0,050	-	-	0,7315
4,2	1	0,247	10	0,049	0,056	-	-	0,7325
3,4	1	0,185	7	0,042	0,047	-	-	0,6545
3,0	1	0,147	6	0,047	0,051	-	-	0,6895
2,4	1	0,135	6	0,050	0,050	-	-	0,6876
4,2	1	0,228	9	0,046	0,053	-	-	0,7779
2,0	1	0,047	3	0,046	0,042	-	-	0,8290
2,1	1	0,119	4	0,063	0,061	-	-	1,1320
2,0	1	0,123	3	0,094	0,063	-	-	1,2041
2,0	1	0,115	3	0,063	0,060	-	-	1,0414
2,9	1	0,287	7	0,051	0,054	-	-	0,6682
2,9	1	0,169	7	0,055	0,058	-	-	0,7524
2,5	1	0,120	6	0,050	0,051	-	-	0,7632
2,1	1	0,106	4	0,049	0,047	-	-	0,6884
2,9	1	0,234	7	0,079	0,059	-	-	0,9040
2,9	1	0,156	6	0,049	0,051	-	-	0,7681
5,2	1	0,289	11	0,048	0,058	-	-	0,6808
3,7	1	0,282	9	0,084	0,095	-	-	0,6959
3,1	1	0,122	7	0,054	0,058	-	-	0,7861
3,6	1	0,204	8	0,067	0,075	-	-	0,7531
2,1	1	0,081	4	0,049	0,048	-	-	0,6811

Anlage 1

Fallpauschalen-Katalog und Pflegeerlöskatalog
Teil b) Bewertungsrelationen bei Versorgung durch Belegabteilungen

DRG	Parti-tion	Bezeichnung [6)]	Bewertungsrelation bei Belegoperateur	Bewertungsrelation bei Belegoperateur und Beleganästhesist	Bewertungsrelation bei Belegoperateur und Beleghebamme	Bewertungsrelation bei Belegoperateur, Beleganästhesist und Beleghebamme
1	2	3	4	5	6	7
MDC 03 Krankheiten und Störungen des Ohres, der Nase, des Mundes und des Halses						
D01B	O	Kochleaimplantation, unilateral	5,989	5,883	-	-
D02A	O	Komplexe Resektionen mit Rekonstruktionen an Kopf und Hals mit komplexem Eingriff oder mit Kombinationseingriff mit äußerst schweren CC	4,719	4,357	-	-
D02B	O	Komplexe Resektionen mit Rekonstruktionen an Kopf und Hals ohne komplexen Eingriff, ohne Kombinationseingriff mit äußerst schweren CC	3,587	3,281	-	-
D03A	O	Operative Korrektur einer Lippen-Kiefer-Gaumen-Spalte oder bestimmte plastische Rekonstruktion am Kopf mit Hartgaumenplastik oder bestimmte Knochentransplantation an Kiefer- und Gesichtsschädelknochen oder Alter < 2 Jahre	1,421	1,291	-	-
D03B	O	Operative Korrektur einer Lippen-Kiefer-Gaumen-Spalte oder bestimmte plastische Rekonstruktion am Kopf ohne Hartgaumenplastik, ohne bestimmte Knochentransplantation an Kiefer- und Gesichtsschädelknochen, Alter > 1 Jahr	1,084	0,964	-	-
D04A	O	Bignathe Osteotomie und komplexe Eingriffe am Kiefer oder Rekonstruktion der Trachea oder plastische Rekonstruktion der Ohrmuschel mit mikrovaskulärem Lappen, mit komplexem Eingriff	1,135	1,035	-	-
D04B	O	Bignathe Osteotomie und komplexe Eingriffe am Kiefer oder Rekonstruktion der Trachea oder plastische Rekonstruktion der Ohrmuschel mit mikrovaskulärem Lappen, ohne komplexen Eingriff	1,428	1,290	-	-
D05A	O	Komplexe Parotidektomie	1,198	1,056	-	-
D05B	O	Komplexe Eingriffe an den Speicheldrüsen außer komplexe Parotidektomien	0,614	0,542	-	-
D06A	O	Komplexe Eingriffe an Nasennebenhöhlen, Mastoid, Mittelohr, Speicheldrüsen, Rachen, Alter < 6 Jahre oder Alter > 15 Jahre mit komplexer Prozedur oder Diagnose, mit Resektion des Felsenbeins oder mit intrakraniellem Eingriff bei bösartiger Neubildung	1,140	1,032	-	-
D06B	O	Andere Eingriffe an Nasennebenhöhlen, Mastoid, Mittelohr, Speicheldrüsen, Rachen, Alter > 5 Jahre und Alter < 16 Jahre oder Alter > 15 Jahre, mit komplexer Prozedur oder Diagnose, ohne Resektion am Felsenbein, ohne intrakraniellen Eingriff bei BNB	0,556	0,509	-	-
D06C	O	Bestimmte Eingriffe an Nasennebenhöhlen, Mastoid, Mittelohr, Speicheldrüsen, Rachen, Alter > 15 Jahre, ohne komplexe Prozedur, ohne komplexe Diagnose, mit bestimmter Prozedur	0,451	0,396	-	-
D08B	O	Eingriffe an Mundhöhle und Mund bei bösartiger Neubildung ohne äußerst schwere CC	0,634	0,589	-	-
D12A	O	Andere aufwendige Eingriffe an Ohr, Nase, Mund und Hals mit komplexer Diagnose	1,127	1,031	-	-
D12B	O	Andere Eingriffe an Ohr, Nase, Mund und Hals ohne komplexe Diagnose	0,440	0,391	-	-
D13A	O	Kleine Eingriffe an Nase, Ohr, Mund und Hals mit komplizierender Diagnose oder bestimmtem Eingriff oder Alter < 16 Jahre mit äußerst schweren CC oder Alter < 1 Jahr	0,666	0,595	-	-
D13B	O	Kleine Eingriffe an Nase, Ohr, Mund und Hals ohne komplizierende Diagnose, ohne bestimmten Eingriff, Alter > 15 Jahre oder ohne äußerst schwere CC, Alter > 0 Jahre	0,407	0,372	-	-
D15A	O	Tracheostomie mit äußerst schweren CC oder mit radikaler zervikaler Lymphadenektomie oder Implantation einer Kiefergelenkendoprothese	2,983	2,770	-	-
D15B	O	Tracheostomie ohne äußerst schwere CC, ohne radikale zervikale Lymphadenektomie	1,824	1,725	-	-
D16Z	O	Materialentfernung an Kiefer und Gesicht	0,581	0,511	-	-
D19Z	O	Strahlentherapie bei Krankheiten und Störungen des Ohres, der Nase, des Mundes und des Halses, Bestrahlungen an mindestens 9 Tagen	2,442	2,435	-	-
D20A	O	Strahlentherapie bei Krankheiten und Störungen des Ohres, der Nase, des Mundes und des Halses, Bestrahlungen an mindestens 5 Tagen	1,002	1,000	-	-
D20B	O	Strahlentherapie bei Krankheiten und Störungen des Ohres, der Nase, des Mundes und des Halses, Bestrahlungen an weniger als 5 Tagen	0,447	0,446	-	-
D22A	O	Eingriffe an Mundhöhle und Mund, mit Mundboden- oder Vestibulumplastik, mit Eingriffen an Gaumen- und Rachenmandeln bei bösartiger Neubildung oder komplexe Eingriffe am Kopf	0,734	0,673	-	-

Mittlere Verweil-dauer [1]	Untere Grenz-verweildauer: Erster Tag mit Abschlag [2), 5)]	Untere Grenz-verweildauer: Bewertungs-relation pro Tag	Obere Grenz-verweildauer: Erster Tag mit zusätzlichem Entgelt [3), 5)]	Obere Grenz-verweildauer: Bewertungs-relation pro Tag	Externe Verlegung Abschlag pro Tag (Bewertungsrelation)	Verlegungs-fallpauschale	Ausnahme von Wiederaufnahme [4)]	Pflegeerlös Bewertungs-relation pro Tag
8	9	10	11	12	13	14	15	16
4,1	1	1,154	8	0,119	0,096	-	-	0,7060
18,0	5	0,353	33	0,195	0,111	-	-	1,3057
15,6	4	0,319	29	0,167	0,095	-	-	1,1897
4,8	1	0,392	9	0,089	0,074	-	-	1,5122
4,4	1	0,324	9	0,058	0,067	-	-	0,9344
3,9	1	0,286	7	0,176	0,051	-	-	0,9301
6,0	1	0,441	12	0,181	0,072	-	-	0,9386
3,2	1	0,328	7	0,070	0,077	-	-	0,7233
2,5	1	0,167	5	0,048	0,049	-	-	0,7116
5,7	1	0,389	12	0,061	0,074	-	-	1,1013
2,5	1	0,155	5	0,047	0,048	-	-	0,8904
2,5	1	0,136	5	0,045	0,045	-	-	0,8872
3,9	1	0,281	9	0,103	0,075	-	-	0,8089
4,7	1	0,660	12	0,074	0,087	-	-	0,9146
3,1	1	0,133	6	0,039	0,042	-	-	0,8165
2,9	1	0,279	7	0,066	0,070	-	-	0,9266
2,5	1	0,131	6	0,062	0,064	-	-	0,9533
16,9	5	0,279	31	0,069	-	x	-	1,2561
14,2	4	0,245	27	0,061	-	x	-	1,0887
2,4	1	0,195	5	0,057	0,057	-	-	0,8602
21,2	6	0,340	39	0,112	0,107	-	x	0,7496
7,4	-	-	15	0,131	0,116	-	x	0,7709
3,0	1	0,253	8	0,145	0,108	-	x	0,8310
4,8	1	0,417	10	0,053	0,063	-	-	0,7725

Anlage 1

Fallpauschalen-Katalog und Pflegeerlöskatalog
Teil b) Bewertungsrelationen bei Versorgung durch Belegabteilungen

DRG	Partition	Bezeichnung [6)]	Bewertungsrelation bei Belegoperateur	Bewertungsrelation bei Belegoperateur und Beleganästhesist	Bewertungsrelation bei Belegoperateur und Beleghebamme	Bewertungsrelation bei Belegoperateur, Beleganästhesist und Beleghebamme
1	2	3	4	5	6	7
D22B	O	Eingriffe an Mundhöhle und Mund oder Eingriffe an Hals und Kopf, ohne Mundboden- oder Vestibulumplastik, ohne Eingriffe an Gaumen- und Rachenmandeln bei bösartiger Neubildung, ohne komplexe Eingriffe am Kopf	0,477	0,439	-	-
D24B	O	Komplexe Hautplastiken und große Eingriffe an Kopf und Hals ohne äußerst schwere CC, ohne Kombinationseingriff	1,802	1,638	-	-
D25C	O	Mäßig komplexe Eingriffe an Kopf und Hals bei BNB oder mit Eingriff an den oberen Atemwegen, ohne Laryngektomie, ohne Exzision von Tumorgewebe, ohne äußerst schwere CC	1,419	1,292	-	-
D25D	O	Mäßig komplexe Eingriffe an Kopf und Hals außer bei bösartiger Neubildung ohne äußerst schwere CC	0,905	0,809	-	-
D28Z	O	Andere Eingriffe an Kopf und Hals mit komplexem Eingriff oder bei bösartiger Neubildung oder Rekonstruktion mit Gesichtsepithesen oder totale Auflagerungsplastik der Maxilla	0,589	0,523	-	-
D29Z	O	Operationen am Kiefer und andere Eingriffe an Kopf und Hals außer bei bösartiger Neubildung	0,799	0,717	-	-
D30A	O	Tonsillektomie außer bei BNB od. versch. Eingriffe Ohr, Nase, Mund, Hals oh. äuß. schw. CC, m. aufw. Eingr. od. Eingr. Mundh., Mund, Alter < 3 J. od. m. kompl. Diag. od. Alter < 16 J. m. äuß. schw. od. schw. CC od. m. Eingr. Ohr, Trachea m. äuß. schw. CC	0,526	0,476	-	-
D30B	O	Tonsillektomie außer bei BNB oder verschiedene Eingriffe an Ohr, Nase, Mund und Hals, Alter > 15 oder ohne äußerst schwere oder schwere CC, Alter < 12 Jahre oder Alter > 11 Jahre bei BNB oder mit anderem Eingriff oder ohne Eingriff an Hals, Trachea	0,367	0,333	-	-
D30C	O	Kleine Eingriffe an Ohr, Nase, Mund und Hals, Alter > 11 Jahre	0,257	0,245	-	-
D35Z	O	Eingriffe an Nase, Nasennebenhöhlen bei bösartiger Neubildung	0,905	0,814	-	-
D36Z	O	Sehr komplexe Eingriffe an den Nasennebenhöhlen	0,797	0,715	-	-
D37A	O	Sehr komplexe Eingriffe an der Nase, Alter < 16 Jahre oder bei Gaumenspalte oder Spaltnase oder plastische Rekonstruktion der Nase mit Rippenknorpeltransplantation	1,181	1,020	-	-
D37B	O	Sehr komplexe Eingriffe an der Nase, Alter > 15 Jahre, außer bei Gaumenspalte oder Spaltnase, ohne plastische Rekonstruktion der Nase mit Rippenknorpeltransplantation	0,662	0,592	-	-
D38Z	O	Mäßig komplexe Eingriffe an Nase, Nasennebenhöhlen, Gesichtsschädelknochen	0,472	0,418	-	-
D39Z	O	Andere Eingriffe an der Nase	0,345	0,316	-	-
D40Z	A	Zahnextraktion und -wiederherstellung	0,447	0,405	-	-
D60A	M	Bösartige Neubildungen an Ohr, Nase, Mund und Hals, mehr als ein Belegungstag, mit äußerst schweren oder schweren CC	1,205	1,199	-	-
D60B	M	Bösartige Neubildungen an Ohr, Nase, Mund und Hals, ein Belegungstag oder ohne äußerst schwere oder schwere CC	0,511	0,490	-	-
D61Z	M	Gleichgewichtsstörung, Hörverlust und Tinnitus	0,391	0,391	-	-
D63B	M	Otitis media oder Infektionen der oberen Atemwege oder Blutung aus Nase und Rachen ohne äußerst schwere CC	0,271	0,270	-	-
D64Z	M	Laryngotracheitis, Laryngospasmus und Epiglottitis	0,228	0,227	-	-
D65Z	M	Andere Krankheiten an Ohr, Nase, Mund und Hals oder Verletzung und Deformität der Nase	0,342	0,331	-	-
D67Z	M	Erkrankungen von Zähnen und Mundhöhle	0,341	0,329	-	-
MDC 04 Krankheiten und Störungen der Atmungsorgane						
E02B	O	Andere OR-Prozeduren an den Atmungsorganen, Alter > 9 Jahre, mit mäßig aufwendigem Eingriff bei Krankheiten und Störungen der Atmungsorgane oder mehr als ein Belegungstag mit bestimmtem Eingriff an Larynx oder Trachea oder mit äußerst schweren CC	1,463	1,428	-	-
E02C	O	Andere OR-Prozeduren an den Atmungsorganen, Alter > 9 J., mehr als 1 BT, ohne best. Eingr. an Larynx oder Trachea, ohne mäßig aufwend. Eingr., ohne äuß. schw. CC, mit best. endoskop. Lungenvolumenred. oder anderem mäßig kompl. Eingr. oder Alter < 18 J.	0,851	0,808	-	-
E02D	O	Andere OR-Prozeduren an den Atmungsorganen, Alter > 17 Jahre, mehr als 1 BT, ohne bestimmten Eingriff an Larynx oder Trachea, ohne mäßig aufwendigen Eingriff, ohne äußerst schwere CC, ohne endoskop. Lungenvolumenred., ohne anderen mäßig kompl. Eingriff	0,726	0,716	-	-

Mittlere Verweil-dauer [1]	Untere Grenz-verweildauer: Erster Tag mit Abschlag [2), 5)]	Untere Grenz-verweildauer: Bewertungs-relation pro Tag	Obere Grenz-verweildauer: Erster Tag mit zusätzlichem Entgelt [3), 5)]	Obere Grenz-verweildauer: Bewertungs-relation pro Tag	Externe Verlegung Abschlag pro Tag (Bewertungsrelation)	Verlegungs-fallpauschale	Ausnahme von Wiederaufnahme [4)]	Pflegeerlös Bewertungs-relation pro Tag
8	9	10	11	12	13	14	15	16
2,9	1	0,187	7	0,061	0,064	-	-	0,8739
6,6	1	0,601	15	0,079	0,098	-	-	0,8603
6,4	1	0,491	14	0,148	0,085	-	-	0,8471
4,0	1	0,458	9	0,061	0,069	-	-	0,8218
2,5	1	0,166	5	0,110	-	x	-	0,8686
3,2	1	0,339	8	0,064	0,069	-	-	0,8162
2,6	1	0,156	5	0,043	0,045	-	-	0,8027
3,3	1	0,100	7	0,038	0,041	-	-	0,8575
2,3	1	0,052	5	0,057	0,057	-	-	0,7306
4,0	1	0,309	8	0,139	0,078	-	-	0,7140
3,6	1	0,263	9	0,064	0,071	-	-	0,7862
3,5	1	0,296	7	0,058	0,065	-	-	0,6547
2,2	1	0,157	4	0,046	0,045	-	-	0,8384
2,6	1	0,118	5	0,043	0,046	-	-	0,9310
2,4	1	0,096	6	0,058	0,058	-	-	0,8387
2,3	1	0,111	5	0,060	0,059	-	-	1,0821
13,9	4	0,227	29	0,086	0,076	-	x	1,0405
4,0	1	0,249	10	0,067	0,077	-	x	0,9033
3,7	1	0,204	8	0,074	0,083	-	-	0,7275
3,3	1	0,140	7	0,056	0,061	-	-	0,9765
2,5	1	0,120	5	0,063	0,065	-	-	1,3579
3,2	1	0,128	7	0,062	0,067	-	-	0,8489
3,2	1	0,129	7	0,060	0,065	-	-	0,9261
12,3	3	0,271	26	0,062	0,081	-	-	0,8082
5,8	1	0,363	15	0,066	0,080	-	-	0,7818
4,3	-	-	12	0,087	0,100	-	-	0,6937

Anlage 1

Fallpauschalen-Katalog und Pflegeerlöskatalog
Teil b) Bewertungsrelationen bei Versorgung durch Belegabteilungen

DRG	Partition	Bezeichnung [6)]	Bewertungsrelation bei Belegoperateur	Bewertungsrelation bei Belegoperateur und Beleganästhesist	Bewertungsrelation bei Belegoperateur und Beleghebamme	Bewertungsrelation bei Belegoperateur, Beleganästhesist und Beleghebamme
1	2	3	4	5	6	7
E02E	O	Andere OR-Prozeduren an den Atmungsorganen, Alter > 17 J., ohne best. Eingriff an Larynx oder Trachea, ohne mäßig aufwendigen Eingriff, ohne äußerst schwere CC, ohne endoskop. Lungenvolumenreduktion, ohne andere mäßig kompl. Eingriffe, ein Belegungstag	0,514	0,499	-	-
E07Z	O	Aufwendige Eingriffe bei Schlafapnoesyndrom	0,619	0,550	-	-
E08B	O	Strahlentherapie bei Krankheiten und Störungen der Atmungsorgane ohne operativen Eingriff oder Beatmung > 24 Stunden, mehr als ein Belegungstag, Bestrahlungen an mindestens 9 Tagen	2,565	2,558	-	-
E08C	O	Strahlentherapie bei Krankheiten und Störungen der Atmungsorgane ohne operativen Eingriff od. Beatmung > 24 Stunden, mehr als ein Belegungstag, Bestrahlungen an mindestens 5 Tagen od. mindestens 10 Bestrahlungen od. zerebrale, stereotaktische Bestrahlung	1,269	1,266	-	-
E08D	O	Strahlentherapie bei Krankheiten und Störungen der Atmungsorgane ohne operativen Eingr. oder Beatmung > 24 Stunden, mehr als ein Belegungstag, Bestrahlungen an weniger als 5 Tagen, weniger als 10 Bestrahlungen, ohne zerebrale, stereotaktische Bestrahlung	0,939	0,936	-	-
E40C	A	Krankheiten und Störungen der Atmungsorgane mit Beatmung > 24 h, mehr als 2 BT, mit kompl. Prozedur, IntK > - / 184 / - und < 197 / 369 /- Punkte bei akuter Exazerb. best. interstit. LungenKh, ohne äußerst schwere CC, außer bei best. Para- / Tetraplegie	1,593	1,589	-	-
E63B	M	Schlafapnoesyndrom oder Polysomnographie oder kardiorespiratorische Polygraphie bis 2 Belegungstage, Alter > 17 Jahre, ohne bestimmte invasive kardiologische Diagnostik	0,128	0,128	-	-
E64A	M	Respiratorische Insuffizienz, mehr als ein Belegungstag, mit äußerst schweren CC oder bestimmte Lungenembolie oder IntK > 196 / 184 / 184 Aufwandspunkte oder Komplexbehandlung bei isolationspflichtigen Erregern, Alter > 15 Jahre	0,877	0,877	-	-
E64B	M	Respiratorische Insuffizienz, mehr als ein Belegungstag, mit IntK > 0 / 0 / - Aufwandspunkten, ohne IntK > 196 / 184 / 184 Aufwandspunkten, ohne äußerst schwere CC, Alter < 16 Jahre	0,617	0,613	-	-
E64C	M	Respiratorische Insuffizienz, mehr als ein Belegungstag, ohne äußerst schwere CC, IntK < - / - / 185 Aufwandspunkten, Alter > 15 Jahre	0,506	0,506	-	-
E64D	M	Respiratorische Insuffizienz, ein Belegungstag	0,182	0,182	-	-
E65A	M	Chron.-obstr. Atemwegserkrankung od. best. Atemwegsinfekt. mit äuß. schw. CC od. best. hochaufw. Beh. od. kompliz. Fakt. od. Bronchitis u. Asthma bronch., > 1 BT, mit äuß. schw. od. schw. CC, Alter < 1 J., mit RS-V.-Infekt., mit IntK > 196 / 184 / - P.	1,440	1,439	-	-
E65B	M	Chronisch-obstruktive Atemwegserkrankung oder best. Atemwegsinfektion ohne äußerst schwere CC, mit komplizierender Diagnose oder mit FEV1 < 35% und mehr als ein Belegungstag oder Alter < 1 J. oder mit best. mäßig aufwendiger /and. aufwendiger Behandlung	0,622	0,622	-	-
E65C	M	Chronisch-obstruktive Atemwegserkrankung ohne äußerst schwere CC, ohne komplizierende Diagnose, ohne FEV1 < 35% oder ein Belegungstag oder Alter > 1 Jahr, ohne bestimmte mäßig aufwendige / andere aufwendige Behandlung	0,481	0,481	-	-
E66A	M	Schweres Thoraxtrauma mit komplizierender Diagnose	0,482	0,480	-	-
E66B	M	Schweres Thoraxtrauma ohne komplizierende Diagnose	0,353	0,352	-	-
E69B	M	Bronchitis und Asthma bronchiale, mehr als 1 BT u. Alter > 55 J. od. mit äuß. schw. od. schw. CC, Alter > 0 J. od. 1 BT od. oh. äuß. schw. od. schw. CC, Alter < 1 J. od. flex. Bronchoskopie, Alter < 16 J. od. andere mäßig aufw. Beh., mit RS-Virus-Infekt.	0,455	0,454	-	-
E69C	M	Bronchitis und Asthma bronchiale, ein Belegungstag oder ohne äuß. schw. oder schw. CC oder Alter < 56 Jahre oder Beschwerden und Symptome der Atmung oder Störungen der Atmung mit Ursache in der Neonatalperiode, ohne bestimmte aufw./hochaufw. Behandlung	0,324	0,323	-	-
E70Z	M	Keuchhusten und akute Bronchiolitis	0,323	0,323	-	-
E71A	M	Neubildungen der Atmungsorgane mit intensivmedizinischer Komplexbehandlung > 196 / 184 / - Aufwandspunkten oder mehr als ein Belegungstag mit äußerst schweren CC	1,304	1,301	-	-
E71B	M	Neubildungen der Atmungsorgane, ein Belegungstag oder ohne äußerst schwere CC, mit Ösophagusprothese oder endoskopischer Stufenbiopsie oder endoskopischer Biopsie am Respirationstrakt mit Chemotherapie ohne int. Komplexbeh. > 196 / 184 / - Punkten	0,890	0,886	-	-

Mittlere Verweil-dauer [1]	Untere Grenz-verweildauer: Erster Tag mit Abschlag [2), 5)]	Untere Grenz-verweildauer: Bewertungs-relation pro Tag	Obere Grenz-verweildauer: Erster Tag mit zusätzlichem Entgelt [3), 5)]	Obere Grenz-verweildauer: Bewertungs-relation pro Tag	Externe Verlegung Abschlag pro Tag (Bewertungsrelation)	Verlegungs-fallpauschale	Ausnahme von Wiederaufnahme [4)]	Pflegeerlös Bewertungs-relation pro Tag
8	9	10	11	12	13	14	15	16
1,0	-	-	-	-	-	-	-	1,2053
3,6	1	0,200	7	0,050	0,056	-	-	0,6689
20,3	6	0,352	38	0,121	-	x	x	0,7834
9,7	2	0,407	23	0,126	0,114	-	x	0,8198
8,3	2	0,292	21	0,105	-	x	x	0,8545
9,7	2	0,515	22	0,111	0,145	-	x	1,9898
2,1	1	0,048	3	0,043	0,041	-	-	0,8754
8,1	2	0,284	17	0,074	0,093	-	-	1,1268
4,5	-	-	11	0,133	0,108	-	-	2,0605
5,6	-	-	12	0,061	0,074	-	-	0,8223
1,0	-	-	-	-	-	-	-	1,4499
17,9	5	0,235	31	0,055	0,075	-	-	1,1003
8,1	2	0,200	17	0,052	0,066	-	-	0,8231
6,4	1	0,290	13	0,051	0,063	-	-	0,7644
5,3	1	0,258	12	0,063	0,075	-	-	0,8578
3,9	1	0,173	9	0,063	0,071	-	-	0,7921
6,3	1	0,306	13	0,049	0,061	-	-	0,8406
3,6	1	0,150	7	0,061	0,068	-	-	1,1377
4,0	1	0,194	9	0,056	0,064	-	-	1,4159
14,1	4	0,246	29	0,061	0,081	-	x	0,9821
7,4	1	0,536	19	0,068	0,085	-	x	0,6706

Anlage 1

Fallpauschalen-Katalog und Pflegeerlöskatalog
Teil b) Bewertungsrelationen bei Versorgung durch Belegabteilungen

DRG	Partition	Bezeichnung [6)]	Bewertungsrelation bei Belegoperateur	Bewertungsrelation bei Belegoperateur und Beleganästhesist	Bewertungsrelation bei Belegoperateur und Beleghebamme	Bewertungsrelation bei Belegoperateur, Beleganästhesist und Beleghebamme
1	2	3	4	5	6	7
E71C	M	Neubildungen der Atmungsorgane, ein Belegungstag oder ohne äußerst schwere CC, ohne Ösophagusproth., ohne Stufenbiop., ohne Chemotherapie od. ohne endoskop. Biop. am Respir.-Trakt, mit Bronchoskop. mit starrem Instr. oder perkut. Biop. am Respir.-Trakt	0,640	0,636	-	-
E71D	M	Neubildungen der Atmungsorgane, ein Belegungstag od. ohne äußerst schwere CC, ohne Ösophagusproth., ohne Stufenbiopsie, ohne Chemoth. od. ohne endoskop. Biop. am Respir.-Trakt, ohne Bronchoskopie mit starrem Instr., ohne perkut. Biopsie am Respir.-Trakt	0,515	0,513	-	-
E73B	M	Pleuraerguss ohne äußerst schwere CC	0,486	0,482	-	-
E74Z	M	Interstitielle Lungenerkrankung	0,586	0,585	-	-
E75C	M	Andere Krankheiten der Atmungsorgane ohne äußerst schwere CC, ohne best. andere Krankheiten der Atmungsorgane, ohne IntK > 196 / 184 / 368 P., ohne Komplexbeh. bei isolationspfl. Erregern oder Beschwerden und Symptome der Atmung mit komplexer Diagnose	0,452	0,449	-	-
E76C	M	Tuberkulose bis 14 Belegungstag, Alter > 17 Jahre oder ohne äußerst schwere oder schwere CC oder Pneumothorax	0,605	0,601	-	-
E79A	M	Infektionen und Entzündungen der Atmungsorgane mit komplexer Diagnose oder äußerst schweren CC, mehr als ein Belegungstag oder mit äußerst schweren CC mit bestimmten Infektionen oder Entzündungen	0,936	0,935	-	-
E79B	M	Infektionen und Entzündungen der Atmungsorgane ohne komplexe Diagnose, ohne äußerst schwere CC oder ein Belegungstag, bei Para- / Tetraplegie oder mit bestimmter mäßig aufwendiger Behandlung oder mit bestimmter Pneumonie, mehr als ein Belegungstag	0,822	0,821	-	-
E79C	M	Infektionen und Entzündungen der Atmungsorgane ohne komplexe Diagnose, ohne äußerst schwere CC oder ein Belegungstag, außer bei Para- / Tetraplegie, ohne bestimmte mäßig aufwendige Behandlung	0,534	0,534	-	-
MDC 05 Krankheiten und Störungen des Kreislaufsystems						
F01C	O	Implantation Kardioverter / Defibrillator (AICD), Dreikammer-Stimulation oder Defibrillator oder intrakardialer Pulsgenerator, ohne komplizierende Faktoren oder Implantation eines Drucksensors in die Pulmonalarterie	2,708	2,679	-	-
F01D	O	Implantation Kardioverter / Defibrillator (AICD), Zwei- oder Einkammer-Stim. mit äußerst schweren CC oder Einkammer-Stim. mit zusätzlichem Herz- oder Gefäßeingriff oder mit IntK > 392 / 368 / - AP oder best. Sondenentfernung oder Alter < 18 Jahre	3,355	3,321	-	-
F01E	O	Implantation Kardioverter / Defibrillator (AICD), Zweikammer-Stimulation oder aufwendige Sondenentfernung, ohne Implantation eines Drucksensors in Pulmonalarterie, ohne Implantation eines intrakardialen Pulsgenerators, Alter > 17 Jahre	2,151	2,128	-	-
F01F	O	Impl. Kardioverter / Defibrillator (AICD), Einkammer-Stimulation, ohne zusätzl. Herz- od. Gefäßeingriff, ohne IntK > 392 / 368 / - P., ohne äuß. schw. CC, ohne aufw. Sondenentf., ohne Impl. Drucksens. in Pulmonalart., ohne Impl. Pulsgen., Alter > 17 J.	1,833	1,814	-	-
F02A	O	Aggregatwechsel eines Kardioverters / Defibrillators (AICD), Zwei- oder Dreikammer-Stimulation	1,680	1,664	-	-
F02B	O	Aggregatwechsel eines Kardioverters / Defibrillators (AICD), Einkammer-Stimulation	1,410	1,394	-	-
F08B	O	Rekonstruktive Gefäßeingriffe ohne komplizierende Konstellationen, ohne komplexe Vakuumbehandlung, ohne komplexen Aorteneingriff, mit komplexem Eingriff mit Mehretagen- oder Aorteneingriff oder Re-OP oder bestimmten Bypässen, mit äußerst schweren CC	4,852	4,547	-	-
F08C	O	Rekonstruktive Gefäßeingriffe ohne kompl. Vakuumbeh., ohne kompl. Aorteneingriff, mit kompl. Eingriff ohne Mehretagen- od. Aorteneingriff, ohne Reop., ohne best. Bypass, mit äußerst schweren CC oder mit best. Aorteneingriff od. best. kompl. Konstellation	3,595	3,367	-	-
F08D	O	Rekonstruktive Gefäßeingriffe ohne kompl. Konst., ohne kompl. Aorteneingriff, mit kompl. Eingr. mit Mehretagen- oder Aorteneingriff oder Reop. oder best. Byp., ohne äuß. schw. CC, ohne best. Aorteneingriff oder bestimmter Bypass mit äußerst schweren CC	2,433	2,244	-	-
F08E	O	Rekonstruktive Gefäßeingriffe ohne kompl. Konst., ohne kompl. Vakuumbeh., ohne kompl. Aorteneingriff, mit komplex. Eingriff, ohne Mehretagen- oder Aorteneingriff, ohne Reop., ohne bestimmten Bypass, ohne äußerst schwere CC, ohne bestimmten Aorteneingriff	1,955	1,803	-	-

Mittlere Verweil-dauer [1)]	Untere Grenz-verweildauer: Erster Tag mit Abschlag [2), 5)]	Untere Grenz-verweildauer: Bewertungs-relation pro Tag	Obere Grenz-verweildauer: Erster Tag mit zusätzlichem Entgelt [3), 5)]	Obere Grenz-verweildauer: Bewertungs-relation pro Tag	Externe Verlegung Abschlag pro Tag (Bewertungsrelation)	Verlegungs-fallpauschale	Ausnahme von Wiederaufnahme [4)]	Pflegeerlös Bewertungs-relation pro Tag
8	9	10	11	12	13	14	15	16
5,1	1	0,350	13	0,075	0,090	-	x	0,7115
6,2	1	0,320	14	0,055	0,068	-	x	0,8969
5,0	1	0,317	12	0,062	0,074	-	-	0,7705
6,3	1	0,346	15	0,059	0,073	-	-	0,7856
5,5	1	0,231	12	0,054	0,065	-	-	0,8941
6,3	1	0,387	14	0,064	0,078	-	-	0,9432
12,4	3	0,227	23	0,052	0,068	-	-	0,9772
11,0	3	0,199	21	0,051	0,067	-	-	1,0237
7,2	1	0,339	15	0,051	0,064	-	-	0,9008
4,7	1	0,712	14	0,068	0,080	-	-	0,9593
13,8	4	0,304	28	0,077	0,102	-	-	1,1884
6,3	1	0,805	15	0,067	0,083	-	-	0,9706
5,1	1	0,675	13	0,068	0,081	-	-	0,9622
3,4	1	0,367	9	0,058	0,064	-	-	0,9646
3,5	1	0,355	9	0,063	0,070	-	-	0,9587
23,5	7	0,303	42	0,072	0,099	-	-	1,1132
18,3	5	0,304	36	0,070	0,094	-	-	1,0140
12,9	3	0,270	25	0,059	0,078	-	-	0,8689
9,9	2	0,255	21	0,054	0,070	-	-	0,7763

Anlage 1

Fallpauschalen-Katalog und Pflegeerlöskatalog
Teil b) Bewertungsrelationen bei Versorgung durch Belegabteilungen

DRG	Partition	Bezeichnung [6)]	Bewertungsrelation bei Belegoperateur	Bewertungsrelation bei Belegoperateur und Beleganästhesist	Bewertungsrelation bei Belegoperateur und Beleghebamme	Bewertungsrelation bei Belegoperateur, Beleganästhesist und Beleghebamme
1	2	3	4	5	6	7
F08F	O	Rekonstruktive Gefäßeingriffe ohne komplizierende Konstellation, ohne komplexe Vakuumbehandlung, ohne komplexen Aorteneingriff, ohne komplexen Eingriff, ohne bestimmten Aorteneingriff, mit bestimmtem Eingriff	1,681	1,542	-	-
F08G	O	Rekonstruktive Gefäßeingriffe ohne komplizierende Konstellation, ohne komplexe Vakuumbehandlung, ohne komplexen Aorteneingriff, ohne komplexen Eingriff, ohne bestimmten Aorteneingriff, ohne bestimmten Eingriff	1,506	1,376	-	-
F12A	O	Implantation eines Herzschrittmachers, Dreikammersystem mit äuß. schw. CC oder ablativ. Maßnahmen oder PTCA oder mit aufwendiger Sondenentfernung mit kompliz. Faktoren oder mit Revision eines Herzschrittm. oder AICD ohne Aggregatw. mit kompliz. Faktoren	3,098	3,028	-	-
F12B	O	Implantation eines Herzschrittmachers, Dreikammersystem ohne äußerst schwere CC, ohne ablative Maßnahme, ohne PTCA oder Implantation eines Herzschrittmachers ohne aufwendige Sondenentfernung mit komplizierenden Faktoren	1,819	1,790	-	-
F12C	O	Implantation eines Herzschrittmachers, Zweikammersystem, mit komplexem Eingriff oder Alter < 16 Jahre	2,159	2,131	-	-
F12D	O	Implantation eines Herzschrittmachers, Zweikammersystem, ohne komplexen Eingriff, Alter > 15 Jahre, mit äußerst schweren CC oder isolierter offen chirurgischer Sondenimplantation oder aufwendiger Sondenentfernung oder mäßig komplexer PTCA	1,980	1,953	-	-
F12E	O	Implantation eines Herzschrittmachers, Einkammersystem oder Implantation eines Ereignisrekorders, Alter > 15 Jahre, mit invasiver kardiologischer Diagnostik bei bestimmten Eingriffen	1,406	1,396	-	-
F12F	O	Impl. HSM, Zweikammersys., oh. äuß. schwere CC, oh. isol. offen chir. Sondenimpl., oh. aufw. Sondenentf., oh. mäßig kompl. PTCA od. Impl. HSM, Einkammersys. od. Impl. Ereignisrekorder, oh. invasive kardiol. Diagnostik bei best. Eingriffen, Alter > 15 J.	1,027	1,010	-	-
F13D	O	Amputation bei Kreislauferkrankungen an unterer Extremität ohne komplexe Amputationen, ohne äußerst schwere CC	0,772	0,729	-	-
F14A	O	Komplexe oder mehrfache Gefäßeingriffe außer große rekonstruktive Eingriffe mit äußerst schweren CC	3,794	3,568	-	-
F14B	O	Komplexe oder mehrfache Gefäßeingriffe außer große rekonstruktive Eingriffe, ohne äußerst schwere CC	1,780	1,648	-	-
F17B	O	Wechsel eines Herzschrittmachers, Einkammer- oder Zweikammersystem, Alter > 15 Jahre	0,629	0,613	-	-
F18C	O	Revision eines Herzschrittmachers oder Kardioverters / Defibrillators (AICD) ohne Aggregatwechsel, Alter > 15 Jahre, ohne äußerst schwere CC, ohne aufwendige Sondenentfernung, mit komplexem Eingriff, ohne intraluminale expandierende Extraktionshilfe	0,976	0,942	-	-
F18D	O	Revision eines Herzschrittmachers oder Kardioverters / Defibrillators (AICD) ohne Aggregatwechsel, Alter > 15 Jahre, ohne äußerst schwere CC, ohne aufwendige Sondenentfernung, ohne komplexen Eingriff	0,673	0,650	-	-
F19B	O	Andere transluminale Intervention an Herz, Aorta und Lungengefäßen ohne äußerst schwere CC oder Ablation über A. renalis oder komplexe Rekanalisation von Koronargefäßen	1,275	1,266	-	-
F21C	O	Andere OR-Prozeduren bei Kreislauferkrankungen ohne komplexen Eingriff, mit mäßig komplexem Eingriff oder anderer komplizierender Konstellation oder IntK > 196 / 184 / 368 Punkte	1,597	1,502	-	-
F21D	O	Andere OR-Prozeduren bei Kreislauferkrankungen ohne komplexen Eingriff, ohne komplizierende Konstellationen, ohne IntK > 196 / 184 / 368 Punkte, ohne mäßig komplexen Eingriff, mit bestimmtem anderen Eingriff	1,152	1,088	-	-
F21E	O	Andere OR-Prozeduren bei Kreislauferkrankungen ohne komplexen Eingriff, ohne komplizierende Konstellationen, ohne IntK > 196 / 184 / 368 Punkte, ohne mäßig komplexen Eingriff, ohne bestimmten anderen Eingriff	0,715	0,695	-	-
F24B	O	Perkutane Koronarangioplastie mit komplexer Diagnose und hochkomplexer Intervention oder mit bestimmten Rekanalisationsverfahren, Alter > 15 Jahre, ohne äußerst schwere CC	1,141	1,140	-	-
F27A	O	Verschiedene Eingriffe bei Diabetes mellitus mit Komplikationen, mit äußerst schweren CC oder Gefäßeingriff oder bestimmter Amputation oder komplexer Arthrodese des Fußes oder komplexem Hauteingriff oder Ringfixateur	1,906	1,789	-	-

Mittlere Verweil-dauer [1]	Untere Grenz-verweildauer: Erster Tag mit Abschlag [2), 5)]	Untere Grenz-verweildauer: Bewertungs-relation pro Tag	Obere Grenz-verweildauer: Erster Tag mit zusätzlichem Entgelt [3), 5)]	Obere Grenz-verweildauer: Bewertungs-relation pro Tag	Externe Verlegung Abschlag pro Tag (Bewertungsrelation)	Verlegungs-fallpauschale	Ausnahme von Wiederaufnahme [4)]	Pflegeerlös Bewertungs-relation pro Tag
8	9	10	11	12	13	14	15	16
10,5	2	0,227	19	0,046	0,059	-	-	0,7400
8,0	2	0,183	14	0,049	0,061	-	-	0,7338
13,1	3	0,296	27	0,064	0,084	-	-	0,9998
5,1	1	0,546	13	0,061	0,073	-	-	0,8014
8,7	2	0,282	18	0,068	0,087	-	-	1,0786
12,0	3	0,299	25	0,070	0,092	-	-	1,1759
8,2	2	0,230	17	0,059	0,075	-	-	0,8659
4,7	1	0,462	12	0,071	0,083	-	-	0,9237
9,4	2	0,183	19	0,040	0,053	-	-	0,7017
23,2	7	0,272	41	0,066	0,090	-	-	0,9779
10,3	2	0,261	23	0,054	0,069	-	-	0,7690
2,9	1	0,176	7	0,057	0,060	-	-	0,9204
4,3	1	0,383	11	0,068	0,079	-	-	0,9110
4,1	1	0,408	10	0,064	0,073	-	-	0,8335
3,1	1	0,464	9	0,080	0,087	-	-	1,0597
17,1	5	0,176	34	0,043	0,059	-	-	0,7698
12,7	3	0,197	27	0,043	0,058	-	-	0,7739
9,6	2	0,202	20	0,045	0,058	-	-	0,7159
4,4	1	0,520	10	0,085	0,098	-	-	1,0587
18,9	5	0,203	37	0,046	0,062	-	-	0,7668

Anlage 1

Fallpauschalen-Katalog und Pflegeerlöskatalog
Teil b) Bewertungsrelationen bei Versorgung durch Belegabteilungen

DRG	Partition	Bezeichnung [6)]	Bewertungsrelation bei Belegoperateur	Bewertungsrelation bei Belegoperateur und Beleganästhesist	Bewertungsrelation bei Belegoperateur und Beleghebamme	Bewertungsrelation bei Belegoperateur, Beleganästhesist und Beleghebamme
1	2	3	4	5	6	7
F27B	O	Verschiedene Eingriffe bei Diabetes mellitus mit Komplikationen, ohne äußerst schwere CC, ohne Gefäßeingriff, ohne bestimmte Amputation, ohne komplexe Arthrodese des Fußes, ohne komplexen Hauteingriff, ohne Ringfixateur, mit mäßig komplexem Eingriff	1,367	1,302	-	-
F27C	O	Verschiedene Eingriffe bei Diabetes mellitus mit Komplikationen, ohne äußerst schwere CC, ohne Gefäßeingriff, ohne best. Amputation, ohne komplexe Arthrodese des Fußes, ohne Ringfixateur, ohne mäßig komplexen Eingriff, mit bestimmtem aufwendigen Eingriff	0,828	0,785	-	-
F28A	O	Bestimmte Amputation bei Kreislauferkrankungen an unterer Extremität mit zusätzlichem Gefäßeingriff oder mit Hauttransplantation mit äußerst schweren oder schweren CC	3,072	2,883	-	-
F28B	O	Bestimmte Amputation bei Kreislauferkrankungen an unterer Extremität ohne zusätzlichen Gefäßeingriff, ohne Hauttransplantation, mit äußerst schweren oder schweren CC	1,683	1,598	-	-
F28C	O	Bestimmte Amputation bei Kreislauferkrankungen an unterer Extremität, ohne zusätzlichen Gefäßeingriff, ohne äußerst schwere oder schwere CC	1,351	1,271	-	-
F39A	O	Unterbindung und Stripping von Venen mit beidseitigem Eingriff oder bestimmter Diagnose oder äußerst schweren oder schweren CC	0,704	0,641	-	-
F39B	O	Unterbindung und Stripping von Venen ohne beidseitigen Eingriff, ohne bestimmte Diagnose, ohne äußerst schwere oder schwere CC	0,548	0,493	-	-
F41B	A	Invasive kardiologische Diagnostik bei akutem Myokardinfarkt ohne äußerst schwere CC	0,639	0,638	-	-
F43C	A	Beatmung > 24 Stunden bei Krankheiten und Störungen des Kreislaufsystems, Alter > 15 J., ohne intensivmed. Komplexbehandlung > 392 / 368 / 552 Aufwandspunkte, ohne komplizierende Konstellation, ohne best. OR-Prozedur, ohne best. Impl. herzunterst. System	1,852	1,848	-	-
F49D	A	Invasive kardiologische Diagnostik außer bei akutem Myokardinfarkt, ohne äußerst schwere CC, ohne IntK > 196 / 184 / 368 Aufwandspunkte, Alter > 17 Jahre, mit schweren CC, mehr als ein Belegungstag	1,274	1,273	-	-
F49E	A	Invasive kardiologische Diagnostik außer bei akutem Myokardinfarkt, ohne IntK > 196 / 184 / 368 Aufwandspunkte, Alter > 17 Jahre, ohne schwere CC bei BT > 1, mit kardialem Mapping oder best. andere kardiologische Diagnostik oder best. komplexer Diagnose	0,849	0,847	-	-
F49F	A	Invasive kardiolog. Diagnostik außer bei akutem Myokardinfarkt, o. äußerst schwere CC, ohne IntK > 196 / 184 / 368 P., Alter > 17 J., o. kard. Mapping, o. best. and. kard. Diagnostik, o. schwere CC bei BT > 1, o. best. kompl. Diagnose, mit best. Eingr.	0,657	0,657	-	-
F49G	A	Invasive kardiolog. Diagnostik außer bei akutem Myokardinfarkt, o. äußerst schwere CC, ohne IntK > 196 / 184 / 368 P., Alter > 17 J., o. kard. Mapping, o. best. and. kard. Diagnostik, o. schwere CC bei BT > 1, o. best. kompl. Diagnose, ohne best. Eingr.	0,451	0,451	-	-
F50A	O	Ablative Maßnahmen bei Herzrhythmusstörungen mit hochkomplexer Ablation im linken Vorhof, Ventrikel oder Pulmonalvenen oder Implantation eines Ereignisrekorders oder Alter < 16 Jahre oder best. angeb. Herzfehler oder mit kompl. Ablation, Alter < 18 Jahre	1,752	1,742	-	-
F50B	O	Ablative Maßnahmen bei Herzrhythmusstörungen ohne hochkomplexe Ablation im linken Vorhof, Ventrikel oder Pulmonalvenen, ohne Implantation eines Ereignisrekorders, ohne best. angeb. Herzfehler, mit komplexer Ablation, Alter > 17 Jahre	1,396	1,394	-	-
F50C	O	Ablative Maßnahmen bei Herzrhythmusstörungen ohne hochkomplexe Ablation im linken Vorhof, Ventrikel oder Pulmonalvenen, ohne Implantation eines Ereignisrekorders, ohne best. angeb. Herzfehler, ohne komplexe Ablation, Alter > 15 Jahre	0,905	0,905	-	-
F51B	O	Endovaskuläre Implantation von Stent-Prothesen an der Aorta, nicht thorakal, ohne bestimmte Aortenprothesenkombination	3,087	2,973	-	-
F52B	O	Perkutane Koronarangioplastie mit komplexer Diagnose, ohne äußerst schwere CC oder mit intrakoronarer Brachytherapie oder bestimmte Intervention	0,890	0,889	-	-
F56A	O	Perkutane Koronarangioplastie mit bestimmter hochkomplexer Intervention, mit äußerst schweren CC	2,092	2,089	-	-
F56B	O	Perkutane Koronarangioplastie mit hochkomplexer Intervention, ohne bestimmte hochkomplexe Intervention oder ohne äußerst schwere CC oder Kryoplastie oder koronare Lithoplastie	0,856	0,855	-	-

Mittlere Verweil-dauer [1]	Untere Grenz-verweildauer: Erster Tag mit Abschlag [2), 5)]	Untere Grenz-verweildauer: Bewertungs-relation pro Tag	Obere Grenz-verweildauer: Erster Tag mit zusätzlichem Entgelt [3), 5)]	Obere Grenz-verweildauer: Bewertungs-relation pro Tag	Externe Verlegung Abschlag pro Tag (Bewertungsrelation)	Verlegungs-fallpauschale	Ausnahme von Wiederaufnahme [4)]	Pflegeerlös Bewertungs-relation pro Tag
8	9	10	11	12	13	14	15	16
14,8	4	0,196	29	0,047	0,062	-	-	0,6643
10,2	2	0,200	21	0,041	0,054	-	-	0,6691
24,1	7	0,227	42	0,053	0,072	-	-	0,8442
19,1	5	0,204	37	0,045	0,061	-	-	0,7546
15,3	4	0,186	30	0,042	0,057	-	-	0,8098
5,5	1	0,339	14	0,043	0,053	-	-	0,8004
2,3	1	0,178	5	0,061	0,061	-	-	1,0494
3,9	1	0,334	10	0,080	0,091	-	-	0,9419
10,5	2	0,564	24	0,112	0,147	-	x	1,9567
11,5	3	0,258	25	0,063	0,083	-	-	0,9029
5,8	1	0,421	15	0,064	0,078	-	-	0,7435
4,7	1	0,325	12	0,063	0,074	-	-	0,7490
2,9	1	0,215	7	0,067	0,071	-	-	0,7758
2,7	1	0,476	7	0,074	0,077	-	-	0,9691
3,3	1	0,448	8	0,067	0,073	-	-	0,9601
2,6	1	0,312	7	0,073	0,075	-	-	0,9859
6,5	1	0,750	12	0,068	0,084	-	-	0,9128
4,2	1	0,382	10	0,080	0,092	-	-	1,0300
11,7	3	0,319	23	0,076	0,100	-	-	1,2153
2,8	1	0,356	7	0,066	0,070	-	-	0,8778

Anlage 1

Fallpauschalen-Katalog und Pflegeerlöskatalog
Teil b) Bewertungsrelationen bei Versorgung durch Belegabteilungen

DRG	Parti-tion	Bezeichnung [6)]	Bewertungsrelation bei Belegoperateur	Bewertungsrelation bei Belegoperateur und Beleganästhesist	Bewertungsrelation bei Belegoperateur und Beleghebamme	Bewertungsrelation bei Belegoperateur, Beleganästhesist und Beleghebamme
1	2	3	4	5	6	7
F58A	O	Perkutane Koronarangioplastie oder bestimmte kardiologische Diagnostik mit Gefäßeingriff, mit äußerst schweren CC	1,601	1,598	-	-
F58B	O	Perkutane Koronarangioplastie oder bestimmte kardiologische Diagnostik mit Gefäßeingriff, ohne äußerst schwere CC	0,618	0,617	-	-
F59A	O	Mäßig komplexe Gefäßeingriffe mit äußerst schweren CC	2,804	2,698	-	-
F59B	O	Mäßig komplexe Gefäßeingriffe mit aufwendiger Gefäßintervention, ohne äußerst schwere CC	1,637	1,598	-	-
F59C	O	Mäßig komplexe Gefäßeingriffe ohne äußerst schwere CC, ohne aufwendige Gefäßintervention, mit aufwendigem Eingriff oder Mehrfacheingriff oder bestimmter Diagnose oder Alter < 16 Jahre, mehr als ein Belegungstag	1,355	1,274	-	-
F59D	O	Mäßig komplexe Gefäßeingriffe ohne äußerst schwere CC, ohne aufwendige Gefäßintervention, mit bestimmtem Eingriff oder anderem Mehrfacheingriff, Alter > 15 Jahre oder ein Belegungstag oder mit pAVK mit Gangrän, mehr als ein Belegungstag	1,003	0,952	-	-
F59E	O	Mäßig komplexe Gefäßeingriffe ohne äußerst schwere CC, ohne aufwend. Gefäßinterv., mit best. anderen Eingriff oder best. Mehrfacheingriff oder PTA, mehr als ein Belegungstag, ohne aufwendigen oder bestimmten Eingr., Alter > 15 Jahre oder ein Belegungstag	0,769	0,736	-	-
F59F	O	Mäßig komplexe Gefäßeingriffe ohne äußerst schwere CC, ohne aufwendige Gefäßintervention, ohne aufwendigen, bestimmten oder bestimmten anderen Eingriff, ohne Mehrfacheingriff, Alter > 15 Jahre oder ein Belegungstag	0,590	0,575	-	-
F60B	M	Akuter Myokardinfarkt ohne invasive kardiologische Diagnostik ohne äußerst schwere CC	0,488	0,487	-	-
F61B	M	Infektiöse Endokarditis ohne komplizierende Diagnose, ohne komplizierende Konstellation	1,829	1,826	-	-
F62B	M	Herzinsuff. und Schock mit äuß. schw. CC, mit Dialyse oder territ. Diag. od. mit best. hochaufw. Beh. od. ohne kompliz. Konst., ohne best. hochaufw. Beh., mehr als 1 BT bei best. akuten Nierenvers. mit äuß. schw. CC od. Komplexbeh. des akut. Schlaganf.	1,607	1,602	-	-
F62C	M	Herzinsuffizienz und Schock ohne äuß. schw. CC od. ohne Dialyse, ohne kompliz. Diagnose, ohne kompliz. Konst., ohne best. hochaufw. Beh., mehr als 1 Belegungstag, ohne best. akut. Nierenvers. od. ohne äuß. schw. CC. ohne Komplexbeh. des akut. Schlaganf.	0,543	0,543	-	-
F62D	M	Herzinsuffizienz und Schock ohne äußerst schwere CC oder ohne Dialyse, ohne komplizierende Diagnose, ohne komplizierende Konstellation, ohne bestimmte hochaufwendige Behandlung, ein Belegungstag	0,165	0,165	-	-
F63B	M	Venenthrombose ohne äußerst schwere CC	0,380	0,380	-	-
F64Z	M	Hautulkus bei Kreislauferkrankungen	0,536	0,535	-	-
F65B	M	Periphere Gefäßkrankheiten ohne komplexe Diagnose oder ohne äußerst schwere CC, ohne intensivmedizinische Komplexbehandlung > 196 / 184 / 184 Aufwandspunkte	0,516	0,512	-	-
F66B	M	Koronararteriosklerose ohne äußerst schwere CC	0,329	0,329	-	-
F67A	M	Hypertonie mit komplizierender Diagnose oder äußerst schweren oder schweren CC oder bestimmter hochaufwendiger / mäßig aufwendiger / aufwendiger Behandlung	0,753	0,752	-	-
F67B	M	Hypertonie ohne komplizierende Diagnose, ohne äußerst schwere oder schwere CC, ohne bestimmte hochaufwendige / mäßig aufwendige / aufwendige Behandlung, bei primärer Überfunktion von Nebenschilddrüse oder Nebenniere oder Alter < 18 Jahre	0,331	0,331	-	-
F67C	M	Hypertonie ohne komplizierende Diagnose, ohne äußerst schwere oder schwere CC, ohne bestimmte hochaufwendige / mäßig aufwendige / aufwendige Behandlung, ohne primäre Überfunktion von Nebenschilddrüse oder Nebenniere, Alter > 17 Jahre	0,299	0,299	-	-
F68B	M	Angeborene Herzkrankheit ohne intensivmedizinische Komplexbehandlung > 196 / - / - Aufwandspunkte, Alter > 5 Jahre und Alter < 16 Jahre, ohne äußerst schwere oder schwere CC oder Alter > 15 Jahre	0,439	0,433	-	-
F69B	M	Herzklappenerkrankungen ohne äußerst schwere oder schwere CC	0,385	0,384	-	-
F70B	M	Schwere Arrhythmie und Herzstillstand ohne äußerst schwere CC	0,478	0,478	-	-

Mittlere Verweil-dauer [1]	Untere Grenz-verweildauer: Erster Tag mit Abschlag [2), 5)]	Untere Grenz-verweildauer: Bewertungs-relation pro Tag	Obere Grenz-verweildauer: Erster Tag mit zusätzlichem Entgelt [3), 5)]	Obere Grenz-verweildauer: Bewertungs-relation pro Tag	Externe Verlegung Abschlag pro Tag (Bewertungsrelation)	Verlegungs-fallpauschale	Ausnahme von Wiederaufnahme [4)]	Pflegeerlös Bewertungs-relation pro Tag
8	9	10	11	12	13	14	15	16
10,7	3	0,272	22	0,071	0,093	-	-	1,1312
2,7	1	0,248	7	0,065	0,068	-	-	0,8828
19,0	5	0,314	36	0,069	0,094	-	-	1,0003
4,3	1	0,637	11	0,151	0,175	-	-	0,8872
5,9	1	0,487	14	0,078	0,095	-	-	0,8152
4,6	1	0,363	13	0,082	0,096	-	-	0,7935
3,3	1	0,256	9	0,098	0,108	-	-	0,8125
2,4	1	0,176	7	0,116	0,117	-	-	0,9072
5,5	1	0,349	13	0,061	0,074	-	-	0,9339
25,2	7	0,219	43	0,049	0,067	-	-	0,7902
16,5	5	0,255	32	0,065	0,087	-	-	1,1375
7,7	2	0,177	16	0,049	0,061	-	-	0,7868
1,0	-	-	-	-	-	-	-	1,2941
4,6	1	0,229	10	0,056	0,066	-	-	0,7430
8,5	2	0,176	16	0,043	0,056	-	-	0,7150
6,3	1	0,284	14	0,053	0,065	-	-	0,7991
3,3	1	0,201	9	0,068	0,075	-	-	0,7079
8,6	2	0,241	19	0,059	0,075	-	-	0,8425
3,5	1	0,179	8	0,066	0,073	-	-	1,0084
3,5	1	0,166	8	0,060	0,067	-	-	0,6993
3,2	1	0,265	8	0,089	0,097	-	-	1,1504
5,1	1	0,240	13	0,051	0,061	-	-	0,7315
4,6	1	0,345	11	0,072	0,084	-	-	1,0175

Anlage 1

Fallpauschalen-Katalog und Pflegeerlöskatalog
Teil b) Bewertungsrelationen bei Versorgung durch Belegabteilungen

DRG	Partition	Bezeichnung [6)]	Bewertungsrelation bei Belegoperateur	Bewertungsrelation bei Belegoperateur und Beleganästhesist	Bewertungsrelation bei Belegoperateur und Beleghebamme	Bewertungsrelation bei Belegoperateur, Beleganästhesist und Beleghebamme
1	2	3	4	5	6	7
F71A	M	Nicht schwere kardiale Arrhythmie und Erregungsleitungsstörungen mit äußerst schweren CC, mehr als ein Belegungstag oder mit kathetergestützter elektrophysiologischer Untersuchung des Herzens oder bestimmter hochaufwendiger Behandlung	1,029	1,028	-	-
F71B	M	Nicht schwere kardiale Arrhythmie und Erregungsleitungsstörungen ohne äußerst schwere CC oder ein Belegungstag, ohne kathetergestützte elektrophysiologische Untersuchung des Herzens, ohne bestimmte hochaufwendige Behandlung	0,308	0,308	-	-
F72B	M	Angina pectoris ohne äußerst schwere CC	0,298	0,298	-	-
F73B	M	Synkope und Kollaps, Alter > 13 Jahre oder mehr als ein Belegungstag	0,358	0,358	-	-
F74Z	M	Thoraxschmerz und sonstige und nicht näher bezeichnete Krankheiten des Kreislaufsystems	0,268	0,268	-	-
F75C	M	Andere Krankheiten des Kreislaufsystems ohne äußerst schwere CC oder ein Belegungstag, Alter > 9 Jahre und Alter < 16 Jahre, ohne schwere CC oder Alter > 15	0,588	0,584	-	-
F95A	O	Interventioneller Septumverschluss oder Verschluss einer paravalvulären Leckage mit einem kardialen Okkluder, Alter < 18 Jahre oder Vorhofohrverschluss	1,898	1,874	-	-
F95B	O	Interventioneller Septumverschluss oder Verschluss einer paravalvulären Leckage mit einem kardialen Okkluder, Alter > 17 Jahre, ohne Vorhofohrverschluss	1,383	1,373	-	-
MDC 06 Krankheiten und Störungen der Verdauungsorgane						
G02A	O	Bestimmte Eingriffe an den Verdauungsorganen bei angeb. Fehlbildung, Alter < 2 Jahre oder sehr komplexe Eingriffe an Dünn- und Dickdarm, Alter < 10 Jahre oder best. Eingriffe an Dünn- und Dickdarm mit kompliz. Diagnose, mit bestimmten kompliz. Faktoren	3,355	3,148	-	-
G02B	O	Bestimmte komplexe Eingriffe an Dünn- und Dickdarm oder andere Eingriffe an den Verdauungsorganen bei angeb. Fehlbildung, Alter < 2 Jahre oder bestimmte Eingriffe an Dünn- und Dickdarm mit komplizierender Diagnose, ohne bestimmte komplizierende Faktoren	2,216	2,061	-	-
G02C	O	Andere komplexe Eingriffe an Dünn- und Dickdarm oder andere Eingriffe an Dünn- und Dickdarm mit komplizierender Diagnose, ohne Eingriffe an den Verdauungsorganen bei angeborener Fehlbildung, Alter < 2 Jahre	2,038	1,902	-	-
G04Z	O	Adhäsiolyse am Peritoneum, Alter < 4 Jahre od. mit äuß. schw. od. schw. CC oder kleine Eingriffe an Dünn- und Dickdarm oder best. Eingriffe an abd. Gefäßen mit äuß. schw. CC oder Implantation eines Antireflux-Stimulationssystems od. best. Gastrektomie	3,270	3,080	-	-
G07A	O	Appendektomie oder laparoskopische Adhäsiolyse bei Peritonitis mit äuß. schw. od. schw. CC od. kl. Eingr. an Dünn- / Dickdarm od. an abdom. Gefäßen, oh. äuß. schw. CC od. best. Anorektoplastik, Alter < 10 Jahre od. mit best. Eingr. an abdominalen Gefäßen	1,607	1,524	-	-
G07B	O	Appendekt. od. laparoskop. Adhäsiolyse bei Peritonitis mit äuß. schw. od. schw. CC od. kl. Eingr. an Dünn-/Dickdarm, oh. äuß. schw. CC od. best. Anorektopl., Alt. > 9 J. u. Alt. < 16 J. od. mit laparoskop. Adhäsiolyse od. Rektopexie od. best. Magenexz.	1,448	1,339	-	-
G07C	O	Appendektomie bei Peritonitis mit äußerst schweren oder schweren CC oder kleine Eingriffe an Dünn- und Dickdarm ohne äußerst schwere CC oder bestimmte Anorektoplastik, Alter > 15 Jahre, ohne laparoskopische Adhäsiolyse, ohne Rektopexie	0,975	0,899	-	-
G08B	O	Komplexe Rekonstruktion der Bauchwand, Alter > 0 Jahre, ohne äußerst schwere CC	0,851	0,763	-	-
G09Z	O	Beidseitige Eingriffe bei Leisten- und Schenkelhernien, Alter > 55 Jahre oder komplexe Herniotomien oder Operation einer Hydrocele testis oder andere kleine Eingriffe an Dünn- und Dickdarm	0,712	0,629	-	-
G11B	O	Pyloromyotomie oder Anoproktoplastik und Rekonstruktion von Anus und Sphinkter außer bei Analfissuren und Hämorrhoiden, Alter > 5 Jahre	0,516	0,467	-	-
G12B	O	Andere OR-Prozeduren an den Verdauungsorganen mit mäßig komplexer OR-Prozedur, mehr als ein Belegungstag, Alter > 15 Jahre	1,583	1,490	-	-
G12C	O	Andere OR-Prozeduren an den Verdauungsorganen mit wenig komplexer OR-Prozedur, mehr als ein Belegungstag	1,215	1,176	-	-

Mittlere Verweil-dauer [1]	Untere Grenz-verweildauer: Erster Tag mit Abschlag [2), 5)]	Untere Grenz-verweildauer: Bewertungs-relation pro Tag	Obere Grenz-verweildauer: Erster Tag mit zusätzlichem Entgelt [3), 5)]	Obere Grenz-verweildauer: Bewertungs-relation pro Tag	Externe Verlegung Abschlag pro Tag (Bewertungsrelation)	Verlegungs-fallpauschale	Ausnahme von Wiederaufnahme [4)]	Pflegeerlös Bewertungs-relation pro Tag
8	9	10	11	12	13	14	15	16
12,3	3	0,248	25	0,057	0,075	-	-	0,9876
3,2	1	0,178	8	0,066	0,072	-	-	0,8063
3,0	1	0,160	7	0,069	0,074	-	-	0,7302
3,5	1	0,207	9	0,070	0,078	-	-	0,7847
2,5	1	0,140	5	0,073	0,075	-	-	0,7876
5,0	1	0,409	13	0,070	0,083	-	-	0,8124
3,7	1	0,475	10	0,067	0,075	-	-	0,9699
2,3	1	0,324	5	0,073	0,073	-	-	1,0956
18,6	5	0,319	36	0,072	0,097	-	-	1,1706
10,9	3	0,277	24	0,072	0,093	-	-	0,9196
12,5	3	0,274	25	0,062	0,081	-	-	0,9822
19,8	6	0,288	37	0,071	0,097	-	-	1,1362
8,6	2	0,340	17	0,083	0,106	-	-	1,2738
8,0	2	0,219	17	0,058	0,073	-	-	0,9469
6,3	1	0,423	13	0,053	0,066	-	-	0,7472
3,6	1	0,408	9	0,048	0,054	-	-	0,7484
2,4	1	0,113	6	0,055	0,056	-	-	0,9083
3,7	1	0,229	9	0,047	0,052	-	-	0,8335
12,8	3	0,251	27	0,055	0,073	-	-	0,8852
11,2	3	0,225	24	0,057	0,074	-	-	0,7979

Anlage 1

Fallpauschalen-Katalog und Pflegeerlöskatalog
Teil b) Bewertungsrelationen bei Versorgung durch Belegabteilungen

DRG	Partition	Bezeichnung [6)]	Bewertungsrelation bei Belegoperateur	Bewertungsrelation bei Belegoperateur und Beleganästhesist	Bewertungsrelation bei Belegoperateur und Beleghebamme	Bewertungsrelation bei Belegoperateur, Beleganästhesist und Beleghebamme
1	2	3	4	5	6	7
G12D	O	Andere OR-Prozeduren an den Verdauungsorganen ohne komplexe OR-Prozedur, ein Belegungstag oder ohne mäßig komplexe OR-Prozedur, mit bestimmtem Eingriff oder Alter < 14 Jahre oder bei bösartiger Neubildung der Verdauungsorgane	1,005	0,977	-	-
G12E	O	Andere OR-Prozeduren an den Verdauungsorganen ohne komplexe OR-Prozedur, ein Belegungstag oder ohne mäßig komplexe OR-Prozedur, ohne bestimmten Eingriff, Alter > 13 Jahre, außer bei bösartiger Neubildung der Verdauungsorgane	0,766	0,709	-	-
G13A	O	Implantation und Wechsel von Neurostimulatoren und Neurostimulationselektroden bei Krankheiten und Störungen der Verdauungsorgane ohne Implantation oder Wechsel eines permanenten Elektrodensystems	0,918	0,872	-	-
G13B	O	Implantation und Wechsel von Neurostimulatoren und Neurostimulationselektroden bei Krankheiten und Störungen der Verdauungsorgane mit Implantation oder Wechsel eines permanenten Elektrodensystems	1,225	1,169	-	-
G16B	O	Komplexe Rektumresektion od. andere Rektumres. mit best. Eingr. od. kompl. Diag. od. mehrz. Enterostomaanlage u. -rückverlagerung, ohne kompliz. Konstell. od. plast. Rekonstruktion m. myokut. Lappen od. IntK > 196/ 368/ - P. ohne endorekt. Vakuumtherapie	2,935	2,719	-	-
G17A	O	Andere Rektumresektion ohne bestimmten Eingriff oder Implantation eines künstlichen Analsphinkters, bei bösartiger Neubildung oder Alter < 16 Jahre	2,460	2,274	-	-
G17B	O	Andere Rektumresektion ohne bestimmten Eingriff oder Implantation eines künstlichen Analsphinkters, außer bei bösartiger Neubildung, Alter > 15 Jahre	1,868	1,720	-	-
G18B	O	Bestimmte Eingriffe an Dünn- und Dickdarm oder Anlegen eines Enterostomas oder andere Eingriffe am Darm oder an abdominalen Gefäßen mit bestimmter sehr komplexer Prozedur oder Diagnose	2,007	1,865	-	-
G18C	O	Bestimmte Eingriffe an Dünn- und Dickdarm oder Anlegen eines Enterostomas oder andere Eingriffe am Darm mit äußerst schweren CC, mit komplexem Eingriff	1,638	1,510	-	-
G18D	O	Bestimmte Eingriffe an Dünn- und Dickdarm oder Anlegen eines Enterostomas oder andere Eingriffe am Darm mit äußerst schweren CC, ohne komplexen Eingriff	1,321	1,223	-	-
G19B	O	Andere Eingriffe an Magen, Ösophagus und Duodenum außer bei angeborener Fehlbildung oder Alter > 1 Jahr, ohne komplizierende Konstellation, außer bei bösartiger Neubildung, Alter > 15 Jahre, mit komplexem Eingriff	1,720	1,603	-	-
G19C	O	Andere Eingriffe an Magen, Ösophagus und Duodenum außer bei angeborener Fehlbildung oder Alter > 1 Jahr, ohne komplizierende Konstellation, außer bei bösartiger Neubildung, Alter > 15 Jahre, ohne komplexen Eingriff	1,053	0,954	-	-
G21A	O	Komplexe Adhäsiolyse am Peritoneum, Alter > 3 J., ohne äußerst schw. oder schw. CC od. andere Eingriffe an Darm u. Enterostoma od. best. Eingriffe am Pharynx od. Verschluss Darmfistel m. äußerst schw. CC od. aufw. Eingriff am Darm oder Alter < 16 Jahre	1,285	1,176	-	-
G21B	O	Andere Eingriffe an Darm und Enterostoma oder bestimmte Eingriffe am Pharynx oder Verschluss Darmfistel ohne äußerst schwere CC, ohne aufwendigen Eingriff am Darm, Alter > 15 Jahre	0,682	0,628	-	-
G22A	O	Appendektomie oder laparoskopische Adhäsiolyse bei Peritonitis oder mit äußerst schweren oder schweren CC, Alter < 6 Jahre oder bei bösartiger Neubildung	1,188	1,108	-	-
G22B	O	Appendektomie oder laparoskopische Adhäsiolyse bei Peritonitis oder mit äußerst schweren oder schweren CC, Alter > 5 Jahre, außer bei bösartiger Neubildung, mit laparoskopischer Adhäsiolyse oder sekundärer Appendektomie oder Alter < 16 Jahre	1,078	0,998	-	-
G22C	O	Appendektomie oder laparoskopische Adhäsiolyse bei Peritonitis oder mit äußerst schweren oder schweren CC, Alter > 15 Jahre, außer bei bösartiger Neubildung, ohne laparoskopische Adhäsiolyse, ohne sekundäre Appendektomie	0,839	0,775	-	-

Mittlere Verweil-dauer [1]	Untere Grenz-verweildauer: Erster Tag mit Abschlag [2), 5)]	Untere Grenz-verweildauer: Bewertungs-relation pro Tag	Obere Grenz-verweildauer: Erster Tag mit zusätzlichem Entgelt [3), 5)]	Obere Grenz-verweildauer: Bewertungs-relation pro Tag	Externe Verlegung Abschlag pro Tag (Bewertungsrelation)	Verlegungs-fallpauschale	Ausnahme von Wiederaufnahme [4)]	Pflegeerlös Bewertungs-relation pro Tag
8	9	10	11	12	13	14	15	16
9,1	2	0,253	20	0,059	0,075	-	-	0,7989
4,7	1	0,388	12	0,062	0,072	-	-	0,8771
2,2	1	0,207	4	0,057	0,056	-	-	0,8930
2,3	1	0,269	4	0,054	0,054	-	-	0,9394
15,3	4	0,265	30	0,061	0,081	-	-	0,9407
10,3	2	0,317	21	0,064	0,084	-	-	0,8797
9,3	2	0,229	19	0,052	0,067	-	-	0,8624
10,1	2	0,322	22	0,067	0,087	-	-	0,9188
8,6	2	0,227	19	0,056	0,071	-	-	0,8129
8,0	2	0,225	18	0,059	0,075	-	-	0,9348
9,3	2	0,274	21	0,062	0,080	-	-	1,0047
4,2	1	0,434	10	0,056	0,064	-	-	0,8137
6,9	1	0,447	16	0,062	0,077	-	-	0,8877
4,1	1	0,396	11	0,053	0,061	-	-	0,7791
7,6	2	0,209	15	0,058	0,073	-	-	1,0786
5,8	1	0,381	14	0,063	0,077	-	-	1,0404
5,0	1	0,290	10	0,055	0,066	-	-	0,7097

Anlage 1

Fallpauschalen-Katalog und Pflegeerlöskatalog
Teil b) Bewertungsrelationen bei Versorgung durch Belegabteilungen

DRG	Partition	Bezeichnung [6)]	Bewertungsrelation bei Belegoperateur	Bewertungsrelation bei Belegoperateur und Beleganästhesist	Bewertungsrelation bei Belegoperateur und Beleghebamme	Bewertungsrelation bei Belegoperateur, Beleganästhesist und Beleghebamme
1	2	3	4	5	6	7
G23A	O	Appendektomie oder laparoskopische Adhäsiolyse außer bei Peritonitis oder Exzision erkranktes Gewebe Dickdarm ohne äußerst schwere oder schwere CC, Alter < 10 Jahre oder bei bösartiger Neubildung oder Endometriose am Darm	0,750	0,686	-	-
G23B	O	Appendektomie oder laparoskopische Adhäsiolyse außer bei Peritonitis oder Exzision erkranktes Gewebe Dickdarm ohne äußerst schwere oder schwere CC, Alter > 9 Jahre, außer bei bösartiger Neubildung oder Endometriose am Darm	0,650	0,594	-	-
G24A	O	Eingriffe bei Hernien mit plastischer Rekonstruktion der Bauchwand oder bestimmte partielle Resektion des Dickdarmes	0,936	0,840	-	-
G24B	O	Eingriffe bei Hernien ohne plastische Rekonstruktion der Bauchwand, mit beidseitigem oder komplexem Eingriff oder Alter < 14 Jahre mit äußerst schweren oder schweren CC	0,689	0,615	-	-
G24C	O	Eingriffe bei Hernien ohne plastische Rekonstruktion der Bauchwand, ohne beidseitigen Eingriff, ohne komplexen Eingriff, Alter > 13 Jahre oder ohne äußerst schwere oder schwere CC	0,609	0,540	-	-
G26A	O	Andere Eingriffe am Anus oder Anoproktoplastik und Rekonstruktion von Anus und Sphinkter bei Analfissuren und Hämorrhoiden, Alter < 18 Jahre oder mit komplexer Diagnose oder mit kleinem Eingriff am Rektum	0,534	0,490	-	-
G26B	O	Andere Eingriffe am Anus oder Anoproktoplastik und Rekonstruktion von Anus und Sphinkter bei Analfissuren und Hämorrhoiden, Alter > 17 Jahre, ohne komplexe Diagnose, ohne kleinen Eingriff am Rektum	0,421	0,385	-	-
G27B	O	Strahlentherapie bei Krankheiten und Störungen der Verdauungsorgane, Bestrahlungen an mindestens 8 Tagen, ohne äußerst schwere CC	1,971	1,965	-	-
G29A	O	Strahlentherapie bei Krankheiten und Störungen der Verdauungsorgane, mehr als ein Belegungstag, Bestrahlungen an mindestens 5 Tagen	0,852	0,851	-	-
G29B	O	Strahlentherapie bei Krankheiten und Störungen der Verdauungsorgane, mehr als ein Belegungstag, Bestrahlungen an weniger als 5 Tagen	0,565	0,563	-	-
G46B	A	Komplexe therapeutische Gastroskopie mit schw. CC od. and. Gastroskopie mit äuß. schw. CC, bei schw. Krankh. der Verd.organe, Alter > 14 J., mehr als 1 BT od. best. Gastroskopie, Alter < 15 J. od. mit kompliz. Faktoren od. ERCP mit and. endoskop. Eingr.	1,493	1,488	-	-
G46C	A	Verschiedenartige komplexe und andere Gastroskopie, ohne komplexe therapeutische Gastroskopie bei schw. Krankheiten der Verdauungsorgane und äuß. schw. oder schw. CC, ohne bestimmte Gastroskopie mit kompliz. Faktoren, mit anderem aufwendigen Eingriff	0,892	0,891	-	-
G46D	A	Verschiedenartige komplexe und andere Gastroskopie, ohne komplexe therapeutische Gastroskopie bei schw. Krankheiten der Verdauungsorgane und äuß. schw. oder schw. CC, ohne bestimmte Gastroskopie mit kompliz. Faktoren, ohne anderen aufwendigen Eingriff	0,700	0,693	-	-
G47B	A	Andere Gastroskopie oder bestimmte koloskopische Eingriffe, ohne bestimmte endoskopische Maßnahme am Dickdarm oder mehr als ein Belegungstag	0,627	0,623	-	-
G48B	A	Koloskopie mit äußerst schweren oder schweren CC, komplizierendem Eingriff oder Alter < 15 Jahre oder mehrzeitige endoskopische Blutstillung, ohne schwere Darminfektion, außer bei bösartiger Neubildung od. best. Darminfektion od. ohne äußerst schwere CC	1,098	1,093	-	-
G60A	M	Bösartige Neubildung der Verdauungsorgane, mehr als ein Belegungstag mit äußerst schweren CC oder bestimmte hochaufwendige Behandlung	1,118	1,113	-	-
G60B	M	Bösartige Neubildung der Verdauungsorgane, ein Belegungstag oder ohne äußerst schwere CC, ohne bestimmte hochaufwendige Behandlung	0,400	0,398	-	-
G64B	M	Entzündliche Darmerkrankung oder andere schwere Erkrankungen der Verdauungsorgane, ohne äußerst schwere CC, Alter > 15 Jahre oder ohne schwere CC	0,477	0,477	-	-
G66Z	M	Abdominalschmerz oder mesenteriale Lymphadenitis, Alter > 55 Jahre und mit CC	0,450	0,449	-	-
G67A	M	Ösophagitis, Gastroenteritis, gastrointestinale Blutung, Ulkuserkrankung und verschiedene Erkrankungen der Verdauungsorgane oder Obstruktion des Verdauungstraktes mit bestimmten komplizierenden Faktoren	0,544	0,542	-	-
G67B	M	Ösophagitis, Gastroenteritis, gastrointestinale Blutung, Ulkuserkrankung und verschiedene Erkrankungen der Verdauungsorgane oder Obstruktion des Verdauungstraktes mit anderen komplizierenden Faktoren oder mit äußerst schweren CC	0,385	0,385	-	-

Mittlere Verweil-dauer [1]	Untere Grenz-verweildauer: Erster Tag mit Abschlag [2), 5)]	Untere Grenz-verweildauer: Bewertungs-relation pro Tag	Obere Grenz-verweildauer: Erster Tag mit zusätzlichem Entgelt [3), 5)]	Obere Grenz-verweildauer: Bewertungs-relation pro Tag	Externe Verlegung Abschlag pro Tag (Bewertungsrelation)	Verlegungs-fallpauschale	Ausnahme von Wiederaufnahme [4)]	Pflegeerlös Bewertungs-relation pro Tag
8	9	10	11	12	13	14	15	16
3,8	1	0,264	8	0,059	0,067	-	-	1,0426
3,1	1	0,201	7	0,061	0,066	-	-	0,8024
3,8	1	0,466	9	0,055	0,062	-	-	0,7606
2,5	1	0,195	6	0,053	0,054	-	-	0,8292
2,5	1	0,166	7	0,056	0,057	-	-	0,8492
3,1	1	0,213	9	0,063	0,068	-	-	0,8803
2,2	1	0,145	4	0,050	0,049	-	-	0,8134
18,7	5	0,319	36	0,106	0,097	-	x	0,7496
7,1	-	-	14	0,118	0,103	-	x	0,7812
4,4	-	-	12	0,123	0,101	-	x	0,8839
13,9	4	0,247	28	0,062	0,083	-	-	0,9509
6,6	1	0,537	15	0,054	0,067	-	-	0,6763
5,2	1	0,402	13	0,060	0,072	-	-	0,7797
5,0	1	0,358	12	0,063	0,075	-	-	0,7189
9,3	2	0,278	20	0,063	0,081	-	-	0,8908
13,0	3	0,259	27	0,056	0,074	-	x	0,9648
4,4	1	0,190	11	0,057	0,067	-	x	0,8822
5,4	1	0,317	13	0,055	0,066	-	-	0,6966
4,9	1	0,258	12	0,060	0,071	-	-	0,8333
5,4	1	0,315	13	0,057	0,069	-	-	0,8555
3,8	1	0,218	9	0,060	0,068	-	-	0,7470

Anlage 1

Fallpauschalen-Katalog und Pflegeerlöskatalog
Teil b) Bewertungsrelationen bei Versorgung durch Belegabteilungen

DRG	Partition	Bezeichnung [6)]	Bewertungsrelation bei Belegoperateur	Bewertungsrelation bei Belegoperateur und Beleganästhesist	Bewertungsrelation bei Belegoperateur und Beleghebamme	Bewertungsrelation bei Belegoperateur, Beleganästhesist und Beleghebamme
1	2	3	4	5	6	7
G67C	M	Ösophagitis, Gastroenteritis, gastrointestinale Blutung, Ulkuserkrankung und verschiedene Erkrankungen der Verdauungsorgane ohne bestimmte oder andere komplizierende Faktoren, ohne äußerst schwere CC	0,327	0,327	-	-
G70A	M	Andere schwere Erkrankungen der Verdauungsorgane ohne äußerst schwere CC, Alter < 18 Jahre oder mit komplexer Diagnose	0,654	0,649	-	-
G70B	M	Andere schwere Erkrankungen der Verdauungsorgane ohne äußerst schwere CC, Alter > 17 Jahre, ohne komplexe Diagnose	0,534	0,533	-	-
G71Z	M	Andere mäßig schwere Erkrankungen der Verdauungsorgane	0,365	0,363	-	-
G72B	M	Andere leichte bis moderate Erkrankungen der Verdauungsorgane, Alter > 2 Jahre oder Abdominalschmerz oder mesenteriale Lymphadenitis, Alter > 2 Jahre und Alter < 56 Jahre oder ohne CC	0,282	0,281	-	-
G73Z	M	Gastrointestinale Blutung oder Ulkuserkrankung mit äußerst schweren CC, mehr als ein Belegungstag	0,580	0,579	-	-
G74Z	M	Hämorrhoiden oder andere wenig schwere Erkrankungen der Verdauungsorgane	0,318	0,317	-	-
MDC 07 Krankheiten und Störungen an hepatobiliärem System und Pankreas						
H06C	O	Andere OR-Prozeduren an hepatobiliärem System und Pankreas ohne bestimmten Eingriff und komplexe Diagnose, Dialyse, komplexe OR-Prozedur oder komplizierende Konstellation	0,828	0,815	-	-
H07B	O	Cholezystektomie und wenig komplexe Eingriffe an Gallenblase, Gallenwegen, Leber ohne sehr komplexe Diagnose, ohne komplizierende Konstellation	1,279	1,181	-	-
H08B	O	Laparoskopische Cholezystektomie oder bestimmte Eingriffe an Leber und Bauchwand, Alter < 12 Jahre oder mit endoskopischer Steinentfernung oder mit bestimmter Diagnose	1,226	1,152	-	-
H08C	O	Laparoskopische Cholezystektomie oder bestimmte Eingriffe an Leber und Bauchwand, Alter > 11 Jahre	0,642	0,576	-	-
H41C	A	Bestimmte ERCP mit schweren CC oder komplexem Eingriff oder Alter < 16 J. oder andere ERCP mit Radiofrequenzablation und endoskopischer Stentimplantation oder andere aufwendige ERCP oder bestimmter endoskopischer Eingriff mit bestimmter BNB	1,198	1,193	-	-
H41D	A	Andere aufwendige ERCP oder bestimmter endoskopischer Eingriff ohne bestimmte BNB	0,694	0,692	-	-
H41E	A	Andere ERCP ohne bestimmte oder andere aufwendige ERCP, Alter > 15 Jahre, mit bestimmter BNB oder bestimmter Pankreatitis	0,707	0,704	-	-
H41F	A	Andere ERCP ohne bestimmte oder andere aufwendige ERCP, Alter > 15 Jahre, ohne bestimmte BNB oder bestimmte Pankreatitis	0,533	0,532	-	-
H61A	M	Bösartige Neubildung an hepatobiliärem System und Pankreas, mehr als ein Belegungstag, mit komplexer Diagnose, mit äußerst schweren CC	1,072	1,069	-	-
H61B	M	Bösartige Neubildung an hepatobiliärem System und Pankreas, Alter < 18 Jahre oder mehr als ein Belegungstag, mit komplexer Diagnose, mit Pfortaderthrombose	0,586	0,583	-	-
H61C	M	Bösartige Neubildung an hepatobiliärem System und Pankreas, Alter > 17 Jahre	0,468	0,466	-	-
H62B	M	Erkrankungen des Pankreas außer bösartige Neubildung, mit akuter Pankreatitis mit Organkomplikation oder Leberzirrhose oder bestimmter nichtinfektiöser Hepatitis, Alter > 15 Jahre	0,596	0,596	-	-
H62C	M	Erkrankungen des Pankreas außer bösartige Neubildung, ohne akute Pankreatitis mit Organkomplikation, ohne Leberzirrhose, ohne bestimmte nichtinfektiöse Hepatitis, Alter > 15 Jahre	0,462	0,462	-	-
H63B	M	Erkrankungen der Leber außer bösartige Neubildung, Leberzirrhose und bestimmte nichtinfektiöse Hepatitiden und best. Erkrankungen der Gallenwege, mehr als ein Belegungstag, mit kompl. Diagnose oder äuß. schw. o. schw. CC oder Leberbiopsie, Alter < 18 J.	0,833	0,831	-	-
H63C	M	Erkrankungen der Leber außer bösartige Neubildung, Leberzirrhose und bestimmte nichtinfektiöse Hepatitiden und bestimmte Erkrankungen der Gallenwege, ein Belegungstag oder ohne komplexe Diagnose und ohne äußerst schwere oder schwere CC	0,465	0,464	-	-
H64Z	M	Erkrankungen von Gallenblase und Gallenwegen	0,382	0,381	-	-

Mittlere Verweil-dauer [1]	Untere Grenz-verweildauer: Erster Tag mit Abschlag [2), 5)]	Untere Grenz-verweildauer: Bewertungs-relation pro Tag	Obere Grenz-verweildauer: Erster Tag mit zusätzlichem Entgelt [3), 5)]	Obere Grenz-verweildauer: Bewertungs-relation pro Tag	Externe Verlegung Abschlag pro Tag (Bewertungsrelation)	Verlegungs-fallpauschale	Ausnahme von Wiederaufnahme [4]	Pflegeerlös Bewertungs-relation pro Tag
8	9	10	11	12	13	14	15	16
3,3	1	0,171	8	0,060	0,066	-	-	0,8668
6,5	1	0,369	15	0,092	0,080	-	-	1,0383
5,8	1	0,331	13	0,055	0,067	-	-	0,7451
2,6	1	0,170	7	0,064	0,065	-	-	0,8022
2,6	1	0,134	5	0,067	0,069	-	-	0,8570
6,0	-	-	13	0,056	0,068	-	-	0,8364
2,8	1	0,175	7	0,060	0,064	-	-	0,7840
7,1	1	0,376	18	0,069	0,086	-	-	0,7560
7,2	1	0,462	17	0,061	0,077	-	-	0,8481
8,0	2	0,184	16	0,049	0,062	-	-	0,6753
2,8	1	0,249	7	0,057	0,060	-	-	0,7617
10,2	2	0,263	22	0,054	0,071	-	-	0,7325
4,7	1	0,344	12	0,058	0,068	-	-	0,6635
6,4	1	0,414	15	0,056	0,069	-	-	0,6558
4,7	1	0,181	11	0,055	0,065	-	-	0,6497
12,8	3	0,251	26	0,055	0,073	-	x	0,9557
5,5	1	0,319	14	0,097	0,082	-	x	0,8557
5,1	1	0,254	12	0,060	0,071	-	x	0,8510
6,8	1	0,424	16	0,055	0,069	-	-	0,7591
6,1	1	0,271	13	0,051	0,062	-	-	0,6939
8,4	2	0,245	17	0,062	0,078	-	-	0,8337
5,1	1	0,282	11	0,060	0,071	-	-	0,7163
4,6	1	0,232	10	0,054	0,063	-	-	0,7659

Anlage 1

Fallpauschalen-Katalog und Pflegeerlöskatalog
Teil b) Bewertungsrelationen bei Versorgung durch Belegabteilungen

DRG	Partition	Bezeichnung[6)]	Bewertungsrelation bei Belegoperateur	Bewertungsrelation bei Belegoperateur und Beleganästhesist	Bewertungsrelation bei Belegoperateur und Beleghebamme	Bewertungsrelation bei Belegoperateur, Beleganästhesist und Beleghebamme
1	2	3	4	5	6	7
MDC 08 Krankheiten und Störungen an Muskel-Skelett-System und Bindegewebe						
I01Z	O	Beidseitige Eingriffe oder mehrere große Eingriffe an Gelenken der unteren Extremität mit komplexer Diagnose	3,762	3,542	-	-
I03A	O	Revision oder Ersatz des Hüftgelenkes mit kompl. Diagnose od. Arthrodese od. Alter < 16 Jahre oder beidseitige od. mehrere gr. Eingr. an Gelenken der unt. Extr. mit kompl. Eingriff, mit äuß. schw. CC oder mehrzeitigem Wechsel oder Eingr. an mehr. Lok.	4,736	4,481	-	-
I03B	O	Revision oder Ersatz des Hüftgelenkes mit kompl. Diagnose od. Arthrodese od. Alter < 16 Jahre oder beidseitige od. mehrere gr. Eingr. an Gelenken der unt. Extr. mit kompl. Eingriff, ohne äuß. schw. CC, ohne mehrzeit. Wechsel, ohne Eingr. an mehr. Lok.	2,282	2,143	-	-
I04Z	O	Implantation, Wechsel oder Entfernung einer Endoprothese am Kniegelenk mit komplizierender Diagnose oder Arthrodese oder Implantation einer Endoprothese nach vorheriger Explantation oder periprothetische Fraktur an der Schulter oder am Knie	2,481	2,346	-	-
I05A	O	Revision oder Ersatz des Hüftgelenkes ohne komplizierende Diagnose, ohne Arthrodese, ohne komplexen Eingriff, mit äußerst schweren CC	3,029	2,908	-	-
I05B	O	Implantation oder Wechsel einer inversen Endoprothese am Schultergelenk oder Implantation einer Sprunggelenkendoprothese	1,368	1,346	-	-
I05C	O	Anderer großer Gelenkersatz ohne Implantation oder Wechsel einer inversen Endoprothese am Schultergelenk, ohne Implantation einer Sprunggelenkendoprothese	1,402	1,309	-	-
I08D	O	Andere Eingriffe an Hüftgelenk und Femur mit komplexer Diagnose oder Prozedur oder äußerst schweren CC	2,088	1,952	-	-
I08E	O	Andere Eingriffe an Hüftgelenk und Femur ohne komplexe Diagnose oder Prozedur, ohne äußerst schwere CC, mit bestimmten Eingriffen an Becken und Femur oder mit bestimmten komplizierenden Diagnosen	1,684	1,563	-	-
I08F	O	Andere Eingriffe an Hüftgelenk und Femur ohne komplexe Diagnose oder Prozedur, ohne äußerst schwere CC, mehr als ein Belegungstag, mit bestimmten anderen Eingriffen an Hüftgelenk und Femur	1,186	1,106	-	-
I08G	O	Andere Eingriffe an Hüftgelenk und Femur ohne komplexe Diagnose oder Prozedur, ohne äußerst schwere CC, mehr als ein Belegungstag, mit mäßig komplexem Eingriff	0,880	0,805	-	-
I08H	O	Andere Eingriffe an Hüftgelenk und Femur, ein Belegungstag oder ohne mäßig komplexen Eingriff, mit bestimmtem anderen Eingriff oder Alter < 12 Jahre oder Eingriff an der unteren Extremität	0,681	0,617	-	-
I08I	O	Andere Eingriffe an Hüftgelenk und Femur, ein Belegungstag oder ohne mäßig komplexen Eingriff, ohne bestimmten anderen Eingriff, Alter > 11 Jahre, ohne Eingriff an der unteren Extremität	0,660	0,598	-	-
I09C	O	Bestimmte Eingriffe an der Wirbelsäule mit best. kompl. Faktoren, mit Wirbelkörperersatz oder komplexer Spondylodese oder andere mehrzeitige komplexe Eingriffe an der Wirbelsäule mit aufwendiger intensmed. Komplexbehandlung ab 185 Aufwandspunkten	4,021	3,764	-	-
I09D	O	Bestimmte Eingriffe an der Wirbelsäule mit best. kompl. Faktoren, bei Frakturen der Halswirbelsäule oder sek. bösartiger Neub. des Knochens oder mit anderen mehrz. kompl. Eingriffen ohne aufwendige intensmed. Komplexbehandlung ab 185 Aufwandspunkten	3,763	3,563	-	-
I09E	O	Bestimmte Eingriffe an der Wirbelsäule und best. komplizierende Faktoren oder best. Eingriffe an der WS mit best. anderen kompl. Faktoren und Eingriffe ZNS oder transpleuraler Zugang BWS oder best. langstreckige Spondylodese/Osteosynthese oder Diszitis	2,717	2,545	-	-
I09F	O	Best. Eingriffe an der Wirbelsäule, best. kompliz. Faktoren od. Alter < 16 Jahre oder knöcherne Dekompression Spinalkanal / best. Osteosynthese > 3 Segm. oder Impl. eines Schrauben-Band-Systems oder Schrauben-Stab-Systems, 1 Segment bei Diszitis	2,131	1,993	-	-
I09G	O	Bestimmte Eingriffe an der Wirbelsäule mit bestimmten anderen kompliz. Faktoren oder mit anderen kompl. Faktoren und Frakturen Halswirbelsäule oder BNB der Wirbelsäule mit Kyphoplastie, mit Radiofrequenzablation oder komplexer Eingriff an der Wirbelsäule	1,573	1,437	-	-
I09H	O	Bestimmte Eingriffe an der Wirbelsäule mit bestimmten anderen kompliz. Faktoren oder mit anderen kompliz. Faktoren, ohne Frakturen HWS, ohne BNB der Wirbelsäule oder ohne Kyphoplastie od. ohne Radiofrequenzabl., ohne komplexen Eingriff an der Wirbelsäule	1,286	1,195	-	-

Mittlere Verweil-dauer [1)]	Untere Grenz-verweildauer: Erster Tag mit Abschlag [2), 5)]	Untere Grenz-verweildauer: Bewertungs-relation pro Tag	Obere Grenz-verweildauer: Erster Tag mit zusätzlichem Entgelt [3), 5)]	Obere Grenz-verweildauer: Bewertungs-relation pro Tag	Externe Verlegung Abschlag pro Tag (Bewertungsrelation)	Verlegungs-fallpauschale	Ausnahme von Wiederaufnahme [4)]	Pflegeerlös Bewertungs-relation pro Tag
8	9	10	11	12	13	14	15	16
29,6	9	0,198	48	0,047	0,065	-	-	0,7814
35,2	11	0,228	53	0,055	0,075	-	-	0,9895
15,8	4	0,227	30	0,051	0,068	-	-	0,7892
14,3	4	0,218	28	0,054	0,072	-	-	0,8280
22,8	7	0,255	41	0,063	0,086	-	-	1,0583
5,6	1	0,368	10	0,045	0,055	-	-	0,7749
5,2	1	0,384	11	0,054	0,064	-	-	0,7848
11,5	3	0,253	25	0,062	0,081	-	-	0,9390
8,7	2	0,251	19	0,061	0,078	-	-	0,8779
7,0	1	0,425	16	0,058	0,072	-	-	0,8328
3,9	1	0,272	11	0,059	0,066	-	-	0,8007
2,5	1	0,157	6	0,069	0,070	-	-	1,0244
2,4	1	0,177	6	0,070	0,071	-	-	1,1284
18,2	5	0,278	34	0,065	0,087	-	-	1,0008
20,8	6	0,274	39	0,065	0,088	-	-	1,0005
11,5	3	0,230	25	0,056	0,073	-	-	0,7924
9,1	2	0,234	21	0,055	0,070	-	-	0,7401
6,2	1	0,401	12	0,042	0,053	-	-	0,7332
5,5	1	0,381	14	0,056	0,068	-	-	0,7090

Anlage 1

Fallpauschalen-Katalog und Pflegeerlöskatalog
Teil b) Bewertungsrelationen bei Versorgung durch Belegabteilungen

DRG	Partition	Bezeichnung [6)]	Bewertungsrelation bei Belegoperateur	Bewertungsrelation bei Belegoperateur und Beleganästhesist	Bewertungsrelation bei Belegoperateur und Beleghebamme	Bewertungsrelation bei Belegoperateur, Beleganästhesist und Beleghebamme
1	2	3	4	5	6	7
I09I	O	Bestimmte Eingriffe an der Wirbelsäule ohne komplizierende Faktoren	1,067	1,004	-	-
I10B	O	Andere Eingriffe WS m. best. kompl. Eingriffen od. Para- / Tetrapl. od. Wirbelfraktur m. best. Eingriffen oh. äuß. schw. CC od. best. andere Operationen WS m. äuß. schw. CC u. > 1 BT od. mäßig kompl. Eingriffe u. Diszitis od. Exzision spin. Tumorgewebe	1,768	1,625	-	-
I10C	O	Andere Eingriffe an der Wirbelsäule bei Bandscheibeninfektion oder mit bestimmtem Eingriff an der Wirbelsäule	1,049	0,948	-	-
I10D	O	Andere Eingriffe an der Wirbelsäule mit komplexem Eingriff an der Wirbelsäule oder mit äußerst schweren oder schweren CC ohne Bandscheibeninfektion, ohne Diszitis, ohne bestimmten anderen Eingriff an der Wirbelsäule	0,735	0,670	-	-
I10E	O	Andere Eingriffe an der Wirbelsäule mit mäßig komplexem Eingriff, mit bestimmtem kleinen Eingriff oder wenig komplexer Eingriff, mehr als 1 Belegungstag, Alter < 18 Jahre oder mit bestimmtem anderen kleinen Eingriff ohne äußerst schwere oder schwere CC	0,593	0,523	-	-
I10F	O	Andere Eingriffe an der Wirbelsäule ohne mäßig komplexen Eingriff an der Wirbelsäule mit bestimmtem kleinen Eingriff oder wenig komplexer Eingriff, mehr als ein Belegungstag oder ohne bestimmten anderen kleinen Eingriff, Alter > 17 Jahre	0,544	0,484	-	-
I10G	O	Andere Eingriffe an der Wirbelsäule ohne mäßig komplexen Eingriff an der Wirbelsäule, ohne bestimmten kleinen Eingriff, ohne wenig komplexen Eingriff oder ein Belegungstag, mit anderem kleinen Eingriff	0,562	0,533	-	-
I10H	O	Andere Eingriffe an der Wirbelsäule ohne mäßig komplexen Eingriff, ohne bestimmten kleinen Eingriff, ohne anderen kleinen Eingriff	0,485	0,436	-	-
I11Z	O	Eingriffe zur Verlängerung einer Extremität	1,865	1,745	-	-
I12B	O	Knochen- und Gelenkinfektion / -entzündung mit verschiedenen Eingriffen am Muskel-Skelett-System und Bindegewebe mit schweren CC, mit Revision des Kniegelenkes, mit Einbringen oder Wechsel von Abstandshaltern oder Osteomyelitis, Alter < 16 Jahre	1,846	1,729	-	-
I12C	O	Knochen- und Gelenkinfektion / -entzündung mit verschiedenen Eingriffen am Muskel-Skelett-System und Bindegewebe mit schweren CC, ohne Revision des Kniegelenkes, ohne Einbringen oder Wechsel von Abstandshaltern, ohne Osteomyelitis, Alter > 15 Jahre	1,042	0,961	-	-
I13C	O	Bestimmte Eingriffe an den Extremitäten mit best. Mehrfacheingr. od. kompliz Diag. od. bei Endopr. der oberen Extrem. od. m. Fix. ext., m. kompl. Eingr. od. schw. Weichteilsch., m. best. kompl. Osteot. od. BNB od. Alter < 18 J. m. äuß. schw. od. schw. CC	1,455	1,330	-	-
I13D	O	Bestimmte Eingriffe an den Extremitäten mit bestimmtem anderen Mehrfacheingriff oder komplizierender Diagnose oder bei endoprothetischem Eingriff an der oberen Extremität od. mit Fixateur externe oder mit and. kompl. Eingr. od. bei sek. BNB Knochen/-mark	1,241	1,132	-	-
I13E	O	Bestimmte Eingriffe an den Extremitäten od. bei Endoproth. am Knie m. kompl. Eingr. od. schw. Weichteilsch. od. Pseudarthrose od. best. Osteotom. od. best. Eingr. Knieproth. od. Epiphyseodese od. bei BNB od. Alter > 17 J. od. ohne äuß. schw. od. schw. CC	0,745	0,724	-	-
I13F	O	Bestimmte Eingriffe an den Extremitäten mit bestimmtem anderen Eingriff an den Extremitäten oder bei bösartiger Neubildung oder kleiner Eingriff bei Knochen- und Gelenkinfektion oder Alter < 18 Jahre mit äußerst schweren oder schweren CC	0,800	0,722	-	-
I13G	O	Bestimmte Eingriffe an den Extremitäten ohne bestimmten anderen Eingriff an den Extremitäten, außer bei bösartiger Neubildung, ohne kleinen Eingriff bei Knochen- und Gelenkinfektion oder Alter > 17 Jahre oder ohne äußerst schwere oder schwere CC	0,711	0,639	-	-
I16A	O	Andere Eingriffe an der Schulter und bestimmte Eingriffe an der oberen Extremität mit bestimmtem Eingriff an Schulter, Oberarm und Ellenbogen	0,695	0,625	-	-
I16B	O	Andere Eingriffe an der Schulter und bestimmte Eingriffe an der oberen Extremität ohne bestimmten Eingriff an Schulter, Oberarm und Ellenbogen, mit bestimmtem anderem Eingriff an Klavikula, Schulter und Ellenbogen	0,643	0,575	-	-
I16C	O	Andere Eingriffe an der Schulter und bestimmte Eingriffe an der oberen Extremität ohne bestimmten Eingriff an Schulter, Oberarm und Ellenbogen, ohne bestimmten anderen Eingriff an Klavikula, Schulter und Oberarm	0,560	0,496	-	-

Mittlere Verweil-dauer [1)]	Untere Grenz-verweildauer: Erster Tag mit Abschlag [2), 5)]	Untere Grenz-verweildauer: Bewertungs-relation pro Tag	Obere Grenz-verweildauer: Erster Tag mit zusätzlichem Entgelt [3), 5)]	Obere Grenz-verweildauer: Bewertungs-relation pro Tag	Externe Verlegung Abschlag pro Tag (Bewertungsrelation)	Verlegungs-fallpauschale	Ausnahme von Wiederaufnahme [4)]	Pflegeerlös Bewertungs-relation pro Tag
8	9	10	11	12	13	14	15	16
6,3	1	0,370	15	0,054	0,067	-	-	0,6869
8,9	2	0,250	22	0,059	0,076	-	-	0,7819
4,0	1	0,260	7	0,043	0,050	-	-	0,7163
4,3	1	0,214	8	0,038	0,045	-	-	0,7701
3,8	1	0,178	7	0,039	0,045	-	-	0,6474
3,4	1	0,154	6	0,035	0,039	-	-	0,6666
3,9	1	0,256	12	0,059	0,067	-	-	0,7249
2,1	1	0,207	5	0,059	0,057	-	-	0,7977
5,2	1	0,481	11	0,062	0,074	-	-	0,8940
13,6	4	0,212	29	0,055	0,073	-	-	0,8176
8,1	2	0,188	20	0,049	0,062	-	-	0,6901
6,6	1	0,425	16	0,053	0,066	-	-	0,7388
5,6	1	0,693	15	0,053	0,063	-	-	0,7250
3,1	1	0,217	6	0,055	0,059	-	-	0,7337
3,6	1	0,313	10	0,053	0,059	-	-	0,7463
3,2	1	0,247	9	0,053	0,058	-	-	0,7999
2,4	1	0,199	5	0,061	0,061	-	-	0,9775
2,5	1	0,227	5	0,065	0,067	-	-	0,9210
2,2	1	0,184	4	0,061	0,060	-	-	0,9979

Anlage 1

Fallpauschalen-Katalog und Pflegeerlöskatalog
Teil b) Bewertungsrelationen bei Versorgung durch Belegabteilungen

DRG	Partition	Bezeichnung [6)]	Bewertungsrelation bei Belegoperateur	Bewertungsrelation bei Belegoperateur und Beleganästhesist	Bewertungsrelation bei Belegoperateur und Beleghebamme	Bewertungsrelation bei Belegoperateur, Beleganästhesist und Beleghebamme
1	2	3	4	5	6	7
I17A	O	Aufwendige Operationen am Gesichtsschädel oder Alter < 16 Jahre	1,377	1,242	-	-
I17B	O	Operationen am Gesichtsschädel ohne aufwendige Operationen, Alter > 15 Jahre	0,691	0,628	-	-
I18A	O	Wenig komplexe Eingriffe an Kniegelenk, Ellenbogengelenk und Unterarm, Alter < 16 Jahre oder mit mäßig komplexem Eingriff oder mit beidseitigem Eingriff am Kniegelenk	0,618	0,559	-	-
I18B	O	Wenig komplexe Eingriffe an Kniegelenk, Ellenbogengelenk und Unterarm, Alter > 15 Jahre, ohne mäßig komplexen Eingriff, ohne beidseitigen Eingriff am Kniegelenk	0,591	0,532	-	-
I19A	O	Implantation und Wechsel von Neurostimulatoren und Neurostimulationselektroden bei Krankheiten und Störungen an Muskel-Skelett-System und Bindegewebe ohne Implantation oder Wechsel eines permanenten Elektrodensystems	0,789	0,736	-	-
I19B	O	Implantation und Wechsel von Neurostimulatoren und Neurostimulationselektroden bei Krankheiten und Störungen an Muskel-Skelett-System und Bindegewebe mit Implantation oder Wechsel eines permanenten Elektrodensystems	1,469	1,401	-	-
I20A	O	Eingriffe am Fuß mit mehreren hochkomplexen Eingriffen oder Teilwechsel Endoprothese des unteren Sprunggelenks, mit hochkomplexem Eingriff und komplexer Diagnose oder bestimmter Arthrodese	1,605	1,469	-	-
I20B	O	Eingriffe am Fuß mit mehreren komplexen Eingriffen od. hochkompl. Eingriff od. Teilwechsel Endoprothese d. unteren Sprunggelenks od. bei Zerebralparese od. mit kompl. Eingriff und kompl. Diagnose od. mit Eingriff an Sehnen des Rückfußes, Alter < 12 Jahre	1,209	1,099	-	-
I20C	O	Eingriffe am Fuß ohne mehrere komplexe Eingriffe, ohne hochkomplexen Eingriff, mit bestimmten komplizierenden Faktoren oder Alter > 11 Jahre	0,872	0,793	-	-
I20D	O	Eingriffe am Fuß ohne bestimmte komplizierende Faktoren, mit Knochentransplantation oder schwerem Weichteilschaden oder bestimmtem Eingriff am Fuß oder Kalkaneusfraktur	0,794	0,718	-	-
I20E	O	Andere Eingriffe am Fuß oder chronische Polyarthritis oder Diabetes Mellitus mit Komplikationen oder Alter < 16 Jahre	0,672	0,624	-	-
I20F	O	Eingriffe am Fuß ohne komplexe Eingriffe oder komplizierende Faktoren, Alter > 15 Jahre	0,498	0,472	-	-
I21Z	O	Lokale Exzision und Entfernung von Osteosynthesematerial an Hüftgelenk, Femur und Wirbelsäule oder komplexe Eingriffe an Ellenbogengelenk und Unterarm oder bestimmte Eingriffe an der Klavikula	0,688	0,617	-	-
I23A	O	Andere kleine Eingriffe an Knochen und Weichteilen mit bestimmten kleinen Eingriffen am Knochen oder Revision mit Osteosynthese an der oberen Extremität oder Alter < 18 Jahre mit äußerst schweren oder schweren CC	0,758	0,680	-	-
I23B	O	Andere kleine Eingriffe an Knochen und Weichteilen mit bestimmten kleinen Eigriffen an Knochen und Weichteilen, Alter > 17 Jahre oder ohne äußerst schwere oder schwere CC	0,614	0,544	-	-
I23C	O	Andere kleine Eingriffe an Knochen und Weichteilen ohne bestimmte kleine Eingriffe an Knochen und Weichteilen, Alter > 17 Jahre oder ohne äußerst schwere oder schwere CC	0,461	0,405	-	-
I24A	O	Arthroskopie oder andere Eingriffe an den Extremitäten oder Eingriffe am Weichteilgewebe oder Alter < 18 Jahre	0,519	0,468	-	-
I24B	O	Arthroskopie oder andere Eingriffe an den Extremitäten oder Eingriffe am Weichteilgewebe ohne komplexen Eingriff, Alter > 17 Jahre	0,450	0,401	-	-
I27B	O	Eingriffe am Weichteilgewebe oder kleinflächige Gewebe-Tx mit äußerst schweren CC oder bei BNB mit schweren CC oder mit kompliz. Faktoren, mit schweren CC oder bei BNB oder mit best. Eingr. am Weichteilgewebe, > 1 Belegungstag oder best. Eingriff	2,552	2,409	-	-
I27C	O	Eingriffe am Weichteilgewebe oder kleinflächige Gewebetransplantationen mit schweren CC oder bei BNB oder mit bestimmtem Eingriff am Weichteilgewebe, mehr als ein Belegungstag oder bestimmter Eingriff ohne komplizierende Faktoren	1,289	1,197	-	-
I27D	O	Bestimmte andere Eingriffe am Weichteilgewebe oder ein Belegungstag	0,760	0,685	-	-
I27E	O	Bestimmte kleine Eingriffe am Weichteilgewebe oder ein Belegungstag	0,574	0,517	-	-
I28C	O	Andere Eingriffe an Muskel-Skelett-System und Bindegewebe mit bestimmtem Eingriff an Knochen, Weichteilen oder Bindegewebe, mehr als ein Belegungstag oder Alter < 10 Jahre	1,225	1,167	-	-

Mittlere Verweil-dauer [1)]	Untere Grenz-verweildauer: Erster Tag mit Abschlag [2), 5)]	Untere Grenz-verweildauer: Bewertungs-relation pro Tag	Obere Grenz-verweildauer: Erster Tag mit zusätzlichem Entgelt [3), 5)]	Obere Grenz-verweildauer: Bewertungs-relation pro Tag	Externe Verlegung Abschlag pro Tag (Bewertungsrelation)	Verlegungs-fallpauschale	Ausnahme von Wiederaufnahme [4)]	Pflegeerlös Bewertungs-relation pro Tag
8	9	10	11	12	13	14	15	16
5,1	1	0,415	13	0,064	0,076	-	-	0,8455
4,1	1	0,242	10	0,057	0,065	-	-	0,8189
2,7	1	0,200	7	0,059	0,061	-	-	0,8440
2,9	1	0,226	7	0,058	0,061	-	-	0,8836
3,3	1	0,166	8	0,050	0,054	-	-	0,8679
3,4	1	0,379	9	0,050	0,055	-	-	0,7695
9,3	2	0,194	21	0,043	0,057	-	-	0,7292
6,4	1	0,369	16	0,048	0,059	-	-	0,7192
4,8	1	0,427	13	0,049	0,058	-	-	0,7455
2,7	1	0,277	6	0,057	0,059	-	-	0,8440
2,4	1	0,094	5	0,051	0,051	-	-	0,8923
2,5	1	0,097	5	0,053	0,054	-	-	0,8525
2,6	1	0,190	6	0,057	0,059	-	-	0,8629
3,5	1	0,281	8	0,057	0,063	-	-	0,9207
2,4	1	0,222	6	0,059	0,060	-	-	0,9671
2,6	1	0,138	6	0,047	0,049	-	-	0,8711
2,8	1	0,178	7	0,061	0,065	-	-	1,0207
2,3	1	0,141	5	0,056	0,055	-	-	1,2116
16,9	5	0,261	34	0,065	0,088	-	-	0,9832
8,5	2	0,226	20	0,056	0,071	-	-	0,8080
3,4	1	0,293	9	0,057	0,063	-	-	0,7712
2,9	1	0,196	8	0,057	0,060	-	-	0,8223
10,1	2	0,275	23	0,058	0,075	-	-	0,7853

Anlage 1

Fallpauschalen-Katalog und Pflegeerlöskatalog
Teil b) Bewertungsrelationen bei Versorgung durch Belegabteilungen

DRG	Partition	Bezeichnung [6)]	Bewertungsrelation bei Belegoperateur	Bewertungsrelation bei Belegoperateur und Beleganästhesist	Bewertungsrelation bei Belegoperateur und Beleghebamme	Bewertungsrelation bei Belegoperateur, Beleganästhesist und Beleghebamme
1	2	3	4	5	6	7
I28D	O	Andere Eingriffe an Muskel-Skelett-System und Bindegewebe mit mäßig komplexem Eingriff, mehr als ein Belegungstag, Alter > 9 Jahre	0,874	0,844	-	-
I28E	O	Andere Eingriffe an Muskel-Skelett-System und Bindegewebe, ohne bestimmte, mäßig komplexe und komplexe Eingriffe, Alter > 9 Jahre oder ein Belegungstag	0,688	0,624	-	-
I29A	O	Komplexe Eingriffe am Schultergelenk oder bestimmte Osteosynthesen an der Klavikula, bei komplizierender Diagnose oder Eingriff an mehreren Lokalisationen	0,989	0,889	-	-
I29B	O	Komplexe Eingriffe am Schultergelenk oder best. Osteosynthesen an der Klavikula ohne kompliz. Diagnose, ohne Eingriff an mehreren Lokalisationen oder sonst. arthroskopische Rekonstruktion der Rotatorenmanschette mit bestimmten Eingriffen an der Schulter	0,699	0,646	-	-
I29C	O	Sonstige arthroskopische Rekonstruktion der Rotatorenmanschette ohne bestimmte Eingriffe an der Schulter	0,533	0,507	-	-
I30A	O	Arthroskopischer Eingriff am Hüftgelenk, Alter < 16 Jahre oder komplexe Eingriffe am Kniegelenk mit sehr komplexem Eingriff oder bestimmte komplexe Eingriffe am Kniegelenk, Alter < 18 Jahre, mit äußerst schweren oder schweren CC	1,007	0,919	-	-
I30B	O	Arthroskopischer Eingriff am Hüftgelenk, Alter > 15 Jahre oder bestimmte komplexe Eingriffe am Kniegelenk, Alter > 17 Jahre oder ohne äußerst schwere oder schwere CC	0,642	0,618	-	-
I30C	O	Komplexe Eingriffe am Kniegelenk ohne bestimmte komplexe Eingriffe am Kniegelenk, Alter > 17 Jahre oder ohne äußerst schwere oder schwere CC oder bestimmte arthroskopische Eingriffe am Hüftgelenk, Alter > 15 Jahre	0,601	0,538	-	-
I31A	O	Mehrere komplexe Eingriffe an Ellenbogengelenk und Unterarm oder gelenkübergreifende Weichteildistraktion bei angeborenen Anomalien der Hand, mit aufwendigen Eingriffen am Unterarm	1,732	1,576	-	-
I31B	O	Mehrere komplexe Eingriffe an Ellenbogengelenk und Unterarm oder gelenkübergreifende Weichteildistraktion bei angeborenen Anomalien der Hand oder bestimmte Eingriffe bei Mehrfragmentfraktur der Patella, mit bestimmten komplexen Eingriffen am Unterarm	1,071	0,967	-	-
I31C	O	Mehrere komplexe Eingriffe an Ellenbogengelenk und Unterarm ohne gelenkübergreifende Weichteildistraktion bei angeborenen Anomalien der Hand, ohne bestimmte Eingriffe bei Mehrfragmentfraktur der Patella, ohne bestimmte komplexe Eingriffe am Unterarm	0,891	0,801	-	-
I32C	O	Eingriffe an Handgelenk und Hand mit komplexem Eingriff oder bei angeborener Anomalie der Hand oder Pseudarthrose, Alter > 5 Jahre oder mit hochkomplexem Eingriff bei angeb. Fehlbildung der Hand, Alter < 16 Jahre oder mit best. Eingr. od. kompl. Diagnose	1,159	1,049	-	-
I32D	O	Eingriffe an Handgelenk und Hand mit komplexem Eingriff, ohne komplexe Diagnose oder ohne sehr komplexen Eingriff oder mit komplexer Diagnose oder mit bestimmtem oder beidseitigem Eingriff	0,783	0,699	-	-
I32E	O	Bestimmte mäßig komplexe Eingriffe an Handgelenk und Hand, mehr als ein Belegungstag oder Alter < 6 Jahre	0,606	0,535	-	-
I32F	O	Eingriffe an Handgelenk und Hand ohne komplexe oder mäßig komplexe Eingriffe oder ohne bestimmtem mäßig komplexen Eingriff, Alter > 5 Jahre, ein Belegungstag	0,464	0,410	-	-
I36Z	O	Beidseitige oder kombinierte Implantation oder Wechsel einer Endoprothese an Hüft-, Kniegelenk und/oder an der oberen Extremität	2,004	1,874	-	-
I39Z	O	Strahlentherapie bei Krankheiten und Störungen an Muskel-Skelett-System und Bindegewebe, Bestrahlungen an mindestens 8 Tagen	2,278	2,272	-	-
I42B	A	Multimodale Schmerztherapie bei Krankheiten und Störungen an Muskel-Skelett-System und Bindegewebe, weniger als 14 Tage	0,669	0,669	-	-
I43A	O	Implantation oder Wechsel bestimmter Endoprothesen am Knie- oder am Ellenbogengelenk oder Prothesenwechsel am Schulter- oder am Sprunggelenk oder Entfernung bestimmter Endoprothesen am Kniegelenk, mit äußerst schweren CC	4,559	4,311	-	-
I43B	O	Implantation oder Wechsel bestimmter Endoprothesen am Knie- oder am Ellenbogengelenk oder Prothesenwechsel am Schulter- oder am Sprunggelenk oder Entfernung bestimmter Endoprothesen am Kniegelenk, ohne äußerst schwere CC	1,777	1,706	-	-

Mittlere Verweil-dauer [1]	Untere Grenz-verweildauer: Erster Tag mit Abschlag [2), 5)]	Untere Grenz-verweildauer: Bewertungs-relation pro Tag	Obere Grenz-verweildauer: Erster Tag mit zusätzlichem Entgelt [3), 5)]	Obere Grenz-verweildauer: Bewertungs-relation pro Tag	Externe Verlegung Abschlag pro Tag (Bewertungsrelation)	Verlegungs-fallpauschale	Ausnahme von Wiederaufnahme [4)]	Pflegeerlös Bewertungs-relation pro Tag
8	9	10	11	12	13	14	15	16
7,8	2	0,214	17	0,058	0,073	-	-	0,6858
4,0	1	0,299	12	0,057	0,064	-	-	0,8072
3,0	1	0,362	8	0,059	0,063	-	-	0,7892
2,3	1	0,223	4	0,054	0,054	-	-	1,0256
2,4	1	0,160	5	0,055	0,056	-	-	0,9420
4,0	1	0,281	11	0,055	0,063	-	-	0,7568
2,3	1	0,207	4	0,062	0,061	-	-	0,8664
2,4	1	0,200	6	0,059	0,060	-	-	0,8994
8,5	2	0,191	17	0,048	0,061	-	-	0,6966
4,1	1	0,429	11	0,054	0,062	-	-	0,7157
3,0	1	0,311	8	0,060	0,065	-	-	0,8124
5,0	1	0,450	15	0,056	0,066	-	-	0,7010
2,4	1	0,218	6	0,064	0,065	-	-	0,7944
2,5	1	0,222	6	0,061	0,062	-	-	0,7593
2,1	1	0,088	5	0,061	0,059	-	-	0,9993
7,6	2	0,184	15	0,052	0,065	-	-	0,7461
18,8	5	0,371	33	0,118	-	x	x	0,8056
8,8	-	-	15	0,026	0,068	-	x	0,4472
31,3	9	0,229	49	0,051	0,071	-	-	0,9079
8,0	2	0,170	14	0,045	0,057	-	-	0,7497

Anlage 1

Fallpauschalen-Katalog und Pflegeerlöskatalog
Teil b) Bewertungsrelationen bei Versorgung durch Belegabteilungen

DRG	Partition	Bezeichnung [6)]	Bewertungsrelation bei Belegoperateur	Bewertungsrelation bei Belegoperateur und Beleganästhesist	Bewertungsrelation bei Belegoperateur und Beleghebamme	Bewertungsrelation bei Belegoperateur, Beleganästhesist und Beleghebamme
1	2	3	4	5	6	7
I44A	O	Bestimmte Endoprotheseneingriffe am Kniegelenk mit äußerst schweren CC oder Implantation bestimmter schaftverankerten Prothese am Knie oder Korrektur einer Brustkorbdeformität	1,915	1,806	-	-
I44B	O	Bestimmte Endoprotheseneingriffe am Kniegelenk ohne äußerst schwere CC, mit bestimmtem Wechsel von Endoprothesen oder Implantation einer patientenindividuell angefertigten Endoprothese am Kniegelenk oder Einbringen oder Wechsel von Abstandshaltern	1,864	1,756	-	-
I44C	O	Bestimmte Endoprotheseneingriffe am Kniegelenk ohne äußerst schwere CC, ohne bestimmten Wechsel von Endoprothesen oder Prothesenkomponenten, ohne Impl. e. patientenindiv. angefertigten Endoprothese am Knie, ohne Einbringen od. Wechsel von Abstandshaltern	1,282	1,244	-	-
I44D	O	Bestimmte Endoprotheseneingriffe am Kniegelenk oder Einbringen einer Entlastungsfeder am Kniegelenk	1,075	1,001	-	-
I44E	O	Andere Endoprotheseneingriffe am Kniegelenk	1,000	0,931	-	-
I45A	O	Implantation und Ersatz einer Bandscheibenendoprothese, mehr als ein Segment	1,820	1,722	-	-
I45B	O	Implantation und Ersatz einer Bandscheibenendoprothese, weniger als 2 Segmente	1,216	1,140	-	-
I46B	O	Prothesenwechsel am Hüftgelenk ohne äußerst schwere CC, ohne Eingriff an mehreren Lokalisationen, mit periprothetischer Fraktur	2,621	2,474	-	-
I46C	O	Prothesenwechsel am Hüftgelenk ohne äußerst schwere CC, ohne Eingriff an mehreren Lokalisationen, ohne periprothetische Fraktur	1,882	1,751	-	-
I47A	O	Revision oder Ersatz des Hüftgelenkes ohne komplizierende Diagnose, ohne Arthrodese, ohne äußerst schwere CC, Alter > 15 Jahre, mit komplizierendem Eingriff	1,723	1,608	-	-
I47B	O	Revision oder Ersatz des Hüftgelenkes ohne best. kompliz. Faktoren, mit kompl. Diagnose an Becken/Oberschenkel, mit best. endoproth. oder gelenkplast. Eingr. od. m. Impl. od. Wechsel Radiuskopfproth. od. m. kompl. Erstimpl. od. m. Entf. Osteosynthesemat.	1,389	1,298	-	-
I47C	O	Revision oder Ersatz des Hüftgelenkes ohne best. kompliz. Faktoren, ohne komplexe Diagnose an Becken/OS, ohne best. endoproth. Eingriff, ohne gelenkpl. Eingriff am Hüftgelenk, ohne Impl. oder Wechsel einer Radiuskopfprothese, ohne Entf. Osteosynthesemat.	1,114	1,088	-	-
I50A	O	Gewebe- / Haut-Transplantation außer an der Hand, ohne bestimmte komplizierende Faktoren, mit bestimmtem Eingriff oder bestimmter Vakuumbehandlung mit kontinuierlicher Sogbehandlung ab 8 Tagen	1,990	1,823	-	-
I50B	O	Gewebe- / Haut-Transplantation außer an der Hand, ohne bestimmte komplizierende Faktoren, ohne bestimmten Eingriff, mit bestimmter Vakuumbehandlung oder Alter < 16 Jahre	1,124	1,026	-	-
I50C	O	Gewebe- / Haut-Transplantation außer an der Hand, ohne bestimmte komplizierende Faktoren, ohne bestimmten Eingriff, ohne bestimmte Vakuumbehandlung, Alter > 15 Jahre	0,521	0,482	-	-
I54A	O	Strahlentherapie bei Krankheiten und Störungen an Muskel-Skelett-System und Bindegewebe, bei bösartiger Neubildung, Bestrahlungen an mindestens 5 Tagen oder Alter < 18 Jahre	1,112	1,109	-	-
I54B	O	Strahlentherapie bei Krankheiten und Störungen an Muskel-Skelett-System und Bindegewebe, bei bösartiger Neubildung, Bestrahlungen an weniger als 5 Tagen, Alter > 17 Jahre	0,854	0,852	-	-
I59Z	O	Andere Eingriffe an den Extremitäten oder am Gesichtsschädel	0,597	0,530	-	-
I64C	M	Osteomyelitis, Alter > 15 Jahre, ohne äußerst schwere oder schwere CC	0,519	0,517	-	-
I65C	M	Bösartige Neubildung des Bindegewebes einschließlich pathologischer Fraktur, Alter > 16 Jahre, ohne äußerst schwere CC	0,525	0,523	-	-
I66E	M	Amyloidose, bestimmte Vaskulitiden oder adulte Form des Morbus Still, Alter > 15 Jahre	0,627	0,627	-	-
I66F	M	Frakturen an Becken und Schenkelhals oder bestimmte Systemkrankheiten des Bindegewebes	0,529	0,529	-	-
I66G	M	Andere Erkrankungen des Bindegewebes, mehr als ein Belegungstag, ohne bestimmte Erkrankungen, ohne äußerst schwere CC, ohne intensivmed. Komplexbeh. > 196 / 184 / - Aufwandsp. od. multisystemisches Entzündungssyndrom bei COVID-19 od. Alter < 6 J., 1 BT	0,398	0,396	-	-

Mittlere Verweil-dauer [1)]	Untere Grenz-verweildauer: Erster Tag mit Abschlag [2), 5)]	Untere Grenz-verweildauer: Bewertungs-relation pro Tag	Obere Grenz-verweildauer: Erster Tag mit zusätzlichem Entgelt [3), 5)]	Obere Grenz-verweildauer: Bewertungs-relation pro Tag	Externe Verlegung Abschlag pro Tag (Bewertungsrelation)	Verlegungs-fallpauschale	Ausnahme von Wiederaufnahme [4)]	Pflegeerlös Bewertungs-relation pro Tag
8	9	10	11	12	13	14	15	16
8,9	2	0,203	17	0,048	0,062	-	-	0,7872
10,3	2	0,247	21	0,051	0,066	-	-	0,7619
7,3	1	0,403	11	0,047	0,059	-	-	0,6758
6,2	1	0,348	10	0,049	0,060	-	-	0,7396
6,6	1	0,351	12	0,052	0,064	-	-	0,7139
3,5	1	0,437	7	0,073	0,081	-	-	0,6815
3,7	1	0,275	7	0,039	0,045	-	-	0,6388
16,9	5	0,218	32	0,055	0,073	-	-	0,8994
9,3	2	0,237	19	0,054	0,069	-	-	0,8172
8,9	2	0,230	19	0,055	0,070	-	-	0,8351
7,7	2	0,208	16	0,057	0,072	-	-	0,8583
7,1	1	0,356	12	0,043	0,053	-	-	0,7322
17,1	5	0,167	32	0,041	0,056	-	-	0,6714
9,7	2	0,189	19	0,040	0,053	-	-	0,6559
4,4	1	0,201	10	0,046	0,054	-	-	0,9949
9,0	2	0,364	21	0,085	0,109	-	x	0,9905
7,7	2	0,279	18	0,109	0,096	-	x	0,9285
2,1	1	0,166	4	0,060	0,058	-	-	1,0751
7,1	1	0,326	17	0,050	0,062	-	-	0,7405
5,6	1	0,294	13	0,063	0,076	-	x	0,8344
6,6	1	0,279	15	0,064	0,079	-	-	0,6645
7,3	1	0,304	16	0,050	0,063	-	-	0,7307
4,6	1	0,272	12	0,058	0,068	-	-	0,5936

Anlage 1

Fallpauschalen-Katalog und Pflegeerlöskatalog
Teil b) Bewertungsrelationen bei Versorgung durch Belegabteilungen

DRG	Partition	Bezeichnung [6)]	Bewertungsrelation bei Belegoperateur	Bewertungsrelation bei Belegoperateur und Beleganästhesist	Bewertungsrelation bei Belegoperateur und Beleghebamme	Bewertungsrelation bei Belegoperateur, Beleganästhesist und Beleghebamme
1	2	3	4	5	6	7
I66H	M	Andere Erkrankungen des Bindegewebes oder Frakturen an Becken und Schenkelhals, Alter > 5 Jahre, ein Belegungstag	0,126	0,126	-	-
I68B	M	Nicht operativ behandelte Erkrankungen und Verletzungen im Wirbelsäulenbereich, mehr als 1 BT, mit äuß. schw. oder schw. CC od. bei Para- / Tetraplegie, mit kompl. Diagn. oder ohne äuß. schw. oder schw. CC, ohne Para- / Tetraplegie bei Diszitis	1,072	1,070	-	-
I68C	M	Nicht operativ behandelte Erkrankungen und Verletzungen WS, > 1 BT od. and. Femurfraktur, bei Para- / Tetraplegie od. mit äuß. schw. CC od. schw. CC od. Alter > 65 J., oh. kompl. Diagn. od. Kreuzbeinfraktur od. best. mäßig aufw., aufw. od. hochaufw. Beh.	0,611	0,611	-	-
I68D	M	Nicht operativ behandelte Erkrankungen und Verletzungen WS, > 1 Belegungstag oder andere Femurfraktur, außer bei Diszitis oder infektiöser Spondylopathie, ohne Kreuzbeinfraktur, ohne best. mäßig aufw., aufw. od. hochaufw. Beh., mit Wirbelsäulenfraktur	0,475	0,474	-	-
I68E	M	Nicht operativ behandelte Erkrankungen und Verletzungen WS, > 1 Belegungstag oder andere Femurfraktur, außer bei Diszitis oder infektiöser Spondylopathie, ohne Kreuzbeinfraktur, ohne best. mäßig aufw., aufw. od. hochaufw. Beh., oh. Wirbelsäulenfraktur	0,306	0,305	-	-
I68F	M	Nicht operativ behandelte Erkrankungen und Verletzungen im Wirbelsäulenbereich, ein Belegungstag oder Prellung am Oberschenkel	0,166	0,163	-	-
I69A	M	Knochenkrankheiten und spezifische Arthropathie mit bestimmter Arthropathie oder Muskel- / Sehnenerkrankung bei Para- /Tetraplegie	0,508	0,508	-	-
I69B	M	Knochenkrankheiten und spezifische Arthropathie ohne bestimmte Arthropathie, ohne Muskel- / Sehnenerkrankung bei Para- /Tetraplegie	0,361	0,360	-	-
I71B	M	Muskel- und Sehnenerkrankungen außer bei Para- / Tetraplegie oder Verstauchung, Zerrung, Luxation an Hüftgelenk, Becken und Oberschenkel, ohne Zerebralparese, ohne Kontraktur	0,333	0,330	-	-
I73Z	M	Nachbehandlung bei Erkrankungen des Bindegewebes	0,482	0,479	-	-
I74B	M	Verletzungen an Unterarm, Handgelenk, Hand oder Fuß oder leichte bis moderate Verletzungen von Schulter, Arm, Ellenbogen, Knie, Bein und Sprunggelenk mit unspezifischen Arthropathien ohne äußerst schwere oder schwere CC	0,447	0,446	-	-
I74C	M	Verletzungen an Unterarm, Handgelenk, Hand oder Fuß oder leichte bis moderate Verletzungen von Schulter, Arm, Ellenbogen, Knie, Bein und Sprunggelenk ohne äußerst schwere oder schwere CC, Alter < 10 Jahre	0,381	0,358	-	-
I74D	M	Verletzungen an Unterarm, Handgelenk, Hand oder Fuß oder leichte bis moderate Verletzungen von Schulter, Arm, Ellenbogen, Knie, Bein und Sprunggelenk ohne äußerst schwere oder schwere CC, Alter > 9 Jahre	0,336	0,332	-	-
I75B	M	Schwere Verletzungen von Schulter, Arm, Ellenbogen, Knie, Bein und Sprunggelenk ohne CC oder Entzündungen von Sehnen, Muskeln und Schleimbeuteln ohne äußerst schwere oder schwere CC	0,405	0,403	-	-
I76B	M	Andere Erkrankungen des Bindegewebes ohne komplizierende Diagnose, ohne äußerst schwere CC, ohne septische Arthritis oder Alter > 15 Jahre	0,439	0,432	-	-
I77Z	M	Mäßig schwere Verletzungen von Schulter, Arm, Ellenbogen, Knie, Bein und Sprunggelenk	0,361	0,359	-	-
I79Z	M	Fibromyalgie	0,538	0,538	-	-
MDC 09 Krankheiten und Störungen an Haut, Unterhaut und Mamma						
J01Z	O	Gewebetransplantation mit mikrovaskulärer Anastomosierung bei bösartiger Neubildung an Haut, Unterhaut und Mamma	2,228	1,988	-	-
J02B	O	Hauttransplantation oder bestimmte Lappenplastik an der unteren Extr. bei Ulkus od. Infektion od. ausgedehnte Lymphadenekt. oder Gewebetransplant. mit mikrovask. Anastomose, mit äuß. schw. CC, oh. kompl. Eingr. od. oh. äuß. schw. CC, m. kompl. Eingr.	2,784	2,580	-	-
J02C	O	Hauttransplantation oder bestimmte Lappenplastik an der unteren Extremität bei Ulkus oder Infektion oder ausgedehnte Lymphadenektomie, ohne äußerst schwere CC, ohne komplexen Eingriff	1,430	1,326	-	-
J03Z	O	Eingriffe an der Haut der unteren Extremität bei Ulkus oder Infektion / Entzündung	0,738	0,698	-	-
J04Z	O	Eingriffe an der Haut der unteren Extremität außer bei Ulkus oder Infektion / Entzündung	0,463	0,443	-	-
J06Z	O	Mastektomie mit Prothesenimplantation und plastischer Operation bei bösartiger Neubildung oder komplexe Prothesenimplantation	1,280	1,179	-	-

Mittlere Verweil-dauer [1]	Untere Grenz-verweildauer: Erster Tag mit Abschlag [2), 5)]	Untere Grenz-verweildauer: Bewertungs-relation pro Tag	Obere Grenz-verweildauer: Erster Tag mit zusätzlichem Entgelt [3), 5)]	Obere Grenz-verweildauer: Bewertungs-relation pro Tag	Externe Verlegung Abschlag pro Tag (Bewertungsrelation)	Verlegungs-fallpauschale	Ausnahme von Wiederaufnahme [4)]	Pflegeerlös Bewertungs-relation pro Tag
8	9	10	11	12	13	14	15	16
1,0	-	-	-	-	-	-	-	1,0508
14,5	4	0,208	29	0,051	0,068	-	-	0,8011
8,5	2	0,201	18	0,050	0,064	-	-	0,7883
5,9	1	0,273	13	0,056	0,069	-	-	0,7159
5,1	1	0,166	10	0,038	0,046	-	-	0,6830
1,0	-	-	-	-	-	-	-	1,0692
7,1	1	0,366	15	0,049	0,062	-	-	0,5626
4,5	1	0,261	12	0,055	0,064	-	-	0,6699
3,5	1	0,212	9	0,064	0,070	-	-	0,7512
7,2	1	0,323	17	0,045	0,057	-	-	0,7596
5,8	1	0,291	13	0,053	0,064	-	-	0,6367
2,2	1	0,133	4	0,074	0,073	-	-	1,2999
3,5	1	0,158	8	0,064	0,071	-	-	0,8193
5,2	1	0,237	12	0,053	0,064	-	-	0,7405
5,1	1	0,236	12	0,056	0,066	-	-	0,8480
4,3	1	0,206	10	0,057	0,066	-	-	0,8126
8,6	2	0,178	16	0,043	0,056	-	-	0,4409
6,7	1	0,585	12	0,062	0,076	-	-	1,0192
21,9	6	0,222	40	0,050	0,068	-	-	0,9448
15,6	4	0,177	31	0,039	0,054	-	-	0,7880
9,6	2	0,180	18	0,039	0,052	-	-	0,7930
3,5	1	0,262	8	0,060	0,066	-	-	0,6702
4,9	1	0,419	10	0,079	0,093	-	-	0,7690

Anlage 1

Fallpauschalen-Katalog und Pflegeerlöskatalog
Teil b) Bewertungsrelationen bei Versorgung durch Belegabteilungen

DRG	Partition	Bezeichnung [6)]	Bewertungsrelation bei Belegoperateur	Bewertungsrelation bei Belegoperateur und Beleganästhesist	Bewertungsrelation bei Belegoperateur und Beleghebamme	Bewertungsrelation bei Belegoperateur, Beleganästhesist und Beleghebamme
1	2	3	4	5	6	7
J07A	O	Best. Eingr. an der Mamma mit Lymphknotenex. oder PCCL >2 oder Impl. Hautexpander oder best. Eingr. an Ovar/Plexus brachialis oder Lymphknotenex. mit Hautransplantation oder Debridement, mit beidseitigem Eingr. oder best. Eingr. Ovar/Plexus brachialis	1,068	0,980	-	-
J07B	O	Best. Eingr. an der Mamma mit Lymphknotenex. oder PCCL >2 oder Impl. Hautexpander oder best. Eingr. an Ovar/Plexus brachialis oder Lymphknotenex. mit Hautransplantation oder Debridement, ohne beidseitigen Eingr., ohne best. Eingr. Ovar/Plexus brachialis	0,803	0,738	-	-
J08B	O	Bestimmte Hauttransplantation oder Debridement ohne Eingriff an Kopf und Hals, ohne bestimmten Eingriff an Haut und Unterhaut oder ohne äußerst schwere CC	0,806	0,745	-	-
J09A	O	Eingriffe bei Sinus pilonidalis und perianal, Alter < 16 Jahre	0,543	0,493	-	-
J09B	O	Eingriffe bei Sinus pilonidalis und perianal, Alter > 15 Jahre	0,428	0,386	-	-
J10A	O	Plastische Operationen an Haut, Unterhaut und Mamma mit äußerst schweren oder schweren CC oder mit komplexem Eingriff	0,733	0,694	-	-
J10B	O	Plastische Operationen an Haut, Unterhaut und Mamma ohne äußerst schwere oder schwere CC, ohne komplexen Eingriff	0,449	0,422	-	-
J11A	O	Andere Eingriffe an Haut, Unterhaut und Mamma mit komplexem Eingriff bei komplizierender Diagnose oder bei Para- / Tetraplegie oder selektive Embolisation bei Hämangiom	1,011	0,977	-	-
J11B	O	Andere Eingriffe an Haut, Unterhaut und Mamma mit komplizierender Diagnose oder mit mäßig komplexer Prozedur oder Diagnose oder Alter < 18 Jahre mit äußerst schweren oder schweren CC oder mit bestimmtem Eingriff bei bösartiger Neubildung oder Pemphigoid	0,669	0,622	-	-
J11C	O	And. Eingr. an Haut, Unterhaut u. Mamma oh. kompliz. Diag., oh. mäßig kompl. Proz. od. Diagn., Alter > 17 J. od. oh. äuß. schw. oder schw. CC, m. best. Eingr. od. m. Hidradenitis suppurativa od. bei BNB/Pemphigoid od. mit kl. Eingr. an d. Haut u. Weicht.	0,435	0,411	-	-
J11D	O	And. Eingr. an Haut, Unterhaut u. Mamma oh. kompliz. Diag., oh. mäßig kompl. Proz. od. Diag., Alter > 17 J. od. oh. äuß. schw. od. schw. CC, oh. best. Eingr., oh. Hidradenitis suppurativa, auß. b. BNB od. Pemphigoid, oh. kl. Eingr. an d. Haut od. Weicht.	0,378	0,360	-	-
J14Z	O	Plastische Rekonstruktion der Mamma bei BNB mit aufwend. Rekonstr. oder beidseit. Mastektomie bei BNB oder Strahlenther. mit operat. Proz. bei Krankh. und Störungen an Haut, Unterhaut und Mamma, mit beidseit. Prothesenimpl. oder Impl. eines Hautexpanders	1,683	1,548	-	-
J16A	O	Beidseitige Mastektomie bei bösartiger Neubildung	1,180	1,084	-	-
J16B	O	Strahlentherapie mit operativer Prozedur bei Krankheiten und Störungen an Haut, Unterhaut und Mamma	1,556	1,498	-	-
J17Z	O	Strahlentherapie bei Krankheiten und Störungen an Haut, Unterhaut und Mamma, Bestrahlungen an mindestens 9 Tagen	2,863	2,852	-	-
J18A	O	Strahlentherapie bei Krankheiten und Störungen an Haut, Unterhaut und Mamma, mehr als ein Belegungstag, Bestrahlungen an mindestens 5 Tagen	1,657	1,645	-	-
J18B	O	Strahlentherapie bei Krankheiten und Störungen an Haut, Unterhaut und Mamma, mehr als ein Belegungstag, Bestrahlungen an weniger als 5 Tagen	1,228	1,221	-	-
J21Z	O	Andere Hauttransplantation oder Debridement mit Lymphknotenexzision oder schweren CC	1,066	1,004	-	-
J22Z	O	Andere Hauttransplantation oder Debridement ohne komplexen Eingriff, ohne komplexe Diagnose, ohne äußerst schwere oder schwere CC oder mit Weichteildeckung oder Mehrfachtumoren der Haut oder Erysipel	0,578	0,540	-	-
J23Z	O	Große Eingriffe an der Mamma bei bösartiger Neubildung ohne komplexen Eingriff, ohne bestimmten Eingriff an den weiblichen Geschlechtsorganen bei bösartiger Neubildung	0,922	0,845	-	-
J24A	O	Eingriffe an der Mamma außer bei bösartiger Neubildung mit ausgedehntem Eingriff, mit Prothesenimplantation oder bestimmter Mammareduktionsplastik oder beidseitiger Mastopexie	0,972	0,890	-	-
J24B	O	Eingriffe an der Mamma außer bei bösartiger Neubildung mit ausgedehntem Eingriff, mit Prothesenimplantation, ohne bestimmte Mammareduktionsplastik, ohne beidseitige Mastopexie	0,855	0,769	-	-
J24C	O	Eingriffe an der Mamma außer bei bösartiger Neubildung ohne ausgedehnten Eingriff, mit komplexem Eingriff	0,720	0,641	-	-

Mittlere Verweil-dauer [1)]	Untere Grenz-verweildauer: Erster Tag mit Abschlag [2), 5)]	Untere Grenz-verweildauer: Bewertungs-relation pro Tag	Obere Grenz-verweildauer: Erster Tag mit zusätzlichem Entgelt [3), 5)]	Obere Grenz-verweildauer: Bewertungs-relation pro Tag	Externe Verlegung Abschlag pro Tag (Bewertungsrelation)	Verlegungs-fallpauschale	Ausnahme von Wiederaufnahme [4)]	Pflegeerlös Bewertungs-relation pro Tag
8	9	10	11	12	13	14	15	16
3,6	1	0,385	8	0,105	0,117	-	-	0,7700
2,8	1	0,274	6	0,107	0,113	-	-	0,8145
6,6	1	0,313	17	0,048	0,059	-	-	0,7629
2,6	1	0,262	5	0,075	0,077	-	-	1,1886
2,6	1	0,100	6	0,057	0,058	-	-	0,7862
5,4	1	0,283	12	0,053	0,063	-	-	0,7056
3,0	1	0,166	7	0,056	0,060	-	-	0,6924
9,9	2	0,250	23	0,053	0,069	-	-	0,8012
4,7	1	0,335	13	0,059	0,070	-	-	0,8052
3,2	1	0,174	7	0,053	0,058	-	-	0,7030
2,8	1	0,160	6	0,056	0,059	-	-	0,7437
5,7	1	0,507	11	0,073	0,088	-	-	0,8035
5,3	1	0,436	12	0,081	0,097	-	-	0,7898
4,7	1	0,884	12	0,199	0,165	-	-	0,8581
25,7	8	0,307	44	0,107	0,103	-	x	0,8369
13,7	4	0,317	28	0,115	0,107	-	x	0,9166
11,2	3	0,291	25	0,106	0,095	-	x	0,8997
8,5	2	0,226	22	0,056	0,071	-	-	0,7534
4,2	1	0,320	12	0,050	0,058	-	-	0,6516
4,5	1	0,441	10	0,073	0,085	-	-	0,8071
3,1	1	0,404	8	0,057	0,061	-	-	0,8450
3,1	1	0,374	7	0,071	0,077	-	-	0,7370
3,2	1	0,259	7	0,058	0,063	-	-	0,8135

Anlage 1

Fallpauschalen-Katalog und Pflegeerlöskatalog
Teil b) Bewertungsrelationen bei Versorgung durch Belegabteilungen

DRG	Parti-tion	Bezeichnung [6)]	Bewertungsrelation bei Belegoperateur	Bewertungsrelation bei Belegoperateur und Beleganästhesist	Bewertungsrelation bei Belegoperateur und Beleghebamme	Bewertungsrelation bei Belegoperateur, Beleganästhesist und Beleghebamme
1	2	3	4	5	6	7
J24D	O	Eingriffe an der Mamma außer bei bösartiger Neubildung ohne ausgedehnten Eingriff, ohne komplexen Eingriff	0,548	0,495	-	-
J25Z	O	Kleine Eingriffe an der Mamma und andere Eingriffe bei bösartiger Neubildung ohne äußerst schwere oder schwere CC	0,614	0,559	-	-
J61A	M	Schwere Erkrankungen der Haut, mehr als ein BT, Alter > 17 Jahre oder mit kompl. Diagn., mit äuß. schw. CC od. Hautulkus bei Para-/Tetraplegie od. hochkompl. Diagn. od. Epid. bullosa, Alter < 10 Jahre oder mit schwerer Erkr. der Haut, mit aufw. Behandl.	0,916	0,914	-	-
J61B	M	Schwere Erkrankungen der Haut, mehr als ein Belegungstag, Alter > 17 Jahre, ohne äußerst schwere CC, ohne hochkomplexe Diagnose, mit schwerer Erkrankung der Haut, ohne aufwendige Behandlung	0,553	0,553	-	-
J61C	M	Schwere Erkrankungen der Haut, mehr als ein Belegungstag, Alter < 18 Jahre, ohne hochkomplexe Diagnose oder mäßig schwere Hauterkrankungen, mehr als ein Belegungstag	0,416	0,414	-	-
J62A	M	Bösartige Neubildungen der Mamma, mehr als ein Belegungstag, mit äußerst schweren CC	1,307	1,303	-	-
J62B	M	Bösartige Neubildungen der Mamma, ein Belegungstag oder ohne äußerst schwere CC	0,559	0,557	-	-
J64B	M	Bestimmte Infektion / Entzündung der Haut und Unterhaut oder Hautulkus ohne äußerst schwere CC oder Alter < 6 Jahre mit komplexer Diagnose	0,433	0,433	-	-
J64C	M	Andere Infektion / Entzündung der Haut und Unterhaut oder Alter > 5 Jahre oder ohne komplexe Diagnose	0,366	0,359	-	-
J65A	M	Verletzung der Haut, Unterhaut und Mamma, mehr als 1 Belegungstag	0,326	0,323	-	-
J65B	M	Verletzung der Haut, Unterhaut und Mamma, ein Belegungstag	0,151	0,150	-	-
J67A	M	Bestimmte Erkrankungen der Mamma außer bösartige Neubildung oder moderate Hauterkrankungen	0,389	0,384	-	-
J67B	M	Andere Erkrankungen der Mamma außer bösartige Neubildung oder leichte Hauterkrankungen	0,282	0,279	-	-
J68B	M	Erkrankungen der Haut, ein Belegungstag, ohne komplexe Diagnose, Alter > 15 Jahre	0,128	0,126	-	-
MDC 10 Endokrine, Ernährungs- und Stoffwechselkrankheiten						
K06B	O	Eingriffe an Schilddrüse, Nebenschilddrüse und Ductus thyreoglossus ohne IntK > 392 / 368 / - Punkte, bei BNB oder mit äuß. schw. oder schw. CC oder Eingr. an der Schilddrüse außer kl. Eingr., mit Thyreoidektomie durch Sternotomie oder Alter < 16 Jahre	0,982	0,872	-	-
K06C	O	Eingriffe an Schilddrüse, Nebenschilddrüse u. Ductus thyreogl. ohne IntK > 392 / 368 / - P., auß. bei BNB, oh. äuß. schw. od. schw. CC, mit Eingr. an d. Schilddrüse auß. kl. Eingr., ohne Thyreoidektomie durch Sternotomie, Alter > 15 J. od. Alter < 18 J.	0,864	0,764	-	-
K06D	O	Andere Eingriffe an Schilddrüse, Nebenschilddrüse und Ductus thyreoglossus ohne IntK > 392 / 368 / - Punkte, außer bei bösartiger Neubildung, ohne äußerst schwere oder schwere CC oder bestimmte Reduktionseingriffe an Haut und Unterhaut	0,726	0,644	-	-
K06E	O	Kleine Eingriffe an Schilddrüse, Nebenschilddrüse und Ductus thyreoglossus ohne IntK > 392 / 368 / - Punkte, außer bei bösartiger Neubildung, ohne äußerst schwere oder schwere CC, ohne bestimmte Reduktionseingriffe an Haut und Unterhaut	0,655	0,584	-	-
K07A	O	Andere Eingriffe bei Adipositas mit bestimmten größeren Eingriffen am Magen oder Darm	1,069	0,969	-	-
K07B	O	Andere Eingriffe bei Adipositas ohne bestimmte größere Eingriffe am Magen oder Darm	0,860	0,784	-	-
K09D	O	Andere Prozeduren bei endokrinen, Ernährungs- und Stoffwechselkrankheiten ohne mäßig komplexen Eingriff	0,695	0,625	-	-
K14Z	O	Andere Eingriffe an der Nebenniere oder ausgedehnte Lymphadenektomie	1,302	1,177	-	-
K15A	O	Strahlentherapie bei endokrinen, Ernährungs- und Stoffwechselkrankheiten, mehr als ein Belegungstag, mit hochkomplexer Radiojodtherapie	0,767	0,767	-	-
K15B	O	Strahlentherapie bei endokrinen, Ernährungs- und Stoffwechselkrankheiten, mehr als ein Belegungstag, ohne hochkomplexe Radiojodtherapie	1,276	1,273	-	-

Mittlere Verweil-dauer [1]	Untere Grenz-verweildauer: Erster Tag mit Abschlag [2), 5)]	Untere Grenz-verweildauer: Bewertungs-relation pro Tag	Obere Grenz-verweildauer: Erster Tag mit zusätzlichem Entgelt [3), 5)]	Obere Grenz-verweildauer: Bewertungs-relation pro Tag	Externe Verlegung Abschlag pro Tag (Bewertungsrelation)	Verlegungs-fallpauschale	Ausnahme von Wiederaufnahme [4]	Pflegeerlös Bewertungs-relation pro Tag
8	9	10	11	12	13	14	15	16
2,4	1	0,186	5	0,077	0,077	-	-	1,0935
2,5	1	0,219	5	0,088	0,090	-	-	0,9693
12,8	3	0,225	26	0,070	0,065	-	-	1,1303
7,5	1	0,318	16	0,051	0,065	-	-	0,5689
6,0	-	-	13	0,048	0,058	-	-	0,6408
14,1	4	0,250	28	0,062	0,083	-	x	0,9826
5,9	1	0,403	16	0,064	0,078	-	x	0,9738
6,9	1	0,274	14	0,043	0,055	-	-	0,7066
4,8	1	0,162	11	0,048	0,057	-	-	0,7819
3,7	-	-	9	0,058	0,065	-	-	0,8216
1,0	-	-	-	-	-	-	-	1,2997
5,4	1	0,211	12	0,046	0,056	-	-	0,6750
3,8	1	0,059	8	0,049	0,055	-	-	0,8169
1,0	-	-	-	-	-	-	-	1,1222
3,0	1	0,311	7	0,073	0,078	-	-	0,9053
3,0	1	0,242	6	0,064	0,068	-	-	0,8403
2,7	1	0,146	5	0,063	0,066	-	-	0,8334
2,5	1	0,166	5	0,069	0,070	-	-	0,7746
3,4	1	0,273	8	0,054	0,059	-	-	0,7999
2,9	1	0,224	6	0,056	0,060	-	-	0,8709
3,5	1	0,285	9	0,055	0,062	-	-	0,8367
4,8	1	0,400	11	0,067	0,079	-	-	0,9468
2,6	-	-	5	0,207	0,213	-	x	0,9391
13,3	3	0,305	29	0,109	0,085	-	x	0,8384

Anlage 1

Fallpauschalen-Katalog und Pflegeerlöskatalog
Teil b) Bewertungsrelationen bei Versorgung durch Belegabteilungen

DRG	Partition	Bezeichnung [6)]	Bewertungsrelation bei Belegoperateur	Bewertungsrelation bei Belegoperateur und Beleganästhesist	Bewertungsrelation bei Belegoperateur und Beleghebamme	Bewertungsrelation bei Belegoperateur, Beleganästhesist und Beleghebamme
1	2	3	4	5	6	7
K15C	O	Strahlentherapie bei endokrinen, Ernährungs- und Stoffwechselkrankheiten, mehr als ein Belegungstag, mit mäßig komplexer Radiojodtherapie bei bösartiger Neubildung oder mit bestimmter nuklearmedizinischer Therapie	0,644	0,644	-	-
K15D	O	Strahlentherapie bei endokrinen, Ernährungs- und Stoffwechselkrankheiten, mehr als ein Belegungstag, mit mäßig komplexer Radiojodtherapie, außer bei bösartiger Neubildung, ohne bestimmte nuklearmedizinische Therapie	0,556	0,556	-	-
K15E	O	Strahlentherapie bei endokrinen, Ernährungs- und Stoffwechselkrankheiten, mehr als ein Belegungstag, mit anderer Radiojodtherapie	0,395	0,395	-	-
K60E	M	Diabetes mellitus mit schweren CC oder mit komplexer Diagnose, Alter > 15 Jahre, mehr als ein Belegungstag	0,606	0,606	-	-
K60F	M	Diabetes mellitus, Alter > 10 Jahre, ein Belegungstag oder ohne äußerst schwere oder schwere CC oder ohne komplexe Diagnose	0,419	0,419	-	-
K62B	M	Verschiedene Stoffwechselerkrankungen bei Para- / Tetrapleg. oder mit kompliz. Diagnose oder endoskop. Einlage eines Magenballons oder Alter < 16 Jahre, ein Belegungstag od. ohne äußerst schwere CC od. ohne best. aufwendige / hochaufwendige Behandlung	0,528	0,526	-	-
K62C	M	Verschiedene Stoffwechselerkrankungen außer bei Para- / Tetraplegie, ohne kompliz. Diagnose, ohne endoskopische Einlage eines Magenballons, ohne äußerst schwere CC oder ein Belegungstag, ohne best. aufwendige / hochaufwendige Behandlung, Alter > 15 Jahre	0,443	0,443	-	-
K64C	M	Endokrinopathien mit komplexer Diagnose oder äußerst schweren CC, Alter > 5 Jahre oder mit bestimmter komplexer Diagnose oder mit invasiver endokrinologischer Diagnostik oder Alter < 18 Jahre bei bösartiger Neubildung oder Alter < 1 Jahr	0,605	0,603	-	-
K64D	M	Endokrinopathien ohne komplexe Diagnose, ohne bestimmte Diagnose, ohne äußerst schwere CC, ohne invasive endokrinologische Diagnostik, Alter > 17 Jahre oder außer bei bösartiger Neubildung, Alter > 0 Jahre	0,444	0,443	-	-
MDC 11 Krankheiten und Störungen der Harnorgane						
L02C	O	Operatives Einbringen eines Peritonealkatheters, Alter > 9 Jahre mit akuter Niereninsuffizienz oder mit chronischer Niereninsuffizienz mit Dialyse oder transurethrale Injektion bei Ostiuminsuffizienz	0,585	0,523	-	-
L03Z	O	Bestimmte Nieren-, Ureter- und große Harnblaseneingriffe bei Neubildung, Alter < 19 Jahre oder mit äußerst schweren CC oder bestimmter Kombinationseingriff, ohne großen Eingriff am Darm	3,265	3,029	-	-
L04A	O	Bestimmte komplexe Nieren-, Ureter- und große Harnblaseneingriffe außer bei Neubildung, ohne äußerst schwere CC, ohne Kombinationseingriff oder bestimmte Harnblaseneingriffe oder Alter < 16 Jahre	1,508	1,369	-	-
L04B	O	Andere Nieren-, Ureter- und große Harnblaseneingriffe außer bei Neubildung, ohne äußerst schwere CC, ohne Kombinationseingriff, ohne bestimmte Harnblaseneingriffe oder Exzision und Resektion von retroperitonealem Gewebe, Alter > 15 Jahre	1,130	1,012	-	-
L06A	O	Bestimmte kleine Eingriffe an den Harnorganen mit äußerst schweren CC	2,210	2,115	-	-
L06B	O	Kleine Eingriffe an den Harnorganen ohne äußerst schwere CC oder ohne bestimmte Prozeduren oder Alter < 16 Jahre	0,800	0,736	-	-
L06C	O	Andere kleine Eingriffe an den Harnorganen, Alter > 15 Jahre	0,515	0,472	-	-
L07Z	O	Andere Nieren-, Ureter-, Prostata- und große Harnblaseneingriffe bei Neubildung, Alter < 19 J. od. mit äußerst schw. CC od. anderer Kombinationseingriff od. best. Zystektomien, ohne gr. Eingriff am Darm od. kompl. Harnblasenplastik od. Autotranspl. Niere	2,743	2,545	-	-
L08Z	O	Komplexe Eingriffe an der Urethra oder Ureter	0,965	0,866	-	-
L09D	O	Andere Eingriffe bei Erkrankungen der Harnorgane ohne Anlage eines Dialyseshunts bei akuter Niereninsuffizienz od. bei chronischer Niereninsuffizienz mit Dialyse, ohne Kalziphylaxie, ohne best. Laparotomie, mit best. anderen Eingriff od. Alter < 18 Jahre	1,204	1,133	-	-
L09E	O	Andere Eingriffe bei Erkrankungen der Harnorgane ohne Anlage eines Dialyseshunts bei akuter Niereninsuffizienz oder bei chron. Niereninsuff. mit Dialyse, ohne Kalziphylaxie, ohne best. Laparotomie, ohne bestimmten anderen Eingriff, Alter > 17 Jahre	0,618	0,550	-	-

Mittlere Verweil-dauer [1]	Untere Grenz-verweildauer: Erster Tag mit Abschlag [2), 5)]	Untere Grenz-verweildauer: Bewertungs-relation pro Tag	Obere Grenz-verweildauer: Erster Tag mit zusätzlichem Entgelt [3), 5)]	Obere Grenz-verweildauer: Bewertungs-relation pro Tag	Externe Verlegung Abschlag pro Tag (Bewertungsrelation)	Verlegungs-fallpauschale	Ausnahme von Wiederaufnahme [4)]	Pflegeerlös Bewertungs-relation pro Tag
8	9	10	11	12	13	14	15	16
3,3	-	-	6	0,197	0,151	-	x	0,9922
5,0	-	-	12	0,098	0,092	-	x	0,7450
3,3	-	-	7	0,118	0,091	-	x	0,8378
7,0	1	0,348	14	0,060	0,074	-	-	0,7537
5,3	1	0,314	12	0,054	0,065	-	-	0,6603
6,5	1	0,332	14	0,055	0,068	-	-	1,0545
5,8	1	0,263	13	0,052	0,064	-	-	0,8710
5,4	1	0,441	15	0,076	0,092	-	x	1,0116
4,8	1	0,281	12	0,062	0,074	-	x	0,8117
3,6	1	0,195	8	0,047	0,052	-	-	0,8517
19,1	5	0,285	32	0,157	0,085	-	-	1,0519
6,6	1	0,447	14	0,054	0,067	-	-	0,8994
6,3	1	0,345	13	0,046	0,057	-	-	0,6896
17,3	5	0,262	34	0,064	0,086	-	-	1,0626
5,5	1	0,431	13	0,051	0,062	-	-	0,7905
2,6	1	0,176	5	0,057	0,059	-	-	0,9991
14,6	4	0,295	29	0,071	0,094	-	-	1,0629
5,5	1	0,315	11	0,049	0,059	-	-	0,8828
8,3	2	0,241	20	0,061	0,078	-	-	0,8138
3,6	1	0,221	10	0,049	0,054	-	-	0,7732

Anlage 1

Fallpauschalen-Katalog und Pflegeerlöskatalog
Teil b) Bewertungsrelationen bei Versorgung durch Belegabteilungen

DRG	Partition	Bezeichnung [6)]	Bewertungsrelation bei Belegoperateur	Bewertungsrelation bei Belegoperateur und Beleganästhesist	Bewertungsrelation bei Belegoperateur und Beleghebamme	Bewertungsrelation bei Belegoperateur, Beleganästhesist und Beleghebamme
1	2	3	4	5	6	7
L10Z	O	Blasenrekonstruktion und kontinenter Pouch bei Neubildung ohne Multiviszeraleingriff oder Nieren-, Ureter- und große Harnblaseneingriffe bei Neubildung, Alter < 19 Jahre oder mit äußerst schweren CC oder Kombinationseingriff, mit großem Eingriff am Darm	3,709	3,447	-	-
L12A	O	Strahlentherapie bei Krankheiten und Störungen der Harnorgane, mehr als ein Belegungstag, Bestrahlungen an mindestens 9 Tagen	2,841	2,831	-	-
L12B	O	Strahlentherapie bei Krankheiten und Störungen der Harnorgane, mehr als ein Belegungstag, Bestrahlungen an weniger als 9 Tagen	1,090	1,082	-	-
L13A	O	Nieren-, Ureter- und große Harnblaseneingriffe bei Neubildung, Alter > 18 Jahre, ohne Kombinationseingriff, mit bestimmtem Eingriff mit CC oder mit komplexem Eingriff	1,907	1,747	-	-
L13B	O	Nieren-, Ureter- und große Harnblaseneingriffe bei Neubildung, Alter > 18 Jahre, ohne Kombinationseingriff, ohne CC, ohne komplexen Eingriff, mit anderem Eingriff	1,525	1,390	-	-
L13C	O	Nieren-, Ureter- und große Harnblaseneingriffe bei Neubildung, Alter > 18 Jahre, ohne Kombinationseingriff, ohne äußerst schwere CC, ohne bestimmten Eingriff oder ohne CC, ohne komplexen Eingriff, ohne anderen Eingriff	0,654	0,598	-	-
L17A	O	Andere Eingriffe an der Urethra außer bei Para- / Tetraplegie, kleine Eingriffe an den Harnorganen, mit bestimmten Eingriffen an der Urethra oder Alter < 16 Jahre	0,602	0,539	-	-
L17B	O	Andere Eingriffe an der Urethra außer bei Para- / Tetraplegie, kleine Eingriffe an den Harnorganen, ohne bestimmte Eingriffe an der Urethra, Alter > 15 Jahre	0,302	0,280	-	-
L18A	O	Komplexe transurethrale, perkutan-transrenale und andere retroperitoneale Eingriffe mit äußerst schweren CC	2,326	2,226	-	-
L18B	O	Komplexe transurethrale, perkutan-transrenale / andere retroperitoneale Eingriffe oh. ESWL, oh. äußerst schwere CC od. best. Eingriffe Niere od. transurethrale Eingriffe auß. Prostatares. u. kompl. Ureterorenoskop., b. Para-/Tetrapl., m. äuß. schw. CC	0,584	0,550	-	-
L19Z	O	Transurethrale Eingriffe außer Prostataresektion und komplexe Ureterorenoskopien mit extrakorporaler Stoßwellenlithotripsie (ESWL), ohne äußerst schwere CC oder perkutane Thermo- oder Kryoablation der Niere	0,979	0,921	-	-
L20A	O	Transurethrale Eingriffe außer Prostataresektion und komplexe Ureterorenoskopien oder bestimmte Eingriffe an den Harnorganen, mit äußerst schweren CC	1,675	1,598	-	-
L20B	O	Transurethrale Eingriffe außer Prostataresektion und komplexe Ureterorenoskopien oder bestimmte Eingriffe an den Harnorganen, ohne äußerst schwere CC oder Alter < 16 Jahre oder Alter > 89 Jahre	0,556	0,528	-	-
L20C	O	Transurethrale Eingriffe außer Prostataresektion und komplexe Ureterorenoskopien oder bestimmte Eingriffe an den Harnorganen, ohne äußerst schwere CC oder Alter > 15 Jahre oder Alter < 90 Jahre	0,359	0,336	-	-
L40Z	A	Diagnostische Ureterorenoskopie	0,510	0,469	-	-
L42A	A	Extrakorporale Stoßwellenlithotripsie (ESWL) bei Harnsteinen mit auxiliären Maßnahmen oder bei Para- / Tetraplegie	0,610	0,574	-	-
L42B	A	Extrakorporale Stoßwellenlithotripsie (ESWL) bei Harnsteinen ohne auxiliäre Maßnahmen, außer bei Para- / Tetraplegie	0,541	0,522	-	-
L60B	M	Niereninsuffizienz, mehr als ein Belegungstag, mit Dialyse und komplizierenden Faktoren oder äußerst schweren CC oder mit intensivmedizinischer Komplexbehandlung > 196 / 184 / - Aufwandspunkte, Alter > 15 Jahre	1,546	1,536	-	-
L60C	M	Niereninsuffizienz, mehr als ein Belegungstag, mit Dialyse oder äußerst schweren CC oder Alter < 18 Jahre mit schweren CC, ohne intensivmedizinische Komplexbehandlung > 196 / 184 / - Aufwandspunkte	0,939	0,932	-	-
L60D	M	Niereninsuffizienz, mehr als ein Belegungstag, ohne Dialyse, ohne äußerst schwere CC, Alter > 17 Jahre oder ohne schwere CC, ohne intensivmedizinische Komplexbehandlung > 196 / 184 / - Aufwandspunkte	0,520	0,519	-	-
L62C	M	Neubildungen der Harnorgane ohne äußerst schwere CC, Alter > 15 Jahre	0,266	0,264	-	-
L63B	M	Infektionen der Harnorgane ohne best. hochaufw. Beh., mit best. aufwendiger Beh. od. mit äußerst schw. CC, ohne Komplexbeh. bei isolationspfl. Erregern od. mit Komplexbeh. bei isolationspfl. Erregern od. bei TBC des Urogenitalsyst., ohne äußerst schw. CC	1,054	1,051	-	-

Mittlere Verweil-dauer [1]	Untere Grenz-verweildauer: Erster Tag mit Abschlag [2), 5)]	Untere Grenz-verweildauer: Bewertungs-relation pro Tag	Obere Grenz-verweildauer: Erster Tag mit zusätzlichem Entgelt [3), 5)]	Obere Grenz-verweildauer: Bewertungs-relation pro Tag	Externe Verlegung Abschlag pro Tag (Bewertungsrelation)	Verlegungs-fallpauschale	Ausnahme von Wiederaufnahme [4)]	Pflegeerlös Bewertungs-relation pro Tag
8	9	10	11	12	13	14	15	16
19,8	6	0,276	34	0,068	0,093	-	-	1,0253
24,7	7	0,344	43	0,111	0,106	-	x	0,7607
10,4	2	0,347	24	0,100	0,091	-	x	0,8318
10,3	2	0,275	19	0,056	0,073	-	-	0,8102
7,2	1	0,469	12	0,055	0,069	-	-	0,7941
3,1	1	0,280	7	0,062	0,067	-	-	0,8188
3,4	1	0,249	8	0,082	0,064	-	-	1,3479
2,8	1	0,085	6	0,040	0,043	-	-	0,7927
18,4	5	0,275	35	0,063	0,085	-	-	1,0549
5,0	1	0,205	11	0,036	0,043	-	-	0,7605
2,7	1	0,371	7	0,146	0,153	-	-	0,7687
14,2	4	0,231	29	0,057	0,076	-	-	0,9809
3,1	1	0,132	6	0,059	0,063	-	-	0,7141
3,0	1	0,089	6	0,040	0,043	-	-	0,6602
3,4	1	0,180	8	0,051	0,056	-	-	0,7952
3,0	1	0,229	6	0,073	0,078	-	-	0,6674
2,9	1	0,207	5	0,094	0,099	-	-	0,6643
13,9	4	0,291	28	0,074	0,098	-	x	1,1653
9,1	2	0,288	21	0,067	0,086	-	x	1,0274
6,6	1	0,291	15	0,053	0,066	-	x	0,8297
3,7	1	0,146	10	0,047	0,053	-	x	0,8949
13,3	3	0,252	27	0,054	0,071	-	-	1,0252

Anlage 1

Fallpauschalen-Katalog und Pflegeerlöskatalog
Teil b) Bewertungsrelationen bei Versorgung durch Belegabteilungen

DRG	Partition	Bezeichnung [6)]	Bewertungsrelation bei Belegoperateur	Bewertungsrelation bei Belegoperateur und Beleganästhesist	Bewertungsrelation bei Belegoperateur und Beleghebamme	Bewertungsrelation bei Belegoperateur, Beleganästhesist und Beleghebamme
1	2	3	4	5	6	7
L63C	M	Infektionen der Harnorgane ohne äußerst schwere CC, ohne Komplexbeh. bei isolationspflichtigen Erregern, ohne best. aufw. / hochaufw. Behandl., außer bei TBC des Urogenitalsyst., Alter < 3 Jahre oder best. schwere Infektionen oder best. mäßig aufw. Beh.	0,391	0,390	-	-
L63D	M	Infektionen der Harnorgane oh. äuß. schwere CC, oh. best. mäßig aufwendige / aufwendige / hochaufw. Behandl., oh. Komplexbeh. b. isolationspfl. Erregern, oh. best. schw. Infektionen, Alter > 2 J. u. < 6 J. od. Alter < 18 J. mit schw. CC od. Alter > 89 J.	0,446	0,445	-	-
L63E	M	Infektionen der Harnorgane ohne äußerst schwere CC, ohne best. mäßig aufw. / aufw. / hochaufw. Behandlung, ohne Komplexbeh. b. isolationspfl. Erregern, ohne best. schw. Infektionen, Alter > 5 und < 18 Jahre, ohne schwere CC od. Alter > 17 und < 90 Jahre	0,286	0,285	-	-
L64A	M	Andere Erkrankungen der Harnorgane mit äußerst schweren oder schweren CC oder bestimmter Diagnose, mehr als ein Belegungstag oder Urethrozystoskopie, bei angeborener Fehlbildung oder BNB der Harnorgane oder Alter < 3 Jahre	0,565	0,535	-	-
L64B	M	Andere Erkrankungen der Harnorgane mit äußerst schweren oder schweren CC oder bestimmter Diagnose, mehr als ein Belegungstag oder Urethrozystoskopie, außer bei angeborener Fehlbildung, außer bei BNB der Harnorgane, Alter > 2 Jahre	0,283	0,275	-	-
L64C	M	Andere Erkrankungen der Harnorgane ohne äußerst schwere oder schwere CC, ohne bestimmte Diagnose oder ein Belegungstag, bestimmte Eingriffe am Ureter oder Retroperitonealfibrose oder Alter < 16 Jahre	0,344	0,331	-	-
L64D	M	Andere Erkrankungen der Harnorgane ohne äußerst schwere oder schwere CC, ohne bestimmte Diagnose oder ein Belegungstag, ohne bestimmte Eingriffe am Ureter, Alter > 15 Jahre	0,205	0,204	-	-
L68B	M	Andere mäßig schwere Erkrankungen der Harnorgane, Alter > 17 Jahre	0,375	0,366	-	-
L70B	M	Krankheiten und Störungen der Harnorgane, ein Belegungstag, Alter > 5 Jahre	0,153	0,151	-	-
L74Z	M	Bestimmte Krankheiten und Störungen der Harnorgane bei Para- / Tetraplegie	0,453	0,447	-	-
MDC 12 Krankheiten und Störungen der männlichen Geschlechtsorgane						
M01B	O	Große Eingriffe an den Beckenorganen beim Mann ohne äußerst schwere CC oder bestimmte Eingriffe an den Beckenorganen beim Mann mit äußerst schweren CC	1,692	1,537	-	-
M02A	O	Transurethrale Prostataresektion oder bestimmte andere Operationen an der Prostata mit äußerst schweren CC	1,931	1,822	-	-
M02B	O	Transurethrale Prostataresektion oder bestimmte andere Operationen an der Prostata ohne äußerst schwere CC	0,486	0,453	-	-
M03A	O	Komplexe Eingriffe am Penis, Alter < 6 Jahre oder aufwendige plastische Rekonstruktion des Penis, Alter < 18 Jahre oder totale Amputation des Penis oder partielle Amputation des Penis mit bestimmter Lymphadenektomie	1,098	0,982	-	-
M03B	O	Mäßig komplexe Eingriffe am Penis, Alter < 18 Jahre, ohne aufwendige plastische Rekonstruktion des Penis, ohne totale Amputation des Penis, ohne partielle Amputation des Penis mit bestimmter Lymphadenektomie	0,850	0,758	-	-
M03C	O	Eingriffe am Penis, Alter > 17 Jahre oder kleine Eingriffe an Urethra und Penis, Alter < 18 Jahre, ohne aufwendige plastische Rekonstruktion, ohne totale Amputation des Penis, ohne partielle Amputation mit bestimmter Lymphadenektomie	0,737	0,652	-	-
M04A	O	Eingriffe am Hoden oder bestimmte Eingriffe an Urethra und Prostata bei bösartiger Neubildung mit äußerst schweren CC oder bei Fournier-Gangrän oder bestimmte radikale Prostatovesikulektomien oder bestimmte Lymphadenektomie	1,835	1,686	-	-
M04B	O	Eingriffe am Hoden mit bestimmtem Eingriff bei Orchitis mit Abszess oder bösartiger Neubildung oder bestimmte Eingriffe am Hoden oder bestimmte Eingriffe an Urethra und Prostata bei bösartiger Neubildung	0,699	0,632	-	-
M04C	O	Eingriffe am Hoden mit mäßig komplexem Eingriff, Alter < 3 Jahre oder mit schweren CC oder beidseitigem Hodenhochstand, Alter < 14 Jahre	0,637	0,554	-	-
M04D	O	Eingriffe am Hoden ohne äußerst schwere CC, ohne bestimmten Eingriff, ohne mäßig komplexen Eingriff oder Alter > 2 Jahre, ohne schwere CC oder ohne beidseitigen Hodenhochstand oder Alter > 13 Jahre	0,402	0,361	-	-

Mittlere Verweildauer [1)]	Untere Grenzverweildauer: Erster Tag mit Abschlag [2), 5)]	Untere Grenzverweildauer: Bewertungsrelation pro Tag	Obere Grenzverweildauer: Erster Tag mit zusätzlichem Entgelt [3), 5)]	Obere Grenzverweildauer: Bewertungsrelation pro Tag	Externe Verlegung Abschlag pro Tag (Bewertungsrelation)	Verlegungsfallpauschale	Ausnahme von Wiederaufnahme [4)]	Pflegeerlös Bewertungsrelation pro Tag
8	9	10	11	12	13	14	15	16
4,9	1	0,249	10	0,056	0,066	-	-	1,2341
6,1	1	0,295	13	0,050	0,061	-	-	0,9205
4,2	1	0,158	9	0,046	0,053	-	-	0,7853
4,8	1	0,268	13	0,055	0,064	-	-	0,9454
2,9	1	0,085	6	0,048	0,050	-	-	0,6932
2,6	1	0,136	5	0,065	0,066	-	-	0,9178
2,5	1	0,089	5	0,056	0,057	-	-	0,7977
4,1	1	0,215	10	0,055	0,062	-	-	0,7537
1,0	-	-	-	-	-	-	-	1,1490
4,7	1	0,279	12	0,061	0,071	-	-	1,0483
10,2	2	0,191	16	0,053	0,069	-	-	0,7258
14,6	4	0,252	30	0,061	0,081	-	-	0,9860
4,3	1	0,177	9	0,039	0,046	-	-	0,6710
5,5	1	0,352	13	0,077	0,065	-	-	1,1845
4,5	1	0,475	10	0,074	0,061	-	-	1,2119
3,5	1	0,224	8	0,050	0,055	-	-	0,7132
9,3	2	0,239	18	0,054	0,070	-	-	0,8173
3,5	1	0,197	9	0,067	0,075	-	-	0,7914
2,3	1	0,124	4	0,062	0,062	-	-	1,5501
2,3	1	0,068	4	0,039	0,039	-	-	0,8024

Anlage 1

Fallpauschalen-Katalog und Pflegeerlöskatalog
Teil b) Bewertungsrelationen bei Versorgung durch Belegabteilungen

DRG	Partition	Bezeichnung [6)]	Bewertungsrelation bei Belegoperateur	Bewertungsrelation bei Belegoperateur und Beleganästhesist	Bewertungsrelation bei Belegoperateur und Beleghebamme	Bewertungsrelation bei Belegoperateur, Beleganästhesist und Beleghebamme
1	2	3	4	5	6	7
M05Z	O	Zirkumzision, andere Eingriffe am Penis oder großflächige Ablationen der Haut	0,518	0,467	-	-
M06Z	O	Andere OR-Prozeduren an den männlichen Geschlechtsorganen oder Stanzbiopsie an der Prostata, ein Belegungstag	0,828	0,798	-	-
M07Z	O	Brachytherapie bei Krankheiten und Störungen der männlichen Geschlechtsorgane, Implantation von > 10 Seeds	1,569	1,496	-	-
M09A	O	OR-Prozeduren an den männlichen Geschlechtsorganen bei bösartiger Neubildung mit äußerst schweren CC oder bestimmte Eingriffe an den Beckenorganen beim Mann ohne äußerst schwere CC oder BNB des Penis	1,212	1,111	-	-
M09B	O	OR-Prozeduren an den männlichen Geschlechtsorganen bei bösartiger Neubildung, ohne äußerst schwere CC, ohne BNB des Penis	0,737	0,671	-	-
M10A	O	Strahlentherapie bei Krankheiten und Störungen der männlichen Geschlechtsorgane, mehr als ein Belegungstag, Bestrahlungen an mindestens 8 Tagen	2,901	2,885	-	-
M10B	O	Radioligandentherapie mit Lutetium-177-PSMA-Liganden	1,324	1,324	-	-
M10C	O	Strahlentherapie bei Krankheiten und Störungen der männlichen Geschlechtsorgane, mehr als ein Belegungstag, Bestrahlungen an weniger als 8 Tagen oder interstitielle Brachytherapie	0,877	0,839	-	-
M11Z	O	Transurethrale Laserdestruktion und -resektion der Prostata	0,730	0,656	-	-
M60A	M	Bösartige Neubildungen der männlichen Geschlechtsorgane, mehr als ein Belegungstag, Alter < 11 Jahre oder mit äußerst schweren CC	1,274	1,266	-	-
M60B	M	Bösartige Neubildungen der männlichen Geschlechtsorgane, ein Belegungstag oder Alter > 10 Jahre, ohne äußerst schwere CC	0,369	0,367	-	-
M61Z	M	Benigne Prostatahyperplasie	0,353	0,342	-	-
M62Z	M	Infektion / Entzündung der männlichen Geschlechtsorgane	0,284	0,282	-	-
M64Z	M	Andere Krankheiten der männlichen Geschlechtsorgane und Sterilisation beim Mann	0,342	0,329	-	-
MDC 13 Krankheiten und Störungen der weiblichen Geschlechtsorgane						
N01D	O	Beckeneviszeration bei der Frau und komplexe Vulvektomie oder bestimmte Lymphadenektomie ohne äußerst schwere oder schwere CC	1,980	1,808	-	-
N02B	O	Eingriffe an Uterus und Adnexen oder bestimmten Hernien und große operative Eingriffe an Vagina, Zervix und Vulva bei BNB oder bestimmte Eingriffe am Darm oder Rekonstruktion von Vagina und Vulva, ohne äußerst schwere CC, mit komplexem Eingriff	2,089	1,926	-	-
N02C	O	Eingriffe an Uterus und Adnexen od. best. Hernien und große operative Eingriffe an Vagina, Zervix und Vulva bei BNB od. best. Eingriffe am Darm od. Rekonstruktion von Vagina und Vulva, ohne äuß. schw. CC, ohne kompl. Eingriff, mit mäßig kompl. Eingriff	1,489	1,358	-	-
N02D	O	Eingriffe an Uterus und Adnexen oder bestimmten Hernien und große operative Eingriffe an Vagina, Zervix und Vulva bei bösartiger Neubildung, ohne äußerst schwere CC, ohne komplexen Eingriff, ohne mäßig komplexen Eingriff	1,067	0,969	-	-
N04Z	O	Hysterektomie außer bei bösartiger Neubildung, mit äußerst schweren oder schweren CC oder mit komplexem Eingriff	1,667	1,531	-	-
N05B	O	Ovariektomien und komplexe Eingriffe an den Tubae uterinae außer bei bösartiger Neubildung, ohne äußerst schwere oder schwere CC oder anderer Eingriff an der Harnblase oder Adhäsiolyse, Alter > 15 Jahre	0,647	0,580	-	-
N06Z	O	Komplexe rekonstruktive Eingriffe an den weiblichen Geschlechtsorganen oder bestimmte Embolisation an viszeralen u. anderen abdominalen Gefäßen auß. bei bösartiger Neubildung oder andere Hysterektomie auß. bei bösartiger Neubildung mit Beckenbodenplastik	0,849	0,770	-	-
N07A	O	Andere Eingriffe an Uterus und Adnexen oder bestimmten Hernien außer bei bösartiger Neubildung, mit komplexer Diagnose oder bestimmte Eingriffe am Uterus oder kleine rekonstruktive Eingriffe an den weiblichen Geschlechtsorganen, mit bestimmtem Eingriff	0,682	0,614	-	-
N07B	O	Andere Eingriffe an Uterus und Adnexen oder bestimmten Hernien außer bei bösartiger Neubildung, mit komplexer Diagnose oder bestimmte Eingriffe am Uterus oder kleine rekonstruktive Eingriffe an den weiblichen Geschlechtsorganen, ohne bestimmten Eingriff	0,516	0,466	-	-

Mittlere Verweil-dauer [1]	Untere Grenz-verweildauer: Erster Tag mit Abschlag [2), 5)]	Untere Grenz-verweildauer: Bewertungs-relation pro Tag	Obere Grenz-verweildauer: Erster Tag mit zusätzlichem Entgelt [3), 5)]	Obere Grenz-verweildauer: Bewertungs-relation pro Tag	Externe Verlegung Abschlag pro Tag (Bewertungsrelation)	Verlegungs-fallpauschale	Ausnahme von Wiederaufnahme [4)]	Pflegeerlös Bewertungs-relation pro Tag
8	9	10	11	12	13	14	15	16
3,1	1	0,165	8	0,055	0,060	-	-	0,8871
3,6	1	0,533	8	0,116	0,129	-	-	0,9358
2,0	1	0,491	3	0,059	0,056	-	x	1,5151
9,0	2	0,207	17	0,049	0,063	-	-	0,7267
4,2	1	0,526	10	0,055	0,064	-	-	0,7430
25,0	7	0,344	43	0,109	0,105	-	x	0,8122
2,3	1	0,768	4	0,404	0,402	-	-	1,2512
3,9	1	0,267	12	0,094	0,106	-	x	0,9232
3,8	1	0,266	8	0,050	0,056	-	-	0,7917
14,0	4	0,239	28	0,060	0,080	-	x	0,9909
3,2	1	0,111	7	0,043	0,048	-	x	0,8635
3,9	1	0,061	8	0,051	0,058	-	-	0,7782
5,0	1	0,159	10	0,038	0,046	-	-	0,6826
3,9	1	0,170	8	0,050	0,056	-	-	0,8435
7,3	1	0,653	14	0,080	0,100	-	-	0,9372
10,7	3	0,234	22	0,061	0,080	-	-	0,9553
6,5	1	0,510	15	0,072	0,089	-	-	0,9136
3,9	1	0,595	9	0,074	0,084	-	-	0,8319
9,0	2	0,254	21	0,060	0,076	-	-	1,0485
2,8	1	0,134	6	0,061	0,064	-	-	0,8876
4,1	1	0,233	8	0,052	0,059	-	-	0,8195
3,3	1	0,087	7	0,053	0,058	-	-	0,8693
3,7	1	0,164	7	0,046	0,052	-	-	0,8537

Anlage 1

Fallpauschalen-Katalog und Pflegeerlöskatalog
Teil b) Bewertungsrelationen bei Versorgung durch Belegabteilungen

DRG	Partition	Bezeichnung [6)]	Bewertungsrelation bei Belegoperateur	Bewertungsrelation bei Belegoperateur und Beleganästhesist	Bewertungsrelation bei Belegoperateur und Beleghebamme	Bewertungsrelation bei Belegoperateur, Beleganästhesist und Beleghebamme
1	2	3	4	5	6	7
N08Z	O	Endoskopische Eingriffe an den weiblichen Geschlechtsorg. oder andere Eingriffe an Uterus und Adnexen oder best. Hernien auß. bei bösartiger Neubildung, ohne kompl. Diagnose oder andere kleine Eingriffe an den weiblichen Geschlechtsorg., Alter < 14 Jahre	0,787	0,712	-	-
N09B	O	Andere Eingriffe an Vagina, Zervix und Vulva, kleine Eingriffe an Blase, Uterus, Bauchwand und Peritoneum	0,537	0,492	-	-
N10Z	O	Diagnostische Kürettage, Hysteroskopie, Sterilisation, Pertubation und kleine Eingriffe an Vagina und Vulva	0,439	0,405	-	-
N11B	O	Andere OR-Prozeduren an den weiblichen Geschlechtsorganen, ohne bestimmten Eingriff, ohne komplexe Diagnose oder äußerst schwere CC	1,036	0,999	-	-
N13A	O	Große Eingriffe an Vagina, Zervix und Vulva auß. bei BNB od. kl. Eingriffe an Vagina/Douglasr. od. best. Eingr. an der Harnblase, Alter > 80 J. od. äuß. schw. od. schw. CC od. best. Fistelverschl. od. best. Embolis. an visz. und and. abd. Gefäßen bei BNB	1,263	1,185	-	-
N13B	O	Große Eingriffe an Vagina, Zervix und Vulva außer bei BNB oder kleine Eingriffe an Vagina und Douglasraum oder best. Eingriff an der Harnblase, Alt. < 81 Jahre, oh. äußerst schwere oder schwere CC, oh. best. Fistelverschluss, mit aufwendigem Eingriff	0,714	0,646	-	-
N13C	O	Große Eingriffe an Vagina, Zervix und Vulva außer bei BNB oder kleine Eingriffe an Vagina und Douglasraum oder bestimmter Eingriff an der Harnblase, Alter < 81 Jahre, ohne äuß. schw. od. schw. CC, oh. best. Fistelverschluss, ohne aufwendigen Eingriff	0,506	0,456	-	-
N14Z	O	Best. Hysterektomie auß. bei BNB m. Beckenbodenpl. od. Brachytherapie b. Krankh./Stör. weibl. Geschlechtsorg., > 1 BT, m. äuß. schw. CC od. Ovariektomie u. kompl. Eingriffe an den Tubae uterinae auß. bei BNB, ohne äuß. schw. od. schw. CC, Alter < 16 J.	1,201	1,085	-	-
N15Z	O	Strahlentherapie bei Krankheiten und Störungen der weiblichen Geschlechtsorgane, Bestrahlungen an mindestens 9 Tagen	2,778	2,760	-	-
N16A	O	Strahlentherapie bei Krankheiten und Störungen der weiblichen Geschlechtsorgane, mehr als ein Belegungstag, Bestrahlungen an mindestens 5 Tagen	1,225	1,215	-	-
N16B	O	Strahlentherapie bei Krankheiten und Störungen der weiblichen Geschlechtsorgane, mehr als ein Belegungstag, Bestrahlungen an weniger als 5 Tagen oder Brachytherapie	0,636	0,613	-	-
N21A	O	Hysterektomie außer bei bösartiger Neubildung, ohne äuß. schw. oder schw. CC, ohne komplexen Eingriff, ohne Beckenbodenplastik oder subtotale und andere Hysterektomie bei bösartiger Neubildung oder komplexe Myomenukleation, mit aufwendigem Eingriff	0,922	0,830	-	-
N21B	O	Hysterektomie außer bei bösartiger Neubildung, ohne äuß. schw. oder schw. CC, ohne komplexen Eingriff, ohne Beckenbodenplastik oder subtotale und andere Hysterektomie bei bösartiger Neubildung oder komplexe Myomenukleation, ohne aufwendigen Eingriff	0,840	0,757	-	-
N23Z	O	Andere rekonstruktive Eingriffe an den weiblichen Geschlechtsorganen oder andere Myomenukleation	0,869	0,786	-	-
N25Z	O	Andere Eingriffe an Uterus und Adnexen oder bestimmten Hernien außer bei bösartiger Neubildung, ohne komplexe Diagnose oder andere kleine Eingriffe an den weiblichen Geschlechtsorganen, Alter > 13 Jahre	0,613	0,551	-	-
N60A	M	Bösartige Neubildung der weiblichen Geschlechtsorgane, mehr als ein Belegungstag, Alter < 19 Jahre oder äußerst schwere CC	1,396	1,385	-	-
N60B	M	Bösartige Neubildung der weiblichen Geschlechtsorgane, ein Belegungstag oder Alter > 18 Jahre, ohne äußerst schwere CC	0,563	0,560	-	-
N61Z	M	Infektion und Entzündung der weiblichen Geschlechtsorgane	0,344	0,341	-	-
N62A	M	Menstruationsstörungen und andere Erkrankungen der weiblichen Geschlechtsorgane mit komplexer Diagnose oder Alter < 16 Jahre	0,329	0,321	-	-
N62B	M	Menstruationsstörungen und andere Erkrankungen der weiblichen Geschlechtsorgane ohne komplexe Diagnose, Alter > 15 Jahre	0,236	0,235	-	-

Mittlere Verweil-dauer [1]	Untere Grenz-verweildauer: Erster Tag mit Abschlag [2), 5)]	Untere Grenz-verweildauer: Bewertungs-relation pro Tag	Obere Grenz-verweildauer: Erster Tag mit zusätzlichem Entgelt [3), 5)]	Obere Grenz-verweildauer: Bewertungs-relation pro Tag	Externe Verlegung Abschlag pro Tag (Bewertungsrelation)	Verlegungs-fallpauschale	Ausnahme von Wiederaufnahme [4)]	Pflegeerlös Bewertungs-relation pro Tag
8	9	10	11	12	13	14	15	16
3,2	1	0,391	8	0,064	0,070	-	-	0,8426
3,0	1	0,243	7	0,066	0,070	-	-	1,0325
2,5	1	0,188	6	0,073	0,074	-	-	1,0908
10,3	2	0,264	23	0,054	0,070	-	-	0,8388
10,4	2	0,265	23	0,054	0,070	-	-	0,9240
3,4	1	0,358	7	0,060	0,066	-	-	0,8437
2,8	1	0,185	6	0,063	0,067	-	-	1,0448
3,8	1	0,299	7	0,055	0,062	-	-	0,8443
25,2	7	0,331	43	0,105	0,101	-	x	0,7840
9,3	2	0,387	20	0,124	0,112	-	x	0,8611
3,2	1	0,317	9	0,161	0,122	-	x	0,8645
4,0	1	0,316	8	0,054	0,062	-	-	0,8476
3,3	1	0,312	6	0,056	0,062	-	-	0,8876
3,4	1	0,151	7	0,055	0,060	-	-	0,8703
2,7	1	0,117	6	0,061	0,064	-	-	0,9221
14,8	4	0,257	30	0,061	0,081	-	x	1,0628
6,5	1	0,345	15	0,057	0,070	-	x	0,9672
4,4	1	0,142	9	0,052	0,060	-	-	0,7666
3,1	1	0,171	7	0,062	0,067	-	-	0,9094
2,4	1	0,122	5	0,066	0,067	-	-	0,8905

Anlage 1

Fallpauschalen-Katalog und Pflegeerlöskatalog
Teil b) Bewertungsrelationen bei Versorgung durch Belegabteilungen

DRG	Partition	Bezeichnung [6)]	Bewertungsrelation bei Belegoperateur	Bewertungsrelation bei Belegoperateur und Beleganästhesist	Bewertungsrelation bei Belegoperateur und Beleghebamme	Bewertungsrelation bei Belegoperateur, Beleganästhesist und Beleghebamme
1	2	3	4	5	6	7
MDC 14 Schwangerschaft, Geburt und Wochenbett						
O01D	O	Sekundäre Sectio caesarea m. mehrer. kompliz. Diagn., Schwangerschaftsdauer > 33 vollendete Wochen (SSW), oh. intraut. Ther., oh. kompliz. Konst., ohne Mehrlingsschw. od. bis 33 SSW od. m. kompl. Diag., mit od. ohne kompliz. Diag., oh. äuß. schw. CC	0,776	0,719	0,776	0,719
O01E	O	Primäre Sectio caesarea ohne äuß. schwere CC, mit komplizierender oder komplexer Diagnose oder Schwangerschaftsdauer bis 33 vollendete Wochen (SSW) oder sekundäre Sectio caesarea, ohne komplexe Diagnose, Schwangerschaftsdauer > 33 vollendete Wochen	0,509	0,465	0,509	0,465
O01F	O	Primäre Sectio caesarea ohne komplexe Diagnose, Schwangerschaftsdauer mehr als 33 vollendete Wochen (SSW)	0,531	0,487	0,531	0,487
O02A	O	Vaginale Entbindung mit komplizierender OR-Prozedur, Schwangerschaftsdauer bis 33 vollendete Wochen oder mit intrauteriner Therapie oder komplizierende Konstellation oder bestimmtem Eingriff oder komplizierender Diagnose oder mit äußerst schweren CC	0,815	0,767	0,815	0,767
O02B	O	Vaginale Entbindung mit komplizierender OR-Prozedur, Schwangerschaftsdauer mehr als 33 vollendete Wochen, ohne intrauterine Therapie, ohne komplizierende Konstellation, ohne bestimmten Eingriff, ohne komplizierende Diagnose, ohne äußerst schwere CC	0,507	0,476	0,507	0,476
O03Z	O	Eingriffe bei Extrauteringravidität	0,583	0,523	0,583	0,523
O04B	O	Stationäre Aufnahme nach Entbindung oder Abort mit OR-Prozedur oder bestimmtem Eingriff an der Mamma, ohne komplexen Eingriff	0,552	0,515	0,552	0,515
O04C	O	Stationäre Aufnahme nach Entbindung mit kleinem Eingriff an Uterus, Vagina, Perianalregion und Bauchwand oder Abort mit Dilatation und Kürettage, Aspirationskürettage oder Hysterotomie oder bestimmte Amnionpunktion	0,432	0,399	0,432	0,399
O05B	O	Cerclage und Muttermundverschluss oder komplexe OR-Prozedur oder bestimmte intrauterine Operation am Feten, mehr als ein Belegungstag	0,645	0,596	0,645	0,596
O05C	O	Bestimmte OR-Prozeduren in der Schwangerschaft, ein Belegungstag oder ohne Cerclage, ohne Muttermundverschluss, ohne komplexe OR-Prozedur, ohne bestimmte intrauterine Operation am Feten, mit fetoskopischer Hochfrequenzablation von Gefäßen	0,642	0,594	0,642	0,594
O05D	O	Bestimmte OR-Prozeduren in der Schwangerschaft, ein Belegungstag oder ohne Cerclage, Muttermundverschluss, komplexe OR-Prozedur und bestimmte intrauterine Operation am Feten, mit wenig aufwendigem Eingriff oder intrauterine Therapie des Feten	0,496	0,456	0,496	0,456
O60B	M	Vaginale Entbindung mit mehr. kompliz. Diag., mind. eine schwer od. Maßn. bei postpart. Blutung, > 19 vollend. SSW, oh. kompliz. Proz. od. Thromboemb. während der Gestationsp. oh. OR-Proz. od. schwere od. mäßig schwere kompliz. Diag. bis 33 vollend. SSW	0,421	0,407	0,421	0,407
O60C	M	Vaginale Entbindung mit schwerer oder mäßig schwerer komplizierender Diagnose oder Schwangerschaftsdauer bis 33 vollendete Wochen oder Alter < 18 Jahre	0,346	0,338	0,346	0,338
O60D	M	Vaginale Entbindung ohne komplizierende Diagnose, Schwangerschaftsdauer mehr als 33 vollendete Wochen, Alter > 17 Jahre	0,290	0,285	0,290	0,285
O61Z	M	Stationäre Aufnahme nach Entbindung oder Abort ohne OR-Prozedur, ohne bestimmten Eingriff an der Mamma	0,256	0,255	0,256	0,255
O63Z	M	Abort ohne Dilatation und Kürettage, Aspirationskürettage oder Hysterotomie	0,228	0,226	0,228	0,226
O65B	M	Andere vorgeburtliche stationäre Aufnahme mit äußerst schweren oder schweren CC oder komplexer Diagnose oder komplizierendem Eingriff oder ein Belegungstag	0,273	0,272	0,273	0,272
O65C	M	Andere vorgeburtliche stationäre Aufnahme ohne äußerst schwere oder schwere CC, ohne komplexe Diagnose, ohne komplizierenden Eingriff, mehr als ein Belegungstag	0,202	0,202	0,202	0,202
MDC 15 Neugeborene						
P60C	M	Neugeborenes, verlegt < 5 Tage nach Aufnahme ohne signifikante OR-Prozedur, nicht zuverlegt, ohne Beatmung > 24 Stunden (Mindestverweildauer 24 Stunden für das Krankenhaus, in dem die Geburt stattfindet)	0,163	0,163	-	-
P66C	M	Aufnahmegewicht 2000 - 2499 g ohne signifikante OR-Prozedur, ohne Beatmung > 95 Stunden, mit anderem Problem	1,015	1,015	-	-

Mittlere Verweil-dauer [1]	Untere Grenz-verweildauer: Erster Tag mit Abschlag [2), 5)]	Untere Grenz-verweildauer: Bewertungs-relation pro Tag	Obere Grenz-verweildauer: Erster Tag mit zusätzlichem Entgelt [3), 5)]	Obere Grenz-verweildauer: Bewertungs-relation pro Tag	Externe Verlegung Abschlag pro Tag (Bewertungsrelation)	Verlegungs-fallpauschale	Ausnahme von Wiederaufnahme [4)]	Pflegeerlös Bewertungs-relation pro Tag
8	9	10	11	12	13	14	15	16
6,1	1	0,258	12	0,038	0,047	-	x	1,0984
4,9	1	0,193	9	0,037	0,045	-	x	1,2106
4,5	1	0,185	9	0,039	0,046	-	x	1,2167
5,4	1	0,506	13	0,056	0,068	-	x	1,1708
3,6	1	0,242	7	0,045	0,050	-	x	1,3951
2,5	1	0,186	5	0,064	0,065	-	x	0,9467
4,0	1	0,285	9	0,057	0,065	-	x	0,8802
2,8	1	0,183	6	0,061	0,065	-	x	0,9936
6,1	1	0,250	16	0,041	0,051	-	x	0,7169
4,1	1	0,338	10	0,054	0,061	-	x	0,9582
3,0	1	0,251	7	0,061	0,065	-	x	0,9441
4,0	1	0,206	9	0,039	0,046	-	x	1,2122
3,5	1	0,173	7	0,038	0,042	-	x	1,2902
3,0	1	0,146	6	0,039	0,041	-	x	1,3961
3,6	1	0,139	7	0,046	0,051	-	x	0,7819
2,4	1	0,112	5	0,062	0,063	-	x	0,9483
3,3	1	0,178	8	0,049	0,053	-	x	1,1063
2,9	-	-	6	0,040	0,042	-	x	0,7895
1,8	-	-	-	-	-	x	x	1,0416
9,1	2	0,338	19	0,112	0,100	-	x	1,8167

Anlage 1

Fallpauschalen-Katalog und Pflegeerlöskatalog
Teil b) Bewertungsrelationen bei Versorgung durch Belegabteilungen

DRG	Partition	Bezeichnung [6]	Bewertungsrelation bei Belegoperateur	Bewertungsrelation bei Belegoperateur und Beleganästhesist	Bewertungsrelation bei Belegoperateur und Beleghebamme	Bewertungsrelation bei Belegoperateur, Beleganästhesist und Beleghebamme
1	2	3	4	5	6	7
P66D	M	Aufnahmegewicht 2000 - 2499 g ohne signifikante OR-Prozedur, ohne Beatmung > 95 Stunden, ohne Problem	0,194	0,194	-	-
P67B	M	Neugeborenes, Aufnahmegew. > 2499 g mit schw. Prob., oh. Hypothermiebeh., oh. Krampfanfall mit best. diag. Maßnah., oh. Beatmung > 24 Std. od. mit anderem Prob., mehr als ein Belegungstag, neugeb. Mehrling od. mit bestimmter aufwendiger Prozedur	0,607	0,606	-	-
P67C	M	Neugeborenes, Aufnahmegew. > 2499 g oh. sig. OR-Proz., oh. Beatmung > 95 Std., ohne schw. Prob., anderes Problem und mehr als ein Belegungstag oder nicht signifikante OR-Prozedur, ohne Mehrling, ohne bestimmte aufwendige Prozeduren	0,380	0,380	-	-
P67D	M	Neugeborenes, Aufnahmegewicht > 1999 g ohne OR-Prozedur, ohne Beatmung > 95 Stunden, ohne schweres Problem, ohne anderes Problem oder ein Belegungstag, mit bestimmter Prozedur oder best. Diagnose beim Neugeborenen oder neugeborener Mehrling	0,190	0,190	-	-
P67E	M	Neugeborener Einling, Aufnahmegewicht > 2499 g ohne OR-Prozedur, ohne Beatmung > 95 Stunden, ohne schweres Problem, ohne anderes Problem oder ein Belegungstag, ohne bestimmte Prozedur ohne bestimmte Diagnosen beim Neugeborenen	0,153	0,153	-	-
MDC 16 Krankheiten des Blutes, der blutbildenden Organe und des Immunsystems						
Q02C	O	Verschiedene OR-Prozeduren bei Krankheiten des Blutes, der blutbildenden Organe u. des Immunsystems oh. äußerst schwere CC, Alter > 5 Jahre, oh. bestimmte Exzisionen u. Resektionen Mediastinum od. Thymus, oh. best. aufwendige / hochaufwendige Behandlung	0,887	0,831	-	-
Q03B	O	Kleine Eingriffe bei Krankheiten des Blutes, der blutbildenden Organe und des Immunsystems, Alter > 9 Jahre	0,587	0,547	-	-
Q60C	M	Erkrankungen des retikuloendothelialen Systems, des Immunsystems und Gerinnungsstörungen mit komplexer Diagnose oder äußerst schweren oder schweren CC, ohne Granulozytenstörung oder Alter > 15 Jahre oder ohne äußerst schwere CC	0,559	0,558	-	-
Q60D	M	Erkrankungen des retikuloendothelialen Systems, des Immunsystems und Gerinnungsstörungen ohne komplexe Diagnose, ohne äußerst schwere oder schwere CC	0,396	0,391	-	-
Q61B	M	Andere Erkrankungen der Erythrozyten, ohne äußerst schwere CC	0,503	0,502	-	-
Q62Z	M	Andere Anämie	0,729	0,728	-	-
Q63B	M	Aplastische Anämie, Alter > 15 Jahre, ohne bestimmte Anämie	0,687	0,687	-	-
MDC 17 Hämatologische und solide Neubildungen						
R06Z	O	Strahlentherapie bei hämatologischen und soliden Neubildungen, Bestrahlungen an mindestens 9 Tagen oder bei akuter myeloischer Leukämie, Alter > 18 Jahre, ohne äußerst schwere CC	2,645	2,638	-	-
R07B	O	Strahlentherapie bei hämatologischen und soliden Neubildungen, außer bei akuter myeloischer Leukämie, Alter > 18 Jahre, ohne äußerst schwere CC, Bestrahlungen an weniger als 7 Tagen	0,711	0,710	-	-
R11B	O	Lymphom und Leukämie mit bestimmter OR-Prozedur, ohne äußerst schwere oder schwere CC oder mit anderen OR-Prozeduren, mit schweren CC	1,010	0,947	-	-
R11C	O	Lymphom und Leukämie mit anderen OR-Prozeduren ohne äußerst schwere oder schwere CC	0,694	0,658	-	-
R12B	O	Andere hämatologische und solide Neubildungen mit großen OR-Prozeduren ohne äußerst schwere CC, ohne komplexen Eingriff, mit komplexer OR-Prozedur	1,549	1,408	-	-
R12C	O	Andere hämatologische und solide Neubildungen mit großen OR-Prozeduren ohne äußerst schwere CC, ohne komplexen Eingriff, ohne komplexe OR-Prozedur	1,137	1,035	-	-
R13B	O	Andere hämatologische und solide Neubildungen mit bestimmter OR-Prozedur, ohne äußerst schwere oder schwere CC, ohne komplexe OR-Prozedur, ohne komplizierende Konstellation	0,785	0,714	-	-
R14Z	O	Andere hämatologische und solide Neubildungen mit anderen OR-Prozeduren ohne äußerst schwere oder schwere CC oder Therapie mit offenen Nukliden bei hämatologischen und soliden Neubildungen, mehr als ein Belegungstag	0,644	0,607	-	-

Mittlere Verweil-dauer [1]	Untere Grenz-verweildauer: Erster Tag mit Abschlag [2), 5)]	Untere Grenz-verweildauer: Bewertungs-relation pro Tag	Obere Grenz-verweildauer: Erster Tag mit zusätzlichem Entgelt [3), 5)]	Obere Grenz-verweildauer: Bewertungs-relation pro Tag	Externe Verlegung Abschlag pro Tag (Bewertungsrelation)	Verlegungs-fallpauschale	Ausnahme von Wiederaufnahme [4)]	Pflegeerlös Bewertungs-relation pro Tag
8	9	10	11	12	13	14	15	16
3,4	1	0,113	7	0,039	0,043	-	x	0,8543
5,3	1	0,396	11	0,113	0,095	-	x	1,8180
4,1	1	0,220	9	0,065	0,074	-	x	1,4561
3,6	1	0,045	7	0,037	0,041	-	x	0,7564
2,9	1	0,103	5	0,036	0,038	-	x	0,6196
5,6	1	0,525	16	0,064	0,077	-	-	0,7300
2,9	1	0,139	8	0,079	0,084	-	-	0,7367
6,3	1	0,365	14	0,060	0,074	-	-	0,8410
3,9	1	0,222	9	0,065	0,074	-	-	0,9494
4,6	1	0,330	11	0,061	0,072	-	-	0,7422
6,5	1	0,541	15	0,074	0,092	-	-	0,9773
6,6	1	0,500	16	0,070	0,086	-	-	0,8552
22,0	6	0,367	40	0,116	0,111	-	x	0,7825
5,7	1	0,410	14	0,123	0,105	-	x	0,8506
4,6	1	0,603	14	0,090	0,105	-	-	0,7495
3,2	1	0,335	9	0,104	0,113	-	-	0,7386
6,6	1	0,511	14	0,154	0,085	-	-	0,8561
5,1	1	0,716	12	0,133	0,082	-	-	0,8097
3,3	1	0,389	9	0,096	0,082	-	-	0,7769
3,4	1	0,216	8	0,083	0,092	-	x	0,7463

Anlage 1

Fallpauschalen-Katalog und Pflegeerlöskatalog
Teil b) Bewertungsrelationen bei Versorgung durch Belegabteilungen

DRG	Partition	Bezeichnung [6)]	Bewertungsrelation bei Belegoperateur	Bewertungsrelation bei Belegoperateur und Beleganästhesist	Bewertungsrelation bei Belegoperateur und Beleghebamme	Bewertungsrelation bei Belegoperateur, Beleganästhesist und Beleghebamme
1	2	3	4	5	6	7
R60E	M	Akute myeloische Leukämie mit mäßig komplexer Chemoth., ohne komplizierende Diagnose, ohne Dialyse, ohne Portimpl., ohne äußerst schwere CC od. mit lokaler Chemoth. od. mit Komplexbeh. bei multiresistenten Erregern od. mit kompl. Diagnostik bei Leukämie	0,880	0,879	-	-
R60F	M	Akute myeloische Leukämie ohne Chemotherapie, ohne Dialyse, ohne äußerst schwere CC, ohne Komplexbehandlung bei multiresistenten Erregern, ohne komplexe Diagnostik bei Leukämie	0,879	0,878	-	-
R61B	M	Lymphom und nicht akute Leukämie mit Sepsis oder anderer kompliz. Konstell. oder mit kompl. Diagnose oder Portimpl., mit äuß. schw. CC, Alter > 15 Jahre od. mit äuß. schw. CC od. Tumorlyse-Syndrom, mit kompl. Diagnostik bei Leukämie od. mit schwersten CC	2,747	2,739	-	-
R61C	M	Lymphom und nicht akute Leukämie ohne Sepsis, ohne komplizierende Konstellation, mit Agranulozytose oder Portimplantation oder Komplexbehandlung bei isolationspflichtigen Erregern oder komplexer Diagnostik bei Leukämie, Alter < 16 Jahre	2,111	2,060	-	-
R61D	M	Lymphom u. nicht akute Leukämie m. Agranuloz., Portimpl., Komplbeh. bei isolationspfl. Erregern od. kompl. Diag. bei Leukämie, > 15 J., mit intens. Chemo od. < 18 J. od. m. äuß. schw. CC od. Blastenkrise, oh. kompl. Diag. bei Leukämie, oh. schwerste CC	1,647	1,642	-	-
R61E	M	Lymph. u. nicht akute Leukämie mit best. kompliz. Faktoren, oh. äuß. schw. CC, Alt. > 17 J., oh. intensive Chemoth. od. kompl. Diag., kompliz. Proz., Alt. < 16 J. od. best. Lymph. mit best. Chemo. od. kompl. Diag., and. Komplbeh. b. isolat.pfl. Erregern	1,299	1,288	-	-
R61F	M	Lymphom und nicht akute Leukämie ohne bestimmte kompliz. Faktoren, oh. äuß. schw. CC, mit kompl. Diagnose od. kompliz. Prozedur, Alter < 16 J. od. best. Lymphom mit best. Chemotherapie od. kompl. Diagnose od. andere Komplexbeh. b. isolationspfl. Erregern	0,945	0,943	-	-
R61G	M	Lymphom und nicht akute Leukämie oh. best. kompliz. Faktoren, oh. äuß. schw. CC, Alter < 16 J. od. mit kompl. Diag. od. kompliz. Prozedur, Alter > 15 J., oh. best. Lymphom m. best. Chemoth., oh. kompl. Diagnose, oh. and. Komplbeh. b. isolat.pfl. Erregern	0,920	0,918	-	-
R61H	M	Lymphom und nicht akute Leukämie ohne bestimmte komplizierende Faktoren, ohne äußerst schwere CC, ohne komplexe Diagnose, ohne komplizierende Prozedur, Alter > 15 Jahre	0,515	0,514	-	-
R62B	M	Andere hämatologische und solide Neubildungen ohne kompliz. Diagnose, ohne Portimplantation, mit Knochenaffektionen oder bestimmten Metastasen oder äußerst schweren CC oder Dialyse oder Alter < 1 Jahr, ohne komplexe Diagnose, ohne kompliz. Konstellation	0,924	0,921	-	-
R62C	M	Andere hämatologische und solide Neubildungen ohne komplizierende Diagnose, ohne Portimplantation, ohne Knochenaffektionen, ohne bestimmte Metastasen, ohne äußerst schwere CC, ohne Dialyse, Alter > 0 Jahre	0,506	0,501	-	-
R65Z	M	Hämatologische und solide Neubildungen, ein Belegungstag	0,205	0,202	-	-

Mittlere Verweil-dauer [1]	Untere Grenz-verweildauer: Erster Tag mit Abschlag [2), 5)]	Untere Grenz-verweildauer: Bewertungs-relation pro Tag	Obere Grenz-verweildauer: Erster Tag mit zusätzlichem Entgelt [3), 5)]	Obere Grenz-verweildauer: Bewertungs-relation pro Tag	Externe Verlegung Abschlag pro Tag (Bewertungsrelation)	Verlegungs-fallpauschale	Ausnahme von Wiederaufnahme [4)]	Pflegeerlös Bewertungs-relation pro Tag
8	9	10	11	12	13	14	15	16
8,0	2	0,288	19	0,108	0,096	-	x	0,7980
7,7	2	0,286	17	0,078	0,099	-	x	0,9361
22,3	6	0,379	39	0,118	-	x	x	1,0429
12,0	3	0,451	25	0,189	0,139	-	x	1,6086
14,3	4	0,317	29	0,110	0,103	-	x	0,9626
10,2	2	0,396	23	0,116	0,105	-	x	0,7645
8,7	2	0,310	19	0,106	0,095	-	x	1,0269
8,8	2	0,293	18	0,100	0,090	-	x	0,7864
5,4	1	0,291	13	0,064	0,077	-	x	0,8204
9,3	2	0,285	22	0,065	0,083	-	x	0,8950
4,4	1	0,260	13	0,069	0,080	-	x	0,8150
1,0	-	-	-	-	-	-	x	1,2784

Anlage 1

Fallpauschalen-Katalog und Pflegeerlöskatalog
Teil b) Bewertungsrelationen bei Versorgung durch Belegabteilungen

DRG	Partition	Bezeichnung [6)]	Bewertungsrelation bei Belegoperateur	Bewertungsrelation bei Belegoperateur und Beleganästhesist	Bewertungsrelation bei Belegoperateur und Beleghebamme	Bewertungsrelation bei Belegoperateur, Beleganästhesist und Beleghebamme
1	2	3	4	5	6	7
MDC 18B Infektiöse und parasitäre Krankheiten						
T01D	O	OR-Prozedur bei infektiösen und parasitären Krankheiten ohne bestimmte komplexe Prozedur, ohne komplizierende Konstellation, ohne bestimmten komplexen Eingriff, ohne äußerst schwere CC mit bestimmtem anderen Eingriff	1,482	1,391	-	-
T01E	O	OR-Prozedur bei infektiösen und parasitären Krankheiten ohne bestimmte komplexe Prozedur, ohne komplizierende Konstellation, ohne bestimmten komplexen Eingriff, ohne äußerst schwere CC, ohne bestimmten anderen Eingriff	0,744	0,698	-	-
T60E	M	Sepsis ohne komplizierende Konstellation, außer bei Zustand nach Organtransplantation, ohne komplexe Diagnose, ohne äußerst schwere CC, Alter > 9 Jahre, ohne intensivmedizinische Komplexbehandlung > 196 / 184 / - Aufwandspunkte, mehr als ein Belegungstag	0,919	0,916	-	-
T60F	M	Sepsis, verstorben < 5 Tage nach Aufnahme, ohne intensivmedizinische Komplexbehandlung > 196/ 184 / - Aufwandspunkte	0,459	0,456	-	-
T60G	M	Sepsis ohne komplizierende Konstellation, außer bei Zustand nach Organtransplantation, ohne komplexe Diagnose, ohne äußerst schwere CC, Alter > 9 Jahre, ohne intensivmedizinische Komplexbehandlung > 196 / 184 / - Aufwandspunkte, ein Belegungstag	0,267	0,265	-	-
T61Z	M	Postoperative und posttraumatische Infektionen	0,412	0,406	-	-
T62B	M	Fieber unbekannter Ursache ohne äußerst schwere oder schwere CC oder Alter < 6 Jahre	0,364	0,364	-	-
T63C	M	Mäßig schwere virale Erkrankung, außer bei Zustand nach Organtransplantation, ohne intensivmedizinische Komplexbehandlung > 196 / 184 / - Aufwandspunkte, Alter > 13 Jahre oder ohne komplexe Diagnose	0,337	0,337	-	-
T63D	M	Andere virale Erkrankung, außer bei Zustand nach Organtransplantation ohne intensivmedizinische Komplexbehandlung > 196 / 184 / - Aufwandspunkte, Alter > 13 Jahre oder ohne komplexe Diagnose	0,330	0,330	-	-
T64B	M	Andere infektiöse und parasitäre Krankheiten mit komplexer Diagnose, Alter > 15 Jahre, mehr als ein Belegungstag, ohne intensivmedizinische Komplexbehandlung > 196 / 184 / - Aufwandspunkte	0,727	0,726	-	-
T64C	M	Andere infektiöse und parasitäre Krankheiten mit komplexer Diagnose, Alter > 15 Jahre, ein Belegungstag oder ohne komplexe Diagnose, ohne intensivmedizinische Komplexbehandlung > 196 / 184 / - Aufwandspunkte	0,548	0,547	-	-
MDC 19 Psychische Krankheiten und Störungen						
U60B	M	Psychiatrische Behandlung, ein Belegungstag, Alter > 15 Jahre	0,167	0,166	-	-
U63Z	M	Schwere affektive Störungen	0,464	0,464	-	-
U64Z	M	Angststörungen oder andere affektive und somatoforme Störungen	0,444	0,444	-	-
U66Z	M	Ess-, Zwangs- und Persönlichkeitsstörungen und akute psychische Reaktionen oder psychische Störungen in der Kindheit	0,495	0,490	-	-
MDC 20 Alkohol- und Drogengebrauch und alkohol- und drogeninduzierte psychische Störungen						
V60A	M	Alkoholintoxikation und Alkoholentzug oder Störungen durch Alkoholmissbrauch und Alkoholabhängigkeit mit bestimmten psychischen und Verhaltensstörungen durch Alkohol oder HIV-Krankheit	0,658	0,658	-	-
V60B	M	Alkoholintoxikation und Alkoholentzug oder Störungen durch Alkoholmissbrauch und Alkoholabhängigkeit ohne bestimmte psychische und Verhaltensstörungen durch Alkohol, ohne HIV-Krankheit	0,367	0,367	-	-
V64Z	M	Störungen durch anderen Drogengebrauch und Medikamentenmissbrauch und andere Drogen- und Medikamentenabhängigkeit	0,424	0,424	-	-

Mittlere Verweil-dauer [1]	Untere Grenz-verweildauer: Erster Tag mit Abschlag [2), 5)]	Untere Grenz-verweildauer: Bewertungs-relation pro Tag	Obere Grenz-verweildauer: Erster Tag mit zusätzlichem Entgelt [3), 5)]	Obere Grenz-verweildauer: Bewertungs-relation pro Tag	Externe Verlegung Abschlag pro Tag (Bewertungsrelation)	Verlegungs-fallpauschale	Ausnahme von Wiederaufnahme [4)]	Pflegeerlös Bewertungs-relation pro Tag
8	9	10	11	12	13	14	15	16
13,0	3	0,230	28	0,050	0,066	-	-	0,7560
6,6	1	0,446	16	0,051	0,063	-	-	0,7874
9,1	2	0,293	19	0,068	0,087	-	-	1,1190
1,6	-	-	-	-	-	x	-	2,1867
1,0	-	-	-	-	-	-	-	1,8357
5,7	1	0,249	13	0,047	0,056	-	-	0,7368
4,7	1	0,191	10	0,055	0,064	-	-	0,9596
4,0	1	0,192	9	0,058	0,066	-	-	0,8471
3,8	1	0,173	8	0,060	0,068	-	-	1,0557
8,5	2	0,239	18	0,059	0,076	-	-	0,7839
7,1	1	0,376	16	0,053	0,066	-	-	0,8171
1,0	-	-	-	-	-	-	-	1,2435
6,0	1	0,264	13	0,054	0,065	-	-	0,8000
5,0	1	0,254	11	0,061	0,073	-	-	0,7273
4,9	1	0,279	13	0,068	0,081	-	-	1,1614
7,1	1	0,467	18	0,064	0,080	-	-	1,0606
5,0	1	0,227	10	0,050	0,060	-	-	0,8104
2,7	1	0,271	6	0,108	0,113	-	-	1,4287

Anlage 1

Fallpauschalen-Katalog und Pflegeerlöskatalog
Teil b) Bewertungsrelationen bei Versorgung durch Belegabteilungen

DRG	Partition	Bezeichnung [6)]	Bewertungsrelation bei Belegoperateur	Bewertungsrelation bei Belegoperateur und Beleganästhesist	Bewertungsrelation bei Belegoperateur und Beleghebamme	Bewertungsrelation bei Belegoperateur, Beleganästhesist und Beleghebamme
1	2	3	4	5	6	7
MDC 21B Verletzungen, Vergiftungen und toxische Wirkungen von Drogen und Medikamenten						
X01B	O	Rekonstruktive Operation bei Verletzungen ohne kompliz. Konstellation, ohne freie Lappenplastik mit mikrovask. Anastomosierung, mit schweren Weichteilschäden oder komplex. OR-Prozedur oder best. mäßig kompl. Eingriff oder äußerst schw. CC, mehr als 1 BT	1,533	1,411	-	-
X01C	O	Rekonstr. Operation bei Verletzungen ohne kompliz. Konst., ohne freie Lappenplastik mit mikrovask. Anastomosierung, ohne schw. Weichteilschäden, ohne kompl. OR-Prozedur, ohne äuß. schw. CC, mit best. Nervennaht od. Hautplastik, > 1 BT od. Alter < 18 J.	0,882	0,786	-	-
X01D	O	Rekonstr. Operation bei Verletzungen ohne kompliz. Konst., ohne freie Lappenplastik mit mikrovask. Anastomosierung, ohne schw. Weichteilschäden, ohne kompl. OR-Prozedur, ohne äuß. schw. CC, ohne best. Nervennaht oder Hautplastik oder 1 BT, Alter > 17 J.	0,641	0,583	-	-
X04Z	O	Andere Eingriffe bei Verletzungen der unteren Extremität	0,820	0,759	-	-
X06B	O	Andere Eingriffe bei anderen Verletzungen ohne äußerst schwere CC, mit komplexer OR-Prozedur oder Alter > 65 Jahre mit bestimmtem Eingriff oder mit schweren CC	1,001	0,924	-	-
X06C	O	Andere Eingriffe bei anderen Verletzungen ohne äußerst schwere oder schwere CC, ohne komplexe OR-Prozedur, Alter < 66 Jahre oder ohne bestimmten Eingriff	0,588	0,539	-	-
X60A	M	Bestimmte Verletzungen	0,350	0,341	-	-
X60B	M	Verletzungen und allergische Reaktionen ohne bestimmte Verletzungen	0,288	0,285	-	-
X62Z	M	Vergiftungen / Toxische Wirkungen von Drogen, Medikamenten und anderen Substanzen oder Folgen einer medizinischen Behandlung oder bestimmte Erfrierungen und andere Traumata	0,370	0,364	-	-
X64Z	M	Andere Krankheit verursacht durch Verletzung, Vergiftung oder toxische Wirkung	0,277	0,276	-	-
MDC 22 Verbrennungen						
Y03Z	O	Andere Verbrennungen mit anderen Eingriffen	0,628	0,595	-	-
MDC 23 Faktoren, die den Gesundheitszustand beeinflussen, und andere Inanspruchnahme des Gesundheitswesens						
Z01A	O	OR-Prozeduren bei anderen Zuständen, die zur Inanspruchnahme des Gesundheitswesens führen mit komplexem Eingriff oder komplizierender Konstellation	1,891	1,818	-	-
Z01B	O	OR-Prozeduren bei anderen Zuständen, die zur Inanspruchnahme des Gesundheitswesens führen ohne komplexen Eingriff, ohne komplizierende Konstellation, mit bestimmtem Eingriff	0,775	0,696	-	-
Z01C	O	OR-Prozeduren bei anderen Zuständen, die zur Inanspruchnahme des Gesundheitswesens führen ohne komplexen Eingriff, ohne komplizierende Konstellation, ohne bestimmten Eingriff	0,379	0,373	-	-
Z64A	M	Andere Faktoren, die den Gesundheitszustand beeinflussen, Nachbehandlung nach abgeschlossener Behandlung mit komplexer Radiojoddiagnostik	0,643	0,643	-	-
Z64B	M	Andere Faktoren, die den Gesundheitszustand beeinflussen, Nachbehandlung nach abgeschlossener Behandlung mit bestimmter Radiojoddiagnostik, mit bestimmtem Kontaktanlass	0,506	0,502	-	-
Z64C	M	Andere Faktoren, die den Gesundheitszustand beeinflussen, Nachbehandlung nach abgeschlossener Behandlung ohne Radiojoddiagnostik, ohne bestimmten Kontaktanlass oder allergologische Provokationstestung bis 2 Belegungstage	0,230	0,229	-	-
Z65Z	M	Beschwerden, Symptome, andere Anomalien und Nachbehandlung	0,387	0,387	-	-

Mittlere Verweil-dauer [1)]	Untere Grenz-verweildauer: Erster Tag mit Abschlag [2), 5)]	Untere Grenz-verweildauer: Bewertungs-relation pro Tag	Obere Grenz-verweildauer: Erster Tag mit zusätzlichem Entgelt [3), 5)]	Obere Grenz-verweildauer: Bewertungs-relation pro Tag	Externe Verlegung Abschlag pro Tag (Bewertungsrelation)	Verlegungs-fallpauschale	Ausnahme von Wiederaufnahme [4)]	Pflegeerlös Bewertungs-relation pro Tag
8	9	10	11	12	13	14	15	16
14,8	4	0,170	30	0,040	-	x	-	0,6732
4,5	1	0,274	11	0,050	0,058	-	-	0,7478
4,2	1	0,241	10	0,049	0,057	-	-	0,7656
6,5	1	0,444	17	0,048	0,059	-	-	0,7432
6,0	1	0,522	16	0,062	0,076	-	-	0,9099
4,1	1	0,282	10	0,053	0,061	-	-	0,7615
3,4	1	0,168	8	0,062	0,069	-	-	0,9046
2,8	1	0,153	6	0,069	0,072	-	-	1,0804
3,3	1	0,229	8	0,068	0,074	-	-	1,0255
2,6	1	0,153	6	0,071	0,074	-	-	1,1770
4,2	1	0,379	10	0,067	0,078	-	-	1,2619
7,6	2	0,277	16	0,077	0,097	-	-	0,9373
2,9	1	0,274	7	0,065	0,069	-	-	0,8827
4,1	1	0,205	10	0,055	0,063	-	-	0,7572
2,1	1	0,374	4	0,212	0,206	-	-	1,1441
2,6	1	0,230	5	0,112	0,115	-	-	0,9483
2,4	1	0,099	5	0,064	0,065	-	-	0,9426
3,7	1	0,247	10	0,070	0,078	-	-	0,9101

Anlage 1

Fallpauschalen-Katalog und Pflegeerlöskatalog
Teil b) Bewertungsrelationen bei Versorgung durch Belegabteilungen

DRG	Partition	Bezeichnung [6)]	Bewertungsrelation bei Belegoperateur	Bewertungsrelation bei Belegoperateur und Beleganästhesist	Bewertungsrelation bei Belegoperateur und Beleghebamme	Bewertungsrelation bei Belegoperateur, Beleganästhesist und Beleghebamme
1	2	3	4	5	6	7
MDC 24 Sonstige DRGs						
801D	O	Ausgedehnte OR-Prozedur ohne Bezug zur Hauptdiagnose mit bestimmter OR-Prozedur oder mit intensivmediz. Komplexbeh. > 196 / 184 / 368 Aufwandspunkte oder bestimmte nicht ausgedehnte OR-Prozedur mit neurolog. Komplexbehandlung des akuten Schlaganfalls	2,155	2,084	-	-
801E	O	Ausgedehnte OR-Prozedur ohne Bezug zur Hauptdiagnose ohne komplizierende Konstellation, ohne hochkomplexe, komplexe oder bestimmte OR-Prozedur	1,664	1,627	-	-
802A	O	Bestimmte nicht ausgedehnte OR-Prozedur ohne Bezug zur Hauptdiagnose oder andere nicht ausgedehnte OR-Prozedur mit intensivmedizinischer Komplexbehandlung > 196 / 184 / 368 Aufwandspunkte	1,883	1,832	-	-
802B	O	Andere nicht ausgedehnte OR-Prozedur ohne Bezug zur Hauptdiagnose mit mäßig komplexer OR-Prozedur	1,577	1,545	-	-
802C	O	Andere nicht ausgedehnte OR-Prozedur ohne Bezug zur Hauptdiagnose ohne mäßig komplexe OR-Prozedur	1,247	1,183	-	-
802D	O	Wenig komplexe nicht ausgedehnte OR-Prozedur ohne Bezug zur Hauptdiagnose	0,865	0,816	-	-
Fehler-DRGs						
960Z	M	Nicht gruppierbar	-	-	-	-
961Z	M	Unzulässige Hauptdiagnose	-	-	-	-
962Z	M	Unzulässige Kodierung einer Sectio caesarea	-	-	-	-

Mittlere Verweil-dauer [1]	Untere Grenz-verweildauer: Erster Tag mit Abschlag [2), 5)]	Untere Grenz-verweildauer: Bewertungs-relation pro Tag	Obere Grenz-verweildauer: Erster Tag mit zusätzlichem Entgelt [3), 5)]	Obere Grenz-verweildauer: Bewertungs-relation pro Tag	Externe Verlegung Abschlag pro Tag (Bewertungsrelation)	Verlegungs-fallpauschale	Ausnahme von Wiederaufnahme [4)]	Pflegeerlös Bewertungs-relation pro Tag
8	9	10	11	12	13	14	15	16
17,9	5	0,251	33	0,059	0,080	-	x	0,9404
15,6	4	0,244	30	0,055	0,074	-	x	0,8288
15,4	4	0,294	31	0,067	0,090	-	x	0,9468
16,2	4	0,256	29	0,056	0,075	-	x	0,7725
10,0	2	0,271	24	0,057	0,074	-	x	0,8175
7,3	1	0,546	20	0,055	0,069	-	x	0,8363
-	-	-	-	-	-	-	-	-
-	-	-	-	-	-	-	-	-
-	-	-	-	-	-	-	-	-

Anlage 1

Fallpauschalen-Katalog und Pflegeerlöskatalog
Teil c) Bewertungsrelationen bei teilstationärer Versorgung

DRG	Partition	Bezeichnung	Bewertungsrelation
1	2	3	4
MDC 11 Krankheiten und Störungen der Harnorgane			
L90B	M	Niereninsuffizienz, teilstationär, Alter > 14 Jahre mit Peritonealdialyse	0,060
L90C	M	Niereninsuffizienz, teilstationär, Alter > 14 Jahre ohne Peritonealdialyse	0,051

Teil d) Bewertungsrelationen mit gezielter Absenkung in Abhängigkeit der Median-Fallzahl bei Versorgung durch Hauptabteilungen

DRG	Partition	Bezeichnung	Bewertungsrelation bei Hauptabteilung	Bewertungsrelation bei Hauptabteilung und Beleghebamme	Mittlere Verweildauer [1]	Untere Grenzverweildauer: Erster Tag mit Abschlag [2), 5)]
1	2	3	4	5	6	7
MDC 08 Krankheiten und Störungen an Muskel-Skelett-System und Bindegewebe						
I68D	M	Nicht operativ behandelte Erkrankungen und Verletzungen WS, > 1 Belegungstag oder andere Femurfraktur, außer bei Diszitis oder infektiöser Spondylopathie, ohne Kreuzbeinfraktur, ohne best. mäßig aufw., aufw. od. hochaufw. Beh., mit Wirbelsäulenfraktur	0,547	-	5,5	1
I68E	M	Nicht operativ behandelte Erkrankungen und Verletzungen WS, > 1 Belegungstag oder andere Femurfraktur, außer bei Diszitis oder infektiöser Spondylopathie, ohne Kreuzbeinfraktur, ohne best. mäßig aufw., aufw. od. hochaufw. Beh., oh. Wirbelsäulenfraktur	0,447	-	4,6	1
I68F	M	Nicht operativ behandelte Erkrankungen und Verletzungen im Wirbelsäulenbereich, ein Belegungstag oder Prellung am Oberschenkel	0,186	-	1,0	-

Teil e) Bewertungsrelationen mit gezielter Absenkung in Abhängigkeit der Median-Fallzahl bei Versorgung durch Belegabteilungen

DRG	Partition	Bezeichnung	Bewertungsrelation bei Belegoperateur	Bewertungsrelation bei Belegoperateur und Beleganästhesist	Bewertungsrelation bei Belegoperateur und Beleghebamme	Bewertungsrelation bei Belegoperateur, Beleganästhesist und Beleghebamme	Mittlere Verweildauer [1]	Untere Grenzverweildauer: Erster Tag mit Abschlag [2), 5)]
1	2	3	4	5	6	7	8	9
MDC 08 Krankheiten und Störungen an Muskel-Skelett-System und Bindegewebe								
I68D	M	Nicht operativ behandelte Erkrankungen und Verletzungen WS, > 1 Belegungstag oder andere Femurfraktur, außer bei Diszitis oder infektiöser Spondylopathie, ohne Kreuzbeinfraktur, ohne best. mäßig aufw., aufw. od. hochaufw. Beh., mit Wirbelsäulenfraktur	0,450	0,449	-	-	5,9	1
I68E	M	Nicht operativ behandelte Erkrankungen und Verletzungen WS, > 1 Belegungstag oder andere Femurfraktur, außer bei Diszitis oder infektiöser Spondylopathie, ohne Kreuzbeinfraktur, ohne best. mäßig aufw., aufw. od. hochaufw. Beh., oh. Wirbelsäulenfraktur	0,290	0,289	-	-	5,1	1
I68F	M	Nicht operativ behandelte Erkrankungen und Verletzungen im Wirbelsäulenbereich, ein Belegungstag oder Prellung am Oberschenkel	0,158	0,155	-	-	1,0	-

Mittlere Verweildauer [1]	Untere Grenzverweildauer: Erster Tag mit Abschlag [2), 5)]	Untere Grenzverweildauer: Bewertungsrelation pro Tag	Obere Grenzverweildauer: Erster Tag mit zusätzlichem Entgelt [3), 5)]	Obere Grenzverweildauer: Bewertungsrelation pro Tag	Pflegeerlös Bewertungsrelation pro Tag
5	6	7	8	9	10
1,0	-	-	-	-	0,7344
1,0	-	-	-	-	0,4828

Untere Grenzverweildauer: Bewertungsrelation pro Tag	Obere Grenzverweildauer: Erster Tag mit zusätzlichem Entgelt [3), 5)]	Obere Grenzverweildauer: Bewertungsrelation pro Tag	Externe Verlegung Abschlag pro Tag (Bewertungsrelation)	Verlegungsfallpauschale	Ausnahme von Wiederaufnahme [4)]	Median-Fallzahl	Pflegeerlös Bewertungsrelation pro Tag
8	9	10	11	12	13	14	15
0,315	13	0,072	0,087	-	-	27	0,7159
0,261	11	0,069	0,081	-	-	92	0,6033
-	-	-	-	-	-	31	1,0692

Untere Grenzverweildauer: Bewertungsrelation pro Tag	Obere Grenzverweildauer: Erster Tag mit zusätzlichem Entgelt [3), 5)]	Obere Grenzverweildauer: Bewertungsrelation pro Tag	Externe Verlegung Abschlag pro Tag (Bewertungsrelation)	Verlegungsfallpauschale	Ausnahme von Wiederaufnahme [4)]	Median-Fallzahl	Pflegeerlös Bewertungsrelation pro Tag
10	11	12	13	14	15	16	17
0,255	13	0,056	0,069	-	-	27	0,7159
0,155	10	0,038	0,046	-	-	92	0,6830
-	-	-	-	-	-	31	1,0692

Anlage 2

Zusatzentgelte-Katalog[1)]
– Liste –

ZE	Bezeichnung	Betrag
1	2	3
ZE01.01 [2)]	Hämodialyse, intermittierend, Alter > 14 Jahre	168,80 €
ZE01.02 [2)]	Hämodialyse, intermittierend, Alter < 15 Jahre	356,58 €
ZE02 [2)]	Hämodiafiltration, intermittierend	174,85 €
ZE09	Vollimplantierbare Medikamentenpumpe mit programmierbarem variablen Tagesprofil	8.903,74 €
ZE10	Künstlicher Blasenschließmuskel	2.678,71 €
ZE11	Wirbelkörperersatz	siehe Anlage 5
ZE30 [3)]	Gabe von Prothrombinkomplex, parenteral	siehe Anlage 5
ZE36	Plasmapherese	siehe Anlage 5
ZE37	Extrakorporale Photopherese	1.312,89 €
ZE47	Gabe von Antithrombin III, parenteral	siehe Anlage 5
ZE50	Gabe von Cetuximab, parenteral	siehe Anlage 5
ZE51	Gabe von Human-Immunglobulin, spezifisch gegen Hepatitis-B-surface-Antigen, parenteral	siehe Anlage 5
ZE52	Gabe von Liposomalem Doxorubicin, parenteral	siehe Anlage 5
ZE56	Vollimplantierbare Medikamentenpumpe mit konstanter Flussrate	4.151,14 €
ZE58	Hydraulische Penisprothesen	5.961,27 €
ZE60	Palliativmedizinische Komplexbehandlung	siehe Anlage 5
ZE61	Lipoproteinapherese	1.064,17 €
ZE62 [2)]	Hämofiltration, intermittierend	231,98 €
ZE64	Gabe von Human-Immunglobulin, spezifisch gegen Zytomegalie-Virus, parenteral	siehe Anlage 5
ZE67	Gabe von Human-Immunglobulin, spezifisch gegen Varicella-Zoster-Virus, parenteral	siehe Anlage 5
ZE70	Gabe von C1-Esteraseinhibitor, parenteral	siehe Anlage 5
ZE72	Gabe von Pegyliertem liposomalen Doxorubicin, parenteral	siehe Anlage 5
ZE78	Gabe von Temozolomid, oral	siehe Anlage 5
ZE93	Gabe von Human-Immunglobulin, polyvalent, parenteral	siehe Anlage 5
ZE96	Gabe von Carmustin, Implantat, intrathekal	siehe Anlage 5
ZE98	Gabe von Palivizumab, parenteral	siehe Anlage 5
ZE100	Implantation eines endobronchialen Klappensystems	siehe Anlage 5
ZE101	Medikamente-freisetzende Koronarstents	siehe Anlage 5
ZE105	Selektive Embolisation mit Metallspiralen (Coils) an Kopf, Hals (intra- und extrakraniell) und spinalen Gefäßen oder mit großlumigem Gefäßverschlusskörper	siehe Anlage 5
ZE106	Selektive Embolisation mit Metallspiralen (Coils), andere Lokalisationen	siehe Anlage 5
ZE107	Gabe von Erythrozytenkonzentraten	siehe Anlage 5
ZE108	Gabe von patientenbezogenen Thrombozytenkonzentraten	siehe Anlage 5
ZE110	Gabe von Liposomalem Amphotericin B, parenteral	siehe Anlage 5
ZE116	Gabe von Panitumumab, parenteral	siehe Anlage 5
ZE119 [2)]	Hämofiltration, kontinuierlich	siehe Anlage 5
ZE120 [2)]	Hämodialyse, kontinuierlich, venovenös, pumpengetrieben (CVVHD)	siehe Anlage 5
ZE121 [2)]	Hämodiafiltration, kontinuierlich	siehe Anlage 5
ZE122 [2)]	Peritonealdialyse, intermittierend, maschinell unterstützt (IPD)	203,44 €
ZE123 [2)]	Peritonealdialyse, kontinuierlich, nicht maschinell unterstützt (CAPD)	siehe Anlage 5
ZE125	Implantation oder Wechsel eines interspinösen Spreizers	siehe Anlage 5
ZE126	Autogene / Autologe matrixinduzierte Chondrozytentransplantation	3.974,63 €
ZE132	Implantation eines Wachstumsstents	siehe Anlage 5
ZE135	Gabe von Vinflunin, parenteral	siehe Anlage 5
ZE136	Medikamente-freisetzende Ballons an Koronargefäßen	siehe Anlage 5
ZE137	Medikamente-freisetzende Ballons an anderen Gefäßen	siehe Anlage 5
ZE138	Neurostimulatoren zur Rückenmarkstimulation oder zur Stimulation des peripheren Nervensystems, Einkanalstimulator, mit Sondenimplantation	7.946,87 €
ZE139	Neurostimulatoren zur Rückenmarkstimulation oder zur Stimulation des peripheren Nervensystems, Einkanalstimulator, ohne Sondenimplantation	5.569,21 €

ZE	Bezeichnung	Betrag
1	2	3
ZE140	Neurostimulatoren zur Rückenmarkstimulation oder zur Stimulation des peripheren Nervensystems, Mehrkanalstimulator, nicht wiederaufladbar, mit Sondenimplantation	12.758,95 €
ZE141	Neurostimulatoren zur Rückenmarkstimulation oder zur Stimulation des peripheren Nervensystems, Mehrkanalstimulator, nicht wiederaufladbar, ohne Sondenimplantation	10.098,00 €
ZE144	Gabe von Romiplostim, parenteral	siehe Anlage 5
ZE145	Spezialisierte stationäre palliativmedizinische Komplexbehandlung	siehe Anlage 5
ZE146	Gabe von Thrombozytenkonzentraten	siehe Anlage 5
ZE147	Gabe von Apherese-Thrombozytenkonzentraten	siehe Anlage 5
ZE151	Gabe von Abatacept, intravenös	siehe Anlage 5
ZE152	Perkutan-transluminale Fremdkörperentfernung und Thrombektomie an intrakraniellen Gefäßen unter Verwendung eines Stentretriever	siehe Anlage 5
ZE153	Zügeloperation mit alloplastischem Material, adjustierbar	137,36 €
ZE156	Gabe von Decitabin, parenteral	siehe Anlage 5
ZE158	Vagusnervstimulationssysteme, mit Sondenimplantation	14.131,75 €
ZE159	Vagusnervstimulationssysteme, ohne Sondenimplantation	11.042,51 €
ZE161	Radiofrequenzablation Ösophagus	1.518,88 €
ZE162 4)	Erhöhter Pflegeaufwand bei pflegebedürftigen Patienten (DRG-Tabelle 1)	24,58 €
ZE163 5)	Erhöhter Pflegeaufwand bei pflegebedürftigen Patienten (DRG-Tabelle 2)	48,95 €
ZE164	Gabe von pathogeninaktivierten Thrombozytenkonzentraten	siehe Anlage 5
ZE165	Gabe von pathogeninaktivierten Apherese-Thrombozytenkonzentraten	siehe Anlage 5
ZE168	Gabe von Ipilimumab, parenteral	siehe Anlage 5
ZE169	Adjustierbare Harnkontinenztherapien	2.742,91 €
ZE170	Suspensionsoperation bei Harninkontinenz des Mannes	1.444,26 €
ZE171	Gabe von Pembrolizumab, parenteral	siehe Anlage 5
ZE174	Gabe von Venetoclax, oral	siehe Anlage 5
ZE175	Perkutan-transluminale Fremdkörperentfernung und Thrombektomie an intrakraniellen Gefäßen unter Verwendung eines Thrombektomie-Aspirationskatheters	siehe Anlage 5
ZE176 6)	Gabe von Nirsevimab, parenteral, 50 mg oder 100 mg, Alter < 1 Jahr	416,50 €
ZE177	Gabe von Atezolizumab, intravenös	siehe Anlage 5
ZE178	Gabe von Ocrelizumab, intravenös	siehe Anlage 5

Fußnoten:

1) Die jeweiligen Definitionen (OPS-Kodes und OPS-Texte) sowie die fehlenden differenzierten €-Beträge sind in Anlage 5 aufgeführt.

2) Eine zusätzliche Abrechnung ist im Zusammenhang mit einer Fallpauschale der Basis-DRG L60 oder L71 oder der DRG L90B oder L90C und dem nach Anlage 3b krankenhausindividuell zu vereinbarenden Entgelt L90A nicht möglich.

3) Bei der Behandlung von Blutern mit Blutgerinnungsfaktoren erfolgt die Abrechnung der Gabe von Prothrombinkomplex über das ZE2025-97 nach Anlage 4 bzw. 6, die gleichzeitige Abrechnung des ZE30 ist ausgeschlossen.

4) Das Zusatzentgelt ist ab einer Mindestverweildauer von 5 Belegungstagen und nur in Verbindung mit einer der in Anlage 8 Tabelle 1 genannten DRG-Fallpauschale abrechenbar.

5) Das Zusatzentgelt ist ab einer Mindestverweildauer von 5 Belegungstagen und nur in Verbindung mit einer der in Anlage 8 Tabelle 2 genannten DRG-Fallpauschale abrechenbar.

6) Die Abrechnung dieses Zusatzentgeltes erfolgt nach Maßgabe der Ergänzungsvereinbarung vom 26.09.2024 zur FPV 2024 und FPV 2025.

Anlage 3a

Nicht mit dem Fallpauschalen-Katalog vergütete vollstationäre Leistungen und Pflegeerlöskatalog

Für die nachfolgend aufgeführten Leistungen sind krankenhausindividuelle Entgelte nach § 6 Absatz 1 Satz 1 des Krankenhausentgeltgesetz zu vereinbaren, soweit diese als Krankenhausleistung erbracht werden dürfen.
Nach § 7 Absatz 4 ist für diese Fallpauschalen die nach § 6 Absatz 1 Krankenhausentgeltgesetz bisher krankenhausindividuell vereinbarte Entgelthöhe bis zum Beginn des Wirksamwerdens der neuen Budgetvereinbarung weiter zu erheben.

DRG	Partition	Bezeichnung [6)]	Pflegeerlös Bewertungsrelation pro Tag
1	2	3	4
Prä-MDC			
A04A	O	Knochenmarktransplantation / Stammzelltransfusion, allogen, mit zweiter Knochenmarktransplantation / Stammzelltransfusion im selben Aufenthalt	1,0000
A15A	O	Knochenmarktransplantation / Stammzelltransfusion, autogen, mit zweiter Knochenmarktransplantation / Stammzelltransfusion im selben Aufenthalt	1,0000
A16A	O	Transplantation von Darm oder Pankreas	1,0000
A16B	O	Injektion von Pankreasgewebe	1,0000
A22Z	O	Korrektureingriff bei Doppelfehlbildung	1,0000
A43Z	A	Frührehabilitation bei Wachkoma und Locked-in-Syndrom	1,0000
MDC 01 Krankheiten und Störungen des Nervensystems			
B11Z	O	Frührehabilitation mit bestimmter OR-Prozedur	1,4093
B13Z	O	Epilepsiechirurgie mit invasivem präoperativen Video-EEG	1,1312
B43Z	A	Frührehabilitation bei Krankheiten und Störungen des Nervensystems, mehr als 27 Tage	1,1352
B46Z	A	Sozial- und neuropädiatrische und pädiatrisch-psychosomatische Therapie bei Krankheiten und Störungen des Nervensystems	1,2287
B49Z	A	Multimodale Komplexbehandlung bei Morbus Parkinson	0,5983
B61B	M	Bestimmte akute Erkrankungen und Verletzungen des Rückenmarks ohne komplexen Eingriff oder mehr als 13 Belegungstage oder nicht wegverlegt	1,2829
B76A	M	Anfälle, mehr als ein Belegungstag, mit komplexer Diagnostik und Therapie	1,1372
MDC 03 Krankheiten und Störungen des Ohres, der Nase, des Mundes und des Halses			
D01A	O	Kochleaimplantation, bilateral	0,9979
D23Z	O	Implantation eines aktiven mechanischen Hörimplantates	0,6987
MDC 04 Krankheiten und Störungen der Atmungsorgane			
E37Z	O	Längerer stationärer Aufenthalt vor Transplantation bei hoher Dringlichkeitsstufe bei Krankheiten und Störungen der Atmungsorgane	1,0000
E41Z	A	Frührehabilitation bei Krankheiten und Störungen der Atmungsorgane	0,9533
E76A	M	Tuberkulose, mehr als 14 Belegungstage	0,8354
MDC 05 Krankheiten und Störungen des Kreislaufsystems			
F29Z	O	Frührehabilitation bei Krankheiten und Störungen des Kreislaufsystems, mit bestimmter OR-Prozedur, außer kardiothorakale Eingriffe	1,0000
F37Z	O	Längerer stationärer Aufenthalt vor Transplantation bei hoher Dringlichkeitsstufe bei Krankheiten und Störungen des Kreislaufsystems	1,0257
F45Z	A	Frührehabilitation bei Krankheiten und Störungen des Kreislaufsystems	0,7721
F96Z	O	Stammzelltransfusion bei Krankheiten und Störungen des Kreislaufsystems	1,0000
MDC 06 Krankheiten und Störungen der Verdauungsorgane			
G51Z	A	Frührehabilitation bei Krankheiten und Störungen der Verdauungsorgane	1,0000
MDC 07 Krankheiten und Störungen an hepatobiliärem System und Pankreas			
H37Z	O	Längerer stationärer Aufenthalt vor Transplantation bei hoher Dringlichkeitsstufe bei Krankheiten und Störungen an hepatobiliärem System und Pankreas	1,0000
MDC 08 Krankheiten und Störungen an Muskel-Skelett-System und Bindegewebe			
I40Z	A	Frührehabilitation bei Krankheiten und Störungen an Muskel-Skelett-System und Bindegewebe	0,9656
I96Z	O	Frührehabilitation mit bestimmter OR-Prozedur bei Krankheiten und Störungen an Muskel-Skelett-System und Bindegewebe, mehr als 20 Tage	0,8737
MDC 10 Endokrine, Ernährungs- und Stoffwechselkrankheiten			
K01Z	O	Verschiedene Eingriffe bei Diabetes mellitus mit Komplikationen, mit Frührehabilitation oder geriatrischer frührehabilitativer Komplexbehandlung	0,7935
K43Z	A	Frührehabilitation bei endokrinen, Ernährungs- und Stoffwechselkrankheiten	0,9601

DRG	Partition	Bezeichnung [6]	Pflegeerlös Bewertungsrelation pro Tag
1	2	3	4
MDC 19 Psychische Krankheiten und Störungen			
U01Z	O	Genitalorganumwandelnde Operation	0,8410
U41Z	A	Sozial- und neuropädiatrische und pädiatrisch-psychosomatische Therapie bei psychischen Krankheiten und Störungen	0,9351
U42A	A	Multimodale Schmerztherapie bei psychischen Krankheiten und Störungen, Alter < 19 Jahre	1,1102
U43Z	A	Psychosomatische Therapie, Alter < 18 Jahre	1,0000
MDC 21A Polytrauma			
W01A	O	Polytrauma mit Beatmung > 72 Stunden oder komplexen Eingriffen oder intensivmedizinische Komplexbehandlung > 392 / 368 / 552 Aufwandspunkte, mit Frührehabilitation	1,0000
W05Z	O	Frührehabilitation bei Polytrauma mit OR-Prozedur	1,0000
W40Z	A	Frührehabilitation bei Polytrauma	1,0845
MDC 22 Verbrennungen			
Y01Z	O	Operative Eingriffe bei schweren Verbrennungen oder Beatmung > 95 Stunden bei Verbrennungen oder intensivmedizinische Komplexbehandlung > 1176 / 1104 / 1104 Aufwandspunkte bei Verbrennungen	4,1778
Y61Z	M	Schwere Verbrennungen	1,0000
MDC 23 Faktoren, die den Gesundheitszustand beeinflussen, und andere Inanspruchnahme des Gesundheitswesens			
Z02Z	O	Leberspende (Lebendspende)	0,9914
Z04Z	O	Lungenspende (Lebendspende)	1,0000
Z41Z	A	Knochenmarkentnahme bei Eigenspender	1,0000
Z42Z	A	Stammzellentnahme bei Fremdspender	1,0398
Z43Z	A	Knochenmarkentnahme bei Fremdspender	1,3692

Anlage 3b

Nicht mit dem Fallpauschalen-Katalog vergütete teilstationäre Leistungen und Pflegeerlöskatalog

Für die nachfolgend aufgeführten Leistungen sind krankenhausindividuelle Entgelte nach § 6 Absatz 1 Satz 1 des Krankenhausentgeltgesetzes zu vereinbaren, soweit diese als Krankenhausleistung erbracht werden dürfen.

Nach § 7 Absatz 4 ist für diese Fallpauschalen die nach § 6 Absatz 1 Krankenhausentgeltgesetz bisher krankenhausindividuell vereinbarte Entgelthöhe bis zum Beginn des Wirksamwerdens der neuen Budgetvereinbarung weiter zu erheben.

DRG	Partition	Bezeichnung	Pflegeerlös Bewertungsrelation pro Tag
1	2	3	4
Prä-MDC			
A90A	A	Teilstationäre geriatrische Komplexbehandlung, umfassende Behandlung	0,2712
A90B	A	Teilstationäre geriatrische Komplexbehandlung, Basisbehandlung	0,2712
MDC 11 Krankheiten und Störungen der Harnorgane			
L90A	M	Niereninsuffizienz, teilstationär, Alter < 15 Jahre	0,5000
MDC 25 Teilstationäre pädiatrische Diagnostik und Behandlung			
740Z	A	Bestimmte radiologische Diagnostik in Sedierung oder Anästhesie, Alter < 18 Jahre, teilstationär	0,6080
741Z	A	Bestimmte endoskopische Diagnostik in Sedierung oder Anästhesie, Alter < 18 Jahre, teilstationär	0,6080
742Z	A	Knochenmark-Biopsie oder Liquordiagnostik in Sedierung oder Anästhesie, Alter < 18 Jahre, teilstationär	0,6080
743Z	A	Bougierung und Dilatation des Ösophagus in Sedierung oder Anästhesie, Alter < 18 Jahre, teilstationär	0,6080
744Z	A	Dilatation des Anus in Sedierung oder Anästhesie, Alter < 18 Jahre, teilstationä	0,6080
745Z	A	Dilatation der Vagina in Sedierung oder Anästhesie, Alter < 18 Jahre, teilstationä	0,6080
746Z	A	Augenuntersuchung in Sedierung oder Anästhesie, Alter < 18 Jahre, teilstationä	0,6080
747Z	A	Testung oder Nachprogrammierung kardialer Systeme, Alter < 18 Jahre, teilstationä	0,6080
748Z	A	Bestimmte Behandlung ohne Sedierung oder Anästhesie, Alter < 18 Jahre, teilstationä	0,6080
749Z	A	Beobachtung bei Vergiftung, Alter < 10 Jahre, teilstationä	0,6080

Anlage 4

Zusatzentgelte-Katalog[1)]
– Liste –

Für die nachfolgend aufgeführten Leistungen sind krankenhausindividuelle Entgelte nach § 6 Absatz 1 Satz 1 des Krankenhausentgeltgesetzes zu vereinbaren, soweit diese als Krankenhausleistungen erbracht werden dürfen.

Zusatzentgelt	Bezeichnung
1	2
ZE2025-01 [4)]	Beckenimplantate
ZE2025-02 [4)]	Links- und rechtsventrikuläre Herzassistenzsysteme („Kunstherz")
ZE2025-03 [4)]	ECMO und PECLA
ZE2025-04 [4)]	Individuell nach CAD gefertigte Rekonstruktionsimplantate im Gesichts- und Schädelbereich
ZE2025-05 [4)]	Distraktion am Gesichtsschädel
ZE2025-07 [4)]	Andere implantierbare Medikamentenpumpen
ZE2025-08 [3), 4)]	Sonstige Dialyse
ZE2025-09 [4)]	Hämoperfusion [Vollblut-Adsorption]
ZE2025-10 [4)]	Leberersatztherapie
ZE2025-13 [4)]	Adsorption zur Entfernung von Immunglobulinen und/oder Immunkomplexen
ZE2025-15 [4)]	Zellapherese
ZE2025-16 [4)]	Isolierte Extremitätenperfusion
ZE2025-17 [4)]	Retransplantation von Organen während desselben stationären Aufenthaltes
ZE2025-18 [4)]	Zwerchfellschrittmacher
ZE2025-22 [4)]	IABP
ZE2025-24 [4)]	Andere Penisprothesen
ZE2025-25 [4)]	Modulare Endoprothesen
ZE2025-26 [4)]	Anthroposophisch-medizinische Komplexbehandlung
ZE2025-33 [2), 4)]	Gabe von Sargramostim, parenteral
ZE2025-34 [4)]	Gabe von Granulozytenkonzentraten
ZE2025-35 [4)]	Fremdbezug von hämatopoetischen Stammzellen
ZE2025-36 [4)]	Versorgung von Schwerstbehinderten
ZE2025-40 [4)]	Naturheilkundliche Komplexbehandlung
ZE2025-41 [4), 5)]	Multimodal-nichtoperative Komplexbehandlung des Bewegungssystems
ZE2025-44 [4)]	Stammzellboost nach erfolgter Transplantation von hämatopoetischen Stammzellen, nach In-vitro-Aufbereitung
ZE2025-45 [4)]	Komplexe Diagnostik bei hämatologischen und onkologischen Erkrankungen bei Kindern und Jugendlichen
ZE2025-46 [2), 4)]	Gabe von Anti-Human-T-Lymphozyten-Immunglobulin, parenteral
ZE2025-49 [4)]	Hypertherme intraperitoneale Chemotherapie (HIPEC) in Kombination mit Peritonektomie und ggf. mit Multiviszeralresektion oder hypertherme intrathorakale Chemotherapie (HITOC) in Kombination mit Pleurektomie und ggf. mit Tumorreduktion
ZE2025-50 [4), 6)]	Implantation einer (Hybrid)-Prothese an der Aorta
ZE2025-54 [4)]	Selbstexpandierende Prothesen am Gastrointestinaltrakt
ZE2025-56 [4)]	Gabe von Bosentan, oral
ZE2025-57 [4)]	Gabe von Jod-131-MIBG (Metajodobenzylguanidin), parenteral
ZE2025-58 [4)]	Gabe von Alpha-1-Proteinaseninhibitor human, parenteral
ZE2025-61 [4)]	Neurostimulatoren zur Hirn- oder Rückenmarkstimulation oder zur Stimulation des peripheren Nervensystems, Mehrkanalstimulator, wiederaufladbar
ZE2025-62 [4)]	Mikroaxial-Blutpumpe
ZE2025-63 [4)]	Gabe von Dibotermin alfa, Implantation am Knochen
ZE2025-65 [4)]	Selektive intravaskuläre Radionuklidtherapie [SIRT] mit Yttrium-90- oder Rhenium-188- oder Holmium-166-markierten Mikrosphären
ZE2025-66 [4)]	Enzymersatztherapie bei lysosomalen Speicherkrankheiten
ZE2025-67 [4)]	Implantation einer Stent-Prothese an der Aorta, perkutan-transluminal
ZE2025-69 [4)]	Gabe von Hämin, parenteral
ZE2025-71 [4)]	Radiorezeptortherapie mit DOTA-konjugierten Somatostatinanaloga
ZE2025-72 [4)]	Distraktionsmarknagel, motorisiert
ZE2025-74 [4)]	Gabe von Sunitinib, oral
ZE2025-75 [4)]	Gabe von Sorafenib, oral
ZE2025-77 [4)]	Gabe von Lenalidomid, oral
ZE2025-79 [4)]	Gabe von Nelarabin, parenteral
ZE2025-80 [2), 4)]	Gabe von Amphotericin-B-Lipidkomplex, parenteral
ZE2025-82 [3), 4)]	Peritonealdialyse, kontinuierlich, maschinell unterstützt (APD)
ZE2025-84 [4)]	Gabe von Ambrisentan, oral

Zusatzentgelt	Bezeichnung
1	2
ZE2025-85 [4)]	Gabe von Temsirolimus, parenteral
ZE2025-86 [4)]	Andere Neurostimulatoren und Neuroprothesen
ZE2025-88 [4)]	Komplexe neuropädiatrische Diagnostik mit weiteren Maßnahmen
ZE2025-91 [4)]	Gabe von Dasatinib, oral
ZE2025-97 [4), 7)]	Behandlung von Blutern mit Blutgerinnungsfaktoren
ZE2025-99 [4)]	Fremdbezug von Donor-Lymphozyten
ZE2025-101 [4)]	Gabe von Mifamurtid, parenteral
ZE2025-103 [4)]	Gabe von Rituximab, subkutan
ZE2025-104 [4)]	Gabe von Trastuzumab, subkutan
ZE2025-106 [4)]	Gabe von Abatacept, subkutan
ZE2025-107 [4)]	Medikamente-freisetzende bioresorbierbare Koronarstents
ZE2025-108 [4)]	Implantation einer Irisprothese
ZE2025-109 [3), 4)]	Dialyse mit High-Cut-off-Dialysemembran
ZE2025-110 [4)]	Gabe von Tocilizumab, subkutan
ZE2025-111 [4)]	Gabe von Paclitaxel, als an Albumin gebundene Nanopartikel, parenteral
ZE2025-112 [4)]	Gabe von Abirateron, oral
ZE2025-113 [4)]	Gabe von Cabazitaxel, parenteral
ZE2025-115 [4)]	Molekulares Monitoring der Resttumorlast [MRD]: Molekulargenetische Identifikation und Herstellung von patientenspezifischen Markern
ZE2025-116 [4)]	Molekulares Monitoring der Resttumorlast [MRD]: Patientenspezifische molekulargenetische Quantifizierung
ZE2025-117 [4)]	Chemosaturations-Therapie mittels perkutaner Leberperfusion
ZE2025-118 [4)]	Neurostimulatoren zur Hirnstimulation, Einkanalstimulator
ZE2025-119 [4)]	Distraktionsmarknagel, nicht motorisiert
ZE2025-120 [4)]	Gabe von Pemetrexed, parenteral
ZE2025-121 [4)]	Gabe von Etanercept, parenteral
ZE2025-122 [4)]	Gabe von Imatinib, oral
ZE2025-123 [4)]	Gabe von Caspofungin, parenteral
ZE2025-124 [4)]	Gabe von Voriconazol, oral
ZE2025-125 [4)]	Gabe von Voriconazol, parenteral
ZE2025-127 [4)]	Gabe von L-Asparaginase aus Erwinia chrysanthemi [Crisantaspase], parenteral
ZE2025-128 [4)]	Gabe von nicht pegylierter Asparaginase, parenteral
ZE2025-129 [4)]	Gabe von pegylierter Asparaginase, parenteral
ZE2025-130 [4)]	Gabe von Belimumab, parenteral
ZE2025-131 [4)]	Gabe von Defibrotid, parenteral
ZE2025-132 [4)]	Gabe von Thiotepa, parenteral
ZE2025-133 [4)]	Spezialisierte palliativmedizinische Komplexbehandlung durch einen internen Palliativdienst
ZE2025-134 [4)]	Spezialisierte palliativmedizinische Komplexbehandlung durch einen externen Palliativdienst
ZE2025-135 [4)]	Basisdiagnostik bei unklarem Symptomkomplex bei Neugeborenen und Säuglingen mit weiteren Maßnahmen
ZE2025-136 [4)]	Einlegen von endobronchialen Nitinolspiralen
ZE2025-137 [4), 7), 8)]	Gabe von rekombinantem aktiviertem Faktor VII
ZE2025-138 [4), 7), 9)]	Gabe von Fibrinogenkonzentrat
ZE2025-139 [4), 7), 10)]	Gabe von Blutgerinnungsfaktoren
ZE2025-140 [4)]	Gabe von Brentuximab vedotin, parenteral
ZE2025-141 [4)]	Gabe von Enzalutamid, oral
ZE2025-142 [4)]	Gabe von Aflibercept, intravenös
ZE2025-143 [4)]	Gabe von Eltrombopag, oral
ZE2025-144 [4)]	Gabe von Obinutuzumab, parenteral
ZE2025-145 [4)]	Gabe von Ibrutinib, oral
ZE2025-146 [4)]	Gabe von Ramucirumab, parenteral
ZE2025-147 [4)]	Gabe von Bortezomib, parenteral
ZE2025-148 [4)]	Gabe von Adalimumab, parenteral
ZE2025-149 [4)]	Gabe von Infliximab, parenteral

Zusatzentgelt	Bezeichnung
1	2
ZE2025-150 [4)]	Gabe von Busulfan, parenteral
ZE2025-151 [4)]	Gabe von Rituximab, intravenös
ZE2025-152 [4)]	Mehrdimensionale pädiatrische Diagnostik
ZE2025-153 [4)]	Gabe von Trastuzumab, intravenös
ZE2025-154 [4)]	Gabe von Anidulafungin, parenteral
ZE2025-156 [4)]	Gabe von Posaconazol, parenteral
ZE2025-157 [2), 4)]	Gabe von Pixantron, parenteral
ZE2025-158 [4)]	Gabe von Pertuzumab, parenteral
ZE2025-159 [4)]	Gabe von Blinatumomab, parenteral
ZE2025-161 [4)]	Gabe von Nivolumab, parenteral
ZE2025-162 [4)]	Gabe von Carfilzomib, parenteral
ZE2025-163 [4)]	Gabe von Macitentan, oral
ZE2025-164 [4)]	Gabe von Riociguat, oral
ZE2025-165 [4)]	Gabe von Nusinersen, intrathekal
ZE2025-166 [4)]	Gabe von Isavuconazol, parenteral
ZE2025-167 [4)]	Gabe von Isavuconazol, oral
ZE2025-169 [4)]	Gabe von Liposomalem Irinotecan, parenteral
ZE2025-170 [4)]	Gabe von Bevacizumab, parenteral
ZE2025-171 [4)]	Gabe von Clofarabin, parenteral
ZE2025-172 [4)]	Gabe von Posaconazol, oral, Suspension
ZE2025-173 [4)]	Gabe von Posaconazol, oral, Tabletten
ZE2025-175 [4), 11)]	Gabe von Filgrastim, parenteral
ZE2025-176 [4), 11)]	Gabe von Lenograstim, parenteral
ZE2025-177 [4), 11)]	Gabe von Pegfilgrastim, parenteral
ZE2025-178 [4), 11)]	Gabe von Lipegfilgrastim, parenteral
ZE2025-180 [4)]	Gabe von Azacitidin, parenteral
ZE2025-182 [4)]	Gabe von Vedolizumab, parenteral
ZE2025-183 [4)]	Gabe von Elotuzumab, parenteral
ZE2025-187 [4)]	Neurostimulatoren zur Hypoglossusnerv-Stimulation
ZE2025-188 [4)]	Patientenindividuell hergestellte Stent-Prothesen an der Aorta, ohne Öffnung
ZE2025-189 [4)]	Stent-Prothesen an der Aorta, mit Öffnung
ZE2025-190 [4)]	Längerfristige Beatmungsentwöhnung
ZE2025-191 [4)]	Gabe von Dinutuximab beta, parenteral
ZE2025-192 [4)]	Gabe von Midostaurin, oral
ZE2025-193 [4)]	Gabe von Onasemnogen abeparvovec, parenteral
ZE2025-194 [4)]	Gabe von Ustekinumab, intravenös
ZE2025-195 [4)]	Gabe von Ustekinumab, subkutan
ZE2025-196 [4)]	Gabe von Micafungin, parenteral
ZE2025-198 [4)]	Molekulares Monitoring der Resttumorlast [MRD]: Molekulargenetische Identifikation von krankheitsspezifischen Markern
ZE2025-199 [4)]	Molekulares Monitoring der Resttumorlast [MRD]: Krankheitsspezifische molekulargenetische Quantifizierung
ZE2025-200 [4)]	Gabe von Daratumumab, intravenös
ZE2025-201 [4)]	Gabe von Daratumumab, subkutan
ZE2025-202 [4)]	Gabe von Aldesleukin, parenteral
ZE2025-203 [4)]	Gabe von Durvalumab, parenteral
ZE2025-204 [4)]	Gabe von Gemtuzumab ozogamicin, parenteral
ZE2025-205 [4)]	Gabe von Polatuzumab vedotin, parenteral
ZE2025-206 [12)]	Gabe von Natalizumab, parenteral
ZE2025-207 [13)]	Gabe von Itraconazol, parenteral
ZE2025-208 [14)]	Gabe von Trabectedin, parenteral
ZE2025-209 [15)]	Gabe von Plerixafor, parenteral
ZE2025-210 [16)]	Gabe von Eculizumab, parenteral
ZE2025-211 [17)]	Gabe von Tocilizumab, intravenös

Zusatzentgelt	Bezeichnung
1	2
ZE2025-212 [4)]	Gabe von Idarucizumab, parenteral
ZE2025-213 [4)]	Gabe von Andexanet alfa, parenteral
ZE2025-214 [4)]	Gabe von Letermovir, oral
ZE2025-215 [4)]	Gabe von Letermovir, parenteral
ZE2025-216 [4)]	Gabe von Avelumab, parenteral
ZE2025-217 [4)]	Gabe von Apalutamid, oral
ZE2025-218 [4)]	Gabe von Cemiplimab, parenteral
ZE2025-219 [4), 18)]	Gabe von rekombinantem aktiviertem Faktor VII bei postpartaler Blutung
ZE2025-220 [4), 19)]	Zusatzaufwand bei Behandlung mit Gabe von CAR-T-Zellen
ZE2025-221 [20)]	Gabe von Atezoluzimab, subkutan
ZE2025-222 [21)]	Gabe von Ocrelizumab, subkutan
ZE2025-223 [4)]	Gabe von Inotuzumab ozogamicin, parenteral
ZE2025-224 [4)]	Gabe von Isatuximab, parenteral
ZE2025-225 [4)]	Gabe von Ivacaftor, oral
ZE2025-226 [4)]	Gabe von Ivacaftor-Tezacaftor-Elexacaftor, oral
ZE2025-227 [4)]	Gabe von Lumacaftor-Ivacaftor, oral
ZE2025-228 [4)]	Gabe von Tezacaftor-Ivacaftor, oral
ZE2025-229 [4)]	Gabe von Liposomalem Cytarabin-Daunorubicin, parenteral

Fußnoten:

1) Die jeweiligen Definitionen (OPS-Kodes und OPS-Texte) sind in Anlage 6 aufgeführt.

2) Das Zulassungsrecht bleibt von der Katalogaufnahme unberührt. Die Kostenträger entscheiden im Einzelfall, ob die Kosten dieser Medikamente übernommen werden.

3) Eine zusätzliche Abrechnung ist im Zusammenhang mit einer Fallpauschale der Basis-DRG L60 oder L71 oder der DRG L90B oder L90C und dem nach Anlage 3b krankenhausindividuell zu vereinbarenden Entgelt L90A nicht möglich.

4) Nach Paragraf 5 Abs. 2 Satz 3 FPV 2025 ist für diese Zusatzentgelte das bisher krankenhausindividuell vereinbarte Entgelt der Höhe nach bis zum Beginn des Wirksamwerdens der neuen Budgetvereinbarung weiter zu erheben. Dies gilt auch, sofern eine Anpassung der entsprechenden OPS-Kodes erfolgt sein sollte.

5) Die Bewertung des Zusatzentgeltes mittels einer Differenzkostenbetrachtung hat in Abhängigkeit der abzurechnenden DRG-Fallpauschalen zu erfolgen.

6) Die Bewertung des Zusatzentgeltes mittels einer Differenzkostenbetrachtung hat in Abhängigkeit der abzurechnenden DRG-Fallpauschalen und ggf. weiterer abrechenbarer Zusatzentgelte für Stent-Prothesen an der Aorta zu erfolgen.

7) Die jeweils zugehörigen ICD-Kodes und -Texte sind in Anlage 7 aufgeführt.

8) Für das Jahr 2025 gilt ein Schwellenwert in der Höhe von 20.000 € für den im Rahmen der Behandlung des Patienten für Blutgerinnungsfaktoren angefallenen Betrag. Ab Überschreitung dieses Schwellenwertes ist der gesamte für die Behandlung des Patienten mit Blutgerinnungsfaktoren angefallene Betrag abzurechnen.

9) Für das Jahr 2025 gilt ein Schwellenwert in der Höhe von 2.500 € für den im Rahmen der Behandlung des Patienten für Blutgerinnungsfaktoren angefallenen Betrag. Ab Überschreitung dieses Schwellenwertes ist der gesamte für die Behandlung des Patienten mit Blutgerinnungsfaktoren angefallene Betrag abzurechnen.

10) Für das Jahr 2025 gilt ein Schwellenwert in der Höhe von 6.000 € für die Summe der im Rahmen der Behandlung des Patienten für Blutgerinnungsfaktoren angefallenen Beträge. Ab Überschreitung dieses Schwellenwertes ist der gesamte für die Behandlung des Patienten mit Blutgerinnungsfaktoren angefallene Betrag abzurechnen.

11) Bei der Vereinbarung der Entgelthöhen für die Zusatzentgelte für Granulozyten-Kolonie-stimulierende Faktoren wird in analoger Umsetzung der bisherigen Bewertung empfohlen, die Verhandlung zu den Entgelthöhen auf Basis der krankenhausindividuellen Kostensituation zu führen und bei der finalen Vereinbarung die Entgelthöhe der Zusatzentgelte für Pegfilgrastim (ZE2025-177) bzw. Lipegfilgrastim (ZE2025-178) um einen Betrag zu reduzieren, der in etwa dem dreifachen Wert der Kosten einer typischen Tagesdosis Filgrastim (ZE2025-175) bzw. Lenograstim (ZE2025-176) entspricht.

12) Nach Paragraf 5 Abs. 2 Satz 3 FPV 2025 ist für dieses Zusatzentgelt das bisher krankenhausindividuell vereinbarte Entgelt der Höhe nach bis zum Beginn des Wirksamwerdens der Budgetvereinbarung 2025 weiter zu erheben. Bei fehlender Budgetvereinbarung 2024 ist für dieses Zusatzentgelt das bewertete Zusatzentgelt ZE97 in Höhe von 70 Prozent der im DRG-Katalog 2023 bewerteten Höhe bis zum Beginn des Wirksamwerdens der Budgetvereinbarung 2024 weiter zu erheben. Dies gilt auch, sofern eine Anpassung der entsprechenden OPS-Kodes erfolgt sein sollte.

13) Nach Paragraf 5 Abs. 2 Satz 3 FPV 2025 ist für dieses Zusatzentgelt das bisher krankenhausindividuell vereinbarte Entgelt der Höhe nach bis zum Beginn des Wirksamwerdens der Budgetvereinbarung 2025 weiter zu erheben. Bei fehlender Budgetvereinbarung 2024 ist für dieses Zusatzentgelt das bewertete Zusatzentgelt ZE113 in Höhe von 70 Prozent der im DRG-Katalog 2023 bewerteten Höhe bis zum Beginn des Wirksamwerdens der Budgetvereinbarung 2024 weiter zu erheben. Dies gilt auch, sofern eine Anpassung der entsprechenden OPS-Kodes erfolgt sein sollte.

14) Nach Paragraf 5 Abs. 2 Satz 3 FPV 2025 ist für dieses Zusatzentgelt das bisher krankenhausindividuell vereinbarte Entgelt der Höhe nach bis zum Beginn des Wirksamwerdens der Budgetvereinbarung 2025 weiter zu erheben. Bei fehlender Budgetvereinbarung 2024 ist für dieses Zusatzentgelt das bewertete Zusatzentgelt ZE117 in Höhe von 70 Prozent der im DRG-Katalog 2023 bewerteten Höhe bis zum Beginn des Wirksamwerdens der Budgetvereinbarung 2024 weiter zu erheben. Dies gilt auch, sofern eine Anpassung der entsprechenden OPS-Kodes erfolgt sein sollte.

15) Nach Paragraf 5 Abs. 2 Satz 3 FPV 2025 ist für dieses Zusatzentgelt das bisher krankenhausindividuell vereinbarte Entgelt der Höhe nach bis zum Beginn des Wirksamwerdens der Budgetvereinbarung 2025 weiter zu erheben. Bei fehlender Budgetvereinbarung 2024 ist für dieses Zusatzentgelt das bewertete Zusatzentgelt ZE143 in Höhe von 70 Prozent der im DRG-Katalog 2023 bewerteten Höhe bis zum Beginn des Wirksamwerdens der Budgetvereinbarung 2024 weiter zu erheben. Dies gilt auch, sofern eine Anpassung der entsprechenden OPS-Kodes erfolgt sein sollte.

16) Nach Paragraf 5 Abs. 2 Satz 3 FPV 2025 ist für dieses Zusatzentgelt das bisher krankenhausindividuell vereinbarte Entgelt der Höhe nach bis zum Beginn des Wirksamwerdens der Budgetvereinbarung 2025 weiter zu erheben. Bei fehlender Budgetvereinbarung 2024 ist für dieses Zusatzentgelt das bewertete Zusatzentgelt ZE154 in Höhe von 70 Prozent der im DRG-Katalog 2023 bewerteten Höhe bis zum Beginn des Wirksamwerdens der Budgetvereinbarung 2024 weiter zu erheben. Dies gilt auch, sofern eine Anpassung der entsprechenden OPS-Kodes erfolgt sein sollte.

17) Nach Paragraf 5 Abs. 2 Satz 3 FPV 2025 ist für dieses Zusatzentgelt das bisher krankenhausindividuell vereinbarte Entgelt der Höhe nach bis zum Beginn des Wirksamwerdens der Budgetvereinbarung 2025 weiter zu erheben. Bei fehlender Budgetvereinbarung 2024 ist für dieses Zusatzentgelt das bewertete Zusatzentgelt ZE157 in Höhe von 70 Prozent der im DRG-Katalog 2023 bewerteten Höhe bis zum Beginn des Wirksamwerdens der Budgetvereinbarung 2024 weiter zu erheben. Dies gilt auch, sofern eine Anpassung der entsprechenden OPS-Kodes erfolgt sein sollte.

18) Das Zusatzentgelt kann ausschließlich bei postpartaler Blutung (ICD Kode O72.-) abgerechnet werden. Bei Vorliegen einer dauerhaften Gerinnungsstörung ist ggf. das Zusatzentgelt ZE2025-97 abzurechnen.

19) Die Bewertung des Zusatzentgeltes erfolgt mittels einer Differenzkostenbetrachtung in Abhängigkeit der abzurechnenden DRG-Fallpauschalen. Die Kosten des CAR-T-Produkts selbst sind nicht zu berücksichtigen.

20) Nach Paragraf 5 Abs. 2 Satz 3 FPV 2025 ist für dieses Zusatzentgelt das bisherige bewertete Zusatzentgelt ZE172 aus 2024 bis zum Beginn des Wirksamwerdens der neuen Budgetvereinbarung der Höhe nach weiter zu erheben. Dies gilt auch, sofern eine Anpassung der entsprechenden OPS-Kodes erfolgt sein sollte.

21) Nach Paragraf 5 Abs. 2 Satz 3 FPV 2025 ist für dieses Zusatzentgelt das bisherige bewertete Zusatzentgelt ZE173 aus 2024 bis zum Beginn des Wirksamwerdens der neuen Budgetvereinbarung der Höhe nach weiter zu erheben. Dies gilt auch, sofern eine Anpassung der entsprechenden OPS-Kodes erfolgt sein sollte.

Anlage 5

Zusatzentgelte-Katalog[1)]
– Definition und differenzierte Beträge –

ZE	Bezeichnung	ZE_D	OPS Version 2025: OPS-Kode	OPS Version 2025: OPS-Text	Betrag
1	2	3	4	5	6
ZE01.01 [1)]	Hämodialyse, intermittierend, Alter > 14 Jahre		8-854.2	Hämodialyse: Intermittierend, Antikoagulation mit Heparin oder ohne Antikoagulation	siehe Anlage 2
			8-854.3	Hämodialyse: Intermittierend, Antikoagulation mit sonstigen Substanzen	
			8-854.4	Hämodialyse: Verlängert intermittierend, Antikoagulation mit Heparin oder ohne Antikoagulation	
			8-854.5	Hämodialyse: Verlängert intermittierend, Antikoagulation mit sonstigen Substanzen	
ZE01.02 [1)]	Hämodialyse, intermittierend, Alter < 15 Jahre		8-854.2	Hämodialyse: Intermittierend, Antikoagulation mit Heparin oder ohne Antikoagulation	siehe Anlage 2
			8-854.3	Hämodialyse: Intermittierend, Antikoagulation mit sonstigen Substanzen	
			8-854.4	Hämodialyse: Verlängert intermittierend, Antikoagulation mit Heparin oder ohne Antikoagulation	
			8-854.5	Hämodialyse: Verlängert intermittierend, Antikoagulation mit sonstigen Substanzen	
ZE02 [1)]	Hämodiafiltration, intermittierend		8-855.3	Hämodiafiltration: Intermittierend, Antikoagulation mit Heparin oder ohne Antikoagulation	siehe Anlage 2
			8-855.4	Hämodiafiltration: Intermittierend, Antikoagulation mit sonstigen Substanzen	
			8-855.5	Hämodiafiltration: Verlängert intermittierend, Antikoagulation mit Heparin oder ohne Antikoagulation	
			8-855.6	Hämodiafiltration: Verlängert intermittierend, Antikoagulation mit sonstigen Substanzen	
ZE09	Vollimplantierbare Medikamentenpumpe mit programmierbarem variablen Tagesprofil		5-028.11	Funktionelle Eingriffe an Schädel, Gehirn und Hirnhäuten: Implantation oder Wechsel einer Medikamentenpumpe zur intraventrikulären Infusion: Vollimplantierbare Medikamentenpumpe mit programmierbarem variablen Tagesprofil	siehe Anlage 2
			5-038.41	Operationen am spinalen Liquorsystem: Implantation oder Wechsel einer Medikamentenpumpe zur intrathekalen und/oder epiduralen Infusion: Vollimplantierbare Medikamentenpumpe mit programmierbarem variablen Tagesprofil	
ZE10	Künstlicher Blasenschließmuskel		5-597.0*	Eingriffe bei artifiziellem Harnblasensphinkter: Implantation	siehe Anlage 2
			5-597.30	Eingriffe bei artifiziellem Harnblasensphinkter: Wechsel: Vollständig, bulbär, 1 Cuff	
			5-597.31	Eingriffe bei artifiziellem Harnblasensphinkter: Wechsel: Vollständig, bulbär, 2 Cuffs	
			5-597.32	Eingriffe bei artifiziellem Harnblasensphinkter: Wechsel: Vollständig, am Blasenhals	
ZE11	Wirbelkörperersatz			Wirbelkörperersatz: Wirbelkörperersatz durch Implantat	
		ZE11.01	5-837.00	1 Wirbelkörper	951,37 €
		ZE11.02	5-837.01	2 Wirbelkörper	1.613,39 €
		ZE11.03	5-837.02	3 Wirbelkörper	2.275,41 €
		ZE11.04	5-837.04	4 Wirbelkörper	2.937,43 €
		ZE11.05	5-837.05	5 oder mehr Wirbelkörper	3.599,45 €
ZE30 [8)]	Gabe von Prothrombinkomplex, parenteral			Transfusion von Plasma und anderen Plasmabestandteilen und gentechnisch hergestellten Plasmaproteinen: Prothrombinkomplex	
		ZE30.02	8-812.53	3.500 IE bis unter 4.500 IE	845,13 €
		ZE30.03	8-812.54	4.500 IE bis unter 5.500 IE	1.066,72 €
		ZE30.04	8-812.55	5.500 IE bis unter 6.500 IE	1.287,42 €
		ZE30.05	8-812.56	6.500 IE bis unter 7.500 IE	1.508,12 €
		ZE30.06	8-812.57	7.500 IE bis unter 8.500 IE	1.728,82 €
		ZE30.07	8-812.58	8.500 IE bis unter 9.500 IE	1.949,52 €
		ZE30.08	8-812.59	9.500 IE bis unter 10.500 IE	2.170,22 €
		ZE30.09	8-812.5a	10.500 IE bis unter 15.500 IE	2.685,18 €
		ZE30.10	8-812.5b	15.500 IE bis unter 20.500 IE	3.788,68 €
		ZE30.11	8-812.5c	20.500 IE bis unter 25.500 IE	4.892,18 €
		ZE30.12	8-812.5d	25.500 IE bis unter 30.500 IE	5.995,68 €
		ZE30.13		Siehe weitere Differenzierung ZE30.14 bis ZE30.23	
		ZE30.14	8-812.5f	30.500 IE bis unter 40.500 IE	7.283,10 €
		ZE30.15	8-812.5g	40.500 IE bis unter 50.500 IE	9.490,10 €

ZE	Bezeichnung	ZE_D	OPS Version 2025: OPS-Kode	OPS Version 2025: OPS-Text	Betrag
1	2	3	4	5	6
		ZE30.16	8-812.5h	50.500 IE bis unter 60.500 IE	11.697,10 €
		ZE30.17	8-812.5j	60.500 IE bis unter 80.500 IE	14.455,85 €
		ZE30.18	8-812.5k	80.500 IE bis unter 100.500 IE	18.869,85 €
		ZE30.19	8-812.5m	100.500 IE bis unter 120.500 IE	23.283,85 €
		ZE30.20	8-812.5n	120.500 IE bis unter 140.500 IE	27.697,85 €
		ZE30.21	8-812.5p	140.500 IE bis unter 160.500 IE	32.111,85 €
		ZE30.22	8-812.5q	160.500 IE bis unter 200.500 IE	37.629,35 €
		ZE30.23	8-812.5r	200.500 IE oder mehr	46.457,35 €
ZE36	Plasmapherese			Therapeutische Plasmapherese	
		ZE36.01	8-820.00	1 Plasmapherese	1.129,30 €
			8-820.10	1 Plasmapherese	
			8-820.20	1 Plasmapherese	
			8-826.*0	1 Doppelfiltrationsplasmapherese	
		ZE36.02	8-820.01	2 Plasmapheresen	2.258,60 €
			8-820.11	2 Plasmapheresen	
			8-820.21	2 Plasmapheresen	
			8-826.*1	2 Doppelfiltrationsplasmapheresen	
		ZE36.03	8-820.02	3 Plasmapheresen	3.387,90 €
			8-820.12	3 Plasmapheresen	
			8-820.22	3 Plasmapheresen	
			8-826.*2	3 Doppelfiltrationsplasmapheresen	
		ZE36.04	8-820.03	4 Plasmapheresen	4.517,20 €
			8-820.13	4 Plasmapheresen	
			8-820.23	4 Plasmapheresen	
			8-826.*3	4 Doppelfiltrationsplasmapheresen	
		ZE36.05	8-820.04	5 Plasmapheresen	5.646,50 €
			8-820.14	5 Plasmapheresen	
			8-820.24	5 Plasmapheresen	
			8-826.*4	5 Doppelfiltrationsplasmapheresen	
		ZE36.06	8-820.08	6 Plasmapheresen	6.775,80 €
			8-820.18	6 Plasmapheresen	
			8-820.25	6 Plasmapheresen	
			8-826.*5	6 Doppelfiltrationsplasmapheresen	
		ZE36.07	8-820.09	7 Plasmapheresen	7.905,10 €
			8-820.19	7 Plasmapheresen	
			8-820.26	7 Plasmapheresen	
			8-826.*6	7 Doppelfiltrationsplasmapheresen	
		ZE36.08	8-820.0a	8 Plasmapheresen	9.034,40 €
			8-820.1a	8 Plasmapheresen	
			8-820.27	8 Plasmapheresen	
			8-826.*7	8 Doppelfiltrationsplasmapheresen	
		ZE36.09	8-820.0b	9 Plasmapheresen	10.163,70 €
			8-820.1b	9 Plasmapheresen	
			8-820.28	9 Plasmapheresen	
			8-826.*8	9 Doppelfiltrationsplasmapheresen	
		ZE36.10	8-820.0c	10 Plasmapheresen	11.293,00 €
			8-820.1c	10 Plasmapheresen	
			8-820.29	10 Plasmapheresen	
			8-826.*9	10 Doppelfiltrationsplasmapheresen	
		ZE36.11	8-820.0d	11 Plasmapheresen	12.422,30 €
			8-820.1d	11 Plasmapheresen	
			8-820.2a	11 Plasmapheresen	
			8-826.*a	11 Doppelfiltrationsplasmapheresen	
		ZE36.12	8-820.0e	12 Plasmapheresen	13.551,60 €
			8-820.1e	12 Plasmapheresen	
			8-820.2b	12 Plasmapheresen	
			8-826.*b	12 Doppelfiltrationsplasmapheresen	
		ZE36.13	8-820.0f	13 Plasmapheresen	14.680,90 €
			8-820.1f	13 Plasmapheresen	
			8-820.2c	13 Plasmapheresen	
			8-826.*c	13 Doppelfiltrationsplasmapheresen	

ZE	Bezeichnung	ZE_D	OPS Version 2025: OPS-Kode	OPS Version 2025: OPS-Text	Betrag
1	2	3	4	5	6
		ZE36.14	8-820.0g	14 Plasmapheresen	15.810,20 €
			8-820.1g	14 Plasmapheresen	
			8-820.2d	14 Plasmapheresen	
			8-826.*d	14 Doppelfiltrationsplasmapheresen	
		ZE36.15	8-820.0h	15 Plasmapheresen	16.939,50 €
			8-820.1h	15 Plasmapheresen	
			8-820.2e	15 Plasmapheresen	
			8-826.*e	15 Doppelfiltrationsplasmapheresen	
		ZE36.16	8-820.0j	16 bis 17 Plasmapheresen	18.633,45 €
			8-820.1j	16 bis 17 Plasmapheresen	
			8-820.2f	16 bis 17 Plasmapheresen	
			8-826.*f	16 bis 17 Doppelfiltrationsplasmapheresen	
		ZE36.17	8-820.0k	18 bis 19 Plasmapheresen	20.892,05 €
			8-820.1k	18 bis 19 Plasmapheresen	
			8-820.2g	18 bis 19 Plasmapheresen	
			8-826.*g	18 bis 19 Doppelfiltrationsplasmapheresen	
		ZE36.18	8-820.0m	20 bis 21 Plasmapheresen	23.150,65 €
			8-820.1m	20 bis 21 Plasmapheresen	
			8-820.2h	20 bis 21 Plasmapheresen	
			8-826.*h	20 bis 21 Doppelfiltrationsplasmapheresen	
		ZE36.19	8-820.0n	22 bis 23 Plasmapheresen	25.409,25 €
			8-820.1n	22 bis 23 Plasmapheresen	
			8-820.2j	22 bis 23 Plasmapheresen	
			8-826.*j	22 bis 23 Doppelfiltrationsplasmapheresen	
		ZE36.20	8-820.0p	24 bis 25 Plasmapheresen	27.667,85 €
			8-820.1p	24 bis 25 Plasmapheresen	
			8-820.2k	24 bis 25 Plasmapheresen	
			8-826.*k	24 bis 25 Doppelfiltrationsplasmapheresen	
		ZE36.21	8-820.0q	26 bis 28 Plasmapheresen	30.491,10 €
			8-820.1q	26 bis 28 Plasmapheresen	
			8-820.2m	26 bis 28 Plasmapheresen	
			8-826.*m	26 bis 28 Doppelfiltrationsplasmapheresen	
		ZE36.22	8-820.0r	29 bis 31 Plasmapheresen	33.879,00 €
			8-820.1r	29 bis 31 Plasmapheresen	
			8-820.2n	29 bis 31 Plasmapheresen	
			8-826.*n	29 bis 31 Doppelfiltrationsplasmapheresen	
		ZE36.23	8-820.0s	32 bis 34 Plasmapheresen	37.266,90 €
			8-820.1s	32 bis 34 Plasmapheresen	
			8-820.2p	32 bis 34 Plasmapheresen	
			8-826.*p	32 bis 34 Doppelfiltrationsplasmapheresen	
		ZE36.24	8-820.0t	35 bis 39 Plasmapheresen	41.784,10 €
			8-820.1t	35 bis 39 Plasmapheresen	
			8-820.2q	35 bis 39 Plasmapheresen	
			8-826.*q	35 bis 39 Doppelfiltrationsplasmapheresen	
		ZE36.25	8-820.0u	40 bis 44 Plasmapheresen	47.430,60 €
			8-820.1u	40 bis 44 Plasmapheresen	
			8-820.2r	40 bis 44 Plasmapheresen	
			8-826.*r	40 bis 44 Doppelfiltrationsplasmapheresen	
		ZE36.26	8-820.0v	45 bis 49 Plasmapheresen	53.077,10 €
			8-820.1v	45 bis 49 Plasmapheresen	
			8-820.2s	45 bis 49 Plasmapheresen	
			8-826.*s	45 bis 49 Doppelfiltrationsplasmapheresen	
		ZE36.27	8-820.0w	50 oder mehr Plasmapheresen	58.723,60 €
			8-820.1w	50 oder mehr Plasmapheresen	
			8-820.2t	50 oder mehr Plasmapheresen	
			8-826.*t	50 oder mehr Doppelfiltrationsplasmapheresen	
ZE37	Extrakorporale Photopherese		8-824	Photopherese	siehe Anlage 2
ZE47	Gabe von Antithrombin III, parenteral			Transfusion von Plasmabestandteilen und gentechnisch hergestellten Plasmaproteinen: Antithrombin III	
		ZE47.01[6)]	8-810.g1	2.000 IE bis unter 3.500 IE	151,00 €
		ZE47.02[6)]	8-810.g2	3.500 IE bis unter 5.000 IE	241,60 €
		ZE47.03[6)]	8-810.g3	5.000 IE bis unter 7.000 IE	342,27 €
		ZE47.04	8-810.g4	7.000 IE bis unter 10.000 IE	483,20 €

ZE	Bezeichnung	ZE_D	OPS Version 2025: OPS-Kode	OPS Version 2025: OPS-Text	Betrag
1	2	3	4	5	6
		ZE47.05	8-810.g5	10.000 IE bis unter 15.000 IE	702,91 €
		ZE47.06	8-810.g6	15.000 IE bis unter 20.000 IE	992,47 €
		ZE47.07	8-810.g7	20.000 IE bis unter 25.000 IE	1.308,67 €
		ZE47.08	8-810.g8	25.000 IE bis unter 30.000 IE	1.610,67 €
		ZE47.09	8-810.ga	30.000 IE bis unter 40.000 IE	2.013,33 €
		ZE47.10	8-810.gb	40.000 IE bis unter 50.000 IE	2.617,33 €
		ZE47.11	8-810.gc	50.000 IE bis unter 60.000 IE	3.221,33 €
		ZE47.12	8-810.gd	60.000 IE bis unter 70.000 IE	3.825,33 €
		ZE47.13	8-810.ge	70.000 IE bis unter 90.000 IE	4.630,67 €
		ZE47.14	8-810.gf	90.000 IE bis unter 110.000 IE	5.838,67 €
		ZE47.15	8-810.gg	110.000 IE bis unter 130.000 IE	7.046,67 €
		ZE47.16	8-810.gh	130.000 IE bis unter 150.000 IE	8.254,67 €
		ZE47.17	8-810.gj	150.000 IE oder mehr	9.462,67 €
ZE50	Gabe von Cetuximab, parenteral			Applikation von Medikamenten, Liste 1: Cetuximab, parenteral	
		ZE50.01	6-001.a0	250 mg bis unter 350 mg	805,01 €
		ZE50.02	6-001.a1	350 mg bis unter 450 mg	1.089,13 €
		ZE50.03	6-001.a2	450 mg bis unter 550 mg	1.373,25 €
		ZE50.04	6-001.a3	550 mg bis unter 650 mg	1.657,37 €
		ZE50.05	6-001.a4	650 mg bis unter 750 mg	1.941,49 €
		ZE50.06	6-001.a5	750 mg bis unter 850 mg	2.225,61 €
		ZE50.07	6-001.a6	850 mg bis unter 1.050 mg	2.604,43 €
		ZE50.08	6-001.a7	1.050 mg bis unter 1.250 mg	3.172,67 €
		ZE50.09	6-001.a8	1.250 mg bis unter 1.450 mg	3.740,91 €
		ZE50.10	6-001.a9	1.450 mg bis unter 1.650 mg	4.309,15 €
		ZE50.11	6-001.aa	1.650 mg bis unter 1.850 mg	4.877,39 €
		ZE50.12	6-001.ab	1.850 mg bis unter 2.150 mg	5.540,34 €
		ZE50.13	6-001.ac	2.150 mg bis unter 2.450 mg	6.392,70 €
		ZE50.14	6-001.ad	2.450 mg bis unter 2.750 mg	7.245,06 €
		ZE50.15	6-001.ae	2.750 mg bis unter 3.050 mg	8.097,42 €
		ZE50.16	6-001.af	3.050 mg bis unter 3.350 mg	8.949,78 €
		ZE50.17		Siehe weitere Differenzierung ZE50.18 bis ZE50.20	
		ZE50.18	6-001.ah	3.350 mg bis unter 3.950 mg	10.086,26 €
		ZE50.19	6-001.aj	3.950 mg bis unter 4.550 mg	11.790,98 €
		ZE50.20	6-001.ak	4.550 mg oder mehr	13.495,70 €
ZE51	Gabe von Human-Immunglobulin, spezifisch gegen Hepatitis-B-surface-Antigen, parenteral			Transfusion von Plasmabestandteilen und gentechnisch hergestellten Plasmaproteinen: Human-Immunglobulin, spezifisch gegen Hepatitis-B-surface-Antigen [HBsAg]	
		ZE51.01	8-810.q0	2.000 IE bis unter 4.000 IE	1.897,80 €
		ZE51.02	8-810.q1	4.000 IE bis unter 6.000 IE	3.795,60 €
		ZE51.03	8-810.q2	6.000 IE bis unter 8.000 IE	5.693,40 €
		ZE51.04	8-810.q3	8.000 IE bis unter 10.000 IE	7.591,20 €
		ZE51.05	8-810.q4	10.000 IE bis unter 12.000 IE	9.489,00 €
		ZE51.06	8-810.q5	12.000 IE bis unter 14.000 IE	11.386,80 €
		ZE51.07	8-810.q6	14.000 IE bis unter 16.000 IE	13.284,60 €
		ZE51.08	8-810.q7	16.000 IE bis unter 18.000 IE	15.182,40 €
		ZE51.09	8-810.q8	18.000 IE bis unter 20.000 IE	17.080,20 €
		ZE51.10	8-810.q9	20.000 IE bis unter 22.000 IE	18.978,00 €
		ZE51.11	8-810.qa	22.000 IE bis unter 24.000 IE	20.875,80 €
		ZE51.12	8-810.qb	24.000 IE bis unter 28.000 IE	22.773,60 €
		ZE51.13	8-810.qc	28.000 IE bis unter 32.000 IE	26.569,20 €
		ZE51.14	8-810.qd	32.000 IE bis unter 36.000 IE	30.364,80 €
		ZE51.15	8-810.qe	36.000 IE bis unter 40.000 IE	34.160,40 €
		ZE51.16	8-810.qf	40.000 IE bis unter 46.000 IE	37.956,00 €
		ZE51.17	8-810.qg	46.000 IE bis unter 52.000 IE	43.649,40 €
		ZE51.18	8-810.qh	52.000 IE bis unter 58.000 IE	49.342,80 €
		ZE51.19	8-810.qj	58.000 IE bis unter 64.000 IE	55.036,20 €
		ZE51.20		Siehe weitere Differenzierung ZE51.21 bis ZE51.25	
		ZE51.21	8-810.qm	64.000 IE bis unter 76.000 IE	60.729,60 €
		ZE51.22	8-810.qn	76.000 IE bis unter 88.000 IE	72.116,40 €
		ZE51.23	8-810.qp	88.000 IE bis unter 100.000 IE	83.503,20 €
		ZE51.24	8-810.qq	100.000 IE bis unter 112.000 IE	94.890,00 €
		ZE51.25	8-810.qr	112.000 IE oder mehr	106.276,80 €

ZE	Bezeichnung	ZE_D	OPS Version 2025: OPS-Kode	OPS Version 2025: OPS-Text	Betrag
1	2	3	4	5	6
ZE52	Gabe von Liposomalem Doxorubicin, parenteral			Applikation von Medikamenten, Liste 1: Liposomales Doxorubicin, parenteral	
		ZE52.01[6)]	6-001.b0	10 mg bis unter 20 mg	270,49 €
		ZE52.02[6)]	6-001.b1	20 mg bis unter 30 mg	473,35 €
		ZE52.03	6-001.b2	30 mg bis unter 40 mg	676,22 €
		ZE52.04	6-001.b3	40 mg bis unter 50 mg	879,08 €
		ZE52.05	6-001.b4	50 mg bis unter 60 mg	1.081,95 €
		ZE52.06	6-001.b5	60 mg bis unter 70 mg	1.284,81 €
		ZE52.07	6-001.b6	70 mg bis unter 80 mg	1.487,68 €
		ZE52.08	6-001.b7	80 mg bis unter 90 mg	1.690,54 €
		ZE52.09	6-001.b8	90 mg bis unter 100 mg	1.893,41 €
		ZE52.10	6-001.b9	100 mg bis unter 110 mg	2.096,27 €
		ZE52.11	6-001.ba	110 mg bis unter 120 mg	2.299,14 €
		ZE52.12	6-001.bb	120 mg bis unter 140 mg	2.569,62 €
		ZE52.13	6-001.bc	140 mg bis unter 160 mg	2.975,35 €
		ZE52.14	6-001.bd	160 mg bis unter 180 mg	3.381,08 €
		ZE52.15	6-001.be	180 mg bis unter 200 mg	3.786,81 €
		ZE52.16	6-001.bf	200 mg bis unter 220 mg	4.192,54 €
		ZE52.17	6-001.bg	220 mg bis unter 240 mg	4.598,27 €
		ZE52.18	6-001.bh	240 mg bis unter 260 mg	5.004,00 €
		ZE52.19	6-001.bj	260 mg bis unter 280 mg	5.409,73 €
		ZE52.20	6-001.bk	280 mg bis unter 300 mg	5.815,46 €
		ZE52.21	6-001.bm	300 mg bis unter 320 mg	6.221,19 €
		ZE52.22		Siehe weitere Differenzierung ZE52.23 bis ZE52.30	
		ZE52.23	6-001.bp	320 mg bis unter 360 mg	6.762,17 €
		ZE52.24	6-001.bq	360 mg bis unter 400 mg	7.573,63 €
		ZE52.25	6-001.br	400 mg bis unter 440 mg	8.385,09 €
		ZE52.26	6-001.bs	440 mg bis unter 480 mg	9.196,55 €
		ZE52.27	6-001.bt	480 mg bis unter 520 mg	10.008,01 €
		ZE52.28	6-001.bu	520 mg bis unter 560 mg	10.819,47 €
		ZE52.29	6-001.bv	560 mg bis unter 600 mg	11.630,93 €
		ZE52.30	6-001.bw	600 mg oder mehr	12.442,39 €
ZE56	Vollimplantierbare Medikamentenpumpe mit konstanter Flussrate		5-028.10	Funktionelle Eingriffe an Schädel, Gehirn und Hirnhäuten: Implantation oder Wechsel einer Medikamentenpumpe zur intraventrikulären Infusion: Vollimplantierbare Medikamentenpumpe mit konstanter Flussrate	siehe Anlage 2
			5-038.40	Operationen am spinalen Liquorsystem: Implantation oder Wechsel einer Medikamentenpumpe zur intrathekalen und/oder epiduralen Infusion: Vollimplantierbare Medikamentenpumpe mit konstanter Flussrate	
ZE58	Hydraulische Penisprothesen		5-649.51	Andere Operationen am Penis: Implantation einer Penisprothese: Hydraulische Prothese	siehe Anlage 2
			5-649.a1	Andere Operationen am Penis: Wechsel einer semirigiden Penisprothese: In eine hydraulische Prothese	
			5-649.b1	Andere Operationen am Penis: Wechsel einer hydraulischen Penisprothese: Vollständig, in eine hydraulische Prothese	
ZE60	Palliativmedizinische Komplexbehandlung	ZE60.01	8-982.1	Palliativmedizinische Komplexbehandlung: Mindestens 7 bis höchstens 13 Behandlungstage	932,47 €
		ZE60.02	8-982.2	Palliativmedizinische Komplexbehandlung: Mindestens 14 bis höchstens 20 Behandlungstage	1.504,96 €
		ZE60.03	8-982.3	Palliativmedizinische Komplexbehandlung: Mindestens 21 Behandlungstage	2.015,81 €
ZE61	Lipoproteinapherese		8-822	Lipoproteinapherese	siehe Anlage 2
ZE62 [1)]	Hämofiltration, intermittierend		8-853.3	Hämofiltration: Intermittierend, Antikoagulation mit Heparin oder ohne Antikoagulation	siehe Anlage 2
			8-853.4	Hämofiltration: Intermittierend, Antikoagulation mit sonstigen Substanzen	

ZE	Bezeichnung	ZE_D	OPS Version 2025: OPS-Kode	OPS Version 2025: OPS-Text	Betrag
1	2	3	4	5	6
			8-853.5	Hämofiltration: Verlängert intermittierend, Antikoagulation mit Heparin oder ohne Antikoagulation	
			8-853.6	Hämofiltration: Verlängert intermittierend, Antikoagulation mit sonstigen Substanzen	
ZE64	Gabe von Human-Immunglobulin, spezifisch gegen Zytomegalie-Virus, parenteral			Transfusion von Plasmabestandteilen und gentechnisch hergestellten Plasmaproteinen: Human-Immunglobulin, spezifisch gegen Zytomegalie-Virus [CMV]	
		ZE64.01[4)]	8-810.s0	1,0 g bis unter 2,0 g	368,02 €
		ZE64.02[4)]	8-810.s1	2,0 g bis unter 3,0 g	644,03 €
		ZE64.03[4)]	8-810.s2	3,0 g bis unter 5,0 g	1.012,04 €
		ZE64.04	8-810.s3	5,0 g bis unter 7,5 g	1.380,06 €
		ZE64.05	8-810.s4	7,5 g bis unter 10,0 g	2.070,09 €
		ZE64.06	8-810.s5	10,0 g bis unter 12,5 g	2.760,12 €
		ZE64.07	8-810.s6	12,5 g bis unter 15,0 g	3.450,14 €
		ZE64.08	8-810.s7	15,0 g bis unter 20,0 g	4.140,17 €
		ZE64.09	8-810.s8	20,0 g bis unter 25,0 g	5.520,23 €
		ZE64.10	8-810.s9	25,0 g bis unter 30,0 g	6.900,29 €
		ZE64.11	8-810.sa	30,0 g bis unter 35,0 g	8.280,35 €
		ZE64.12	8-810.sb	35,0 g bis unter 40,0 g	9.660,40 €
		ZE64.13	8-810.sc	40,0 g bis unter 45,0 g	11.040,46 €
		ZE64.14	8-810.sd	45,0 g bis unter 50,0 g	12.420,52 €
		ZE64.15		Siehe weitere Differenzierung ZE64.16 bis ZE64.24	
		ZE64.16	8-810.sf	50,0 g bis unter 60,0 g	13.800,58 €
		ZE64.17	8-810.sg	60,0 g bis unter 70,0 g	16.560,69 €
		ZE64.18	8-810.sh	70,0 g bis unter 80,0 g	19.320,81 €
		ZE64.19	8-810.sj	80,0 g bis unter 90,0 g	22.080,92 €
		ZE64.20	8-810.sk	90,0 g bis unter 100,0 g	24.841,04 €
		ZE64.21	8-810.sm	100,0 g bis unter 120,0 g	27.601,15 €
		ZE64.22	8-810.sn	120,0 g bis unter 140,0 g	33.121,38 €
		ZE64.23	8-810.sp	140,0 g bis unter 160,0 g	38.641,61 €
		ZE64.24	8-810.sq	160,0 g oder mehr	44.161,84 €
ZE67	Gabe von Human-Immunglobulin, spezifisch gegen Varicella-Zoster-Virus, parenteral			Transfusion von Plasmabestandteilen und gentechnisch hergestellten Plasmaproteinen: Human-Immunglobulin, spezifisch gegen Varicella-Zoster-Virus [VZV]	
		ZE67.01[6)]	8-810.t0	250 IE bis unter 500 IE	356,40 €
		ZE67.02[6)]	8-810.t1	500 IE bis unter 750 IE	623,70 €
		ZE67.03[6)]	8-810.t2	750 IE bis unter 1.000 IE	891,00 €
		ZE67.04	8-810.t3	1.000 IE bis unter 1.500 IE	1.069,20 €
		ZE67.05	8-810.t4	1.500 IE bis unter 2.000 IE	1.603,80 €
		ZE67.06	8-810.t5	2.000 IE bis unter 2.500 IE	2.138,40 €
		ZE67.07	8-810.t6	2.500 IE bis unter 3.000 IE	2.673,00 €
		ZE67.08	8-810.t7	3.000 IE bis unter 3.500 IE	3.207,60 €
		ZE67.09	8-810.t8	3.500 IE bis unter 4.000 IE	3.742,20 €
		ZE67.10	8-810.t9	4.000 IE bis unter 5.000 IE	4.276,80 €
		ZE67.11	8-810.ta	5.000 IE bis unter 6.000 IE	5.346,00 €
		ZE67.12	8-810.tb	6.000 IE bis unter 7.000 IE	6.415,20 €
		ZE67.13	8-810.tc	7.000 IE bis unter 8.000 IE	7.484,40 €
		ZE67.14	8-810.td	8.000 IE oder mehr	8.553,60 €
ZE70	Gabe von C1-Esteraseinhibitor, parenteral			Transfusion von Plasmabestandteilen und gentechnisch hergestellten Plasmaproteinen: C1-Esteraseinhibitor	
		ZE70.01	8-810.h3	500 Einheiten bis unter 1.000 Einheiten	811,75 €
		ZE70.02	8-810.h4	1.000 Einheiten bis unter 1.500 Einheiten	1.623,50 €
		ZE70.03	8-810.h5	1.500 Einheiten bis unter 2.000 Einheiten	2.435,25 €
		ZE70.04	8-810.h6	2.000 Einheiten bis unter 2.500 Einheiten	3.247,00 €
		ZE70.05	8-810.h7	2.500 Einheiten bis unter 3.000 Einheiten	4.058,75 €
		ZE70.06	8-810.h8	3.000 Einheiten bis unter 4.000 Einheiten	5.276,38 €
		ZE70.07	8-810.h9	4.000 Einheiten bis unter 5.000 Einheiten	6.899,88 €
		ZE70.08	8-810.ha	5.000 Einheiten bis unter 6.000 Einheiten	8.523,38 €
		ZE70.09	8-810.hb	6.000 Einheiten bis unter 7.000 Einheiten	10.146,88 €
		ZE70.10	8-810.hc	7.000 Einheiten bis unter 9.000 Einheiten	12.446,83 €
		ZE70.11	8-810.hd	9.000 Einheiten bis unter 11.000 Einheiten	15.693,83 €
		ZE70.12	8-810.he	11.000 oder mehr Einheiten	18.940,83 €

ZE	Bezeichnung	ZE_D	OPS Version 2025: OPS-Kode	OPS Version 2025: OPS-Text	Betrag
1	2	3	4	5	6
ZE72	Gabe von Pegyliertem liposomalen Doxorubicin, parenteral			Applikation von Medikamenten, Liste 2: Pegyliertes liposomales Doxorubicin, parenteral	
		ZE72.01[6]	6-002.80	10 mg bis unter 20 mg	284,66 €
		ZE72.02[6]	6-002.81	20 mg bis unter 30 mg	498,16 €
		ZE72.03	6-002.82	30 mg bis unter 40 mg	711,66 €
		ZE72.04	6-002.83	40 mg bis unter 50 mg	925,16 €
		ZE72.05	6-002.84	50 mg bis unter 60 mg	1.135,60 €
		ZE72.06	6-002.85	60 mg bis unter 70 mg	1.352,15 €
		ZE72.07	6-002.86	70 mg bis unter 80 mg	1.565,65 €
		ZE72.08	6-002.87	80 mg bis unter 90 mg	1.779,15 €
		ZE72.09	6-002.88	90 mg bis unter 100 mg	1.992,65 €
		ZE72.10	6-002.89	100 mg bis unter 110 mg	2.206,15 €
		ZE72.11	6-002.8a	110 mg bis unter 120 mg	2.419,64 €
		ZE72.12	6-002.8b	120 mg bis unter 140 mg	2.704,31 €
		ZE72.13	6-002.8c	140 mg bis unter 160 mg	3.131,30 €
		ZE72.14	6-002.8d	160 mg bis unter 180 mg	3.558,30 €
		ZE72.15	6-002.8e	180 mg bis unter 200 mg	3.985,30 €
		ZE72.16	6-002.8f	200 mg bis unter 220 mg	4.412,29 €
		ZE72.17	6-002.8g	220 mg bis unter 240 mg	4.839,29 €
		ZE72.18		Siehe weitere Differenzierung ZE72.19 bis ZE72.30	
		ZE72.19	6-002.8j	240 mg bis unter 260 mg	5.266,28 €
		ZE72.20	6-002.8k	260 mg bis unter 280 mg	5.693,28 €
		ZE72.21	6-002.8m	280 mg bis unter 300 mg	6.120,28 €
		ZE72.22	6-002.8n	300 mg bis unter 320 mg	6.547,27 €
		ZE72.23	6-002.8p	320 mg bis unter 360 mg	7.116,60 €
		ZE72.24	6-002.8q	360 mg bis unter 400 mg	7.970,59 €
		ZE72.25	6-002.8r	400 mg bis unter 440 mg	8.824,58 €
		ZE72.26	6-002.8s	440 mg bis unter 480 mg	9.678,58 €
		ZE72.27	6-002.8t	480 mg bis unter 520 mg	10.532,57 €
		ZE72.28	6-002.8u	520 mg bis unter 560 mg	11.386,56 €
		ZE72.29	6-002.8v	560 mg bis unter 600 mg	12.240,55 €
		ZE72.30	6-002.8w	600 mg oder mehr	13.094,54 €
ZE78	Gabe von Temozolomid, oral			Applikation von Medikamenten, Liste 2: Temozolomid, oral	
		ZE78.01[4]	6-002.e0	200 mg bis unter 350 mg	28,08 €
		ZE78.02[4]	6-002.e1	350 mg bis unter 500 mg	44,92 €
		ZE78.03[4]	6-002.e2	500 mg bis unter 750 mg	65,51 €
		ZE78.04[4]	6-002.e3	750 mg bis unter 1.000 mg	93,58 €
		ZE78.05	6-002.e4	1.000 mg bis unter 1.250 mg	121,66 €
		ZE78.06	6-002.e5	1.250 mg bis unter 1.500 mg	149,73 €
		ZE78.07	6-002.e6	1.500 mg bis unter 1.750 mg	175,59 €
		ZE78.08	6-002.e7	1.750 mg bis unter 2.000 mg	204,13 €
		ZE78.09	6-002.e8	2.000 mg bis unter 2.250 mg	233,77 €
		ZE78.10	6-002.e9	2.250 mg bis unter 2.500 mg	262,03 €
		ZE78.11	6-002.ea	2.500 mg bis unter 2.750 mg	290,11 €
		ZE78.12	6-002.eb	2.750 mg bis unter 3.000 mg	318,18 €
		ZE78.13	6-002.ec	3.000 mg bis unter 3.500 mg	355,62 €
		ZE78.14	6-002.ed	3.500 mg bis unter 4.000 mg	403,49 €
		ZE78.15	6-002.ee	4.000 mg bis unter 4.500 mg	467,92 €
		ZE78.16	6-002.ef	4.500 mg bis unter 5.000 mg	524,07 €
		ZE78.17	6-002.eg	5.000 mg bis unter 5.500 mg	580,22 €
		ZE78.18	6-002.eh	5.500 mg bis unter 6.000 mg	636,37 €
		ZE78.19	6-002.ej	6.000 mg bis unter 7.000 mg	711,23 €
		ZE78.20	6-002.ek	7.000 mg oder mehr	823,53 €
ZE93	Gabe von Human-Immunglobulin, polyvalent, parenteral			Transfusion von Plasmabestandteilen und gentechnisch hergestellten Plasmaproteinen: Human-Immunglobulin, polyvalent	
		ZE93.01[6]	8-810.w0	2,5 g bis unter 5 g	215,73 €
		ZE93.02[6]	8-810.w1	5 g bis unter 10 g	431,46 €
		ZE93.03	8-810.w2	10 g bis unter 15 g	665,30 €
		ZE93.04	8-810.w3	15 g bis unter 25 g	1.186,50 €
		ZE93.05	8-810.w4	25 g bis unter 35 g	1.833,69 €
		ZE93.06	8-810.w5	35 g bis unter 45 g	2.480,87 €
		ZE93.07	8-810.w6	45 g bis unter 55 g	3.128,05 €
		ZE93.08	8-810.w7	55 g bis unter 65 g	3.775,23 €
		ZE93.09	8-810.w8	65 g bis unter 75 g	4.422,42 €

ZE	Bezeichnung	ZE_D	OPS Version 2025: OPS-Kode	OPS Version 2025: OPS-Text	Betrag
1	2	3	4	5	6
		ZE93.10	8-810.w9	75 g bis unter 85 g	5.069,60 €
		ZE93.11	8-810.wa	85 g bis unter 105 g	5.932,51 €
		ZE93.12	8-810.wb	105 g bis unter 125 g	7.226,88 €
		ZE93.13	8-810.wc	125 g bis unter 145 g	8.521,24 €
		ZE93.14	8-810.wd	145 g bis unter 165 g	9.815,61 €
		ZE93.15	8-810.we	165 g bis unter 185 g	11.109,97 €
		ZE93.16	8-810.wf	185 g bis unter 205 g	12.404,34 €
		ZE93.17	8-810.wg	205 g bis unter 225 g	13.698,71 €
		ZE93.18	8-810.wh	225 g bis unter 245 g	14.993,07 €
		ZE93.19	8-810.wj	245 g bis unter 285 g	16.718,89 €
		ZE93.20	8-810.wk	285 g bis unter 325 g	19.307,63 €
		ZE93.21	8-810.wm	325 g bis unter 365 g	21.896,36 €
		ZE93.22	8-810.wn	365 g bis unter 445 g	25.348,00 €
		ZE93.23	8-810.wp	445 g bis unter 525 g	31.388,38 €
		ZE93.24	8-810.wq	525 g bis unter 605 g	36.565,84 €
		ZE93.25	8-810.wr	605 g bis unter 685 g	41.743,31 €
		ZE93.26	8-810.ws	685 g bis unter 765 g	46.920,77 €
		ZE93.27	8-810.wt	765 g bis unter 845 g	52.098,23 €
		ZE93.28	8-810.wu	845 g oder mehr	57.275,69 €
		ZE93.29[6)]	8-810.wv	2 g bis unter 2,5 g	140,22 €
ZE96	Gabe von Carmustin, Implantat, intrathekal			Applikation von Medikamenten, Liste 3: Carmustin, Implantat, intrathekal	
		ZE96.01	6-003.30	4 Implantate bis unter 7 Implantate	7.798,21 €
		ZE96.02	6-003.31	7 Implantate bis unter 10 Implantate	12.477,14 €
		ZE96.03	6-003.32	10 oder mehr Implantate	17.156,06 €
ZE98	Gabe von Palivizumab, parenteral			Applikation von Medikamenten, Liste 4: Palivizumab, parenteral	
		ZE98.01[3)]	6-004.00	15 mg bis unter 30 mg	265,18 €
		ZE98.02[3)]	6-004.01	30 mg bis unter 45 mg	464,07 €
		ZE98.03[3)]	6-004.02	45 mg bis unter 60 mg	662,95 €
		ZE98.04[3)]	6-004.03	60 mg bis unter 75 mg	861,84 €
		ZE98.05[3)]	6-004.04	75 mg bis unter 90 mg	1.060,72 €
		ZE98.06[3)]	6-004.05	90 mg bis unter 120 mg	1.325,90 €
		ZE98.07[3)]	6-004.06	120 mg bis unter 150 mg	1.723,67 €
		ZE98.08[3)]	6-004.07	150 mg bis unter 180 mg	2.121,44 €
		ZE98.09[3)]	6-004.08	180 mg bis unter 240 mg	2.651,80 €
		ZE98.10[3)]	6-004.09	240 mg bis unter 300 mg	3.447,34 €
		ZE98.11[3)]	6-004.0a	300 mg bis unter 360 mg	4.242,88 €
		ZE98.12[3)]	6-004.0b	360 mg bis unter 420 mg	5.038,42 €
		ZE98.13[3)]	6-004.0c	420 mg bis unter 480 mg	5.833,96 €
		ZE98.14[3)]	6-004.0d	480 mg bis unter 540 mg	6.629,50 €
		ZE98.15[3)]	6-004.0e	540 mg bis unter 600 mg	7.425,04 €
		ZE98.16[3)]	6-004.0f	600 mg oder mehr	8.220,58 €
ZE100	Implantation eines endobronchialen Klappensystems			Implantation oder Wechsel eines endobronchialen Klappensystems, endoskopisch	
		ZE100.01	5-339.50	1 Ventil	1.453,33 €
		ZE100.02	5-339.51	2 Ventile	2.906,66 €
		ZE100.03	5-339.52	3 Ventile	4.359,99 €
		ZE100.04	5-339.53	4 Ventile	5.813,32 €
		ZE100.05		Siehe weitere Differenzierung ZE100.06 bis ZE100.09	
		ZE100.06	5-339.55	5 Ventile	7.266,65 €
		ZE100.07	5-339.56	6 Ventile	8.719,98 €
		ZE100.08	5-339.57	7 Ventile	10.173,31 €
		ZE100.09	5-339.58	8 oder mehr Ventile	11.626,64 €
ZE101	Medikamente-freisetzende Koronarstents	ZE101.01	8-837.m0	Perkutan-transluminale Gefäßintervention an Herz und Koronargefäßen: Einlegen eines medikamentefreisetzenden Stents: 1 Stent in eine Koronararterie	39,18 €
			8-83d.20	Andere perkutan-transluminale Gefäßintervention an Herz und Koronargefäßen: Einlegen eines medikamentefreisetzenden selbstexpandierenden Stents: 1 selbstexpandierender Stent in eine Koronararterie	

ZE	Bezeichnung	ZE_D	OPS Version 2025: OPS-Kode	OPS Version 2025: OPS-Text	Betrag
1	2	3	4	5	6
			8-83d.b0	Andere perkutan-transluminale Gefäßintervention an Herz und Koronargefäßen: Einlegen eines medikamentefreisetzenden adaptierenden Hybrid-Stents: 1 adaptierender Hybrid-Stent in eine Koronararterie	
		ZE101.02	8-837.m1	Perkutan-transluminale Gefäßintervention an Herz und Koronargefäßen: Einlegen eines medikamentefreisetzenden Stents: 2 Stents in eine Koronararterie	78,36 €
			8-837.m2	Perkutan-transluminale Gefäßintervention an Herz und Koronargefäßen: Einlegen eines medikamentefreisetzenden Stents: 2 Stents in mehrere Koronararterien	
			8-83d.21	Andere perkutan-transluminale Gefäßintervention an Herz und Koronargefäßen: Einlegen eines medikamentefreisetzenden selbstexpandierenden Stents: 2 selbstexpandierende Stents in eine Koronararterie	
			8-83d.22	Andere perkutan-transluminale Gefäßintervention an Herz und Koronargefäßen: Einlegen eines medikamentefreisetzenden selbstexpandierenden Stents: 2 selbstexpandierende Stents in mehrere Koronararterien	
			8-83d.b1	Andere perkutan-transluminale Gefäßintervention an Herz und Koronargefäßen: Einlegen eines medikamentefreisetzenden adaptierenden Hybrid-Stents: 2 adaptierende Hybrid-Stents in eine Koronararterie	
			8-83d.b2	Andere perkutan-transluminale Gefäßintervention an Herz und Koronargefäßen: Einlegen eines medikamentefreisetzenden adaptierenden Hybrid-Stents: 2 adaptierende Hybrid-Stents in mehrere Koronararterien	
		ZE101.03	8-837.m3	Perkutan-transluminale Gefäßintervention an Herz und Koronargefäßen: Einlegen eines medikamentefreisetzenden Stents: 3 Stents in eine Koronararterie	117,54 €
			8-837.m4	Perkutan-transluminale Gefäßintervention an Herz und Koronargefäßen: Einlegen eines medikamentefreisetzenden Stents: 3 Stents in mehrere Koronararterien	
			8-83d.23	Andere perkutan-transluminale Gefäßintervention an Herz und Koronargefäßen: Einlegen eines medikamentefreisetzenden selbstexpandierenden Stents: 3 selbstexpandierende Stents in eine Koronararterie	
			8-83d.24	Andere perkutan-transluminale Gefäßintervention an Herz und Koronargefäßen: Einlegen eines medikamentefreisetzenden selbstexpandierenden Stents: 3 selbstexpandierende Stents in mehrere Koronararterien	
			8-83d.b3	Andere perkutan-transluminale Gefäßintervention an Herz und Koronargefäßen: Einlegen eines medikamentefreisetzenden adaptierenden Hybrid-Stents: 3 adaptierende Hybrid-Stents in eine Koronararterie	
			8-83d.b4	Andere perkutan-transluminale Gefäßintervention an Herz und Koronargefäßen: Einlegen eines medikamentefreisetzenden adaptierenden Hybrid-Stents: 3 adaptierende Hybrid-Stents in mehrere Koronararterien	

ZE	Bezeichnung	ZE_D	OPS Version 2025: OPS-Kode	OPS Version 2025: OPS-Text	Betrag
1	2	3	4	5	6
		ZE101.04	8-837.m5	Perkutan-transluminale Gefäßintervention an Herz und Koronargefäßen: Einlegen eines medikamentefreisetzenden Stents: 4 Stents in eine Koronararterie	156,72 €
			8-837.m6	Perkutan-transluminale Gefäßintervention an Herz und Koronargefäßen: Einlegen eines medikamentefreisetzenden Stents: 4 Stents in mehrere Koronararterien	
			8-83d.25	Andere perkutan-transluminale Gefäßintervention an Herz und Koronargefäßen: Einlegen eines medikamentefreisetzenden selbstexpandierenden Stents: 4 selbstexpandierende Stents in eine Koronararterie	
			8-83d.26	Andere perkutan-transluminale Gefäßintervention an Herz und Koronargefäßen: Einlegen eines medikamentefreisetzenden selbstexpandierenden Stents: 4 selbstexpandierende Stents in mehrere Koronararterien	
			8-83d.b5	Andere perkutan-transluminale Gefäßintervention an Herz und Koronargefäßen: Einlegen eines medikamentefreisetzenden adaptierenden Hybrid-Stents: 4 adaptierende Hybrid-Stents in eine Koronararterie	
			8-83d.b6	Andere perkutan-transluminale Gefäßintervention an Herz und Koronargefäßen: Einlegen eines medikamentefreisetzenden adaptierenden Hybrid-Stents: 4 adaptierende Hybrid-Stents in mehrere Koronararterien	
		ZE101.05	8-837.m7	Perkutan-transluminale Gefäßintervention an Herz und Koronargefäßen: Einlegen eines medikamentefreisetzenden Stents: 5 Stents in eine Koronararterie	195,90 €
			8-837.m8	Perkutan-transluminale Gefäßintervention an Herz und Koronargefäßen: Einlegen eines medikamentefreisetzenden Stents: 5 Stents in mehrere Koronararterien	
			8-83d.27	Andere perkutan-transluminale Gefäßintervention an Herz und Koronargefäßen: Einlegen eines medikamentefreisetzenden selbstexpandierenden Stents: 5 selbstexpandierende Stents in eine Koronararterie	
			8-83d.28	Andere perkutan-transluminale Gefäßintervention an Herz und Koronargefäßen: Einlegen eines medikamentefreisetzenden selbstexpandierenden Stents: 5 selbstexpandierende Stents in mehrere Koronararterien	
			8-83d.b7	Andere perkutan-transluminale Gefäßintervention an Herz und Koronargefäßen: Einlegen eines medikamentefreisetzenden adaptierenden Hybrid-Stents: 5 adaptierende Hybrid-Stents in eine Koronararterie	
			8-83d.b8	Andere perkutan-transluminale Gefäßintervention an Herz und Koronargefäßen: Einlegen eines medikamentefreisetzenden adaptierenden Hybrid-Stents: 5 adaptierende Hybrid-Stents in mehrere Koronararterien	
		ZE101.06	8-837.m9	Perkutan-transluminale Gefäßintervention an Herz und Koronargefäßen: Einlegen eines medikamentefreisetzenden Stents: Mindestens 6 Stents in eine Koronararterie	235,08 €
			8-837.ma	Perkutan-transluminale Gefäßintervention an Herz und Koronargefäßen: Einlegen eines medikamentefreisetzenden Stents: Mindestens 6 Stents in mehrere Koronararterien	

ZE	Bezeichnung	ZE_D	OPS Version 2025: OPS-Kode	OPS Version 2025: OPS-Text	Betrag
1	2	3	4	5	6
			8-83d.29	Andere perkutan-transluminale Gefäßintervention an Herz und Koronargefäßen: Einlegen eines medikamentefreisetzenden selbstexpandierenden Stents: Mindestens 6 selbstexpandierende Stents in eine Koronararterie	
			8-83d.2a	Andere perkutan-transluminale Gefäßintervention an Herz und Koronargefäßen: Einlegen eines medikamentefreisetzenden selbstexpandierenden Stents: Mindestens 6 selbstexpandierende Stents in mehrere Koronararterien	
			8-83d.b9	Andere perkutan-transluminale Gefäßintervention an Herz und Koronargefäßen: Einlegen eines medikamentefreisetzenden adaptierenden Hybrid-Stents: Mindestens 6 adaptierende Hybrid-Stents in eine Koronararterie	
			8-83d.ba	Andere perkutan-transluminale Gefäßintervention an Herz und Koronargefäßen: Einlegen eines medikamentefreisetzenden adaptierenden Hybrid-Stents: Mindestens 6 adaptierende Hybrid-Stents in mehrere Koronararterien	
ZE105 [2), 7)]	Selektive Embolisation mit Metallspiralen (Coils) an Kopf, Hals (intra- und extrakraniell) und spinalen Gefäßen oder mit großlumigem Gefäßverschlusskörper		8-836.m0	(Perkutan-)transluminale Gefäßintervention: Selektive Embolisation mit Metallspiralen: Gefäße intrakraniell	
			8-836.m1	(Perkutan-)transluminale Gefäßintervention: Selektive Embolisation mit Metallspiralen: Gefäße Kopf extrakraniell und Hals	
			8-836.mf	(Perkutan-)transluminale Gefäßintervention: Selektive Embolisation mit Metallspiralen: Gefäße spinal	
			8-83b.34	Zusatzinformationen zu Materialien: Art der Metall- oder Mikrospiralen zur selektiven Embolisation: Nicht gecoverter großlumiger Gefäßverschlusskörper [Vascular Plug]	
			8-83b.35	Zusatzinformationen zu Materialien: Art der Metall- oder Mikrospiralen zur selektiven Embolisation: Großvolumige Metallspiralen [Volumencoils], mit Einbringung über Mikrokatheter	
			8-83b.38	Zusatzinformationen zu Materialien: Art der Metall- oder Mikrospiralen zur selektiven Embolisation: Gecoverter großlumiger Gefäßverschlusskörper [Vascular Plug]	
		ZE105.01	8-836.n1	1 Metallspirale	216,87 €
		ZE105.02	8-836.n2	2 Metallspiralen	433,74 €
		ZE105.03	8-836.n3	3 Metallspiralen	650,61 €
		ZE105.04	8-836.n4	4 Metallspiralen	867,48 €
		ZE105.05	8-836.n5	5 Metallspiralen	1.084,35 €
		ZE105.06	8-836.n6	6 Metallspiralen	1.301,22 €
		ZE105.07	8-836.n7	7 Metallspiralen	1.518,09 €
		ZE105.08	8-836.n8	8 Metallspiralen	1.734,96 €
		ZE105.09	8-836.n9	9 Metallspiralen	1.951,83 €
		ZE105.10	8-836.na	10 Metallspiralen	2.168,70 €
		ZE105.11	8-836.nb	11 Metallspiralen	2.385,57 €
		ZE105.12	8-836.nc	12 Metallspiralen	2.602,44 €
		ZE105.13	8-836.nd	13 Metallspiralen	2.819,31 €
		ZE105.14	8-836.ne	14 Metallspiralen	3.036,18 €
		ZE105.15	8-836.nf	15 Metallspiralen	3.253,05 €
		ZE105.16	8-836.ng	16 Metallspiralen	3.469,92 €
		ZE105.17	8-836.nh	17 Metallspiralen	3.686,79 €
		ZE105.18	8-836.nj	18 Metallspiralen	3.903,66 €
		ZE105.19	8-836.nk	19 Metallspiralen	4.120,53 €
		ZE105.20	8-836.nm	20 Metallspiralen	4.337,40 €
		ZE105.21		Siehe weitere Differenzierung ZE105.22 bis ZE105.29	
		ZE105.22	8-836.np	21 Metallspiralen	4.554,27 €
		ZE105.23	8-836.nq	22 Metallspiralen	4.771,14 €
		ZE105.24	8-836.nr	23 Metallspiralen	4.988,01 €
		ZE105.25	8-836.ns	24 Metallspiralen	5.204,88 €

ZE	Bezeichnung	ZE_D	OPS Version 2025: OPS-Kode	OPS Version 2025: OPS-Text	Betrag
1	2	3	4	5	6
		ZE105.26	8-836.nt	25 Metallspiralen	5.421,75 €
		ZE105.27	8-836.nu	26 Metallspiralen	5.638,62 €
		ZE105.28	8-836.nv	27 Metallspiralen	5.855,49 €
		ZE105.29		Siehe weitere Differenzierung ZE105.30 bis ZE105.45	
		ZE105.30	8-83c.j0	28 Metallspiralen	6.072,36 €
		ZE105.31	8-83c.j1	29 bis 31 Metallspiralen	6.506,10 €
		ZE105.32	8-83c.j2	32 bis 34 Metallspiralen	7.156,71 €
		ZE105.33	8-83c.j3	35 bis 37 Metallspiralen	7.807,32 €
		ZE105.34	8-83c.j4	38 bis 40 Metallspiralen	8.457,93 €
		ZE105.35	8-83c.j5	41 bis 45 Metallspiralen	9.325,41 €
		ZE105.36	8-83c.j6	46 bis 50 Metallspiralen	10.409,76 €
		ZE105.37	8-83c.j7	51 bis 55 Metallspiralen	11.494,11 €
		ZE105.38	8-83c.j8	56 bis 60 Metallspiralen	12.578,46 €
		ZE105.39	8-83c.j9	61 bis 65 Metallspiralen	13.662,81 €
		ZE105.40	8-83c.ja	66 bis 70 Metallspiralen	14.747,16 €
		ZE105.41	8-83c.jb	71 bis 80 Metallspiralen	16.048,38 €
		ZE105.42	8-83c.jc	81 bis 90 Metallspiralen	18.217,08 €
		ZE105.43	8-83c.jd	91 bis 120 Metallspiralen	21.687,00 €
		ZE105.44	8-83c.je	121 bis 150 Metallspiralen	28.409,97 €
		ZE105.45	8-83c.jf	151 oder mehr Metallspiralen	32.747,37 €
ZE106 [2), 7)]	Selektive Embolisation mit Metallspiralen (Coils), andere Lokalisationen		8-836.m2	(Perkutan-)transluminale Gefäßintervention: Selektive Embolisation mit Metallspiralen: Gefäße Schulter und Oberarm	
			8-836.m3	(Perkutan-)transluminale Gefäßintervention: Selektive Embolisation mit Metallspiralen: Gefäße Unterarm	
			8-836.m4	(Perkutan-)transluminale Gefäßintervention: Selektive Embolisation mit Metallspiralen: Aorta	
			8-836.m5	(Perkutan-)transluminale Gefäßintervention: Selektive Embolisation mit Metallspiralen: Aortenisthmus	
			8-836.m6	(Perkutan-)transluminale Gefäßintervention: Selektive Embolisation mit Metallspiralen: Ductus arteriosus apertus	
			8-836.m7	(Perkutan-)transluminale Gefäßintervention: Selektive Embolisation mit Metallspiralen: V. cava	
			8-836.m8	(Perkutan-)transluminale Gefäßintervention: Selektive Embolisation mit Metallspiralen: Andere Gefäße thorakal	
			8-836.ma	(Perkutan-)transluminale Gefäßintervention: Selektive Embolisation mit Metallspiralen: Gefäße viszeral	
			8-836.mc	(Perkutan-)transluminale Gefäßintervention: Selektive Embolisation mit Metallspiralen: Gefäße Unterschenkel	
			8-836.md	(Perkutan-)transluminale Gefäßintervention: Selektive Embolisation mit Metallspiralen: Gefäßmalformationen	
			8-836.me	(Perkutan-)transluminale Gefäßintervention: Selektive Embolisation mit Metallspiralen: Künstliche Gefäße	
			8-836.mg	(Perkutan-)transluminale Gefäßintervention: Selektive Embolisation mit Metallspiralen: V. portae	
			8-836.mh	(Perkutan-)transluminale Gefäßintervention: Selektive Embolisation mit Metallspiralen: Andere Arterien abdominal und pelvin	
			8-836.mj	(Perkutan-)transluminale Gefäßintervention: Selektive Embolisation mit Metallspiralen: Andere Venen abdominal und pelvin	
			8-836.mk	(Perkutan-)transluminale Gefäßintervention: Selektive Embolisation mit Metallspiralen: Arterien Oberschenkel	
			8-836.mm	(Perkutan-)transluminale Gefäßintervention: Selektive Embolisation mit Metallspiralen: Venen Oberschenkel	
			8-836.mx	(Perkutan-)transluminale Gefäßintervention: Selektive Embolisation mit Metallspiralen: Sonstige	

ZE	Bezeichnung	ZE_D	OPS Version 2025: OPS-Kode	OPS Version 2025: OPS-Text	Betrag
1	2	3	4	5	6
			8-838.90	(Perkutan-)transluminale Gefäßintervention an Gefäßen des Lungenkreislaufes: Selektive Embolisation mit Partikeln oder Metallspiralen: Pulmonalarterie	
			8-838.91	(Perkutan-)transluminale Gefäßintervention an Gefäßen des Lungenkreislaufes: Selektive Embolisation mit Partikeln oder Metallspiralen: Pulmonalvene	
			8-838.92	(Perkutan-)transluminale Gefäßintervention an Gefäßen des Lungenkreislaufes: Selektive Embolisation mit Partikeln oder Metallspiralen: Aortopulmonale Kollateralgefäße (MAPCA)	
			8-838.93	(Perkutan-)transluminale Gefäßintervention an Gefäßen des Lungenkreislaufes: Selektive Embolisation mit Partikeln oder Metallspiralen: Gefäßmalformationen	
			8-838.94	(Perkutan-)transluminale Gefäßintervention an Gefäßen des Lungenkreislaufes: Selektive Embolisation mit Partikeln oder Metallspiralen: Künstliche aortopulmonale Shunts	
			8-838.95	(Perkutan-)transluminale Gefäßintervention an Gefäßen des Lungenkreislaufes: Selektive Embolisation mit Partikeln oder Metallspiralen: Künstliche Gefäße	
			8-838.9x	(Perkutan-)transluminale Gefäßintervention an Gefäßen des Lungenkreislaufes: Selektive Embolisation mit Partikeln oder Metallspiralen: Sonstige	
		ZE106.01	8-836.n1	1 Metallspirale	45,95 €
		ZE106.02	8-836.n2	2 Metallspiralen	91,90 €
		ZE106.03	8-836.n3	3 Metallspiralen	137,85 €
		ZE106.04	8-836.n4	4 Metallspiralen	183,80 €
		ZE106.05	8-836.n5	5 Metallspiralen	229,75 €
		ZE106.06	8-836.n6	6 Metallspiralen	275,70 €
		ZE106.07	8-836.n7	7 Metallspiralen	321,65 €
		ZE106.08	8-836.n8	8 Metallspiralen	367,60 €
		ZE106.09	8-836.n9	9 Metallspiralen	413,55 €
		ZE106.10	8-836.na	10 Metallspiralen	459,50 €
		ZE106.11	8-836.nb	11 Metallspiralen	505,45 €
		ZE106.12	8-836.nc	12 Metallspiralen	551,40 €
		ZE106.13	8-836.nd	13 Metallspiralen	597,35 €
		ZE106.14	8-836.ne	14 Metallspiralen	643,30 €
		ZE106.15	8-836.nf	15 Metallspiralen	689,25 €
		ZE106.16	8-836.ng	16 Metallspiralen	735,20 €
		ZE106.17	8-836.nh	17 Metallspiralen	781,15 €
		ZE106.18	8-836.nj	18 Metallspiralen	827,10 €
		ZE106.19	8-836.nk	19 Metallspiralen	873,05 €
		ZE106.20	8-836.nm	20 Metallspiralen	919,00 €
		ZE106.21		Siehe weitere Differenzierung ZE106.22 bis ZE106.29	
		ZE106.22	8-836.np	21 Metallspiralen	964,95 €
		ZE106.23	8-836.nq	22 Metallspiralen	1.010,90 €
		ZE106.24	8-836.nr	23 Metallspiralen	1.056,85 €
		ZE106.25	8-836.ns	24 Metallspiralen	1.102,80 €
		ZE106.26	8-836.nt	25 Metallspiralen	1.148,75 €
		ZE106.27	8-836.nu	26 Metallspiralen	1.194,70 €
		ZE106.28	8-836.nv	27 Metallspiralen	1.240,65 €
		ZE106.29		Siehe weitere Differenzierung ZE106.30 bis ZE106.45	
		ZE106.30	8-83c.j0	28 Metallspiralen	1.286,60 €
		ZE106.31	8-83c.j1	29 bis 31 Metallspiralen	1.378,50 €
		ZE106.32	8-83c.j2	32 bis 34 Metallspiralen	1.516,35 €
		ZE106.33	8-83c.j3	35 bis 37 Metallspiralen	1.654,20 €
		ZE106.34	8-83c.j4	38 bis 40 Metallspiralen	1.792,05 €
		ZE106.35	8-83c.j5	41 bis 45 Metallspiralen	1.975,85 €
		ZE106.36	8-83c.j6	46 bis 50 Metallspiralen	2.205,60 €

ZE	Bezeichnung	ZE_D	OPS Version 2025: OPS-Kode	OPS Version 2025: OPS-Text	Betrag
1	2	3	4	5	6
		ZE106.37	8-83c.j7	51 bis 55 Metallspiralen	2.435,35 €
		ZE106.38	8-83c.j8	56 bis 60 Metallspiralen	2.665,10 €
		ZE106.39	8-83c.j9	61 bis 65 Metallspiralen	2.894,85 €
		ZE106.40	8-83c.ja	66 bis 70 Metallspiralen	3.124,60 €
		ZE106.41	8-83c.jb	71 bis 80 Metallspiralen	3.400,30 €
		ZE106.42	8-83c.jc	81 bis 90 Metallspiralen	3.859,80 €
		ZE106.43	8-83c.jd	91 bis 120 Metallspiralen	4.595,00 €
		ZE106.44	8-83c.je	121 bis 150 Metallspiralen	6.019,45 €
		ZE106.45	8-83c.jf	151 oder mehr Metallspiralen	6.938,45 €
ZE107	Gabe von Erythrozytenkonzentraten			Transfusion von Vollblut, Erythrozytenkonzentrat und Thrombozytenkonzentrat: Erythrozytenkonzentrat	
		ZE107.01[6)]	8-800.c1	6 TE bis unter 11 TE	761,15 €
		ZE107.02[6)]	8-800.c2	11 TE bis unter 16 TE	1.257,54 €
		ZE107.03	8-800.c3	16 TE bis unter 24 TE	1.853,22 €
		ZE107.04	8-800.c4	24 TE bis unter 32 TE	2.647,46 €
		ZE107.05	8-800.c5	32 TE bis unter 40 TE	3.441,70 €
		ZE107.06	8-800.c6	40 TE bis unter 48 TE	4.235,94 €
		ZE107.07	8-800.c7	48 TE bis unter 56 TE	5.030,18 €
		ZE107.08	8-800.c8	56 TE bis unter 64 TE	5.824,41 €
		ZE107.09	8-800.c9	64 TE bis unter 72 TE	6.618,65 €
		ZE107.10	8-800.ca	72 TE bis unter 80 TE	7.412,89 €
		ZE107.11	8-800.cb	80 TE bis unter 88 TE	8.207,13 €
		ZE107.12	8-800.cc	88 TE bis unter 104 TE	9.266,11 €
		ZE107.13	8-800.cd	104 TE bis unter 120 TE	10.854,59 €
		ZE107.14	8-800.ce	120 TE bis unter 136 TE	12.443,07 €
		ZE107.15	8-800.cf	136 TE bis unter 152 TE	14.031,55 €
		ZE107.16	8-800.cg	152 TE bis unter 168 TE	15.620,02 €
		ZE107.17	8-800.ch	168 TE bis unter 184 TE	17.208,50 €
		ZE107.18	8-800.cj	184 TE bis unter 200 TE	18.796,98 €
		ZE107.19	8-800.ck	200 TE bis unter 216 TE	20.385,45 €
		ZE107.20	8-800.cm	216 TE bis unter 232 TE	21.973,93 €
		ZE107.21	8-800.cn	232 TE bis unter 248 TE	23.562,41 €
		ZE107.22	8-800.cp	248 TE bis unter 264 TE	25.150,88 €
		ZE107.23	8-800.cq	264 TE bis unter 280 TE	26.739,36 €
		ZE107.24	8-800.cr	280 TE oder mehr	28.327,84 €
ZE108	Gabe von patientenbezogenen Thrombozyten-konzentraten			Transfusion von Vollblut, Erythrozytenkonzentrat und Thrombozytenkonzentrat: Patientenbezogene Thrombozytenkonzentrate	
		ZE108.01	8-800.60	1 patientenbezogenes Thrombozytenkonzentrat	434,18 €
			8-800.p0	1 pathogeninaktiviertes patientenbezogenes Thrombozytenkonzentrat	
		ZE108.02	8-800.61	2 patientenbezogene Thrombozytenkonzentrate	868,37 €
			8-800.p1	2 pathogeninaktivierte patientenbezogene Thrombozytenkonzentrate	
		ZE108.03	8-800.62	3 bis unter 5 patientenbezogene Thrombozytenkonzentrate	1.519,64 €
			8-800.p2	3 bis unter 5 pathogeninaktivierte patientenbezogene Thrombozytenkonzentrate	
		ZE108.04	8-800.63	5 bis unter 7 patientenbezogene Thrombozytenkonzentrate	2.388,01 €
			8-800.p3	5 bis unter 7 pathogeninaktivierte patientenbezogene Thrombozytenkonzentrate	
		ZE108.05	8-800.64	7 bis unter 9 patientenbezogene Thrombozytenkonzentrate	3.225,99 €
			8-800.p4	7 bis unter 9 pathogeninaktivierte patientenbezogene Thrombozytenkonzentrate	
		ZE108.06	8-800.65	9 bis unter 11 patientenbezogene Thrombozytenkonzentrate	4.116,07 €
			8-800.p5	9 bis unter 11 pathogeninaktivierte patientenbezogene Thrombozytenkonzentrate	
		ZE108.07	8-800.66	11 bis unter 13 patientenbezogene Thrombozytenkonzentrate	4.993,12 €
			8-800.p6	11 bis unter 13 pathogeninaktivierte patientenbezogene Thrombozytenkonzentrate	

ZE	Bezeichnung	ZE_D	OPS Version 2025: OPS-Kode	OPS Version 2025: OPS-Text	Betrag
1	2	3	4	5	6
		ZE108.08	8-800.67	13 bis unter 15 patientenbezogene Thrombozytenkonzentrate	5.861,49 €
			8-800.p7	13 bis unter 15 pathogeninaktivierte patientenbezogene Thrombozytenkonzentrate	
		ZE108.09	8-800.68	15 bis unter 17 patientenbezogene Thrombozytenkonzentrate	6.729,85 €
			8-800.p8	15 bis unter 17 pathogeninaktivierte patientenbezogene Thrombozytenkonzentrate	
		ZE108.10	8-800.69	17 bis unter 19 patientenbezogene Thrombozytenkonzentrate	7.598,22 €
			8-800.p9	17 bis unter 19 pathogeninaktivierte patientenbezogene Thrombozytenkonzentrate	
		ZE108.11	8-800.6a	19 bis unter 23 patientenbezogene Thrombozytenkonzentrate	8.683,68 €
			8-800.pa	19 bis unter 23 pathogeninaktivierte patientenbezogene Thrombozytenkonzentrate	
		ZE108.12	8-800.6b	23 bis unter 27 patientenbezogene Thrombozytenkonzentrate	10.420,42 €
			8-800.pb	23 bis unter 27 pathogeninaktivierte patientenbezogene Thrombozytenkonzentrate	
		ZE108.13	8-800.6c	27 bis unter 31 patientenbezogene Thrombozytenkonzentrate	12.157,15 €
			8-800.pc	27 bis unter 31 pathogeninaktivierte patientenbezogene Thrombozytenkonzentrate	
		ZE108.14	8-800.6d	31 bis unter 35 patientenbezogene Thrombozytenkonzentrate	13.893,89 €
			8-800.pd	31 bis unter 35 pathogeninaktivierte patientenbezogene Thrombozytenkonzentrate	
		ZE108.15	8-800.6e	35 bis unter 39 patientenbezogene Thrombozytenkonzentrate	15.630,63 €
			8-800.pe	35 bis unter 39 pathogeninaktivierte patientenbezogene Thrombozytenkonzentrate	
		ZE108.16	8-800.6g	39 bis unter 43 patientenbezogene Thrombozytenkonzentrate	17.367,36 €
			8-800.pf	39 bis unter 43 pathogeninaktivierte patientenbezogene Thrombozytenkonzentrate	
		ZE108.17	8-800.6h	43 bis unter 47 patientenbezogene Thrombozytenkonzentrate	19.104,10 €
			8-800.pg	43 bis unter 47 pathogeninaktivierte patientenbezogene Thrombozytenkonzentrate	
		ZE108.18	8-800.6j	47 bis unter 51 patientenbezogene Thrombozytenkonzentrate	20.840,84 €
			8-800.ph	47 bis unter 51 pathogeninaktivierte patientenbezogene Thrombozytenkonzentrate	
		ZE108.19	8-800.6k	51 bis unter 55 patientenbezogene Thrombozytenkonzentrate	22.577,57 €
			8-800.pj	51 bis unter 55 pathogeninaktivierte patientenbezogene Thrombozytenkonzentrate	
		ZE108.20	8-800.6m	55 bis unter 59 patientenbezogene Thrombozytenkonzentrate	24.314,31 €
			8-800.pk	55 bis unter 59 pathogeninaktivierte patientenbezogene Thrombozytenkonzentrate	
		ZE108.21	8-800.6n	59 bis unter 63 patientenbezogene Thrombozytenkonzentrate	26.051,05 €
			8-800.pm	59 bis unter 63 pathogeninaktivierte patientenbezogene Thrombozytenkonzentrate	
		ZE108.22	8-800.6p	63 bis unter 67 patientenbezogene Thrombozytenkonzentrate	27.787,78 €
			8-800.pn	63 bis unter 67 pathogeninaktivierte patientenbezogene Thrombozytenkonzentrate	
		ZE108.23	8-800.6q	67 bis unter 71 patientenbezogene Thrombozytenkonzentrate	29.524,52 €
			8-800.pp	67 bis unter 71 pathogeninaktivierte patientenbezogene Thrombozytenkonzentrate	

ZE	Bezeichnung	ZE_D	OPS Version 2025: OPS-Kode	OPS Version 2025: OPS-Text	Betrag
1	2	3	4	5	6
		ZE108.24		Siehe weitere Differenzierung ZE108.25 bis ZE108.30	
		ZE108.25	8-800.6s	71 bis unter 79 patientenbezogene Thrombozytenkonzentrate	31.695,44 €
			8-800.pq	71 bis unter 79 pathogeninaktivierte patientenbezogene Thrombozytenkonzentrate	
		ZE108.26	8-800.6t	79 bis unter 87 patientenbezogene Thrombozytenkonzentrate	35.168,91 €
			8-800.pr	79 bis unter 87 pathogeninaktivierte patientenbezogene Thrombozytenkonzentrate	
		ZE108.27	8-800.6u	87 bis unter 95 patientenbezogene Thrombozytenkonzentrate	38.642,38 €
			8-800.ps	87 bis unter 95 pathogeninaktivierte patientenbezogene Thrombozytenkonzentrate	
		ZE108.28	8-800.6v	95 bis unter 103 patientenbezogene Thrombozytenkonzentrate	42.115,86 €
			8-800.pt	95 bis unter 103 pathogeninaktivierte patientenbezogene Thrombozytenkonzentrate	
		ZE108.29	8-800.6w	103 bis unter 111 patientenbezogene Thrombozytenkonzentrate	45.589,33 €
			8-800.pu	103 bis unter 111 pathogeninaktivierte patientenbezogene Thrombozytenkonzentrate	
		ZE108.30	8-800.6z	111 oder mehr patientenbezogene Thrombozytenkonzentrate	49.062,80 €
			8-800.pv	111 oder mehr pathogeninaktivierte patientenbezogene Thrombozytenkonzentrate	
ZE110	Gabe von Liposomalem Amphotericin B, parenteral			Applikation von Medikamenten, Liste 2: Liposomales Amphotericin B, parenteral	
		ZE110.01[6)]	6-002.q0	100 mg bis unter 175 mg	251,29 €
		ZE110.02[6)]	6-002.q1	175 mg bis unter 250 mg	402,06 €
		ZE110.03	6-002.q2	250 mg bis unter 350 mg	569,59 €
		ZE110.04	6-002.q3	350 mg bis unter 450 mg	770,62 €
		ZE110.05	6-002.q4	450 mg bis unter 550 mg	971,65 €
		ZE110.06	6-002.q5	550 mg bis unter 650 mg	1.172,68 €
		ZE110.07	6-002.q6	650 mg bis unter 750 mg	1.373,71 €
		ZE110.08	6-002.q7	750 mg bis unter 850 mg	1.574,67 €
		ZE110.09	6-002.q8	850 mg bis unter 950 mg	1.775,77 €
		ZE110.10	6-002.q9	950 mg bis unter 1.150 mg	2.043,81 €
		ZE110.11	6-002.qa	1.150 mg bis unter 1.350 mg	2.445,87 €
		ZE110.12	6-002.qb	1.350 mg bis unter 1.550 mg	2.847,93 €
		ZE110.13	6-002.qc	1.550 mg bis unter 1.750 mg	3.249,99 €
		ZE110.14	6-002.qd	1.750 mg bis unter 1.950 mg	3.634,30 €
		ZE110.15	6-002.qe	1.950 mg bis unter 2.150 mg	4.054,11 €
		ZE110.16	6-002.qf	2.150 mg bis unter 3.150 mg	4.992,25 €
		ZE110.17	6-002.qg	3.150 mg bis unter 4.150 mg	7.002,55 €
		ZE110.18	6-002.qh	4.150 mg bis unter 5.150 mg	9.012,85 €
		ZE110.19	6-002.qj	5.150 mg bis unter 6.150 mg	11.023,15 €
		ZE110.20	6-002.qk	6.150 mg bis unter 8.650 mg	14.038,60 €
		ZE110.21	6-002.qm	8.650 mg bis unter 11.150 mg	19.064,35 €
		ZE110.22	6-002.qn	11.150 mg bis unter 13.650 mg	24.090,10 €
		ZE110.23	6-002.qp	13.650 mg bis unter 18.650 mg	30.332,13 €
		ZE110.24	6-002.qq	18.650 mg bis unter 23.650 mg	40.842,60 €
		ZE110.25	6-002.qr	23.650 mg bis unter 28.650 mg	50.894,10 €
		ZE110.26	6-002.qs	28.650 mg bis unter 33.650 mg	60.945,60 €
		ZE110.27	6-002.qt	33.650 mg bis unter 38.650 mg	70.997,10 €
		ZE110.28	6-002.qu	38.650 mg bis unter 43.650 mg	81.048,60 €
		ZE110.29	6-002.qv	43.650 mg oder mehr	91.100,10 €
ZE116	Gabe von Panitumumab, parenteral			Applikation von Medikamenten, Liste 4: Panitumumab, parenteral	
		ZE116.01	6-004.70	180 mg bis unter 300 mg	1.320,73 €
		ZE116.02	6-004.71	300 mg bis unter 420 mg	2.041,12 €
		ZE116.03	6-004.72	420 mg bis unter 540 mg	2.761,52 €
		ZE116.04	6-004.73	540 mg bis unter 660 mg	3.481,91 €
		ZE116.05	6-004.74	660 mg bis unter 780 mg	4.202,31 €
		ZE116.06	6-004.75	780 mg bis unter 900 mg	4.922,71 €
		ZE116.07	6-004.76	900 mg bis unter 1.020 mg	5.643,10 €

ZE	Bezeichnung	ZE_D	OPS Version 2025: OPS-Kode	OPS Version 2025: OPS-Text	Betrag
1	2	3	4	5	6
		ZE116.08	6-004.77	1.020 mg bis unter 1.260 mg	6.603,63 €
		ZE116.09	6-004.78	1.260 mg bis unter 1.500 mg	8.044,42 €
		ZE116.10	6-004.79	1.500 mg bis unter 1.740 mg	9.485,21 €
		ZE116.11	6-004.7a	1.740 mg bis unter 1.980 mg	10.926,01 €
		ZE116.12	6-004.7b	1.980 mg bis unter 2.220 mg	12.366,80 €
		ZE116.13	6-004.7c	2.220 mg bis unter 2.460 mg	13.807,59 €
		ZE116.14		Siehe weitere Differenzierung ZE116.15 bis ZE116.26	
		ZE116.15	6-004.7e	2.460 mg bis unter 2.700 mg	15.248,38 €
		ZE116.16	6-004.7f	2.700 mg bis unter 3.180 mg	17.169,44 €
		ZE116.17	6-004.7g	3.180 mg bis unter 3.660 mg	20.051,02 €
		ZE116.18	6-004.7h	3.660 mg bis unter 4.140 mg	22.932,61 €
		ZE116.19	6-004.7j	4.140 mg bis unter 4.620 mg	25.814,19 €
		ZE116.20	6-004.7k	4.620 mg bis unter 5.100 mg	28.695,77 €
		ZE116.21	6-004.7m	5.100 mg bis unter 5.580 mg	31.577,36 €
		ZE116.22	6-004.7n	5.580 mg bis unter 6.060 mg	34.458,94 €
		ZE116.23	6-004.7p	6.060 mg bis unter 6.540 mg	37.340,53 €
		ZE116.24	6-004.7q	6.540 mg bis unter 7.020 mg	40.222,11 €
		ZE116.25	6-004.7r	7.020 mg bis unter 7.500 mg	43.103,69 €
		ZE116.26	6-004.7s	7.500 mg oder mehr	45.985,28 €
ZE119 [1)]	Hämofiltration, kontinuierlich			Hämofiltration: Kontinuierlich	
		ZE119.01	8-853.13	Arteriovenös (CAVH): Bis 24 Stunden	329,20 €
			8-853.70	Venovenös, pumpengetrieben (CVVH), Antikoagulation mit Heparin oder ohne Antikoagulation: Bis 24 Stunden	
			8-853.80	Venovenös, pumpengetrieben (CVVH), Antikoagulation mit sonstigen Substanzen: Bis 24 Stunden	
		ZE119.02	8-853.14	Arteriovenös (CAVH): Mehr als 24 bis 72 Stunden	823,00 €
			8-853.71	Venovenös, pumpengetrieben (CVVH), Antikoagulation mit Heparin oder ohne Antikoagulation: Mehr als 24 bis 72 Stunden	
			8-853.81	Venovenös, pumpengetrieben (CVVH), Antikoagulation mit sonstigen Substanzen: Mehr als 24 bis 72 Stunden	
		ZE119.03	8-853.15	Arteriovenös (CAVH): Mehr als 72 bis 144 Stunden	1.646,00 €
			8-853.72	Venovenös, pumpengetrieben (CVVH), Antikoagulation mit Heparin oder ohne Antikoagulation: Mehr als 72 bis 144 Stunden	
			8-853.82	Venovenös, pumpengetrieben (CVVH), Antikoagulation mit sonstigen Substanzen: Mehr als 72 bis 144 Stunden	
		ZE119.04	8-853.16	Arteriovenös (CAVH): Mehr als 144 bis 264 Stunden	2.962,80 €
			8-853.73	Venovenös, pumpengetrieben (CVVH), Antikoagulation mit Heparin oder ohne Antikoagulation: Mehr als 144 bis 264 Stunden	
			8-853.83	Venovenös, pumpengetrieben (CVVH), Antikoagulation mit sonstigen Substanzen: Mehr als 144 bis 264 Stunden	
		ZE119.05	8-853.17	Arteriovenös (CAVH): Mehr als 264 bis 432 Stunden	4.938,00 €
			8-853.74	Venovenös, pumpengetrieben (CVVH), Antikoagulation mit Heparin oder ohne Antikoagulation: Mehr als 264 bis 432 Stunden	
			8-853.84	Venovenös, pumpengetrieben (CVVH), Antikoagulation mit sonstigen Substanzen: Mehr als 264 bis 432 Stunden	
		ZE119.06	8-853.19	Arteriovenös (CAVH): Mehr als 432 bis 600 Stunden	7.242,40 €
			8-853.76	Venovenös, pumpengetrieben (CVVH), Antikoagulation mit Heparin oder ohne Antikoagulation: Mehr als 432 bis 600 Stunden	
			8-853.86	Venovenös, pumpengetrieben (CVVH), Antikoagulation mit sonstigen Substanzen: Mehr als 432 bis 600 Stunden	

ZE	Bezeichnung	ZE_D	OPS Version 2025: OPS-Kode	OPS Version 2025: OPS-Text	Betrag
1	2	3	4	5	6
		ZE119.07	8-853.1a	Arteriovenös (CAVH): Mehr als 600 bis 960 Stunden	10.863,60 €
			8-853.77	Venovenös, pumpengetrieben (CVVH), Antikoagulation mit Heparin oder ohne Antikoagulation: Mehr als 600 bis 960 Stunden	
			8-853.87	Venovenös, pumpengetrieben (CVVH), Antikoagulation mit sonstigen Substanzen: Mehr als 600 bis 960 Stunden	
		ZE119.08	8-853.1b	Arteriovenös (CAVH): Mehr als 960 bis 1.320 Stunden	15.801,60 €
			8-853.78	Venovenös, pumpengetrieben (CVVH), Antikoagulation mit Heparin oder ohne Antikoagulation: Mehr als 960 bis 1.320 Stunden	
			8-853.88	Venovenös, pumpengetrieben (CVVH), Antikoagulation mit sonstigen Substanzen: Mehr als 960 bis 1.320 Stunden	
		ZE119.09	8-853.1c	Arteriovenös (CAVH): Mehr als 1.320 bis 1.680 Stunden	20.739,60 €
			8-853.79	Venovenös, pumpengetrieben (CVVH), Antikoagulation mit Heparin oder ohne Antikoagulation: Mehr als 1.320 bis 1.680 Stunden	
			8-853.89	Venovenös, pumpengetrieben (CVVH), Antikoagulation mit sonstigen Substanzen: Mehr als 1.320 bis 1.680 Stunden	
		ZE119.10	8-853.1d	Arteriovenös (CAVH): Mehr als 1.680 bis 2.040 Stunden	25.677,60 €
			8-853.7a	Venovenös, pumpengetrieben (CVVH), Antikoagulation mit Heparin oder ohne Antikoagulation: Mehr als 1.680 bis 2.040 Stunden	
			8-853.8a	Venovenös, pumpengetrieben (CVVH), Antikoagulation mit sonstigen Substanzen: Mehr als 1.680 bis 2.040 Stunden	
		ZE119.11	8-853.1e	Arteriovenös (CAVH): Mehr als 2.040 bis 2.400 Stunden	30.615,60 €
			8-853.7b	Venovenös, pumpengetrieben (CVVH), Antikoagulation mit Heparin oder ohne Antikoagulation: Mehr als 2.040 bis 2.400 Stunden	
			8-853.8b	Venovenös, pumpengetrieben (CVVH), Antikoagulation mit sonstigen Substanzen: Mehr als 2.040 bis 2.400 Stunden	
		ZE119.12	8-853.1f	Arteriovenös (CAVH): Mehr als 2.400 Stunden	35.553,60 €
			8-853.7c	Venovenös, pumpengetrieben (CVVH), Antikoagulation mit Heparin oder ohne Antikoagulation: Mehr als 2.400 Stunden	
			8-853.8c	Venovenös, pumpengetrieben (CVVH), Antikoagulation mit sonstigen Substanzen: Mehr als 2.400 Stunden	
ZE120 [1)]	Hämodialyse, kontinuierlich, venovenös, pumpengetrieben (CVVHD)			Hämodialyse: Kontinuierlich, venovenös, pumpengetrieben (CVVHD)	
		ZE120.01	8-854.60	Antikoagulation mit Heparin oder ohne Antikoagulation: Bis 24 Stunden	285,55 €
			8-854.70	Antikoagulation mit sonstigen Substanzen: Bis 24 Stunden	
		ZE120.02	8-854.61	Antikoagulation mit Heparin oder ohne Antikoagulation: Mehr als 24 bis 72 Stunden	685,32 €
			8-854.71	Antikoagulation mit sonstigen Substanzen: Mehr als 24 bis 72 Stunden	
		ZE120.03	8-854.62	Antikoagulation mit Heparin oder ohne Antikoagulation: Mehr als 72 bis 144 Stunden	1.399,20 €
			8-854.72	Antikoagulation mit sonstigen Substanzen: Mehr als 72 bis 144 Stunden	
		ZE120.04	8-854.63	Antikoagulation mit Heparin oder ohne Antikoagulation: Mehr als 144 bis 264 Stunden	2.512,84 €
			8-854.73	Antikoagulation mit sonstigen Substanzen: Mehr als 144 bis 264 Stunden	

ZE	Bezeichnung	ZE_D	OPS Version 2025: OPS-Kode	OPS Version 2025: OPS-Text	Betrag
1	2	3	4	5	6
		ZE120.05	8-854.64	Antikoagulation mit Heparin oder ohne Antikoagulation: Mehr als 264 bis 432 Stunden	4.111,92 €
			8-854.74	Antikoagulation mit sonstigen Substanzen: Mehr als 264 bis 432 Stunden	
		ZE120.06	8-854.66	Antikoagulation mit Heparin oder ohne Antikoagulation: Mehr als 432 bis 600 Stunden	6.224,99 €
			8-854.76	Antikoagulation mit sonstigen Substanzen: Mehr als 432 bis 600 Stunden	
		ZE120.07	8-854.67	Antikoagulation mit Heparin oder ohne Antikoagulation: Mehr als 600 bis 960 Stunden	9.423,15 €
			8-854.77	Antikoagulation mit sonstigen Substanzen: Mehr als 600 bis 960 Stunden	
		ZE120.08	8-854.68	Antikoagulation mit Heparin oder ohne Antikoagulation: Mehr als 960 bis 1.320 Stunden	13.706,40 €
			8-854.78	Antikoagulation mit sonstigen Substanzen: Mehr als 960 bis 1.320 Stunden	
		ZE120.09	8-854.69	Antikoagulation mit Heparin oder ohne Antikoagulation: Mehr als 1.320 bis 1.680 Stunden	17.989,65 €
			8-854.79	Antikoagulation mit sonstigen Substanzen: Mehr als 1.320 bis 1.680 Stunden	
		ZE120.10	8-854.6a	Antikoagulation mit Heparin oder ohne Antikoagulation: Mehr als 1.680 bis 2.040 Stunden	22.272,90 €
			8-854.7a	Antikoagulation mit sonstigen Substanzen: Mehr als 1.680 bis 2.040 Stunden	
		ZE120.11	8-854.6b	Antikoagulation mit Heparin oder ohne Antikoagulation: Mehr als 2.040 bis 2.400 Stunden	26.556,15 €
			8-854.7b	Antikoagulation mit sonstigen Substanzen: Mehr als 2.040 bis 2.400 Stunden	
		ZE120.12	8-854.6c	Antikoagulation mit Heparin oder ohne Antikoagulation: Mehr als 2.400 Stunden	30.839,40 €
			8-854.7c	Antikoagulation mit sonstigen Substanzen: Mehr als 2.400 Stunden	
ZE121 [1)]	Hämodiafiltration, kontinuierlich			Hämodiafiltration: Kontinuierlich	
		ZE121.01	8-855.13	Arteriovenös (CAVHDF): Bis 24 Stunden	304,56 €
			8-855.70	Venovenös, pumpengetrieben (CVVHDF), Antikoagulation mit Heparin oder ohne Antikoagulation: Bis 24 Stunden	
			8-855.80	Venovenös, pumpengetrieben (CVVHDF), Antikoagulation mit sonstigen Substanzen: Bis 24 Stunden	
		ZE121.02	8-855.14	Arteriovenös (CAVHDF): Mehr als 24 bis 72 Stunden	761,40 €
			8-855.71	Venovenös, pumpengetrieben (CVVHDF), Antikoagulation mit Heparin oder ohne Antikoagulation: Mehr als 24 bis 72 Stunden	
			8-855.81	Venovenös, pumpengetrieben (CVVHDF), Antikoagulation mit sonstigen Substanzen: Mehr als 24 bis 72 Stunden	
		ZE121.03	8-855.15	Arteriovenös (CAVHDF): Mehr als 72 bis 144 Stunden	1.522,80 €
			8-855.72	Venovenös, pumpengetrieben (CVVHDF), Antikoagulation mit Heparin oder ohne Antikoagulation: Mehr als 72 bis 144 Stunden	
			8-855.82	Venovenös, pumpengetrieben (CVVHDF), Antikoagulation mit sonstigen Substanzen: Mehr als 72 bis 144 Stunden	
		ZE121.04	8-855.16	Arteriovenös (CAVHDF): Mehr als 144 bis 264 Stunden	2.771,50 €
			8-855.73	Venovenös, pumpengetrieben (CVVHDF), Antikoagulation mit Heparin oder ohne Antikoagulation: Mehr als 144 bis 264 Stunden	
			8-855.83	Venovenös, pumpengetrieben (CVVHDF), Antikoagulation mit sonstigen Substanzen: Mehr als 144 bis 264 Stunden	

ZE	Bezeichnung	ZE_D	OPS Version 2025: OPS-Kode	OPS Version 2025: OPS-Text	Betrag
1	2	3	4	5	6
		ZE121.05	8-855.17	Arteriovenös (CAVHDF): Mehr als 264 bis 432 Stunden	4.568,40 €
			8-855.74	Venovenös, pumpengetrieben (CVVHDF), Antikoagulation mit Heparin oder ohne Antikoagulation: Mehr als 264 bis 432 Stunden	
			8-855.84	Venovenös, pumpengetrieben (CVVHDF), Antikoagulation mit sonstigen Substanzen: Mehr als 264 bis 432 Stunden	
		ZE121.06	8-855.19	Arteriovenös (CAVHDF): Mehr als 432 bis 600 Stunden	6.700,32 €
			8-855.76	Venovenös, pumpengetrieben (CVVHDF), Antikoagulation mit Heparin oder ohne Antikoagulation: Mehr als 432 bis 600 Stunden	
			8-855.86	Venovenös, pumpengetrieben (CVVHDF), Antikoagulation mit sonstigen Substanzen: Mehr als 432 bis 600 Stunden	
		ZE121.07	8-855.1a	Arteriovenös (CAVHDF): Mehr als 600 bis 960 Stunden	10.050,48 €
			8-855.77	Venovenös, pumpengetrieben (CVVHDF), Antikoagulation mit Heparin oder ohne Antikoagulation: Mehr als 600 bis 960 Stunden	
			8-855.87	Venovenös, pumpengetrieben (CVVHDF), Antikoagulation mit sonstigen Substanzen: Mehr als 600 bis 960 Stunden	
		ZE121.08	8-855.1b	Arteriovenös (CAVHDF): Mehr als 960 bis 1.320 Stunden	14.618,88 €
			8-855.78	Venovenös, pumpengetrieben (CVVHDF), Antikoagulation mit Heparin oder ohne Antikoagulation: Mehr als 960 bis 1.320 Stunden	
			8-855.88	Venovenös, pumpengetrieben (CVVHDF), Antikoagulation mit sonstigen Substanzen: Mehr als 960 bis 1.320 Stunden	
		ZE121.09	8-855.1c	Arteriovenös (CAVHDF): Mehr als 1.320 bis 1.680 Stunden	19.187,28 €
			8-855.79	Venovenös, pumpengetrieben (CVVHDF), Antikoagulation mit Heparin oder ohne Antikoagulation: Mehr als 1.320 bis 1.680 Stunden	
			8-855.89	Venovenös, pumpengetrieben (CVVHDF), Antikoagulation mit sonstigen Substanzen: Mehr als 1.320 bis 1.680 Stunden	
		ZE121.10	8-855.1d	Arteriovenös (CAVHDF): Mehr als 1.680 bis 2.040 Stunden	23.755,68 €
			8-855.7a	Venovenös, pumpengetrieben (CVVHDF), Antikoagulation mit Heparin oder ohne Antikoagulation: Mehr als 1.680 bis 2.040 Stunden	
			8-855.8a	Venovenös, pumpengetrieben (CVVHDF), Antikoagulation mit sonstigen Substanzen: Mehr als 1.680 bis 2.040 Stunden	
		ZE121.11	8-855.1e	Arteriovenös (CAVHDF): Mehr als 2.040 bis 2.400 Stunden	28.324,08 €
			8-855.7b	Venovenös, pumpengetrieben (CVVHDF), Antikoagulation mit Heparin oder ohne Antikoagulation: Mehr als 2.040 bis 2.400 Stunden	
			8-855.8b	Venovenös, pumpengetrieben (CVVHDF), Antikoagulation mit sonstigen Substanzen: Mehr als 2.040 bis 2.400 Stunden	
		ZE121.12	8-855.1f	Arteriovenös (CAVHDF): Mehr als 2.400 Stunden	32.892,48 €
			8-855.7c	Venovenös, pumpengetrieben (CVVHDF), Antikoagulation mit Heparin oder ohne Antikoagulation: Mehr als 2.400 Stunden	
			8-855.8c	Venovenös, pumpengetrieben (CVVHDF), Antikoagulation mit sonstigen Substanzen: Mehr als 2.400 Stunden	

ZE	Bezeichnung	ZE_D	OPS Version 2025: OPS-Kode	OPS Version 2025: OPS-Text	Betrag
1	2	3	4	5	6
ZE122 [1)]	Peritonealdialyse, intermittierend, maschinell unterstützt (IPD)		8-857.0	Peritonealdialyse: Intermittierend, maschinell unterstützt (IPD)	siehe Anlage 2
ZE123 [1)]	Peritonealdialyse, kontinuierlich, nicht maschinell unterstützt (CAPD)			Peritonealdialyse: Kontinuierlich, nicht maschinell unterstützt (CAPD)	
		ZE123.01	8-857.10	Bis 24 Stunden	159,98 €
		ZE123.02	8-857.11	Mehr als 24 bis 72 Stunden	399,95 €
		ZE123.03	8-857.12	Mehr als 72 bis 144 Stunden	799,90 €
		ZE123.04	8-857.13	Mehr als 144 bis 264 Stunden	1.439,82 €
		ZE123.05	8-857.14	Mehr als 264 bis 432 Stunden	2.399,70 €
		ZE123.06	8-857.16	Mehr als 432 bis 600 Stunden	3.519,56 €
		ZE123.07	8-857.17	Mehr als 600 bis 960 Stunden	5.279,34 €
		ZE123.08	8-857.18	Mehr als 960 bis 1.320 Stunden	7.679,04 €
		ZE123.09	8-857.19	Mehr als 1.320 bis 1.680 Stunden	10.078,74 €
		ZE123.10	8-857.1a	Mehr als 1.680 bis 2.040 Stunden	12.478,44 €
		ZE123.11	8-857.1b	Mehr als 2.040 bis 2.400 Stunden	14.878,14 €
		ZE123.12	8-857.1c	Mehr als 2.400 Stunden	17.277,84 €
ZE125	Implantation oder Wechsel eines interspinösen Spreizers	ZE125.01	5-839.b0	Andere Operationen an der Wirbelsäule: Implantation eines interspinösen Spreizers: 1 Segment	143,43 €
			5-839.c0	Andere Operationen an der Wirbelsäule: Wechsel eines interspinösen Spreizers: 1 Segment	
		ZE125.02	5-839.b2	Andere Operationen an der Wirbelsäule: Implantation eines interspinösen Spreizers: 2 Segmente	286,86 €
			5-839.c2	Andere Operationen an der Wirbelsäule: Wechsel eines interspinösen Spreizers: 2 Segmente	
		ZE125.03	5-839.b3	Andere Operationen an der Wirbelsäule: Implantation eines interspinösen Spreizers: 3 oder mehr Segmente	430,29 €
			5-839.c3	Andere Operationen an der Wirbelsäule: Wechsel eines interspinösen Spreizers: 3 oder mehr Segmente	
ZE126	Autogene / Autologe matrixinduzierte Chondrozyten-transplantation		5-801.k*	Offen chirurgische Operation am Gelenkknorpel und an den Menisken: Autogene matrixinduzierte Chondrozytentransplantation	siehe Anlage 2
			5-812.h*	Arthroskopische Operation am Gelenkknorpel und an den Menisken: Autogene matrixinduzierte Chondrozytentransplantation	
ZE132	Implantation eines Wachstumsstents	ZE132.01	8-838.k*	(Perkutan-)transluminale Gefäßintervention an Gefäßen des Lungenkreislaufes: Einlegen eines ungecoverten Wachstumsstents	1.370,99 €
			8-838.m*	(Perkutan-)transluminale Gefäßintervention an Gefäßen des Lungenkreislaufes: Einlegen eines gecoverten Wachstumsstents	
			8-845.0*	(Perkutan-)transluminale Implantation von ungecoverten Cheatham-Platinum-Stents [CP-Stent]: Ein Stent	
			8-846.0*	(Perkutan-)transluminale Implantation von gecoverten Cheatham-Platinum-Stents [CP-Stent]: Ein Stent	
			8-847	(Perkutan-)transluminale Implantation eines Wachstumsstents	
		ZE132.02	8-845.1*	(Perkutan-)transluminale Implantation von ungecoverten Cheatham-Platinum-Stents [CP-Stent]: Zwei oder mehr Stents	2.741,98 €
			8-846.1*	(Perkutan-)transluminale Implantation von gecoverten Cheatham-Platinum-Stents [CP-Stent]: Zwei oder mehr Stents	
ZE135	Gabe von Vinflunin, parenteral			Applikation von Medikamenten, Liste 5: Vinflunin, parenteral	
		ZE135.01	6-005.b0	100 mg bis unter 200 mg	820,89 €
		ZE135.02	6-005.b1	200 mg bis unter 300 mg	1.436,56 €
		ZE135.03	6-005.b2	300 mg bis unter 400 mg	2.052,23 €
		ZE135.04	6-005.b3	400 mg bis unter 500 mg	2.667,90 €
		ZE135.05	6-005.b4	500 mg bis unter 600 mg	3.283,57 €
		ZE135.06	6-005.b5	600 mg bis unter 700 mg	3.899,24 €
		ZE135.07	6-005.b6	700 mg bis unter 800 mg	4.514,91 €
		ZE135.08	6-005.b7	800 mg bis unter 900 mg	5.130,58 €
		ZE135.09	6-005.b8	900 mg bis unter 1.000 mg	5.746,25 €

ZE	Bezeichnung	ZE_D	OPS Version 2025: OPS-Kode	OPS Version 2025: OPS-Text	Betrag
1	2	3	4	5	6
		ZE135.10	6-005.b9	1.000 mg bis unter 1.200 mg	6.567,15 €
		ZE135.11	6-005.ba	1.200 mg bis unter 1.400 mg	7.798,49 €
		ZE135.12	6-005.bb	1.400 mg bis unter 1.600 mg	9.029,83 €
		ZE135.13	6-005.bc	1.600 mg bis unter 1.800 mg	10.261,17 €
		ZE135.14	6-005.bd	1.800 mg bis unter 2.000 mg	11.492,51 €
		ZE135.15	6-005.be	2.000 mg bis unter 2.200 mg	12.723,85 €
		ZE135.16	6-005.bf	2.200 mg bis unter 2.400 mg	13.955,19 €
		ZE135.17	6-005.bg	2.400 mg bis unter 2.600 mg	15.186,53 €
		ZE135.18	6-005.bh	2.600 mg bis unter 2.800 mg	16.417,87 €
		ZE135.19	6-005.bj	2.800 mg oder mehr	17.649,21 €
ZE136 [2)]	Medikamente-freisetzende Ballons an Koronargefäßen		8-837.00	Perkutan-transluminale Gefäßintervention an Herz und Koronargefäßen: Ballon-Angioplastie: Eine Koronararterie	
			8-837.01	Perkutan-transluminale Gefäßintervention an Herz und Koronargefäßen: Ballon-Angioplastie: Mehrere Koronararterien	
		ZE136.01	8-83b.b6	Zusatzinformationen zu Materialien: Art der verwendeten Ballons: Ein medikamentefreisetzender Ballon an Koronargefäßen	179,36 €
		ZE136.02	8-83b.b7	Zusatzinformationen zu Materialien: Art der verwendeten Ballons: Zwei medikamentefreisetzende Ballons an Koronargefäßen	587,07 €
		ZE136.03	8-83b.b8	Zusatzinformationen zu Materialien: Art der verwendeten Ballons: Drei medikamentefreisetzende Ballons an Koronargefäßen	994,78 €
		ZE136.04	8-83b.b9	Zusatzinformationen zu Materialien: Art der verwendeten Ballons: Vier oder mehr medikamentefreisetzende Ballons an Koronargefäßen	1.402,49 €
ZE137 [2)]	Medikamente-freisetzende Ballons an anderen Gefäßen		8-836.02	(Perkutan-)transluminale Gefäßintervention: Ballon-Angioplastie: Gefäße Schulter und Oberarm	
			8-836.03	(Perkutan-)transluminale Gefäßintervention: Ballon-Angioplastie: Gefäße Unterarm	
			8-836.08	(Perkutan-)transluminale Gefäßintervention: Ballon-Angioplastie: Andere Gefäße thorakal	
			8-836.0a	(Perkutan-)transluminale Gefäßintervention: Ballon-Angioplastie: Gefäße viszeral	
			8-836.0c	(Perkutan-)transluminale Gefäßintervention: Ballon-Angioplastie: Gefäße Unterschenkel	
			8-836.0e	(Perkutan-)transluminale Gefäßintervention: Ballon-Angioplastie: Künstliche Gefäße	
			8-836.0q	(Perkutan-)transluminale Gefäßintervention: Ballon-Angioplastie: Andere Arterien abdominal und pelvin	
			8-836.0r	(Perkutan-)transluminale Gefäßintervention: Ballon-Angioplastie: Andere Venen abdominal und pelvin	
			8-836.0s	(Perkutan-)transluminale Gefäßintervention: Ballon-Angioplastie: Arterien Oberschenkel	
			8-836.0t	(Perkutan-)transluminale Gefäßintervention: Ballon-Angioplastie: Venen Oberschenkel	
		ZE137.01	8-83b.ba	Zusatzinformationen zu Materialien: Art der verwendeten Ballons: Ein medikamentefreisetzender Ballon an anderen Gefäßen	101,20 €
		ZE137.02	8-83b.bb	Zusatzinformationen zu Materialien: Art der verwendeten Ballons: Zwei medikamentefreisetzende Ballons an anderen Gefäßen	496,85 €
		ZE137.03	8-83b.bc	Zusatzinformationen zu Materialien: Art der verwendeten Ballons: Drei medikamentefreisetzende Ballons an anderen Gefäßen	892,50 €
		ZE137.04	8-83b.bd	Zusatzinformationen zu Materialien: Art der verwendeten Ballons: Vier oder mehr medikamentefreisetzende Ballons an anderen Gefäßen	1.288,15 €

ZE	Bezeichnung	ZE_D	OPS Version 2025: OPS-Kode	OPS Version 2025: OPS-Text	Betrag
1	2	3	4	5	6
ZE138	Neurostimulatoren zur Rückenmarkstimulation oder zur Stimulation des peripheren Nervensystems, Einkanalstimulator, mit Sondenimplantation		5-039.e0	Implantation oder Wechsel eines Neurostimulators zur epiduralen Rückenmarkstimulation mit Implantation oder Wechsel einer Neurostimulationselektrode: Einkanalstimulator, vollimplantierbar, nicht wiederaufladbar	siehe Anlage 2
			5-039.k0	Implantation oder Wechsel eines Neurostimulators zur Stimulation von Spinalganglien mit Implantation oder Wechsel einer Neurostimulationselektrode: Einkanalstimulator, vollimplantierbar, nicht wiederaufladbar	
			5-059.c0	Implantation oder Wechsel eines Neurostimulators zur Stimulation des peripheren Nervensystems mit Implantation oder Wechsel einer Neurostimulationselektrode: Einkanalstimulator, vollimplantierbar, nicht wiederaufladbar	
ZE139	Neurostimulatoren zur Rückenmarkstimulation oder zur Stimulation des peripheren Nervensystems, Einkanalstimulator, ohne Sondenimplantation		5-039.f0	Wechsel eines Neurostimulators zur epiduralen Rückenmarkstimulation ohne Wechsel einer Neurostimulationselektrode: Einkanalstimulator, vollimplantierbar, nicht wiederaufladbar	siehe Anlage 2
			5-039.m0	Wechsel eines Neurostimulators zur Stimulation von Spinalganglien ohne Wechsel einer Neurostimulationselektrode: Einkanalstimulator, vollimplantierbar, nicht wiederaufladbar	
			5-039.n0	Implantation eines Neurostimulators zur epiduralen Rückenmarkstimulation ohne Implantation einer Neurostimulationselektrode: Einkanalstimulator, vollimplantierbar, nicht wiederaufladbar	
			5-039.q0	Implantation eines Neurostimulators zur Stimulation von Spinalganglien ohne Implantation einer Neurostimulationselektrode: Einkanalstimulator, vollimplantierbar, nicht wiederaufladbar	
			5-059.d0	Wechsel eines Neurostimulators zur Stimulation des peripheren Nervensystems ohne Wechsel einer Neurostimulationselektrode: Einkanalstimulator, vollimplantierbar, nicht wiederaufladbar	
			5-059.g0	Implantation eines Neurostimulators zur Stimulation des peripheren Nervensystems ohne Implantation einer Neurostimulationselektrode: Einkanalstimulator, vollimplantierbar, nicht wiederaufladbar	
ZE140	Neurostimulatoren zur Rückenmarkstimulation oder zur Stimulation des peripheren Nervensystems, Mehrkanalstimulator, nicht wiederaufladbar, mit Sondenimplantation		5-039.e1	Implantation oder Wechsel eines Neurostimulators zur epiduralen Rückenmarkstimulation mit Implantation oder Wechsel einer Neurostimulationselektrode: Mehrkanalstimulator, vollimplantierbar, nicht wiederaufladbar	siehe Anlage 2
			5-039.k1	Implantation oder Wechsel eines Neurostimulators zur Stimulation von Spinalganglien mit Implantation oder Wechsel einer Neurostimulationselektrode: Mehrkanalstimulator, vollimplantierbar, nicht wiederaufladbar	
			5-059.c1	Implantation oder Wechsel eines Neurostimulators zur Stimulation des peripheren Nervensystems mit Implantation oder Wechsel einer Neurostimulationselektrode: Mehrkanalstimulator, vollimplantierbar, nicht wiederaufladbar	
ZE141	Neurostimulatoren zur Rückenmarkstimulation oder zur Stimulation des peripheren Nervensystems, Mehrkanalstimulator, nicht wiederaufladbar, ohne Sondenimplantation		5-039.f1	Wechsel eines Neurostimulators zur epiduralen Rückenmarkstimulation ohne Wechsel einer Neurostimulationselektrode: Mehrkanalstimulator, vollimplantierbar, nicht wiederaufladbar	siehe Anlage 2
			5-039.m1	Wechsel eines Neurostimulators zur Stimulation von Spinalganglien ohne Wechsel einer Neurostimulationselektrode: Mehrkanalstimulator, vollimplantierbar, nicht wiederaufladbar	

ZE	Bezeichnung	ZE_D	OPS Version 2025: OPS-Kode	OPS Version 2025: OPS-Text	Betrag
1	2	3	4	5	6
			5-039.n1	Implantation eines Neurostimulators zur epiduralen Rückenmarkstimulation ohne Implantation einer Neurostimulationselektrode: Mehrkanalstimulator, vollimplantierbar, nicht wiederaufladbar	
			5-039.q1	Implantation eines Neurostimulators zur Stimulation von Spinalganglien ohne Implantation einer Neurostimulationselektrode: Mehrkanalstimulator, vollimplantierbar, nicht wiederaufladbar	
			5-059.d1	Wechsel eines Neurostimulators zur Stimulation des peripheren Nervensystems ohne Wechsel einer Neurostimulationselektrode: Mehrkanalstimulator, vollimplantierbar, nicht wiederaufladbar	
			5-059.g1	Implantation eines Neurostimulators zur Stimulation des peripheren Nervensystems ohne Implantation einer Neurostimulationselektrode: Mehrkanalstimulator, vollimplantierbar, nicht wiederaufladbar	
ZE144	Gabe von Romiplostim, parenteral			Applikation von Medikamenten, Liste 5: Romiplostim, parenteral	
		ZE144.01[6)]	6-005.90	100 µg bis unter 200 µg	423,31 €
		ZE144.02	6-005.91	200 µg bis unter 300 µg	740,79 €
		ZE144.03	6-005.92	300 µg bis unter 400 µg	1.058,27 €
		ZE144.04	6-005.93	400 µg bis unter 500 µg	1.375,75 €
		ZE144.05	6-005.94	500 µg bis unter 600 µg	1.598,26 €
		ZE144.06	6-005.95	600 µg bis unter 700 µg	2.010,71 €
		ZE144.07	6-005.96	700 µg bis unter 800 µg	2.328,19 €
		ZE144.08	6-005.97	800 µg bis unter 900 µg	2.645,67 €
		ZE144.09	6-005.98	900 µg bis unter 1.000 µg	2.963,15 €
		ZE144.10	6-005.99	1.000 µg bis unter 1.200 µg	3.199,75 €
		ZE144.11	6-005.9a	1.200 µg bis unter 1.400 µg	4.021,41 €
		ZE144.12	6-005.9b	1.400 µg bis unter 1.600 µg	4.656,37 €
		ZE144.13	6-005.9c	1.600 µg bis unter 1.800 µg	5.291,33 €
		ZE144.14	6-005.9d	1.800 µg bis unter 2.000 µg	5.926,29 €
		ZE144.15	6-005.9e	2.000 µg bis unter 2.400 µg	6.772,91 €
		ZE144.16	6-005.9f	2.400 µg bis unter 2.800 µg	8.042,83 €
		ZE144.17	6-005.9g	2.800 µg bis unter 3.200 µg	9.312,75 €
		ZE144.18	6-005.9h	3.200 µg bis unter 3.600 µg	10.582,67 €
		ZE144.19	6-005.9j	3.600 µg bis unter 4.000 µg	11.852,59 €
		ZE144.20	6-005.9k	4.000 µg bis unter 4.400 µg	13.122,51 €
		ZE144.21	6-005.9m	4.400 µg bis unter 4.800 µg	14.392,43 €
		ZE144.22	6-005.9n	4.800 µg bis unter 5.200 µg	15.662,35 €
		ZE144.23	6-005.9p	5.200 µg bis unter 5.600 µg	16.932,27 €
		ZE144.24	6-005.9q	5.600 µg oder mehr	18.202,19 €
ZE145	Spezialisierte stationäre palliativmedizinische Komplexbehandlung	ZE145.01	8-98e.1	Spezialisierte stationäre palliativmedizinische Komplexbehandlung: Mindestens 7 bis höchstens 13 Behandlungstage	937,30 €
		ZE145.02	8-98e.2	Spezialisierte stationäre palliativmedizinische Komplexbehandlung: Mindestens 14 bis höchstens 20 Behandlungstage	1.594,91 €
		ZE145.03	8-98e.3	Spezialisierte stationäre palliativmedizinische Komplexbehandlung: Mindestens 21 Behandlungstage	2.095,50 €
ZE146	Gabe von Thrombozytenkonzentraten			Transfusion von Vollblut, Erythrozytenkonzentrat und Thrombozytenkonzentrat: Thrombozytenkonzentrat	
		ZE146.01[6)]	8-800.g1	2 Thrombozytenkonzentrate	618,32 €
		ZE146.02[6)]	8-800.g2	3 Thrombozytenkonzentrate	927,48 €
		ZE146.03	8-800.g3	4 Thrombozytenkonzentrate	1.236,64 €
		ZE146.04	8-800.g4	5 Thrombozytenkonzentrate	1.545,79 €
		ZE146.05	8-800.g5	6 bis unter 8 Thrombozytenkonzentrate	1.981,71 €
		ZE146.06	8-800.g6	8 bis unter 10 Thrombozytenkonzentrate	2.590,75 €
		ZE146.07	8-800.g7	10 bis unter 12 Thrombozytenkonzentrate	3.239,98 €
		ZE146.08	8-800.g8	12 bis unter 14 Thrombozytenkonzentrate	3.833,57 €
		ZE146.09	8-800.g9	14 bis unter 16 Thrombozytenkonzentrate	4.436,43 €
		ZE146.10	8-800.ga	16 bis unter 18 Thrombozytenkonzentrate	5.064,02 €
		ZE146.11	8-800.gb	18 bis unter 20 Thrombozytenkonzentrate	5.682,34 €
		ZE146.12	8-800.gc	20 bis unter 24 Thrombozytenkonzentrate	6.492,33 €

ZE	Bezeichnung	ZE_D	OPS Version 2025: OPS-Kode	OPS Version 2025: OPS-Text	Betrag
1	2	3	4	5	6
		ZE146.13	8-800.gd	24 bis unter 28 Thrombozytenkonzentrate	7.728,97 €
		ZE146.14	8-800.ge	28 bis unter 32 Thrombozytenkonzentrate	8.965,61 €
		ZE146.15	8-800.gf	32 bis unter 36 Thrombozytenkonzentrate	10.202,24 €
		ZE146.16	8-800.gg	36 bis unter 40 Thrombozytenkonzentrate	11.438,88 €
		ZE146.17	8-800.gh	40 bis unter 46 Thrombozytenkonzentrate	12.830,09 €
		ZE146.18	8-800.gj	46 bis unter 52 Thrombozytenkonzentrate	14.685,04 €
		ZE146.19	8-800.gk	52 bis unter 58 Thrombozytenkonzentrate	16.540,00 €
		ZE146.20	8-800.gm	58 bis unter 64 Thrombozytenkonzentrate	18.394,95 €
		ZE146.21	8-800.gn	64 bis unter 70 Thrombozytenkonzentrate	20.249,90 €
		ZE146.22	8-800.gp	70 bis unter 78 Thrombozytenkonzentrate	22.259,43 €
		ZE146.23	8-800.gq	78 bis unter 86 Thrombozytenkonzentrate	24.732,70 €
		ZE146.24	8-800.gr	86 bis unter 94 Thrombozytenkonzentrate	27.205,97 €
		ZE146.25	8-800.gs	94 bis unter 102 Thrombozytenkonzentrate	29.679,24 €
		ZE146.26	8-800.gt	102 bis unter 110 Thrombozytenkonzentrate	32.152,52 €
		ZE146.27	8-800.gu	110 bis unter 118 Thrombozytenkonzentrate	34.625,79 €
		ZE146.28	8-800.gv	118 bis unter 126 Thrombozytenkonzentrate	37.099,06 €
		ZE146.29		Siehe weitere Differenzierung ZE146.30 bis ZE146.46	
		ZE146.30	8-800.gz	126 bis unter 134 Thrombozytenkonzentrate	39.572,33 €
		ZE146.31	8-800.m0	134 bis unter 146 Thrombozytenkonzentrate	42.354,76 €
		ZE146.32	8-800.m1	146 bis unter 158 Thrombozytenkonzentrate	46.064,66 €
		ZE146.33	8-800.m2	158 bis unter 170 Thrombozytenkonzentrate	49.774,57 €
		ZE146.34	8-800.m3	170 bis unter 182 Thrombozytenkonzentrate	53.484,47 €
		ZE146.35	8-800.m4	182 bis unter 194 Thrombozytenkonzentrate	57.194,38 €
		ZE146.36	8-800.m5	194 bis unter 210 Thrombozytenkonzentrate	61.213,44 €
		ZE146.37	8-800.m6	210 bis unter 226 Thrombozytenkonzentrate	66.159,98 €
		ZE146.38	8-800.m7	226 bis unter 242 Thrombozytenkonzentrate	71.106,52 €
		ZE146.39	8-800.m8	242 bis unter 258 Thrombozytenkonzentrate	76.053,06 €
		ZE146.40	8-800.m9	258 bis unter 274 Thrombozytenkonzentrate	80.999,61 €
		ZE146.41	8-800.ma	274 bis unter 294 Thrombozytenkonzentrate	86.255,31 €
		ZE146.42	8-800.mb	294 bis unter 314 Thrombozytenkonzentrate	92.438,48 €
		ZE146.43	8-800.mc	314 bis unter 334 Thrombozytenkonzentrate	98.621,66 €
		ZE146.44	8-800.md	334 bis unter 354 Thrombozytenkonzentrate	104.804,83 €
		ZE146.45	8-800.me	354 bis unter 374 Thrombozytenkonzentrate	110.988,01 €
		ZE146.46	8-800.mf	374 oder mehr Thrombozytenkonzentrate	117.171,19 €
ZE147	Gabe von Apherese-Thrombozyten-konzentraten			Transfusion von Vollblut, Erythrozytenkonzentrat und Thrombozytenkonzentrat: Apherese-Thrombozytenkonzentrat	
		ZE147.01[8)]	8-800.f0	1 Apherese-Thrombozytenkonzentrat	358,76 €
		ZE147.02	8-800.f1	2 Apherese-Thrombozytenkonzentrate	717,52 €
		ZE147.03	8-800.f2	3 Apherese-Thrombozytenkonzentrate	1.076,27 €
		ZE147.04	8-800.f3	4 Apherese-Thrombozytenkonzentrate	1.435,03 €
		ZE147.05	8-800.f4	5 Apherese-Thrombozytenkonzentrate	1.793,79 €
		ZE147.06	8-800.f5	6 bis unter 8 Apherese-Thrombozytenkonzentrate	2.321,17 €
		ZE147.07	8-800.f6	8 bis unter 10 Apherese-Thrombozytenkonzentrate	3.045,86 €
		ZE147.08	8-800.f7	10 bis unter 12 Apherese-Thrombozytenkonzentrate	3.766,96 €
		ZE147.09	8-800.f8	12 bis unter 14 Apherese-Thrombozytenkonzentrate	4.484,48 €
		ZE147.10	8-800.f9	14 bis unter 16 Apherese-Thrombozytenkonzentrate	5.187,64 €
		ZE147.11	8-800.fa	16 bis unter 18 Apherese-Thrombozytenkonzentrate	5.919,51 €
		ZE147.12	8-800.fb	18 bis unter 20 Apherese-Thrombozytenkonzentrate	6.637,03 €
		ZE147.13	8-800.fc	20 bis unter 24 Apherese-Thrombozytenkonzentrate	7.533,92 €
		ZE147.14	8-800.fd	24 bis unter 28 Apherese-Thrombozytenkonzentrate	8.968,96 €
		ZE147.15	8-800.fe	28 bis unter 32 Apherese-Thrombozytenkonzentrate	10.403,99 €
		ZE147.16	8-800.ff	32 bis unter 36 Apherese-Thrombozytenkonzentrate	11.839,02 €
		ZE147.17	8-800.fg	36 bis unter 40 Apherese-Thrombozytenkonzentrate	13.274,05 €
		ZE147.18	8-800.fh	40 bis unter 46 Apherese-Thrombozytenkonzentrate	14.888,47 €
		ZE147.19	8-800.fj	46 bis unter 52 Apherese-Thrombozytenkonzentrate	17.041,01 €
		ZE147.20	8-800.fk	52 bis unter 58 Apherese-Thrombozytenkonzentrate	19.193,56 €
		ZE147.21	8-800.fm	58 bis unter 64 Apherese-Thrombozytenkonzentrate	21.346,11 €
		ZE147.22	8-800.fn	64 bis unter 70 Apherese-Thrombozytenkonzentrate	23.498,66 €
		ZE147.23	8-800.fp	70 bis unter 78 Apherese-Thrombozytenkonzentrate	25.830,59 €
		ZE147.24	8-800.fq	78 bis unter 86 Apherese-Thrombozytenkonzentrate	28.700,66 €
		ZE147.25	8-800.fr	86 bis unter 94 Apherese-Thrombozytenkonzentrate	31.570,72 €
		ZE147.26	8-800.fs	94 bis unter 102 Apherese-Thrombozytenkonzentrate	34.440,79 €
		ZE147.27	8-800.ft	102 bis unter 110 Apherese-Thrombozytenkonzentrate	37.310,85 €
		ZE147.28	8-800.fu	110 bis unter 118 Apherese-Thrombozytenkonzentrate	40.180,92 €

ZE	Bezeichnung	ZE_D	OPS Version 2025: OPS-Kode	OPS Version 2025: OPS-Text	Betrag
1	2	3	4	5	6
		ZE147.29	8-800.fv	118 bis unter 126 Apherese-Thrombozytenkonzentrate	43.050,98 €
		ZE147.30		Siehe weitere Differenzierung ZE147.31 bis ZE147.47	
		ZE147.31	8-800.fz	126 bis unter 134 Apherese-Thrombozytenkonzentrate	45.921,05 €
		ZE147.32	8-800.k0	134 bis unter 146 Apherese-Thrombozytenkonzentrate	49.149,87 €
		ZE147.33	8-800.k1	146 bis unter 158 Apherese-Thrombozytenkonzentrate	53.454,97 €
		ZE147.34	8-800.k2	158 bis unter 170 Apherese-Thrombozytenkonzentrate	57.760,07 €
		ZE147.35	8-800.k3	170 bis unter 182 Apherese-Thrombozytenkonzentrate	62.065,17 €
		ZE147.36	8-800.k4	182 bis unter 194 Apherese-Thrombozytenkonzentrate	66.370,27 €
		ZE147.37	8-800.k5	194 bis unter 210 Apherese-Thrombozytenkonzentrate	71.034,12 €
		ZE147.38	8-800.k6	210 bis unter 226 Apherese-Thrombozytenkonzentrate	76.774,25 €
		ZE147.39	8-800.k7	226 bis unter 242 Apherese-Thrombozytenkonzentrate	82.514,39 €
		ZE147.40	8-800.k8	242 bis unter 258 Apherese-Thrombozytenkonzentrate	88.254,52 €
		ZE147.41	8-800.k9	258 bis unter 274 Apherese-Thrombozytenkonzentrate	93.994,65 €
		ZE147.42	8-800.ka	274 bis unter 294 Apherese-Thrombozytenkonzentrate	100.093,54 €
		ZE147.43	8-800.kb	294 bis unter 314 Apherese-Thrombozytenkonzentrate	107.268,70 €
		ZE147.44	8-800.kc	314 bis unter 334 Apherese-Thrombozytenkonzentrate	114.443,87 €
		ZE147.45	8-800.kd	334 bis unter 354 Apherese-Thrombozytenkonzentrate	121.619,03 €
		ZE147.46	8-800.ke	354 bis unter 374 Apherese-Thrombozytenkonzentrate	128.794,19 €
		ZE147.47	8-800.kf	374 oder mehr Apherese-Thrombozytenkonzentrate	135.969,36 €
ZE151	Gabe von Abatacept, intravenös			Applikation von Medikamenten, Liste 3: Abatacept, intravenös	
		ZE151.01[6]	6-003.s0	125 mg bis unter 250 mg	355,88 €
		ZE151.02[6]	6-003.s1	250 mg bis unter 500 mg	711,77 €
		ZE151.03	6-003.s2	500 mg bis unter 750 mg	1.067,65 €
		ZE151.04	6-003.s3	750 mg bis unter 1.000 mg	1.601,48 €
		ZE151.05	6-003.s4	1.000 mg bis unter 1.250 mg	2.135,30 €
		ZE151.06	6-003.s5	1.250 mg bis unter 1.500 mg	2.669,13 €
		ZE151.07	6-003.s6	1.500 mg bis unter 1.750 mg	3.202,95 €
		ZE151.08	6-003.s7	1.750 mg bis unter 2.000 mg	3.736,78 €
		ZE151.09	6-003.s8	2.000 mg bis unter 2.250 mg	4.270,60 €
		ZE151.10	6-003.s9	2.250 mg bis unter 2.500 mg	4.804,43 €
		ZE151.11	6-003.sa	2.500 mg bis unter 2.750 mg	5.338,25 €
		ZE151.12	6-003.sb	2.750 mg bis unter 3.000 mg	5.872,08 €
		ZE151.13	6-003.sc	3.000 mg oder mehr	6.405,90 €
ZE152[2]	Perkutan-transluminale Fremdkörperentfernung und Thrombektomie an intrakraniellen Gefäßen unter Verwendung eines Stentretriever		8-836.60	(Perkutan-)transluminale Gefäßintervention: Fremdkörperentfernung: Gefäße intrakraniell	
			8-836.80	(Perkutan-)transluminale Gefäßintervention: Thrombektomie: Gefäße intrakraniell	
		ZE152.01	8-83b.84	Zusatzinformationen zu Materialien: Verwendung eines Instruments zur Thrombektomie oder Fremdkörperentfernung: 1 Stentretriever	1.355,77 €
			8-83b.8a	Zusatzinformationen zu Materialien: Verwendung eines Instruments zur Thrombektomie oder Fremdkörperentfernung: 1 Multizonen-Stentretriever	
			8-83b.8k	Zusatzinformationen zu Materialien: Verwendung eines Instruments zur Thrombektomie oder Fremdkörperentfernung: 1 Stentretriever mit integrierter Mikrofilter-Embolieprotektion	
		ZE152.02	8-83b.85	Zusatzinformationen zu Materialien: Verwendung eines Instruments zur Thrombektomie oder Fremdkörperentfernung: 2 Stentretriever	2.711,54 €
			8-83b.8b	Zusatzinformationen zu Materialien: Verwendung eines Instruments zur Thrombektomie oder Fremdkörperentfernung: 2 Multizonen-Stentretriever	
			8-83b.8m	Zusatzinformationen zu Materialien: Verwendung eines Instruments zur Thrombektomie oder Fremdkörperentfernung: 2 Stentretriever mit integrierter Mikrofilter-Embolieprotektion	
		ZE152.03	8-83b.86	Zusatzinformationen zu Materialien: Verwendung eines Instruments zur Thrombektomie oder Fremdkörperentfernung: 3 oder mehr Stentretriever	4.067,31 €
			8-83b.8c	Zusatzinformationen zu Materialien: Verwendung eines Instruments zur Thrombektomie oder Fremdkörperentfernung: 3 oder mehr Multizonen-Stentretriever	

ZE	Bezeichnung	ZE$_D$	OPS Version 2025: OPS-Kode	OPS Version 2025: OPS-Text	Betrag
1	2	3	4	5	6
			8-83b.8n	Zusatzinformationen zu Materialien: Verwendung eines Instruments zur Thrombektomie oder Fremdkörperentfernung: 3 oder mehr Stentretriever mit integrierter Mikrofilter-Embolieprotektion	
ZE153	Zügeloperation mit alloplastischem Material, adjustierbar		5-594.31	Suprapubische (urethrovesikale) Zügeloperation [Schlingenoperation]: Mit alloplastischem Material: Adjustierbar	siehe Anlage 2
ZE156	Gabe von Decitabin, parenteral			Applikation von Medikamenten, Liste 4: Decitabin, parenteral	
		ZE156.01	6-004.40	30 mg bis unter 60 mg	890,66 €
		ZE156.02	6-004.41	60 mg bis unter 90 mg	1.558,65 €
		ZE156.03	6-004.42	90 mg bis unter 120 mg	2.226,64 €
		ZE156.04	6-004.43	120 mg bis unter 150 mg	2.894,63 €
		ZE156.05	6-004.44	150 mg bis unter 180 mg	3.562,62 €
		ZE156.06	6-004.45	180 mg bis unter 210 mg	4.230,62 €
		ZE156.07	6-004.46	210 mg bis unter 240 mg	4.868,55 €
		ZE156.08	6-004.47	240 mg bis unter 270 mg	5.566,60 €
		ZE156.09	6-004.48	270 mg bis unter 300 mg	6.234,59 €
		ZE156.10	6-004.49	300 mg bis unter 330 mg	6.902,58 €
		ZE156.11	6-004.4a	330 mg bis unter 360 mg	7.570,58 €
		ZE156.12	6-004.4b	360 mg bis unter 390 mg	8.238,57 €
		ZE156.13	6-004.4c	390 mg bis unter 420 mg	8.906,56 €
		ZE156.14	6-004.4d	420 mg bis unter 450 mg	9.574,55 €
		ZE156.15	6-004.4e	450 mg bis unter 480 mg	10.242,54 €
		ZE156.16	6-004.4f	480 mg bis unter 510 mg	10.910,54 €
		ZE156.17	6-004.4g	510 mg oder mehr	11.578,53 €
ZE158	Vagusnervstimulationssysteme, mit Sondenimplantation		5-059.c8	Implantation oder Wechsel eines Neurostimulators zur Stimulation des peripheren Nervensystems mit Implantation oder Wechsel einer Neurostimulationselektrode: Vagusnervstimulationssystem	siehe Anlage 2
ZE159	Vagusnervstimulations-systeme, ohne Sondenimplantation		5-059.d8	Wechsel eines Neurostimulators zur Stimulation des peripheren Nervensystems ohne Wechsel einer Neurostimulationselektrode: Vagusnervstimulationssystem	siehe Anlage 2
ZE161	Radiofrequenzablation Ösophagus		5-422.55	Lokale Exzision und Destruktion von erkranktem Gewebe des Ösophagus: Destruktion, endoskopisch: Radiofrequenzablation	siehe Anlage 2
ZE162 [9)]	Erhöhter Pflegeaufwand bei pflegebedürftigen Patienten (DRG-Tabelle 1)			Pflegebedürftigkeit im Sinne § 14 SGB XI und Pflegegrad gemäß § 15 SGB XI	
			9-984.8	Pflegebedürftig nach Pflegegrad 3	siehe Anlage 2
			9-984.9	Pflegebedürftig nach Pflegegrad 4	siehe Anlage 2
			9-984.a	Pflegebedürftig nach Pflegegrad 5	siehe Anlage 2
ZE163 [10)]	Erhöhter Pflegeaufwand bei pflegebedürftigen Patienten (DRG-Tabelle 2)			Pflegebedürftigkeit im Sinne § 14 SGB XI und Pflegegrad gemäß § 15 SGB XI	
			9-984.8	Pflegebedürftig nach Pflegegrad 3	siehe Anlage 2
			9-984.9	Pflegebedürftig nach Pflegegrad 4	siehe Anlage 2
			9-984.a	Pflegebedürftig nach Pflegegrad 5	siehe Anlage 2
ZE164	Gabe von pathogeninaktivierten Thrombozyten-konzentraten			Transfusion von Vollblut, Erythrozytenkonzentrat und Thrombozytenkonzentrat: Pathogeninaktiviertes Thrombozytenkonzentrat	
		ZE164.01[6)]	8-800.h1	2 pathogeninaktivierte Thrombozytenkonzentrate	748,55 €
		ZE164.02[6)]	8-800.h2	3 pathogeninaktivierte Thrombozytenkonzentrate	1.122,83 €
		ZE164.03	8-800.h3	4 pathogeninaktivierte Thrombozytenkonzentrate	1.497,10 €
		ZE164.04	8-800.h4	5 pathogeninaktivierte Thrombozytenkonzentrate	1.871,38 €
		ZE164.05	8-800.h5	6 bis unter 8 pathogeninaktivierte Thrombozytenkonzentrate	2.432,79 €
		ZE164.06	8-800.h6	8 bis unter 10 pathogeninaktivierte Thrombozytenkonzentrate	3.181,34 €
		ZE164.07	8-800.h7	10 bis unter 12 pathogeninaktivierte Thrombozytenkonzentrate	3.929,89 €
		ZE164.08	8-800.h8	12 bis unter 14 pathogeninaktivierte Thrombozytenkonzentrate	4.678,44 €
		ZE164.09	8-800.h9	14 bis unter 16 pathogeninaktivierte Thrombozytenkonzentrate	5.426,99 €

ZE	Bezeichnung	ZE_D	OPS Version 2025: OPS-Kode	OPS Version 2025: OPS-Text	Betrag
1	2	3	4	5	6
		ZE164.10	8-800.ha	16 bis unter 18 pathogeninaktivierte Thrombozytenkonzentrate	6.175,54 €
		ZE164.11	8-800.hb	18 bis unter 20 pathogeninaktivierte Thrombozytenkonzentrate	6.924,09 €
		ZE164.12	8-800.hc	20 bis unter 24 pathogeninaktivierte Thrombozytenkonzentrate	7.859,78 €
		ZE164.13	8-800.hd	24 bis unter 28 pathogeninaktivierte Thrombozytenkonzentrate	9.356,89 €
		ZE164.14	8-800.he	28 bis unter 32 pathogeninaktivierte Thrombozytenkonzentrate	10.853,99 €
		ZE164.15	8-800.hf	32 bis unter 36 pathogeninaktivierte Thrombozytenkonzentrate	12.351,09 €
		ZE164.16	8-800.hg	36 bis unter 40 pathogeninaktivierte Thrombozytenkonzentrate	13.848,19 €
		ZE164.17	8-800.hh	40 bis unter 46 pathogeninaktivierte Thrombozytenkonzentrate	15.532,43 €
		ZE164.18	8-800.hj	46 bis unter 52 pathogeninaktivierte Thrombozytenkonzentrate	17.778,08 €
		ZE164.19	8-800.hk	52 bis unter 58 pathogeninaktivierte Thrombozytenkonzentrate	20.023,73 €
		ZE164.20	8-800.hm	58 bis unter 64 pathogeninaktivierte Thrombozytenkonzentrate	22.269,39 €
		ZE164.21	8-800.hn	64 bis unter 70 pathogeninaktivierte Thrombozytenkonzentrate	24.515,04 €
		ZE164.22	8-800.hp	70 bis unter 78 pathogeninaktivierte Thrombozytenkonzentrate	26.947,83 €
		ZE164.23	8-800.hq	78 bis unter 86 pathogeninaktivierte Thrombozytenkonzentrate	29.942,03 €
		ZE164.24	8-800.hr	86 bis unter 94 pathogeninaktivierte Thrombozytenkonzentrate	32.936,24 €
		ZE164.25	8-800.hs	94 bis unter 102 pathogeninaktivierte Thrombozytenkonzentrate	35.930,44 €
		ZE164.26	8-800.ht	102 bis unter 110 pathogeninaktivierte Thrombozytenkonzentrate	38.924,64 €
		ZE164.27	8-800.hu	110 bis unter 118 pathogeninaktivierte Thrombozytenkonzentrate	41.918,84 €
		ZE164.28	8-800.hv	118 bis unter 126 pathogeninaktivierte Thrombozytenkonzentrate	44.913,05 €
		ZE164.29	8-800.hz	126 bis unter 134 pathogeninaktivierte Thrombozytenkonzentrate	47.907,25 €
		ZE164.30	8-800.n0	134 bis unter 146 pathogeninaktivierte Thrombozytenkonzentrate	51.275,73 €
		ZE164.31	8-800.n1	146 bis unter 158 pathogeninaktivierte Thrombozytenkonzentrate	55.767,03 €
		ZE164.32	8-800.n2	158 bis unter 170 pathogeninaktivierte Thrombozytenkonzentrate	60.258,34 €
		ZE164.33	8-800.n3	170 bis unter 182 pathogeninaktivierte Thrombozytenkonzentrate	64.749,64 €
		ZE164.34	8-800.n4	182 bis unter 194 pathogeninaktivierte Thrombozytenkonzentrate	69.240,95 €
		ZE164.35	8-800.n5	194 bis unter 210 pathogeninaktivierte Thrombozytenkonzentrate	74.106,53 €
		ZE164.36	8-800.n6	210 bis unter 226 pathogeninaktivierte Thrombozytenkonzentrate	80.094,94 €
		ZE164.37	8-800.n7	226 bis unter 242 pathogeninaktivierte Thrombozytenkonzentrate	86.083,34 €
		ZE164.38	8-800.n8	242 bis unter 258 pathogeninaktivierte Thrombozytenkonzentrate	92.071,75 €
		ZE164.39	8-800.n9	258 bis unter 274 pathogeninaktivierte Thrombozytenkonzentrate	98.060,15 €
		ZE164.40	8-800.na	274 bis unter 294 pathogeninaktivierte Thrombozytenkonzentrate	104.422,84 €
		ZE164.41	8-800.nb	294 bis unter 314 pathogeninaktivierte Thrombozytenkonzentrate	111.908,34 €

ZE	Bezeichnung	ZE_D	OPS Version 2025: OPS-Kode	OPS Version 2025: OPS-Text	Betrag
1	2	3	4	5	6
		ZE164.42	8-800.nc	314 bis unter 334 pathogeninaktivierte Thrombozytenkonzentrate	119.393,85 €
		ZE164.43	8-800.nd	334 bis unter 354 pathogeninaktivierte Thrombozytenkonzentrate	126.879,36 €
		ZE164.44	8-800.ne	354 bis unter 374 pathogeninaktivierte Thrombozytenkonzentrate	134.364,87 €
		ZE164.45	8-800.nf	374 oder mehr pathogeninaktivierte Thrombozytenkonzentrate	141.850,38 €
ZE165	Gabe von pathogeninaktivierten Apherese-Thrombozytenkonzentraten			Transfusion von Vollblut, Erythrozytenkonzentrat und Thrombozytenkonzentrat: Pathogeninaktiviertes Apherese-Thrombozytenkonzentrat	
		ZE165.01[6)]	8-800.d0	1 pathogeninaktiviertes Apherese-Thrombozytenkonzentrat	412,41 €
		ZE165.02	8-800.d1	2 pathogeninaktivierte Apherese-Thrombozytenkonzentrate	824,82 €
		ZE165.03	8-800.d2	3 pathogeninaktivierte Apherese-Thrombozytenkonzentrate	1.237,23 €
		ZE165.04	8-800.d3	4 pathogeninaktivierte Apherese-Thrombozytenkonzentrate	1.649,64 €
		ZE165.05	8-800.d4	5 pathogeninaktivierte Apherese-Thrombozytenkonzentrate	2.062,05 €
		ZE165.06	8-800.d5	6 bis unter 8 pathogeninaktivierte Apherese-Thrombozytenkonzentrate	2.680,67 €
		ZE165.07	8-800.d6	8 bis unter 10 pathogeninaktivierte Apherese-Thrombozytenkonzentrate	3.505,49 €
		ZE165.08	8-800.d7	10 bis unter 12 pathogeninaktivierte Apherese-Thrombozytenkonzentrate	4.330,31 €
		ZE165.09	8-800.d8	12 bis unter 14 pathogeninaktivierte Apherese-Thrombozytenkonzentrate	5.155,13 €
		ZE165.10	8-800.d9	14 bis unter 16 pathogeninaktivierte Apherese-Thrombozytenkonzentrate	5.979,95 €
		ZE165.11	8-800.da	16 bis unter 18 pathogeninaktivierte Apherese-Thrombozytenkonzentrate	6.804,77 €
		ZE165.12	8-800.db	18 bis unter 20 pathogeninaktivierte Apherese-Thrombozytenkonzentrate	7.629,59 €
		ZE165.13	8-800.dc	20 bis unter 24 pathogeninaktivierte Apherese-Thrombozytenkonzentrate	8.660,61 €
		ZE165.14	8-800.dd	24 bis unter 28 pathogeninaktivierte Apherese-Thrombozytenkonzentrate	10.310,26 €
		ZE165.15	8-800.de	28 bis unter 32 pathogeninaktivierte Apherese-Thrombozytenkonzentrate	11.959,90 €
		ZE165.16	8-800.df	32 bis unter 36 pathogeninaktivierte Apherese-Thrombozytenkonzentrate	13.609,54 €
		ZE165.17	8-800.dg	36 bis unter 40 pathogeninaktivierte Apherese-Thrombozytenkonzentrate	15.259,18 €
		ZE165.18	8-800.dh	40 bis unter 46 pathogeninaktivierte Apherese-Thrombozytenkonzentrate	17.115,02 €
		ZE165.19	8-800.dj	46 bis unter 52 pathogeninaktivierte Apherese-Thrombozytenkonzentrate	19.589,48 €
		ZE165.20	8-800.dk	52 bis unter 58 pathogeninaktivierte Apherese-Thrombozytenkonzentrate	22.063,95 €
		ZE165.21	8-800.dm	58 bis unter 64 pathogeninaktivierte Apherese-Thrombozytenkonzentrate	24.538,41 €
		ZE165.22	8-800.dn	64 bis unter 70 pathogeninaktivierte Apherese-Thrombozytenkonzentrate	27.012,87 €
		ZE165.23	8-800.dp	70 bis unter 78 pathogeninaktivierte Apherese-Thrombozytenkonzentrate	29.693,53 €
		ZE165.24	8-800.dq	78 bis unter 86 pathogeninaktivierte Apherese-Thrombozytenkonzentrate	32.992,82 €
		ZE165.25	8-800.dr	86 bis unter 94 pathogeninaktivierte Apherese-Thrombozytenkonzentrate	36.292,10 €
		ZE165.26	8-800.ds	94 bis unter 102 pathogeninaktivierte Apherese-Thrombozytenkonzentrate	39.591,38 €

ZE	Bezeichnung	ZE$_D$	OPS Version 2025: OPS-Kode	OPS Version 2025: OPS-Text	Betrag
1	2	3	4	5	6
		ZE165.27	8-800.dt	102 bis unter 110 pathogeninaktivierte Apherese-Thrombozytenkonzentrate	42.890,66 €
		ZE165.28	8-800.du	110 bis unter 118 pathogeninaktivierte Apherese-Thrombozytenkonzentrate	46.189,94 €
		ZE165.29	8-800.dv	118 bis unter 126 pathogeninaktivierte Apherese-Thrombozytenkonzentrate	49.489,22 €
		ZE165.30	8-800.dz	126 bis unter 134 pathogeninaktivierte Apherese-Thrombozytenkonzentrate	52.788,51 €
		ZE165.31	8-800.j0	134 bis unter 146 pathogeninaktivierte Apherese-Thrombozytenkonzentrate	56.500,20 €
		ZE165.32	8-800.j1	146 bis unter 158 pathogeninaktivierte Apherese-Thrombozytenkonzentrate	61.449,12 €
		ZE165.33	8-800.j2	158 bis unter 170 pathogeninaktivierte Apherese-Thrombozytenkonzentrate	66.398,04 €
		ZE165.34	8-800.j3	170 bis unter 182 pathogeninaktivierte Apherese-Thrombozytenkonzentrate	71.346,96 €
		ZE165.35	8-800.j4	182 bis unter 194 pathogeninaktivierte Apherese-Thrombozytenkonzentrate	76.295,89 €
		ZE165.36	8-800.j5	194 bis unter 210 pathogeninaktivierte Apherese-Thrombozytenkonzentrate	81.657,22 €
		ZE165.37	8-800.j6	210 bis unter 226 pathogeninaktivierte Apherese-Thrombozytenkonzentrate	88.255,78 €
		ZE165.38	8-800.j7	226 bis unter 242 pathogeninaktivierte Apherese-Thrombozytenkonzentrate	94.854,35 €
		ZE165.39	8-800.j8	242 bis unter 258 pathogeninaktivierte Apherese-Thrombozytenkonzentrate	101.452,91 €
		ZE165.40	8-800.j9	258 bis unter 274 pathogeninaktivierte Apherese-Thrombozytenkonzentrate	108.051,47 €
		ZE165.41	8-800.ja	274 bis unter 294 pathogeninaktivierte Apherese-Thrombozytenkonzentrate	115.062,45 €
		ZE165.42	8-800.jb	294 bis unter 314 pathogeninaktivierte Apherese-Thrombozytenkonzentrate	123.310,65 €
		ZE165.43	8-800.jc	314 bis unter 334 pathogeninaktivierte Apherese-Thrombozytenkonzentrate	131.558,85 €
		ZE165.44	8-800.jd	334 bis unter 354 pathogeninaktivierte Apherese-Thrombozytenkonzentrate	139.807,06 €
		ZE165.45	8-800.je	354 bis unter 374 pathogeninaktivierte Apherese-Thrombozytenkonzentrate	148.055,26 €
		ZE165.46	8-800.jf	374 oder mehr pathogeninaktivierte Apherese-Thrombozytenkonzentrate	156.303,47 €
ZE168	Gabe von Ipilimumab, parenteral			Applikation von Medikamenten, Liste 6: Ipilimumab, parenteral	
		ZE168.01[6]	6-006.j0	20 mg bis unter 30 mg	1.509,80 €
		ZE168.02	6-006.j1	30 mg bis unter 40 mg	2.156,86 €
		ZE168.03	6-006.j2	40 mg bis unter 50 mg	2.803,92 €
		ZE168.04	6-006.j3	50 mg bis unter 60 mg	3.450,98 €
		ZE168.05	6-006.j4	60 mg bis unter 70 mg	4.098,03 €
		ZE168.06	6-006.j5	70 mg bis unter 80 mg	4.745,09 €
		ZE168.07	6-006.j6	80 mg bis unter 90 mg	5.392,15 €
		ZE168.08	6-006.j7	90 mg bis unter 100 mg	5.995,64 €
		ZE168.09	6-006.j8	100 mg bis unter 120 mg	6.901,95 €
		ZE168.10	6-006.j9	120 mg bis unter 140 mg	8.196,07 €
		ZE168.11	6-006.ja	140 mg bis unter 160 mg	9.490,18 €
		ZE168.12	6-006.jb	160 mg bis unter 180 mg	10.752,16 €
		ZE168.13	6-006.jc	180 mg bis unter 200 mg	12.078,42 €
		ZE168.14	6-006.jd	200 mg bis unter 220 mg	13.372,53 €
		ZE168.15	6-006.je	220 mg bis unter 240 mg	14.666,65 €
		ZE168.16	6-006.jf	240 mg bis unter 260 mg	15.960,76 €
		ZE168.17	6-006.jg	260 mg bis unter 300 mg	17.686,25 €
		ZE168.18	6-006.jh	300 mg bis unter 340 mg	20.274,48 €
		ZE168.19	6-006.jj	340 mg bis unter 380 mg	22.862,72 €
		ZE168.20	6-006.jk	380 mg bis unter 420 mg	25.450,95 €
		ZE168.21	6-006.jm	420 mg bis unter 460 mg	28.039,18 €
		ZE168.22	6-006.jn	460 mg bis unter 540 mg	31.490,16 €
		ZE168.23	6-006.jp	540 mg bis unter 620 mg	36.666,62 €

ZE	Bezeichnung	ZE_D	OPS Version 2025: OPS-Kode	OPS Version 2025: OPS-Text	Betrag
1	2	3	4	5	6
		ZE168.24	6-006.jq	620 mg bis unter 700 mg	41.843,08 €
		ZE168.25	6-006.jr	700 mg bis unter 860 mg	48.745,04 €
		ZE168.26	6-006.js	860 mg bis unter 1.020 mg	59.097,96 €
		ZE168.27	6-006.jt	1.020 mg bis unter 1.180 mg	69.450,89 €
		ZE168.28	6-006.ju	1.180 mg bis unter 1.340 mg	79.803,82 €
		ZE168.29	6-006.jv	1.340 mg bis unter 1.500 mg	90.156,75 €
		ZE168.30	6-006.jw	1.500 mg oder mehr	100.509,68 €
ZE169	Adjustierbare Harnkontinenztherapien		5-596.73	Andere Harninkontinenzoperationen: Adjustierbare Kontinenztherapie: Wechsel des Ballons	siehe Anlage 2
			5-596.74	Andere Harninkontinenzoperationen: Adjustierbare Kontinenztherapie: Implantation unter den Harnblasenhals	
			5-596.75	Andere Harninkontinenzoperationen: Adjustierbare Kontinenztherapie: Implantation in die Region der bulbären Harnröhre	
ZE170	Suspensionsoperation bei Harninkontinenz des Mannes		5-598.0	Suspensionsoperation [Zügeloperation] bei Harninkontinenz des Mannes: Mit alloplastischem Material	siehe Anlage 2
ZE171	Gabe von Pembrolizumab, parenteral			Applikation von Medikamenten, Liste 9: Pembrolizumab, parenteral	
		ZE171.01[6)]	6-009.p0	20 mg bis unter 40 mg	731,18 €
		ZE171.02[6)]	6-009.p1	40 mg bis unter 60 mg	1.279,56 €
		ZE171.03[6)]	6-009.p2	60 mg bis unter 80 mg	1.827,95 €
		ZE171.04	6-009.p3	80 mg bis unter 100 mg	2.376,33 €
		ZE171.05	6-009.p4	100 mg bis unter 150 mg	2.741,92 €
		ZE171.06	6-009.p5	150 mg bis unter 200 mg	4.112,88 €
		ZE171.07	6-009.p6	200 mg bis unter 300 mg	5.483,84 €
		ZE171.08	6-009.p7	300 mg bis unter 400 mg	8.225,76 €
		ZE171.09	6-009.p8	400 mg bis unter 600 mg	10.967,68 €
		ZE171.10	6-009.p9	600 mg bis unter 800 mg	16.451,52 €
		ZE171.11	6-009.pa	800 mg bis unter 1.000 mg	21.935,36 €
		ZE171.12	6-009.pb	1.000 mg bis unter 1.200 mg	27.419,20 €
		ZE171.13	6-009.pc	1.200 mg bis unter 1.400 mg	32.903,04 €
		ZE171.14	6-009.pd	1.400 mg bis unter 1.600 mg	38.386,88 €
		ZE171.15	6-009.pe	1.600 mg bis unter 1.800 mg	43.870,72 €
		ZE171.16	6-009.pf	1.800 mg bis unter 2.000 mg	49.354,56 €
		ZE171.17	6-009.pg	2.000 mg bis unter 2.200 mg	54.838,40 €
		ZE171.18	6-009.ph	2.200 mg bis unter 2.400 mg	60.322,24 €
		ZE171.19	6-009.pj	2.400 mg bis unter 2.600 mg	65.806,08 €
		ZE171.20	6-009.pk	2.600 mg oder mehr	71.289,92 €
ZE174	Gabe von Venetoclax, oral			Applikation von Medikamenten, Liste 10: Venetoclax, oral	
		ZE174.01[6)]	6-00a.k0	250 mg bis unter 500 mg	189,42 €
		ZE174.02[6)]	6-00a.k1	500 mg bis unter 750 mg	315,69 €
		ZE174.03[6)]	6-00a.k2	750 mg bis unter 1.000 mg	441,97 €
		ZE174.04	6-00a.k3	1.000 mg bis unter 1.500 mg	601,87 €
		ZE174.05	6-00a.k4	1.500 mg bis unter 2.000 mg	850,69 €
		ZE174.06	6-00a.k5	2.000 mg bis unter 2.500 mg	1.124,11 €
		ZE174.07	6-00a.k6	2.500 mg bis unter 3.000 mg	1.374,09 €
		ZE174.08	6-00a.k7	3.000 mg bis unter 4.000 mg	1.733,57 €
		ZE174.09	6-00a.k8	4.000 mg bis unter 5.000 mg	2.225,45 €
		ZE174.10	6-00a.k9	5.000 mg bis unter 6.000 mg	2.697,29 €
		ZE174.11	6-00a.ka	6.000 mg bis unter 7.000 mg	3.283,15 €
		ZE174.12	6-00a.kb	7.000 mg bis unter 9.000 mg	3.954,39 €
		ZE174.13	6-00a.kc	9.000 mg bis unter 11.000 mg	5.051,00 €
		ZE174.14	6-00a.kd	11.000 mg bis unter 13.000 mg	6.061,20 €
		ZE174.15	6-00a.ke	13.000 mg bis unter 15.000 mg	7.071,40 €
		ZE174.16	6-00a.kf	15.000 mg bis unter 19.000 mg	8.586,70 €
		ZE174.17	6-00a.kg	19.000 mg bis unter 23.000 mg	10.607,10 €
		ZE174.18	6-00a.kh	23.000 mg bis unter 27.000 mg	12.627,50 €
		ZE174.19	6-00a.kj	27.000 mg bis unter 31.000 mg	14.647,90 €
		ZE174.20	6-00a.kk	31.000 mg oder mehr	16.668,30 €

ZE	Bezeichnung	ZE_D	OPS Version 2025: OPS-Kode	OPS Version 2025: OPS-Text	Betrag
1	2	3	4	5	6
ZE175 [2]	Perkutan-transluminale Fremdkörperentfernung und Thrombektomie an intrakraniellen Gefäßen unter Verwendung eines Thrombektomie-Aspirationskatheters		8-836.60	(Perkutan-)transluminale Gefäßintervention: Fremdkörperentfernung: Gefäße intrakraniell	
			8-836.80	(Perkutan-)transluminale Gefäßintervention: Thrombektomie: Gefäße intrakraniell	
		ZE175.01	8-83b.87	Zusatzinformationen zu Materialien: Verwendung eines Instruments zur Thrombektomie oder Fremdkörper-entfernung: 1 Thrombektomie-Aspirationskatheter	1.125,49 €
		ZE175.02	8-83b.88	Zusatzinformationen zu Materialien: Verwendung eines Instruments zur Thrombektomie oder Fremdkörper-entfernung: 2 Thrombektomie-Aspirationskatheter	2.250,98 €
		ZE175.03	8-83b.89	Zusatzinformationen zu Materialien: Verwendung eines Instruments zur Thrombektomie oder Fremdkörper-entfernung: 3 oder mehr Thrombektomie-Aspirationskatheter	3.376,47 €
ZE176	Gabe von Nirsevimab, parenteral, 50 mg oder 100 mg, Alter < 1 Jahr		6-00m.9	Nirsevimab, parenteral	siehe Anlage 2
ZE177	Gabe von Atezolizumab, intravenös			Applikation von Medikamenten, Liste 10: Atezolizumab, intravenös	
		ZE177.01	6-00a.m0	840 mg bis unter 1.200 mg	2.695,90 €
		ZE177.02	6-00a.m1	1.200 mg bis unter 1.680 mg	3.851,28 €
		ZE177.03	6-00a.m2	1.680 mg bis unter 2.400 mg	5.391,79 €
		ZE177.04	6-00a.m3	2.400 mg bis unter 2.520 mg	7.702,56 €
		ZE177.05	6-00a.m4	2.520 mg bis unter 3.360 mg	8.087,69 €
		ZE177.06	6-00a.m5	3.360 mg bis unter 3.600 mg	10.783,58 €
		ZE177.07	6-00a.m6	3.600 mg bis unter 4.200 mg	11.553,84 €
		ZE177.08	6-00a.m7	4.200 mg bis unter 4.800 mg	13.479,48 €
		ZE177.09	6-00a.m8	4.800 mg bis unter 5.040 mg	15.405,12 €
		ZE177.10	6-00a.m9	5.040 mg bis unter 5.880 mg	16.175,38 €
		ZE177.11	6-00a.ma	5.880 mg bis unter 6.000 mg	18.871,27 €
		ZE177.12	6-00a.mb	6.000 mg bis unter 6.720 mg	19.256,40 €
		ZE177.13	6-00a.mc	6.720 mg bis unter 7.200 mg	21.567,17 €
		ZE177.14	6-00a.md	7.200 mg bis unter 7.560 mg	23.107,68 €
		ZE177.15	6-00a.me	7.560 mg bis unter 8.400 mg	24.263,06 €
		ZE177.16	6-00a.mf	8.400 mg bis unter 9.600 mg	26.958,96 €
		ZE177.17	6-00a.mg	9.600 mg bis unter 10.800 mg	30.810,24 €
		ZE177.18	6-00a.mh	10.800 mg bis unter 12.000 mg	34.661,52 €
		ZE177.19	6-00a.mj	12.000 mg bis unter 13.200 mg	38.512,80 €
		ZE177.20	6-00a.mk	13.200 mg oder mehr	42.364,08 €
ZE178	Gabe von Ocrelizumab, intravenös			Applikation von Medikamenten, Liste 10: Ocrelizumab, intravenös	
		ZE178.01	6-00a.p0	300 mg bis unter 600 mg	5.789,07 €
		ZE178.02	6-00a.p1	600 mg bis unter 900 mg	11.578,14 €
		ZE178.03	6-00a.p2	900 mg bis unter 1.200 mg	17.367,21 €
		ZE178.04	6-00a.p3	1.200 mg bis unter 1.500 mg	23.156,28 €
		ZE178.05	6-00a.p4	1.500 mg bis unter 1.800 mg	28.945,35 €
		ZE178.06	6-00a.p5	1.800 mg oder mehr	34.734,42 €

Fußnoten:

*) Gilt für alle entsprechenden 5-Steller oder 6-Steller des angegebenen OPS-Kodes.

1) Eine zusätzliche Abrechnung ist im Zusammenhang mit einer Fallpauschale der Basis-DRG L60 oder L71 oder der DRG L90B oder L90C und dem nach Anlage 3b krankenhausindividuell zu vereinbarenden Entgelt L90A nicht möglich.

2) Nur abrechenbar in Kombination mit einem der grau hinterlegten OPS-Kodes.

3) Dieses Zusatzentgelt ist nur abrechenbar für Patienten mit einem Alter < 3 Jahre.

4) Dieses Zusatzentgelt ist nur abrechenbar für Patienten mit einem Alter < 5 Jahre.

5) Dieses Zusatzentgelt ist nur abrechenbar für Patienten mit einem Alter < 10 Jahre.

6) Dieses Zusatzentgelt ist nur abrechenbar für Patienten mit einem Alter < 15 Jahre.

7) Für eine Prozedur "(Perkutan-)transluminale Gefäßintervention: Selektive Embolisation mit Metallspiralen" in Kombination mit den Prozeduren 8-83b.34, 8-83b.35 und 8-83b.38 ist lokalisationsunabhängig ausschließlich das ZE105 abrechenbar.

8) Bei der Behandlung von Blutern mit Blutgerinnungsfaktoren erfolgt die Abrechnung der Gabe von Prothrombinkomplex über das ZE2025-97 nach Anlage 4 bzw. 6, die gleichzeitige Abrechnung des ZE30 ist ausgeschlossen.

9) Das Zusatzentgelt ist ab einer Mindestverweildauer von 5 Belegungstagen und nur in Verbindung mit einer der in Anlage 8 Tabelle 1 genannten DRG-Fallpauschale abrechenbar.

10) Das Zusatzentgelt ist ab einer Mindestverweildauer von 5 Belegungstagen und nur in Verbindung mit einer der in Anlage 8 Tabelle 2 genannten DRG-Fallpauschale abrechenbar.

Anlage 6

Zusatzentgelte-Katalog[1)]
– Definition –

ZE [1)]	Bezeichnung	OPS Version 2025: OPS-Kode	OPS Version 2025: OPS-Text
1	2	3	4
ZE2025-01 [4)]	Beckenimplantate	5-785.2d	Implantation von alloplastischem Knochenersatz: Keramischer Knochenersatz: Becken
		5-785.3d	Implantation von alloplastischem Knochenersatz: Keramischer Knochenersatz, resorbierbar: Becken
		5-785.4d	Implantation von alloplastischem Knochenersatz: Metallischer Knochenersatz: Becken
		5-785.5d	Implantation von alloplastischem Knochenersatz: Keramischer Knochenersatz, resorbierbar mit Antibiotikumzusatz: Becken
ZE2025-02 [4)]	Links- und rechtsventrikuläre Herzassistenzsysteme („Kunstherz")	5-376.20	Implantation und Entfernung eines herzunterstützenden Systems, offen chirurgisch: Extrakorporale Pumpe (z.B. Kreiselpumpe oder Zentrifugalpumpe), univentrikulär: Implantation, mit Sternotomie
		5-376.22	Implantation und Entfernung eines herzunterstützenden Systems, offen chirurgisch: Extrakorporale Pumpe (z.B. Kreiselpumpe oder Zentrifugalpumpe), univentrikulär: Isolierter Pumpenwechsel, nicht offen chirurgisch
		5-376.23	Implantation und Entfernung eines herzunterstützenden Systems, offen chirurgisch: Extrakorporale Pumpe (z.B. Kreiselpumpe oder Zentrifugalpumpe), univentrikulär: Implantation, transapikal
		5-376.30	Implantation und Entfernung eines herzunterstützenden Systems, offen chirurgisch: Extrakorporale Pumpe (z.B. Kreiselpumpe oder Zentrifugalpumpe), biventrikulär: Implantation
		5-376.33	Implantation und Entfernung eines herzunterstützenden Systems, offen chirurgisch: Extrakorporale Pumpe (z.B. Kreiselpumpe oder Zentrifugalpumpe), biventrikulär: Isolierter Pumpenwechsel einer Pumpe, nicht offen chirurgisch
		5-376.34	Implantation und Entfernung eines herzunterstützenden Systems, offen chirurgisch: Extrakorporale Pumpe (z.B. Kreiselpumpe oder Zentrifugalpumpe), biventrikulär: Isolierter Pumpenwechsel beider Pumpen, nicht offen chirurgisch
		5-376.40	Implantation und Entfernung eines herzunterstützenden Systems, offen chirurgisch: Intrakorporale Pumpe, univentrikulär: Implantation
		5-376.50	Implantation und Entfernung eines herzunterstützenden Systems, offen chirurgisch: Intrakorporale Pumpe, biventrikulär: Implantation
		5-376.60	Implantation und Entfernung eines herzunterstützenden Systems, offen chirurgisch: Kunstherz (totaler Herzersatz): Implantation
		5-376.70	Implantation und Entfernung eines herzunterstützenden Systems, offen chirurgisch: Parakorporale Pumpe, univentrikulär: Implantation
		5-376.72	Implantation und Entfernung eines herzunterstützenden Systems, offen chirurgisch: Parakorporale Pumpe, univentrikulär: Isolierter Pumpenwechsel, nicht offen chirurgisch
		5-376.80	Implantation und Entfernung eines herzunterstützenden Systems, offen chirurgisch: Parakorporale Pumpe, biventrikulär: Implantation
		5-376.83	Implantation und Entfernung eines herzunterstützenden Systems, offen chirurgisch: Parakorporale Pumpe, biventrikulär: Isolierter Pumpenwechsel einer Pumpe, nicht offen chirurgisch
		5-376.84	Implantation und Entfernung eines herzunterstützenden Systems, offen chirurgisch: Parakorporale Pumpe, biventrikulär: Isolierter Pumpenwechsel beider Pumpen, nicht offen chirurgisch
ZE2025-03 [4)]	ECMO und PECLA	8-852.0*	Extrakorporaler Gasaustausch ohne und mit Herzunterstützung und Prä-ECMO-Therapie: Veno-venöse extrakorporale Membranoxygenation (ECMO) ohne Herzunterstützung
		8-852.2*	Extrakorporaler Gasaustausch ohne und mit Herzunterstützung und Prä-ECMO-Therapie: Extrakorporale Lungenunterstützung, pumpenlos (PECLA)
		8-852.3*	Extrakorporaler Gasaustausch ohne und mit Herzunterstützung und Prä-ECMO-Therapie: Anwendung einer minimalisierten Herz-Lungen-Maschine
ZE2025-04 [4)]	Individuell nach CAD gefertigte Rekonstruktionsimplantate im Gesichts- und Schädelbereich	5-020.65	Kranioplastik: Rekonstruktion des Gesichtsschädels ohne Beteiligung des Hirnschädels bis zu 2 Regionen mit computerassistiert vorgefertigtem Implantat [CAD-Implantat]
		5-020.66	Kranioplastik: Rekonstruktion des Gesichtsschädels ohne Beteiligung des Hirnschädels ab 3 Regionen mit computerassistiert vorgefertigtem Implantat [CAD-Implantat]

ZE [1)]	Bezeichnung	OPS Version 2025: OPS-Kode	OPS Version 2025: OPS-Text
1	2	3	4
		5-020.67	Kranioplastik: Rekonstruktion des Hirnschädels mit Beteiligung von Orbita, Temporalregion oder frontalem Sinus (bis zu 2 Regionen) mit computerassistiert vorgefertigtem Implantat [CAD-Implantat]
		5-020.68	Kranioplastik: Rekonstruktion des Hirnschädels mit Beteiligung multipler Regionen des Gesichtsschädels (ab 3 Regionen) mit computerassistiert vorgefertigtem Implantat [CAD-Implantat]
		5-020.6b	Kranioplastik: Rekonstruktion des Gesichtsschädels ohne Beteiligung des Hirnschädels bis zu 2 Regionen mit computerassistiert vorgefertigtem Implantat, mit nicht resorbierbarem, mikroporösem Material mit fibrovaskulärer Integration
		5-020.6c	Kranioplastik: Rekonstruktion des Gesichtsschädels ohne Beteiligung des Hirnschädels ab 3 Regionen mit computerassistiert vorgefertigtem Implantat, mit nicht resorbierbarem, mikroporösem Material mit fibrovaskulärer Integration
		5-020.6d	Kranioplastik: Rekonstruktion des Hirnschädels mit Beteiligung von Orbita, Temporalregion oder frontalem Sinus (bis zu 2 Regionen) mit computerassistiert vorgefertigtem Implantat, mit nicht resorbierbarem, mikroporösem Material mit fibrovaskulärer Integration
		5-020.6e	Kranioplastik: Rekonstruktion des Hirnschädels mit Beteiligung multipler Regionen des Gesichtsschädels (ab 3 Regionen) mit computerassistiert vorgefertigtem Implantat, mit nicht resorbierbarem, mikroporösem Material mit fibrovaskulärer Integration
		5-020.71	Kranioplastik: Rekonstruktion des Hirnschädels ohne Beteiligung des Gesichtsschädels, mit alloplastischem Material: Mit computerassistiert vorgefertigtem Implantat [CAD-Implantat], einfacher Defekt
		5-020.72	Kranioplastik: Rekonstruktion des Hirnschädels ohne Beteiligung des Gesichtsschädels, mit alloplastischem Material: Mit computerassistiert vorgefertigtem Implantat [CAD-Implantat], großer oder komplexer Defekt
		5-020.74	Kranioplastik: Rekonstruktion des Hirnschädels ohne Beteiligung des Gesichtsschädels, mit alloplastischem Material: Mit computerassistiert vorgefertigtem Implantat [CAD-Implantat], einfacher Defekt, mit nicht resorbierbarem, mikroporösem Material mit fibrovaskulärer Integration
		5-020.75	Kranioplastik: Rekonstruktion des Hirnschädels ohne Beteiligung des Gesichtsschädels, mit alloplastischem Material: Mit computerassistiert vorgefertigtem Implantat [CAD-Implantat], großer oder komplexer Defekt, mit nicht resorbierbarem, mikroporösem Material mit fibrovaskulärer Integration
		5-774.71	Plastische Rekonstruktion und Augmentation der Maxilla: Durch alloplastische Implantate: Mit computerassistiert vorgefertigtem Implantat [CAD-Implantat], einfacher Defekt
		5-774.72	Plastische Rekonstruktion und Augmentation der Maxilla: Durch alloplastische Implantate: Mit computerassistiert vorgefertigtem Implantat [CAD-Implantat], großer oder komplexer Defekt
		5-775.71	Plastische Rekonstruktion und Augmentation der Mandibula: Durch alloplastische Implantate: Mit computerassistiert vorgefertigtem Implantat [CAD-Implantat], einfacher Defekt
		5-775.72	Plastische Rekonstruktion und Augmentation der Mandibula: Durch alloplastische Implantate: Mit computerassistiert vorgefertigtem Implantat [CAD-Implantat], großer oder komplexer Defekt
ZE2025-05 [4)]	Distraktion am Gesichtsschädel	5-776.6	Osteotomie zur Verlagerung des Untergesichtes: Verlagerung des Unterkiefers durch Distraktion mit Kontinuitätsdurchtrennung im aufsteigenden Mandibulaast
		5-776.7	Osteotomie zur Verlagerung des Untergesichtes: Verlagerung der Mandibula durch Distraktion nach Osteotomie im horizontalen Mandibulaast
		5-776.9	Osteotomie zur Verlagerung des Untergesichtes: Verlagerung des Alveolarfortsatzes durch horizontale Distraktion nach Osteotomie
		5-777.*1	Osteotomie zur Verlagerung des Mittelgesichtes: Mit Distraktion
ZE2025-07 [4)]	Andere implantierbare Medikamentenpumpen	5-028.1x	Funktionelle Eingriffe an Schädel, Gehirn und Hirnhäuten: Implantation oder Wechsel einer Medikamentenpumpe zur intraventrikulären Infusion: Sonstige

ZE [1]	Bezeichnung	OPS Version 2025: OPS-Kode	OPS Version 2025: OPS-Text
1	2	3	4
		5-038.4x	Operationen am spinalen Liquorsystem: Implantation oder Wechsel einer Medikamentenpumpe zur intrathekalen und/oder epiduralen Infusion: Sonstige
ZE2025-08 [3), 4)]	Sonstige Dialyse	8-853.x	Hämofiltration: Sonstige
		8-853.y	Hämofiltration: N.n.bez.
		8-854.x	Hämodialyse: Sonstige
		8-854.y	Hämodialyse: N.n.bez.
		8-855.x	Hämodiafiltration: Sonstige
		8-855.y	Hämodiafiltration: N.n.bez.
		8-857.x	Peritonealdialyse: Sonstige
		8-857.y	Peritonealdialyse: N.n.bez.
ZE2025-09 [4)]	Hämoperfusion [Vollblut-Adsorption]	8-821.3*	Adsorption und verwandte Verfahren: Hämoperfusion [Vollblut-Adsorption]
ZE2025-10 [4)]	Leberersatztherapie	8-858.*	Extrakorporale Leberersatztherapie [Leberdialyse]
ZE2025-13 [4)]	Adsorption zur Entfernung von Immunglobulinen und/oder Immunkomplexen	8-821.4*	Adsorption und verwandte Verfahren: Adsorption zur Entfernung von Immunglobulinen und/oder Immunkomplexen
ZE2025-15 [4)]	Zellapherese	8-823	Zellapherese
		8-825.*	Spezielle Zellaphereseverfahren
ZE2025-16 [4)]	Isolierte Extremitätenperfusion	8-859	Isolierte Extremitätenperfusion
ZE2025-17 [4)]	Retransplantation von Organen während desselben stationären Aufenthaltes	5-125.5	Hornhaut-Retransplantation während desselben stationären Aufenthaltes
		5-335.3*	Lungentransplantation: Retransplantation während desselben stationären Aufenthaltes
		5-375.3	Herz-Retransplantation während desselben stationären Aufenthaltes
		5-375.4	Herz-Lungen-Retransplantation (En-bloc) während desselben stationären Aufenthaltes
		5-467.9*	Dünndarm-Retransplantation während desselben stationären Aufenthaltes
		5-504.3	Lebertransplantation: Retransplantation, komplett (gesamtes Organ) während desselben stationären Aufenthaltes
		5-504.4	Lebertransplantation: Retransplantation, partiell (Split-Leber) während desselben stationären Aufenthaltes
		5-504.5	Lebertransplantation: Retransplantation, auxiliär (linker Leberlappen zusätzlich zum vorhandenen Organ) während desselben stationären Aufenthaltes
		5-528.3	Retransplantation von Pankreasgewebe während desselben stationären Aufenthaltes
		5-528.4	Retransplantation eines Pankreassegmentes während desselben stationären Aufenthaltes
		5-528.5	Retransplantation des Pankreas (gesamtes Organ) während desselben stationären Aufenthaltes
		5-555.6	Nierentransplantation: Retransplantation, allogen, Lebendspender während desselben stationären Aufenthaltes
		5-555.7	Nierentransplantation: Retransplantation, allogen, Leichenniere während desselben stationären Aufenthaltes
		5-555.8	Nierentransplantation: Retransplantation, En-bloc-Transplantat während desselben stationären Aufenthaltes
ZE2025-18 [4)]	Zwerchfellschrittmacher	5-347.6*	Operationen am Zwerchfell: Implantation oder Wechsel eines Zwerchfellschrittmachers
ZE2025-22 [4)]	IABP	5-376.00	Implantation und Entfernung eines herzunterstützenden Systems, offen chirurgisch: Intraaortale Ballonpumpe: Implantation
		8-839.0	Andere therapeutische Katheterisierung und Kanüleneinlage in Herz und Blutgefäße: Perkutane Einführung einer intraaortalen Ballonpumpe

ZE [1]	Bezeichnung	OPS Version 2025: OPS-Kode	OPS Version 2025: OPS-Text
1	2	3	4
ZE2025-24 [4]	Andere Penisprothesen	5-649.50	Andere Operationen am Penis: Implantation einer Penisprothese: Semirigide Prothese
		5-649.5x	Andere Operationen am Penis: Implantation einer Penisprothese: Sonstige
		5-649.a0	Andere Operationen am Penis: Wechsel einer semirigiden Penisprothese: In eine semirigide Prothese
		5-649.ax	Andere Operationen am Penis: Wechsel einer semirigiden Penisprothese: Sonstige
		5-649.b0	Andere Operationen am Penis: Wechsel einer hydraulischen Penisprothese: Vollständig, in eine semirigide Prothese
		5-649.b2	Andere Operationen am Penis: Wechsel einer hydraulischen Penisprothese: Isolierter Pumpenwechsel
		5-649.b3	Andere Operationen am Penis: Wechsel einer hydraulischen Penisprothese: Isolierter Reservoirwechsel [Ballon]
		5-649.b4	Andere Operationen am Penis: Wechsel einer hydraulischen Penisprothese: Isolierter Wechsel des Schwellkörperimplantates [Zylinder]
		5-649.bx	Andere Operationen am Penis: Wechsel einer hydraulischen Penisprothese: Sonstige
ZE2025-25 [4]	Modulare Endoprothesen	5-829.k*	Andere gelenkplastische Eingriffe: Implantation einer modularen Endoprothese oder (Teil-)Wechsel in eine modulare Endoprothese bei knöcherner Defektsituation und ggf. Knochen(teil)ersatz
		5-829.m	Andere gelenkplastische Eingriffe: Implantation von oder (Teil-)Wechsel in ein patientenindividuell hergestelltes Implantat bei knöcherner Defektsituation oder angeborener oder erworbener Deformität
ZE2025-26 [4]	Anthroposophisch-medizinische Komplexbehandlung	8-975.3	Anthroposophisch-medizinische Komplexbehandlung
ZE2025-33 [2), 4)]	Gabe von Sargramostim, parenteral	6-001.4*	Applikation von Medikamenten, Liste 1: Sargramostim, parenteral
ZE2025-34 [4]	Gabe von Granulozytenkonzentraten	8-802.6*	Transfusion von Leukozyten: Granulozyten
ZE2025-35 [4]	Fremdbezug von hämatopoetischen Stammzellen		Fremdbezug von hämatopoetischen Stammzellen über Spenderdateien bei nicht-verwandten Spendern oder Bezug von hämatopoetischen Stammzellen von außerhalb Deutschlands bei Familienspendern
ZE2025-36 [4]	Versorgung von Schwerstbehinderten		Zusatzentgelt für Krankenhäuser, bei denen insbesondere wegen einer räumlichen Nähe zu entsprechenden Einrichtungen oder einer Spezialisierung eine Häufung von schwerstbehinderten Patienten auftritt. Vergütung des mit den DRG-Fallpauschalen nicht abgedeckten, wesentlichen zusätzlichen Aufwands, insbesondere im Pflegedienst
ZE2025-40 [4]	Naturheilkundliche Komplexbehandlung	8-975.23	Naturheilkundliche Komplexbehandlung: Mindestens 14 bis höchstens 20 Behandlungstage und weniger als 2.520 Behandlungsminuten oder mindestens 10 bis höchstens 13 Behandlungstage und mindestens 1.680 Behandlungsminuten
		8-975.24	Naturheilkundliche Komplexbehandlung: Mindestens 21 Behandlungstage oder mindestens 14 Behandlungstage und mindestens 2.520 Behandlungsminuten
ZE2025-41 [4), 5)]	Multimodal-nichtoperative Komplexbehandlung des Bewegungssystems	8-977	Multimodal-nichtoperative Komplexbehandlung des Bewegungssystems
ZE2025-44 [4]	Stammzellboost nach erfolgter Transplantation von hämatopoetischen Stammzellen, nach In-vitro-Aufbereitung	8-805.62	Transfusion von peripher gewonnenen hämatopoetischen Stammzellen: Stammzellboost nach erfolgter Transplantation von hämatopoetischen Stammzellen: Nach In-vitro-Aufbereitung
ZE2025-45 [4]	Komplexe Diagnostik bei hämatologischen und onkologischen Erkrankungen bei Kindern und Jugendlichen	1-940	Komplexe Diagnostik bei hämatologischen und onkologischen Erkrankungen bei Kindern und Jugendlichen
ZE2025-46 [2), 4)]	Gabe von Anti-Human-T-Lymphozyten-Immunglobulin, parenteral	8-812.3	Transfusion von Plasma und anderen Plasmabestandteilen und gentechnisch hergestellten Plasmaproteinen: Anti-Human-T-Lymphozyten-Immunglobulin vom Kaninchen, parenteral
		8-812.4	Transfusion von Plasma und anderen Plasmabestandteilen und gentechnisch hergestellten Plasmaproteinen: Anti-Human-T-Lymphozyten-Immunglobulin vom Pferd, parenteral

ZE [1]	Bezeichnung	OPS Version 2025: OPS-Kode	OPS Version 2025: OPS-Text
1	2	3	4
ZE2025-49 [4]	Hypertherme intraperitoneale Chemotherapie (HIPEC) in Kombination mit Peritonektomie und ggf. mit Multiviszeralresektion oder hypertherme intrathorakale Chemotherapie (HITOC) in Kombination mit Pleurektomie und ggf. mit Tumorreduktion		
ZE2025-50 [4), 8]	Implantation einer (Hybrid)-Prothese an der Aorta	5-384.8	Resektion und Ersatz (Interposition) an der Aorta: Aorta ascendens, Aortenbogen oder Aorta descendens mit Hybridprothese
		5-38a.a	Endovaskuläre Implantation von Stent-Prothesen: Bei Hybridverfahren an Aorta ascendens, Aortenbogen oder Aorta thoracica
		5-38a.b	Endovaskuläre Implantation von Stent-Prothesen: Bei Hybridverfahren an der Aorta thoracoabdominalis
ZE2025-54 [4]	Selbstexpandierende Prothesen am Gastrointestinaltrakt	5-429.j0	Andere Operationen am Ösophagus: Maßnahmen bei selbstexpandierender Prothese: Einlegen oder Wechsel, offen chirurgisch, eine Prothese ohne Antirefluxventil
		5-429.j1	Andere Operationen am Ösophagus: Maßnahmen bei selbstexpandierender Prothese: Einlegen oder Wechsel, endoskopisch, eine Prothese ohne Antirefluxventil
		5-429.j3	Andere Operationen am Ösophagus: Maßnahmen bei selbstexpandierender Prothese: Einlegen oder Wechsel, offen chirurgisch, zwei Prothesen ohne Antirefluxventil
		5-429.j4	Andere Operationen am Ösophagus: Maßnahmen bei selbstexpandierender Prothese: Einlegen oder Wechsel, endoskopisch, zwei Prothesen ohne Antirefluxventil
		5-429.j9	Andere Operationen am Ösophagus: Maßnahmen bei selbstexpandierender Prothese: Einlegen oder Wechsel, offen chirurgisch, mehr als zwei Prothesen ohne Antirefluxventil
		5-429.ja	Andere Operationen am Ösophagus: Maßnahmen bei selbstexpandierender Prothese: Einlegen oder Wechsel, endoskopisch, mehr als zwei Prothesen ohne Antirefluxventil
		5-429.jb	Andere Operationen am Ösophagus: Maßnahmen bei selbstexpandierender Prothese: Einlegen oder Wechsel, offen chirurgisch, eine Prothese mit Antirefluxventil
		5-429.jc	Andere Operationen am Ösophagus: Maßnahmen bei selbstexpandierender Prothese: Einlegen oder Wechsel, endoskopisch, eine Prothese mit Antirefluxventil
		5-429.jd	Andere Operationen am Ösophagus: Maßnahmen bei selbstexpandierender Prothese: Einlegen oder Wechsel, offen chirurgisch, zwei Prothesen, eine davon mit Antirefluxventil
		5-429.je	Andere Operationen am Ösophagus: Maßnahmen bei selbstexpandierender Prothese: Einlegen oder Wechsel, endoskopisch, zwei Prothesen, eine davon mit Antirefluxventil
		5-429.jf	Andere Operationen am Ösophagus: Maßnahmen bei selbstexpandierender Prothese: Einlegen oder Wechsel, offen chirurgisch, mehr als zwei Prothesen, eine davon mit Antirefluxventil
		5-429.jg	Andere Operationen am Ösophagus: Maßnahmen bei selbstexpandierender Prothese: Einlegen oder Wechsel, endoskopisch, mehr als zwei Prothesen, eine davon mit Antirefluxventil
		5-449.h*	Andere Operationen am Magen: Einlegen oder Wechsel einer selbstexpandierenden Prothese
		5-469.k*	Andere Operationen am Darm: Einlegen oder Wechsel einer selbstexpandierenden Prothese
		5-489.g0	Andere Operation am Rektum: Einlegen oder Wechsel einer Prothese, endoskopisch: Selbstexpandierend
		5-513.m*	Endoskopische Operationen an den Gallengängen: Einlegen oder Wechsel von selbstexpandierenden ungecoverten Stents
		5-513.n*	Endoskopische Operationen an den Gallengängen: Einlegen oder Wechsel von selbstexpandierenden gecoverten Stent-Prothesen
		5-517.**	Einlegen oder Wechseln von selbstexpandierenden Stents und Stent-Prothesen in die Gallengänge
		5-526.e0	Endoskopische Operationen am Pankreasgang: Einlegen einer Prothese: Selbstexpandierend
		5-526.f0	Endoskopische Operationen am Pankreasgang: Wechsel einer Prothese: Selbstexpandierend

ZE [1]	Bezeichnung	OPS Version 2025: OPS-Kode	OPS Version 2025: OPS-Text
1	2	3	4
		5-529.g*	Andere Operationen am Pankreas und am Pankreasgang: Einlegen einer selbstexpandierenden Prothese
		5-529.j*	Andere Operationen am Pankreas und am Pankreasgang: Wechsel einer selbstexpandierenden Prothese
		5-529.n4	Andere Operationen am Pankreas und am Pankreasgang: Transgastrale Drainage einer Pankreaszyste: Endoskopisch mit Einlegen eines selbstexpandierenden Stents
		5-529.p2	Andere Operationen am Pankreas und am Pankreasgang: Endoskopische transgastrale Entfernung von Pankreasnekrosen: Mit Einlegen eines selbstexpandierenden Stents
		5-529.r3	Andere Operationen am Pankreas und am Pankreasgang: Transduodenale Drainage einer Pankreaszyste: Endoskopisch mit Einlegen eines selbstexpandierenden Stents
		5-529.s2	Andere Operationen am Pankreas und am Pankreasgang: Endoskopische transduodenale Entfernung von Pankreasnekrosen: Mit Einlegen eines selbstexpandierenden Stents
ZE2025-56 [4]	Gabe von Bosentan, oral	6-002.f*	Applikation von Medikamenten, Liste 2: Bosentan, oral
ZE2025-57 [4]	Gabe von Jod-131-MIBG (Metajodobenzylguanidin), parenteral	6-002.g*	Applikation von Medikamenten, Liste 2: Jod-131-Metajodobenzylguanidin (MIBG), parenteral
ZE2025-58 [4]	Gabe von Alpha-1-Proteinaseninhibitor human, parenteral	8-812.0*	Transfusion von Plasma und anderen Plasmabestandteilen und gentechnisch hergestellten Plasmaproteinen: Alpha-1-Proteinaseninhibitor human, parenteral
ZE2025-61 [4]	Neurostimulatoren zur Hirn- oder Rückenmarkstimulation oder zur Stimulation des peripheren Nervensystems, Mehrkanalstimulator, wiederaufladbar	5-028.92	Implantation oder Wechsel eines Neurostimulators zur Hirnstimulation mit Implantation oder Wechsel einer Neurostimulationselektrode: Mehrkanalstimulator, vollimplantierbar, mit wiederaufladbarem Akkumulator
		5-028.a2	Funktionelle Eingriffe an Schädel, Gehirn und Hirnhäuten: Wechsel eines Neurostimulators zur Hirnstimulation ohne Wechsel einer Neurostimulationselektrode: Mehrkanalstimulator, vollimplantierbar, mit wiederaufladbarem Akkumulator
		5-028.c2	Funktionelle Eingriffe an Schädel, Gehirn und Hirnhäuten: Implantation eines Neurostimulators zur Hirnstimulation ohne Implantation einer Neurostimulationselektrode: Mehrkanalstimulator, vollimplantierbar, mit wiederaufladbarem Akkumulator
		5-039.e2	Implantation oder Wechsel eines Neurostimulators zur epiduralen Rückenmarkstimulation mit Implantation oder Wechsel einer Neurostimulationselektrode: Mehrkanalstimulator, vollimplantierbar, mit wiederaufladbarem Akkumulator
		5-039.f2	Wechsel eines Neurostimulators zur epiduralen Rückenmarkstimulation ohne Wechsel einer Neurostimulationselektrode: Mehrkanalstimulator, vollimplantierbar, mit wiederaufladbarem Akkumulator
		5-039.n2	Implantation eines Neurostimulators zur epiduralen Rückenmarkstimulation ohne Implantation einer Neurostimulationselektrode: Mehrkanalstimulator, vollimplantierbar, mit wiederaufladbarem Akkumulator
		5-059.cc	Implantation oder Wechsel eines Neurostimulators zur Stimulation des peripheren Nervensystems mit Implantation oder Wechsel einer Neurostimulationselektrode: Mehrkanalstimulator, vollimplantierbar, mit wiederaufladbarem Akkumulator

ZE [1]	Bezeichnung	OPS Version 2025: OPS-Kode	OPS Version 2025: OPS-Text
1	2	3	4
		5-059.cd	Implantation oder Wechsel eines Neurostimulators zur Stimulation des peripheren Nervensystems mit Implantation oder Wechsel einer Neurostimulationselektrode: Mehrkanalstimulator, vollimplantierbar, mit elektromagnetischer Energieübertragung, induktiv
		5-059.dc	Wechsel eines Neurostimulators zur Stimulation des peripheren Nervensystems ohne Wechsel einer Neurostimulationselektrode: Mehrkanalstimulator, vollimplantierbar, mit wiederaufladbarem Akkumulator
		5-059.dd	Wechsel eines Neurostimulators zur Stimulation des peripheren Nervensystems ohne Wechsel einer Neurostimulationselektrode: Mehrkanalstimulator, vollimplantierbar, mit elektromagnetischer Energieübertragung, induktiv
		5-059.g3	Implantation eines Neurostimulators zur Stimulation des peripheren Nervensystems ohne Implantation einer Neurostimulationselektrode: Mehrkanalstimulator, vollimplantierbar, mit wiederaufladbarem Akkumulator
		5-059.g4	Implantation eines Neurostimulators zur Stimulation des peripheren Nervensystems ohne Implantation einer Neurostimulationselektrode: Mehrkanalstimulator, vollimplantierbar, mit elektromagnetischer Energieübertragung, induktiv
ZE2025-62 [4]	Mikroaxial-Blutpumpe	8-839.46	Andere therapeutische Katheterisierung und Kanüleneinlage in Herz und Blutgefäße: Implantation oder Entfernung einer transvasal platzierten axialen Pumpe zur Kreislaufunterstützung: Implantation einer linksventrikulären axialen Pumpe
		8-839.47	Andere therapeutische Katheterisierung und Kanüleneinlage in Herz und Blutgefäße: Implantation oder Entfernung einer transvasal platzierten axialen Pumpe zur Kreislaufunterstützung: Implantation einer rechtsventrikulären axialen Pumpe
ZE2025-63 [4]	Gabe von Dibotermin alfa, Implantation am Knochen		Applikation von Medikamenten, Liste 3: Dibotermin alfa, Implantation am Knochen
		6-003.40	12 mg bis unter 24 mg
		6-003.41	24 mg bis unter 36 mg
		6-003.42	36 mg oder mehr
ZE2025-65 [4]	Selektive intravaskuläre Radionuklidtherapie [SIRT] mit Yttrium-90- oder Rhenium-188- oder Holmium-166-markierten Mikrosphären	8-530.a5	Therapie mit offenen Radionukliden: Intraarterielle Therapie mit offenen Radionukliden: Selektive intravaskuläre Radionuklidtherapie [SIRT] mit Yttrium-90-markierten Mikrosphären
		8-530.a6	Therapie mit offenen Radionukliden: Intraarterielle Therapie mit offenen Radionukliden: Selektive intravaskuläre Radionuklidtherapie [SIRT] mit Rhenium-188-markierten Mikrosphären
		8-530.a8	Therapie mit offenen Radionukliden: Intraarterielle Therapie mit offenen Radionukliden: Selektive intravaskuläre Radionuklidtherapie [SIRT] mit Holmium-166-markierten Mikrosphären
ZE2025-66 [4]	Enzymersatztherapie bei lysosomalen Speicherkrankheiten	6-003.7	Applikation von Medikamenten, Liste 3: Enzymersatztherapie bei lysosomalen Speicherkrankheiten
ZE2025-67 [4]	Implantation einer Stent-Prothese an der Aorta, perkutan-transluminal	8-840.*4	(Perkutan-)transluminale Implantation von nicht medikamentefreisetzenden Stents: Aorta
		8-841.*4	(Perkutan-)transluminale Implantation von medikamentefreisetzenden Stents: Aorta
		8-843.*4	(Perkutan-)transluminale Implantation von bioresorbierbaren Stents: Aorta
		8-849.*4	(Perkutan-)transluminale Implantation von anderen ungecoverten großlumigen Stents: Aorta

ZE [1]	Bezeichnung	OPS Version 2025: OPS-Kode	OPS Version 2025: OPS-Text
1	2	3	4
		8-84a.*4	(Perkutan-)transluminale Implantation von anderen gecoverten großlumigen Stents: Aorta
		8-84b.*4	(Perkutan-)transluminale Implantation von Stents zur Strömungslaminierung bei Aneurysmen: Aorta
ZE2025-69 [4]	Gabe von Hämin, parenteral	6-004.1*	Applikation von Medikamenten, Liste 4: Hämin, parenteral
ZE2025-71 [4]	Radiorezeptortherapie mit DOTA-konjugierten Somatostatinanaloga	8-530.61	Therapie mit offenen Radionukliden: Intravenöse Therapie mit radioaktiven rezeptorgerichteten Substanzen: Radiorezeptortherapie mit Chelator-konjugierten Somatostatinanaloga aus patientenindividueller Eigenherstellung
		8-530.62	Therapie mit offenen Radionukliden: Intravenöse Therapie mit radioaktiven rezeptorgerichteten Substanzen: Radiorezeptortherapie mit Chelator-konjugierten Somatostatinanaloga aus nicht patientenindividueller Herstellung
		8-530.a0	Therapie mit offenen Radionukliden: Intraarterielle Therapie mit offenen Radionukliden: Intraarterielle Radiorezeptortherapie mit DOTA-konjugierten Somatostatinanaloga
ZE2025-72 [4]	Distraktionsmarknagel, motorisiert	5-786.j1	Osteosyntheseverfahren: Durch internes Verlängerungs- oder Knochentransportsystem: Motorisiert
		5-78a.j1	Revision von Osteosynthesematerial mit Reosteosynthese: Durch internes Verlängerungs- oder Knochentransportsystem: Motorisiert
ZE2025-74 [4]	Gabe von Sunitinib, oral	6-003.a*	Applikation von Medikamenten, Liste 3: Sunitinib, oral
ZE2025-75 [4]	Gabe von Sorafenib, oral	6-003.b*	Applikation von Medikamenten, Liste 3: Sorafenib, oral
ZE2025-77 [4]	Gabe von Lenalidomid, oral	6-003.g*	Applikation von Medikamenten, Liste 3: Lenalidomid, oral
ZE2025-79 [4]	Gabe von Nelarabin, parenteral	6-003.e*	Applikation von Medikamenten, Liste 3: Nelarabin, parenteral
ZE2025-80 [2), 4)]	Gabe von Amphotericin-B-Lipidkomplex, parenteral	6-003.1*	Applikation von Medikamenten, Liste 3: Amphotericin-B-Lipidkomplex, parenteral
ZE2025-82 [3), 4)]	Peritonealdialyse, kontinuierlich, maschinell unterstützt (APD)	8-857.2*	Peritonealdialyse: Kontinuierlich, maschinell unterstützt (APD), mit Zusatzgeräten
ZE2025-84 [4]	Gabe von Ambrisentan, oral	6-004.2*	Applikation von Medikamenten, Liste 4: Ambrisentan, oral
ZE2025-85 [4]	Gabe von Temsirolimus, parenteral	6-004.e*	Applikation von Medikamenten, Liste 4: Temsirolimus, parenteral
ZE2025-86 [4]	Andere Neurostimulatoren und Neuroprothesen	5-029.4	Andere Operationen an Schädel, Gehirn und Hirnhäuten: Implantation oder Wechsel einer Neuroprothese
		5-039.g	Andere Operationen an Rückenmark und Rückenmarkstrukturen: Implantation oder Wechsel eines Neurostimulators zur Vorderwurzelstimulation mit Implantation oder Wechsel einer subduralen Elektrode
		5-039.h	Andere Operationen an Rückenmark und Rückenmarkstrukturen: Wechsel eines Neurostimulators zur Vorderwurzelstimulation ohne Wechsel einer subduralen Elektrode
		5-039.p	Andere Operationen an Rückenmark und Rückenmarkstrukturen: Implantation eines Neurostimulators zur Vorderwurzelstimulation ohne Implantation einer subduralen Elektrode
		5-059.5*	Andere Operationen an Nerven und Ganglien: Implantation einer peripheren Neuroprothese
		5-059.c4	Implantation oder Wechsel eines Neurostimulators zur Stimulation des peripheren Nervensystems mit Implantation oder Wechsel einer Neurostimulationselektrode: Kardiales Vagusnervstimulationssystem
		5-059.c6	Implantation oder Wechsel eines Neurostimulators zur Stimulation des peripheren Nervensystems mit Implantation oder Wechsel einer Neurostimulationselektrode: System zur Barorezeptoraktivierung
		5-059.cb	Implantation oder Wechsel eines Neurostimulators zur Stimulation des peripheren Nervensystems mit Implantation oder Wechsel einer Neurostimulationselektrode: System zur Phrenikusnerv-Stimulation
		5-059.d4	Wechsel eines Neurostimulators zur Stimulation des peripheren Nervensystems ohne Wechsel einer Neurostimulationselektrode: Kardiales Vagusnervstimulationssystem
		5-059.d6	Wechsel eines Neurostimulators zur Stimulation des peripheren Nervensystems ohne Wechsel einer Neurostimulationselektrode: System zur Barorezeptoraktivierung
		5-059.db	Wechsel eines Neurostimulators zur Stimulation des peripheren Nervensystems ohne Wechsel einer Neurostimulationselektrode: System zur Phrenikusnerv-Stimulation

ZE [1]	Bezeichnung	OPS Version 2025: OPS-Kode	OPS Version 2025: OPS-Text
1	2	3	4
ZE2025-88 [4]	Komplexe neuropädiatrische Diagnostik mit weiteren Maßnahmen	1-942.1	Komplexe neuropädiatrische Diagnostik: Mit neurometabolischer Labordiagnostik und/oder infektiologischer/autoimmunentzündlicher Labordiagnostik
		1-942.2	Komplexe neuropädiatrische Diagnostik: Mit erweiterter genetischer Diagnostik
		1-942.3	Komplexe neuropädiatrische Diagnostik: Mit neurometabolischer Labordiagnostik und/oder infektiologischer/autoimmunentzündlicher Labordiagnostik und erweiterter genetischer Diagnostik
ZE2025-91 [4]	Gabe von Dasatinib, oral	6-004.3*	Applikation von Medikamenten, Liste 4: Dasatinib, oral
ZE2025-97 [4), 6]	Behandlung von Blutern mit Blutgerinnungsfaktoren	8-810.6*	Transfusion von Plasmabestandteilen und gentechnisch hergestellten Plasmaproteinen: Rekombinanter aktivierter Faktor VII
		8-810.7*	Transfusion von Plasmabestandteilen und gentechnisch hergestellten Plasmaproteinen: Plasmatischer Faktor VII
		8-810.8*	Transfusion von Plasmabestandteilen und gentechnisch hergestellten Plasmaproteinen: Rekombinanter Faktor VIII
		8-810.9*	Transfusion von Plasmabestandteilen und gentechnisch hergestellten Plasmaproteinen: Plasmatischer Faktor VIII
		8-810.a*	Transfusion von Plasmabestandteilen und gentechnisch hergestellten Plasmaproteinen: Rekombinanter Faktor IX
		8-810.b*	Transfusion von Plasmabestandteilen und gentechnisch hergestellten Plasmaproteinen: Plasmatischer Faktor IX
		8-810.c*	Transfusion von Plasmabestandteilen und gentechnisch hergestellten Plasmaproteinen: FEIBA - Prothrombinkomplex mit Faktor-VIII-Inhibitor-Bypass-Aktivität
		8-810.d*	Transfusion von Plasmabestandteilen und gentechnisch hergestellten Plasmaproteinen: Von-Willebrand-Faktor
		8-810.e*	Transfusion von Plasmabestandteilen und gentechnisch hergestellten Plasmaproteinen: Faktor XIII
		8-810.j*	Transfusion von Plasmabestandteilen und gentechnisch hergestellten Plasmaproteinen: Fibrinogenkonzentrat
		8-812.5*	Transfusion von Plasma und anderen Plasmabestandteilen und gentechnisch hergestellten Plasmaproteinen: Prothrombinkomplex [7]
		8-812.9*	Transfusion von Plasma und anderen Plasmabestandteilen und gentechnisch hergestellten Plasmaproteinen: Humanes Protein C, parenteral
		8-812.a*	Transfusion von Plasma und anderen Plasmabestandteilen und gentechnisch hergestellten Plasmaproteinen: Plasmatischer Faktor X
		8-812.b	Transfusion von Plasma und anderen Plasmabestandteilen und gentechnisch hergestellten Plasmaproteinen: Faktor XI
ZE2025-99 [4]	Fremdbezug von Donor-Lymphozyten		Fremdbezug von Donor-Lymphozyten über Spenderdateien bei nicht-verwandten Spendern oder Bezug von Donor-Lymphozyten von außerhalb Deutschlands bei Familienspendern
ZE2025-101 [4]	Gabe von Mifamurtid, parenteral	6-005.g*	Applikation von Medikamenten, Liste 5: Mifamurtid, parenteral
ZE2025-103 [4]	Gabe von Rituximab, subkutan	6-001.j*	Applikation von Medikamenten, Liste 1: Rituximab, subkutan
ZE2025-104 [4]	Gabe von Trastuzumab, subkutan	6-001.m*	Applikation von Medikamenten, Liste 1: Trastuzumab, subkutan
ZE2025-106 [4]	Gabe von Abatacept, subkutan	6-003.t*	Applikation von Medikamenten, Liste 3: Abatacept, subkutan
ZE2025-107 [4]	Medikamente-freisetzende bioresorbierbare Koronarstents	8-83d.0*	Andere perkutan-transluminale Gefäßintervention an Herz und Koronargefäßen: Einlegen eines medikamentefreisetzenden bioresorbierbaren Stents
ZE2025-108 [4]	Implantation einer Irisprothese	5-137.6	Andere Operationen an der Iris: Operation mit Implantation eines künstlichen Irisdiaphragmas
ZE2025-109 [3), 4]	Dialyse mit High-Cut-off-Dialysemembran	8-854.8	Hämodialyse: Verlängert intermittierend, zur Elimination von Proteinen mit einer Molekularmasse bis 60.000
ZE2025-110 [4]	Gabe von Tocilizumab, subkutan	6-005.n*	Applikation von Medikamenten, Liste 5: Tocilizumab, subkutan
ZE2025-111 [4]	Gabe von Paclitaxel, als an Albumin gebundene Nanopartikel, parenteral	6-005.d*	Applikation von Medikamenten, Liste 5: Paclitaxel, als an Albumin gebundene Nanopartikel, parenteral
ZE2025-112 [4]	Gabe von Abirateron, oral	6-006.2*	Applikation von Medikamenten, Liste 6: Abirateron, oral
ZE2025-113 [4]	Gabe von Cabazitaxel, parenteral	6-006.1*	Applikation von Medikamenten, Liste 6: Cabazitaxel, parenteral
ZE2025-115 [4]	Molekulares Monitoring der Resttumorlast [MRD]: Molekulargenetische Identifikation und Herstellung von patientenspezifischen Markern	1-991.0	Molekulares Monitoring der Resttumorlast [MRD]: Molekulargenetische Identifikation und Herstellung von patientenspezifischen Markern für die Bestimmung der Resttumorlast (Minimal Residual Disease [MRD])

ZE [1]	Bezeichnung	OPS Version 2025: OPS-Kode	OPS Version 2025: OPS-Text
1	2	3	4
ZE2025-116 [4]	Molekulares Monitoring der Resttumorlast [MRD]: Patientenspezifische molekulargenetische Quantifizierung	1-991.1	Molekulares Monitoring der Resttumorlast [MRD]: Patientenspezifische molekulargenetische Quantifizierung der Resttumorlast [MRD-Monitoring]
ZE2025-117 [4]	Chemosaturations-Therapie mittels perkutaner Leberperfusion	8-549.01	Perkutane geschlossene Organperfusion mit Chemotherapeutika: Leber: Mit externem Blutfilter
ZE2025-118 [4]	Neurostimulatoren zur Hirnstimulation, Einkanalstimulator	5-028.90	Implantation oder Wechsel eines Neurostimulators zur Hirnstimulation mit Implantation oder Wechsel einer Neurostimulationselektrode: Einkanalstimulator, vollimplantierbar, nicht wiederaufladbar
		5-028.a0	Wechsel eines Neurostimulators zur Hirnstimulation ohne Wechsel einer Neurostimulationselektrode: Einkanalstimulator, vollimplantierbar, nicht wiederaufladbar
		5-028.c0	Implantation eines Neurostimulators zur Hirnstimulation ohne Implantation einer Neurostimulationselektrode: Einkanalstimulator, vollimplantierbar, nicht wiederaufladbar
ZE2025-119 [4]	Distraktionsmarknagel, nicht motorisiert	5-786.j0	Osteosyntheseverfahren: Durch internes Verlängerungs- oder Knochentransportsystem: Nicht motorisiert
		5-78a.j0	Revision von Osteosynthesematerial mit Reosteosynthese: Durch internes Verlängerungs- oder Knochentransportsystem: Nicht motorisiert
ZE2025-120 [4]	Gabe von Pemetrexed, parenteral	6-001.c*	Applikation von Medikamenten, Liste 1: Pemetrexed, parenteral
ZE2025-121 [4]	Gabe von Etanercept, parenteral	6-002.b*	Applikation von Medikamenten, Liste 2: Etanercept, parenteral
ZE2025-122 [4]	Gabe von Imatinib, oral	6-001.g*	Applikation von Medikamenten, Liste 1: Imatinib, oral
ZE2025-123 [4]	Gabe von Caspofungin, parenteral	6-002.p*	Applikation von Medikamenten, Liste 2: Caspofungin, parenteral
ZE2025-124 [4]	Gabe von Voriconazol, oral	6-002.5*	Applikation von Medikamenten, Liste 2: Voriconazol, oral
ZE2025-125 [4]	Gabe von Voriconazol, parenteral	6-002.r*	Applikation von Medikamenten, Liste 2: Voriconazol, parenteral
ZE2025-127 [4]	Gabe von L-Asparaginase aus Erwinia chrysanthemi [Crisantaspase], parenteral	6-003.r*	Applikation von Medikamenten, Liste 3: L-Asparaginase aus Erwinia chrysanthemi [Crisantaspase], parenteral
ZE2025-128 [4]	Gabe von nicht pegylierter Asparaginase, parenteral	6-003.n*	Applikation von Medikamenten, Liste 3: Nicht pegylierte Asparaginase, parenteral
ZE2025-129 [4]	Gabe von pegylierter Asparaginase, parenteral	6-003.p*	Applikation von Medikamenten, Liste 3: Pegylierte Asparaginase, parenteral
ZE2025-130 [4]	Gabe von Belimumab, parenteral	6-006.6*	Applikation von Medikamenten, Liste 6: Belimumab, parenteral
ZE2025-131 [4]	Gabe von Defibrotid, parenteral	6-005.k*	Applikation von Medikamenten, Liste 5: Defibrotid, parenteral
ZE2025-132 [4]	Gabe von Thiotepa, parenteral	6-007.n*	Applikation von Medikamenten, Liste 7: Thiotepa, parenteral
ZE2025-133 [4]	Spezialisierte palliativmedizinische Komplexbehandlung durch einen internen Palliativdienst	8-98h.0*	Spezialisierte palliativmedizinische Komplexbehandlung durch einen Palliativdienst: Durch einen internen Palliativdienst
ZE2025-134 [4]	Spezialisierte palliativmedizinische Komplexbehandlung durch einen externen Palliativdienst	8-98h.1*	Spezialisierte palliativmedizinische Komplexbehandlung durch einen Palliativdienst: Durch einen externen Palliativdienst
ZE2025-135 [4]	Basisdiagnostik bei unklarem Symptomkomplex bei Neugeborenen und Säuglingen mit weiteren Maßnahmen		Basisdiagnostik bei unklarem Symptomkomplex bei Neugeborenen und Säuglingen
		1-944.10	Mit erweiterter molekulargenetischer Diagnostik
		1-944.20	Mit Chromosomenanalyse (Zytogenetische Diagnostik)
		1-944.30	Mit erweiterter molekulargenetischer Diagnostik und Chromosomenanalyse (Zytogenetische Diagnostik)
ZE2025-136 [4]	Einlegen von endobronchialen Nitinolspiralen	5-339.8*	Andere Operationen an Lunge und Bronchus: Einlegen von endobronchialen Nitinolspiralen, bronchoskopisch
ZE2025-137 [4], [6], [9]	Gabe von rekombinantem aktiviertem Faktor VII	8-810.6*	Transfusion von Plasmabestandteilen und gentechnisch hergestellten Plasmaproteinen: Rekombinanter aktivierter Faktor VII
ZE2025-138 [4], [6], [10]	Gabe von Fibrinogenkonzentrat	8-810.j*	Transfusion von Plasmabestandteilen und gentechnisch hergestellten Plasmaproteinen: Fibrinogenkonzentrat
ZE2025-139 [4], [6], [11]	Gabe von Blutgerinnungsfaktoren	8-810.7*	Transfusion von Plasmabestandteilen und gentechnisch hergestellten Plasmaproteinen: Plasmatischer Faktor VII
		8-810.8*	Transfusion von Plasmabestandteilen und gentechnisch hergestellten Plasmaproteinen: Rekombinanter Faktor VIII
		8-810.9*	Transfusion von Plasmabestandteilen und gentechnisch hergestellten Plasmaproteinen: Plasmatischer Faktor VIII

ZE [1)]	Bezeichnung	OPS Version 2025: OPS-Kode	OPS Version 2025: OPS-Text
1	2	3	4
		8-810.a*	Transfusion von Plasmabestandteilen und gentechnisch hergestellten Plasmaproteinen: Rekombinanter Faktor IX
		8-810.b*	Transfusion von Plasmabestandteilen und gentechnisch hergestellten Plasmaproteinen: Plasmatischer Faktor IX
		8-810.c*	Transfusion von Plasmabestandteilen und gentechnisch hergestellten Plasmaproteinen: FEIBA - Prothrombinkomplex mit Faktor-VIII-Inhibitor-Bypass-Aktivität
		8-810.d*	Transfusion von Plasmabestandteilen und gentechnisch hergestellten Plasmaproteinen: Von-Willebrand-Faktor
		8-810.e*	Transfusion von Plasmabestandteilen und gentechnisch hergestellten Plasmaproteinen: Faktor XIII
		8-812.9*	Transfusion von Plasma und anderen Plasmabestandteilen und gentechnisch hergestellten Plasmaproteinen: Humanes Protein C, parenteral
		8-812.a*	Transfusion von Plasma und anderen Plasmabestandteilen und gentechnisch hergestellten Plasmaproteinen: Plasmatischer Faktor X
		8-812.b	Transfusion von Plasma und anderen Plasmabestandteilen und gentechnisch hergestellten Plasmaproteinen: Faktor XI
ZE2025-140 [4)]	Gabe von Brentuximab vedotin, parenteral	6-006.b*	Applikation von Medikamenten, Liste 6: Brentuximab vedotin, parenteral
ZE2025-141 [4)]	Gabe von Enzalutamid, oral	6-007.6*	Applikation von Medikamenten, Liste 7: Enzalutamid, oral
ZE2025-142 [4)]	Gabe von Aflibercept, intravenös	6-007.3*	Applikation von Medikamenten, Liste 7: Aflibercept, intravenös
ZE2025-143 [4)]	Gabe von Eltrombopag, oral	6-006.0*	Applikation von Medikamenten, Liste 6: Eltrombopag, oral
ZE2025-144 [4)]	Gabe von Obinutuzumab, parenteral	6-007.j*	Applikation von Medikamenten, Liste 7: Obinutuzumab, parenteral
ZE2025-145 [4)]	Gabe von Ibrutinib, oral	6-007.e*	Applikation von Medikamenten, Liste 7: Ibrutinib, oral
ZE2025-146 [4)]	Gabe von Ramucirumab, parenteral	6-007.m*	Applikation von Medikamenten, Liste 7: Ramucirumab, parenteral
ZE2025-147 [4)]	Gabe von Bortezomib, parenteral	6-001.9*	Applikation von Medikamenten, Liste 1: Bortezomib, parenteral
ZE2025-148 [4)]	Gabe von Adalimumab, parenteral	6-001.d*	Applikation von Medikamenten, Liste 1: Adalimumab, parenteral
ZE2025-149 [4)]	Gabe von Infliximab, parenteral	6-001.e*	Applikation von Medikamenten, Liste 1: Infliximab, parenteral
ZE2025-150 [4)]	Gabe von Busulfan, parenteral	6-002.d*	Applikation von Medikamenten, Liste 2: Busulfan, parenteral
ZE2025-151 [4)]	Gabe von Rituximab, intravenös	6-001.h*	Applikation von Medikamenten, Liste 1: Rituximab, intravenös
ZE2025-152 [4)]	Mehrdimensionale pädiatrische Diagnostik	1-945.*	Diagnostik bei Verdacht auf Gefährdung von Kindeswohl und Kindergesundheit
ZE2025-153 [4)]	Gabe von Trastuzumab, intravenös	6-001.k*	Applikation von Medikamenten, Liste 1: Trastuzumab, intravenös
ZE2025-154 [4)]	Gabe von Anidulafungin, parenteral	6-003.k*	Applikation von Medikamenten, Liste 3: Anidulafungin, parenteral
ZE2025-156 [4)]	Gabe von Posaconazol, parenteral	6-007.k*	Applikation von Medikamenten, Liste 7: Posaconazol, parenteral
ZE2025-157 [2), 4)]	Gabe von Pixantron, parenteral	6-006.e*	Applikation von Medikamenten, Liste 6: Pixantron, parenteral
ZE2025-158 [4)]	Gabe von Pertuzumab, parenteral	6-007.9*	Applikation von Medikamenten, Liste 7: Pertuzumab, parenteral
ZE2025-159 [4)]	Gabe von Blinatumomab, parenteral	6-008.7*	Applikation von Medikamenten, Liste 8: Blinatumomab, parenteral
ZE2025-161 [4)]	Gabe von Nivolumab, parenteral	6-008.m*	Applikation von Medikamenten, Liste 8: Nivolumab, parenteral
ZE2025-162 [4)]	Gabe von Carfilzomib, parenteral	6-008.9*	Applikation von Medikamenten, Liste 8: Carfilzomib, parenteral
ZE2025-163 [4)]	Gabe von Macitentan, oral	6-007.h*	Applikation von Medikamenten, Liste 7: Macitentan, oral
ZE2025-164 [4)]	Gabe von Riociguat, oral	6-008.0*	Applikation von Medikamenten, Liste 8: Riociguat, oral
ZE2025-165 [4)]	Gabe von Nusinersen, intrathekal	6-00a.d	Applikation von Medikamenten, Liste 10: Nusinersen, intrathekal
ZE2025-166 [4)]	Gabe von Isavuconazol, parenteral	6-008.g*	Applikation von Medikamenten, Liste 8: Isavuconazol, parenteral
ZE2025-167 [4)]	Gabe von Isavuconazol, oral	6-008.h*	Applikation von Medikamenten, Liste 8: Isavuconazol, oral
ZE2025-169 [4)]	Gabe von Liposomalem Irinotecan, parenteral	6-009.e*	Applikation von Medikamenten, Liste 9: Liposomales Irinotecan, parenteral
ZE2025-170 [4)]	Gabe von Bevacizumab, parenteral	6-002.9*	Applikation von Medikamenten, Liste 2: Bevacizumab, parenteral
ZE2025-171 [4)]	Gabe von Clofarabin, parenteral	6-003.j*	Applikation von Medikamenten, Liste 3: Clofarabin, parenteral
ZE2025-172 [4)]	Gabe von Posaconazol, oral, Suspension	6-007.0*	Applikation von Medikamenten, Liste 7: Posaconazol, oral, Suspension
ZE2025-173 [4)]	Gabe von Posaconazol, oral, Tabletten	6-007.p*	Applikation von Medikamenten, Liste 7: Posaconazol, oral, Tabletten
ZE2025-175 [4), 13)]	Gabe von Filgrastim, parenteral	6-002.1*	Applikation von Medikamenten, Liste 2: Filgrastim, parenteral
ZE2025-176 [4), 13)]	Gabe von Lenograstim, parenteral	6-002.2*	Applikation von Medikamenten, Liste 2: Lenograstim, parenteral
ZE2025-177 [4), 13)]	Gabe von Pegfilgrastim, parenteral	6-002.7*	Applikation von Medikamenten, Liste 2: Pegfilgrastim, parenteral
ZE2025-178 [4), 13)]	Gabe von Lipegfilgrastim, parenteral	6-007.7*	Applikation von Medikamenten, Liste 7: Lipegfilgrastim, parenteral
ZE2025-180 [4)]	Gabe von Azacitidin, parenteral	6-005.0*	Applikation von Medikamenten, Liste 5: Azacitidin, parenteral
ZE2025-182 [4)]	Gabe von Vedolizumab, parenteral	6-008.5*	Applikation von Medikamenten, Liste 8: Vedolizumab, parenteral
ZE2025-183 [4)]	Gabe von Elotuzumab, parenteral	6-009.d*	Applikation von Medikamenten, Liste 9: Elotuzumab, parenteral
ZE2025-187 [4)]	Neurostimulatoren zur Hypoglossusnerv-Stimulation	5-059.c7	Andere Operationen an Nerven und Ganglien: Implantation oder Wechsel eines Neurostimulators zur Stimulation des peripheren Nervensystems mit Implantation oder Wechsel einer Neurostimulationselektrode: System zur Hypoglossusnerv-Stimulation
		5-059.d7	Andere Operationen an Nerven und Ganglien: Wechsel eines Neurostimulators zur Stimulation des peripheren Nervensystems ohne Wechsel einer Neurostimulationselektrode: System zur Hypoglossusnerv-Stimulation

ZE [1]	Bezeichnung	OPS Version 2025: OPS-Kode	OPS Version 2025: OPS-Text
1	2	3	4
ZE2025-188 [4), 12)]	Patientenindividuell hergestellte Stent-Prothesen an der Aorta, ohne Öffnung	5-38a.70	Endovaskuläre Implantation von Stent-Prothesen: Aorta thoracica: Stent-Prothese, ohne Öffnung
		5-38a.80	Endovaskuläre Implantation von Stent-Prothesen: Aorta thoracoabdominalis: Stent-Prothese, ohne Öffnung
		5-38a.c0	Endovaskuläre Implantation von Stent-Prothesen: Aorta abdominalis: Stent-Prothese, ohne Öffnung
		5-38a.w0	Endovaskuläre Implantation von Stent-Prothesen: Patientenindividuell hergestellte Stent-Prothesen: Ohne Öffnung
ZE2025-189 [4)]	Stent-Prothesen an der Aorta, mit Öffnung	5-38a.7b	Endovaskuläre Implantation von Stent-Prothesen: Aorta thoracica: Stent-Prothese, mit 1 Öffnung
		5-38a.7c	Endovaskuläre Implantation von Stent-Prothesen: Aorta thoracica: Stent-Prothese, mit 2 Öffnungen
		5-38a.7d	Endovaskuläre Implantation von Stent-Prothesen: Aorta thoracica: Stent-Prothese, mit 3 oder mehr Öffnungen
		5-38a.8c	Endovaskuläre Implantation von Stent-Prothesen: Aorta thoracoabdominalis: Stent-Prothese, mit 1 Öffnung
		5-38a.8d	Endovaskuläre Implantation von Stent-Prothesen: Aorta thoracoabdominalis: Stent-Prothese, mit 2 Öffnungen
		5-38a.8e	Endovaskuläre Implantation von Stent-Prothesen: Aorta thoracoabdominalis: Stent-Prothese, mit 3 Öffnungen
		5-38a.8f	Endovaskuläre Implantation von Stent-Prothesen: Aorta thoracoabdominalis: Stent-Prothese, mit 4 oder mehr Öffnungen
		5-38a.c1	Endovaskuläre Implantation von Stent-Prothesen: Aorta abdominalis: Stent-Prothese, mit 1 Öffnung
		5-38a.c2	Endovaskuläre Implantation von Stent-Prothesen: Aorta abdominalis: Stent-Prothese, mit 2 Öffnungen
		5-38a.c3	Endovaskuläre Implantation von Stent-Prothesen: Aorta abdominalis: Stent-Prothese, mit 3 oder mehr Öffnungen
ZE2025-190 [4)]	Längerfristige Beatmungsentwöhnung	8-718.8*	Prolongierte Beatmungsentwöhnung auf spezialisierter intensivmedizinischer Beatmungsentwöhnungs-Einheit
		8-718.9*	Prolongierte Beatmungsentwöhnung auf spezialisierter nicht intensivmedizinischer Beatmungsentwöhnungs-Einheit
ZE2025-191 [4)]	Gabe von Dinutuximab beta, parenteral	6-009.b*	Applikation von Medikamenten, Liste 9: Dinutuximab beta, parenteral
ZE2025-192 [4)]	Gabe von Midostaurin, oral	6-00a.b*	Applikation von Medikamenten, Liste 10: Midostaurin, oral
ZE2025-193 [4)]	Gabe von Onasemnogen abeparvovec, parenteral	6-00d.0	Applikation von Medikamenten, Liste 13: Onasemnogen abeparvovec, parenteral
ZE2025-194 [4)]	Gabe von Ustekinumab, intravenös	6-005.p*	Applikation von Medikamenten, Liste 5: Ustekinumab, intravenös
ZE2025-195 [4)]	Gabe von Ustekinumab, subkutan	6-005.q*	Applikation von Medikamenten, Liste 5: Ustekinumab, subkutan
ZE2025-196 [4)]	Gabe von Micafungin, parenteral	6-004.5*	Applikation von Medikamenten, Liste 4: Micafungin, parenteral
ZE2025-198 [4)]	Molekulares Monitoring der Resttumorlast [MRD]: Molekulargenetische Identifikation von krankheitsspezifischen Markern	1-991.2	Molekulares Monitoring der Resttumorlast [MRD]: Molekulargenetische Identifikation von krankheitsspezifischen Markern für die Bestimmung der Resttumorlast (Minimal Residual Disease [MRD])
ZE2025-199 [4)]	Molekulares Monitoring der Resttumorlast [MRD]: Krankheitsspezifische molekulargenetische Quantifizierung	1-991.3	Molekulares Monitoring der Resttumorlast [MRD]: Krankheitsspezifische molekulargenetische Quantifizierung der Resttumorlast [MRD-Monitoring]
ZE2025-200 [4)]	Gabe von Daratumumab, intravenös	6-009.q*	Applikation von Medikamenten, Liste 9: Daratumumab, intravenös
ZE2025-201 [4)]	Gabe von Daratumumab, subkutan	6-009.r*	Applikation von Medikamenten, Liste 9: Daratumumab, subkutan
ZE2025-202 [4)]	Gabe von Aldesleukin, parenteral	6-001.8*	Applikation von Medikamenten, Liste 1: Aldesleukin, parenteral
ZE2025-203 [4)]	Gabe von Durvalumab, parenteral	6-00b.7*	Applikation von Medikamenten, Liste 11: Durvalumab, parenteral
ZE2025-204 [4)]	Gabe von Gemtuzumab ozogamicin, parenteral	6-00b.a*	Applikation von Medikamenten, Liste 11: Gemtuzumab ozogamicin, parenteral
ZE2025-205 [4)]	Gabe von Polatuzumab vedotin, parenteral	6-00c.c*	Applikation von Medikamenten, Liste 12: Polatuzumab vedotin, parenteral
ZE2025-206 [14)]	Gabe von Natalizumab, parenteral	6-003.f*	Applikation von Medikamenten, Liste 3: Natalizumab, parenteral
ZE2025-207 [15)]	Gabe von Itraconazol, parenteral	6-002.c*	Applikation von Medikamenten, Liste 2: Itraconazol, parenteral
ZE2025-208 [16)]	Gabe von Trabectedin, parenteral	6-004.a*	Applikation von Medikamenten, Liste 4: Trabectedin, parenteral
ZE2025-209 [17)]	Gabe von Plerixafor, parenteral	6-005.e*	Applikation von Medikamenten, Liste 5: Plerixafor, parenteral
ZE2025-210 [18)]	Gabe von Eculizumab, parenteral	6-003.h*	Applikation von Medikamenten, Liste 3: Eculizumab, parenteral
ZE2025-211 [19)]	Gabe von Tocilizumab, intravenös	6-005.m*	Applikation von Medikamenten, Liste 5: Tocilizumab, intravenös
ZE2025-212 [4)]	Gabe von Idarucizumab, parenteral	6-008.f	Applikation von Medikamenten, Liste 8: Idarucizumab, parenteral
ZE2025-213 [4)]	Gabe von Andexanet alfa, parenteral	6-00c.0	Applikation von Medikamenten, Liste 12: Andexanet alfa, parenteral
ZE2025-214 [4)]	Gabe von Letermovir, oral	6-00b.c*	Applikation von Medikamenten, Liste 11: Letermovir, oral
ZE2025-215 [4)]	Gabe von Letermovir, parenteral	6-00b.d*	Applikation von Medikamenten, Liste 11: Letermovir, parenteral

ZE [1)]	Bezeichnung	OPS Version 2025: OPS-Kode	OPS Version 2025: OPS-Text
1	2	3	4
ZE2025-216 [4)]	Gabe von Avelumab, parenteral	6-00a.2*	Applikation von Medikamenten, Liste 10: Avelumab, parenteral
ZE2025-217 [4)]	Gabe von Apalutamid, oral	6-00c.1*	Applikation von Medikamenten, Liste 12: Apalutamid, oral
ZE2025-218 [4)]	Gabe von Cemiplimab, parenteral	6-00c.3*	Applikation von Medikamenten, Liste 12: Cemiplimab, parenteral
ZE2025-219 [4), 20)]	Gabe von rekombinantem aktiviertem Faktor VII bei postpartaler Blutung		Transfusion von Plasmabestandteilen und gentechnisch hergestellten Plasmaproteinen: Rekombinanter aktivierter Faktor VII
		8-810.67	200 kIE bis unter 300 kIE
		8-810.68	300 kIE bis unter 400 kIE
		8-810.69	400 kIE bis unter 500 kIE
		8-810.6a	500 kIE bis unter 1.000 kIE
		8-810.6b	1.000 kIE bis unter 1.500 kIE
		8-810.6c	1.500 kIE bis unter 2.000 kIE
		8-810.6d	2.000 kIE bis unter 2.500 kIE
		8-810.6e	2.500 kIE bis unter 3.000 kIE
		8-810.6f	3.000 kIE bis unter 4.000 kIE
		8-810.6g	4.000 kIE bis unter 5.000 kIE
		8-810.6h	5.000 kIE bis unter 6.000 kIE
		8-810.6j	6.000 kIE bis unter 7.000 kIE
		8-810.6k	7.000 kIE bis unter 8.000 kIE
		8-810.6m	8.000 kIE bis unter 9.000 kIE
		8-810.6n	9.000 kIE bis unter 10.000 kIE
		8-810.6p	10.000 kIE bis unter 15.000 kIE
		8-810.6q	15.000 kIE bis unter 20.000 kIE
		8-810.6r	20.000 kIE bis unter 25.000 kIE
		8-810.6s	25.000 kIE bis unter 30.000 kIE
		8-810.6u	30.000 kIE bis unter 40.000 kIE
		8-810.6v	40.000 kIE bis unter 50.000 kIE
		8-810.6w	50.000 kIE bis unter 70.000 kIE
		8-810.6z	70.000 kIE oder mehr
ZE2025-220 [4), 21)]	Zusatzaufwand bei Behandlung mit Gabe von CAR-T-Zellen		Mehraufwand bei der Behandlung während des stationären Aufenthalts, in dem die CAR-T-Zellen appliziert werden.
ZE2025-221 [22)]	Gabe von Atezolizumab, subkutan	6-00a.n*	Applikation von Medikamenten, Liste 10: Atezolizumab, subkutan
ZE2025-222 [23)]	Gabe von Ocrelizumab, subkutan	6-00a.q*	Applikation von Medikamenten, Liste 10: Ocrelizumab, subkutan
ZE2025-223 [4)]	Gabe von Inotuzumab ozogamicin, parenteral	6-00a.8*	Applikation von Medikamenten, Liste 10: Inotuzumab ozogamicin, parenteral
ZE2025-224 [4)]	Gabe von Isatuximab, parenteral	6-00e.n*	Applikation von Medikamenten, Liste 14: Isatuximab, parenteral
ZE2025-225 [4)]	Gabe von Ivacaftor, oral	6-006.d	Applikation von Medikamenten, Liste 6: Ivacaftor, oral
ZE2025-226 [4)]	Gabe von Ivacaftor-Tezacaftor-Elexacaftor, oral	6-00d.e	Applikation von Medikamenten, Liste 13: Ivacaftor-Tezacaftor-Elexacaftor, oral
ZE2025-227 [4)]	Gabe von Lumacaftor-Ivacaftor, oral	6-008.k	Applikation von Medikamenten, Liste 8: Lumacaftor-Ivacaftor, oral
ZE2025-228 [4)]	Gabe von Tezacaftor-Ivacaftor, oral	6-00b.k	Applikation von Medikamenten, Liste 11: Tezacaftor-Ivacaftor, oral
ZE2025-229 [4)]	Gabe von Liposomalem Cytarabin-Daunorubicin, parenteral	6-00b.6	Applikation von Medikamenten, Liste 11: Liposomales Cytarabin-Daunorubicin, parenteral

Fußnoten:

*) Gilt für alle entsprechenden 5-Steller oder 6-Steller des angegebenen OPS-Kodes.

1) Weitere Untergliederungen der Entgelte sind analog der Zusatzentgelte der Anlage 5 durch Anfügen einer laufenden Nummer zu kennzeichnen.

2) Das Zulassungsrecht bleibt von der Katalogaufnahme unberührt. Die Kostenträger entscheiden im Einzelfall, ob die Kosten dieser Medikamente übernommen werden.

3) Eine zusätzliche Abrechnung ist im Zusammenhang mit einer Fallpauschale der Basis-DRG L60 oder L71 oder der DRG L90B oder L90C und dem nach Anlage 3b krankenhausindividuell zu vereinbarenden Entgelt L90A nicht möglich.

4) Nach Paragraf 5 Abs. 2 Satz 3 FPV 2025 ist für diese Zusatzentgelte das bisher krankenhausindividuell vereinbarte Entgelt der Höhe nach bis zum Beginn des Wirksamwerdens der neuen Budgetvereinbarung weiter zu erheben. Dies gilt auch, sofern eine Anpassung der entsprechenden OPS-Kodes erfolgt sein sollte.

5) Die Bewertung des Zusatzentgeltes mittels einer Differenzkostenbetrachtung hat in Abhängigkeit der abzurechnenden DRG-Fallpauschalen zu erfolgen.

6) Die jeweils zugehörigen ICD-Kodes und -Texte sind in Anlage 7 aufgeführt.

7) Bei der Behandlung von Blutern mit Blutgerinnungsfaktoren erfolgt die Abrechnung der Gabe von Prothrombinkomplex über das ZE2025-97 nach Anlage 4 bzw. 6, die gleichzeitige Abrechnung des ZE30 ist ausgeschlossen.

8) Die Bewertung des Zusatzentgeltes mittels einer Differenzkostenbetrachtung hat in Abhängigkeit der abzurechnenden DRG-Fallpauschalen und ggf. weiterer abrechenbarer Zusatzentgelte für Stent-Prothesen an der Aorta zu erfolgen.

9) Für das Jahr 2025 gilt ein Schwellenwert in der Höhe von 20.000 € für den im Rahmen der Behandlung des Patienten für Blutgerinnungsfaktoren angefallenen Betrag. Ab Überschreitung dieses Schwellenwertes ist der gesamte für die Behandlung des Patienten mit Blutgerinnungsfaktoren angefallene Betrag abzurechnen.

10) Für das Jahr 2025 gilt ein Schwellenwert in der Höhe von 2.500 € für den im Rahmen der Behandlung des Patienten für Blutgerinnungsfaktoren angefallenen Betrag. Ab Überschreitung dieses Schwellenwertes ist der gesamte für die Behandlung des Patienten mit Blutgerinnungsfaktoren angefallene Betrag abzurechnen.

11) Für das Jahr 2025 gilt ein Schwellenwert in der Höhe von 6.000 € für die Summe der im Rahmen der Behandlung des Patienten für Blutgerinnungsfaktoren angefallenen Beträge. Ab Überschreitung dieses Schwellenwertes ist der gesamte für die Behandlung des Patienten mit Blutgerinnungsfaktoren angefallene Betrag abzurechnen.

12) Nur abrechenbar in Kombination mit einem der grau hinterlegten OPS-Kodes.

13) Bei der Vereinbarung der Entgelthöhen für die Zusatzentgelte für Granulozyten-Kolonie-stimulierende Faktoren wird in analoger Umsetzung der bisherigen Bewertung empfohlen, die Verhandlung zu den Entgelthöhen auf Basis der krankenhausindividuellen Kostensituation zu führen und bei der finalen Vereinbarung die Entgelthöhe der Zusatzentgelte für Pegfilgrastim (ZE2025-177) bzw. Lipegfilgrastim (ZE2025-178) um einen Betrag zu reduzieren, der in etwa dem dreifachen Wert der Kosten einer typischen Tagesdosis Filgrastim (ZE2025-175) bzw. Lenograstim (ZE2025-176) entspricht.

14) Nach Paragraf 5 Abs. 2 Satz 3 FPV 2025 ist für dieses Zusatzentgelt das bisher krankenhausindividuell vereinbarte Entgelt der Höhe nach bis zum Beginn des Wirksamwerdens der Budgetvereinbarung 2025 weiter zu erheben. Bei fehlender Budgetvereinbarung 2024 ist für dieses Zusatzentgelt das bewertete Zusatzentgelt ZE97 in Höhe von 70 Prozent der im DRG-Katalog 2023 bewerteten Höhe bis zum Beginn des Wirksamwerdens der Budgetvereinbarung 2024 weiter zu erheben. Dies gilt auch, sofern eine Anpassung der entsprechenden OPS-Kodes erfolgt sein sollte.

15) Nach Paragraf 5 Abs. 2 Satz 3 FPV 2025 ist für dieses Zusatzentgelt das bisher krankenhausindividuell vereinbarte Entgelt der Höhe nach bis zum Beginn des Wirksamwerdens der Budgetvereinbarung 2025 weiter zu erheben. Bei fehlender Budgetvereinbarung 2024 ist für dieses Zusatzentgelt das bewertete Zusatzentgelt ZE113 in Höhe von 70 Prozent der im DRG-Katalog 2023 bewerteten Höhe bis zum Beginn des Wirksamwerdens der Budgetvereinbarung 2024 weiter zu erheben. Dies gilt auch, sofern eine Anpassung der entsprechenden OPS-Kodes erfolgt sein sollte.

16) Nach Paragraf 5 Abs. 2 Satz 3 FPV 2025 ist für dieses Zusatzentgelt das bisher krankenhausindividuell vereinbarte Entgelt der Höhe nach bis zum Beginn des Wirksamwerdens der Budgetvereinbarung 2025 weiter zu erheben. Bei fehlender Budgetvereinbarung 2024 ist für dieses Zusatzentgelt das bewertete Zusatzentgelt ZE117 in Höhe von 70 Prozent der im DRG-Katalog 2023 bewerteten Höhe bis zum Beginn des Wirksamwerdens der Budgetvereinbarung 2024 weiter zu erheben. Dies gilt auch, sofern eine Anpassung der entsprechenden OPS-Kodes erfolgt sein sollte.

17) Nach Paragraf 5 Abs. 2 Satz 3 FPV 2025 ist für dieses Zusatzentgelt das bisher krankenhausindividuell vereinbarte Entgelt der Höhe nach bis zum Beginn des Wirksamwerdens der Budgetvereinbarung 2025 weiter zu erheben. Bei fehlender Budgetvereinbarung 2024 ist für dieses Zusatzentgelt das bewertete Zusatzentgelt ZE143 in Höhe von 70 Prozent der im DRG-Katalog 2023 bewerteten Höhe bis zum Beginn des Wirksamwerdens der Budgetvereinbarung 2024 weiter zu erheben. Dies gilt auch, sofern eine Anpassung der entsprechenden OPS-Kodes erfolgt sein sollte.

18) Nach Paragraf 5 Abs. 2 Satz 3 FPV 2025 ist für dieses Zusatzentgelt das bisher krankenhausindividuell vereinbarte Entgelt der Höhe nach bis zum Beginn des Wirksamwerdens der Budgetvereinbarung 2025 weiter zu erheben. Bei fehlender Budgetvereinbarung 2024 ist für dieses Zusatzentgelt das bewertete Zusatzentgelt ZE154 in Höhe von 70 Prozent der im DRG-Katalog 2023 bewerteten Höhe bis zum Beginn des Wirksamwerdens der Budgetvereinbarung 2024 weiter zu erheben. Dies gilt auch, sofern eine Anpassung der entsprechenden OPS-Kodes erfolgt sein sollte.

19) Nach Paragraf 5 Abs. 2 Satz 3 FPV 2025 ist für dieses Zusatzentgelt das bisher krankenhausindividuell vereinbarte Entgelt der Höhe nach bis zum Beginn des Wirksamwerdens der Budgetvereinbarung 2025 weiter zu erheben. Bei fehlender Budgetvereinbarung 2024 ist für dieses Zusatzentgelt das bewertete Zusatzentgelt ZE157 in Höhe von 70 Prozent der im DRG-Katalog 2023 bewerteten Höhe bis zum Beginn des Wirksamwerdens der Budgetvereinbarung 2024 weiter zu erheben. Dies gilt auch, sofern eine Anpassung der entsprechenden OPS-Kodes erfolgt sein sollte.

20) Das Zusatzentgelt kann ausschließlich bei postpartaler Blutung (ICD Kode O72.-) abgerechnet werden. Bei Vorliegen einer dauerhaften Gerinnungsstörung ist ggf. das Zusatzentgelt ZE2025-97 abzurechnen.

21) Die Bewertung des Zusatzentgeltes erfolgt mittels einer Differenzkostenbetrachtung in Abhängigkeit der abzurechnenden DRG-Fallpauschalen. Die Kosten des CAR-T-Produkts selbst sind nicht zu berücksichtigen.

22) Nach Paragraf 5 Abs. 2 Satz 3 FPV 2025 ist für dieses Zusatzentgelt das bisherige bewertete Zusatzentgelt ZE172 aus 2024 bis zum Beginn des Wirksamwerdens der neuen Budgetvereinbarung der Höhe nach weiter zu erheben. Dies gilt auch, sofern eine Anpassung der entsprechenden OPS-Kodes erfolgt sein sollte.

23) Nach Paragraf 5 Abs. 2 Satz 3 FPV 2025 ist für dieses Zusatzentgelt das bisherige bewertete Zusatzentgelt ZE173 aus 2024 bis zum Beginn des Wirksamwerdens der neuen Budgetvereinbarung der Höhe nach weiter zu erheben. Dies gilt auch, sofern eine Anpassung der entsprechenden OPS-Kodes erfolgt sein sollte.

Anlage 7

Zusatzentgelte-Katalog[1) (Blutgerinnungsstörungen)

ICD-Kodes, die dem extrabudgetären ZE2025-97 „Behandlung von Blutern mit Blutgerinnungsfaktoren" zuzuordnen sind. [1)]

ZE	Bezeichnung	ICD Version 2025: ICD-Kode	ICD Version 2025: ICD-Text
1	2	3	4
ZE2025-97	Behandlung von Blutern mit Blutgerinnungsfaktoren	D66	Hereditärer Faktor-VIII-Mangel
		D67	Hereditärer Faktor-IX-Mangel
		D68.00	Hereditäres Willebrand-Jürgens-Syndrom
		D68.1	Hereditärer Faktor-XI-Mangel
		D68.20	Hereditärer Faktor-I-Mangel
		D68.21	Hereditärer Faktor-II-Mangel
		D68.22	Hereditärer Faktor-V-Mangel
		D68.23	Hereditärer Faktor-VII-Mangel
		D68.24	Hereditärer Faktor-X-Mangel
		D68.25	Hereditärer Faktor-XII-Mangel
		D68.26	Hereditärer Faktor-XIII-Mangel
		D68.28	Hereditärer Mangel an sonstigen Gerinnungsfaktoren
		D68.31	Hämorrhagische Diathese durch Vermehrung von Antikörpern gegen Faktor VIII
		D68.32	Hämorrhagische Diathese durch Vermehrung von Antikörpern gegen sonstige Gerinnungsfaktoren
		D69.40	Sonstige primäre Thrombozytopenie, als transfusionsrefraktär bezeichnet
		D69.41	Sonstige primäre Thrombozytopenie, nicht als transfusionsrefraktär bezeichnet
		D82.0	Wiskott-Aldrich-Syndrom
		M31.1	Thrombotische Mikroangiopathie
		P61.0	Transitorische Thrombozytopenie beim Neugeborenen

ICD-Kodes, die den intrabudgetären ZE2025-137 "Gabe von rekombinantem aktiviertem Faktor VII", ZE2025-138 " Gabe von Fibrinogenkonzentrat" oder ZE2025-139 "Gabe von Blutgerinnungsfaktoren" zuzuordnen sind. [1)]

ZE	Bezeichnung	ICD Version 2025: ICD-Kode	ICD Version 2025: ICD-Text
1	2	3	4
ZE2025-137 / ZE2025-138 / ZE2025-139	Gabe von rekombinantem aktiviertem Faktor VII / Gabe von Fibrinogenkonzentrat / Gabe von Blutgerinnungsfaktoren	D65.9	Defibrinationssyndrom, nicht näher bezeichnet
		D68.33	Hämorrhagische Diathese durch Cumarine (Vitamin-K-Antagonisten)
		D68.34	Hämorrhagische Diathese durch Heparine
		D68.35	Hämorrhagische Diathese durch sonstige Antikoagulanzien
		D68.9	Koagulopathie, nicht näher bezeichnet
		D69.0	Purpura anaphylactoides
		D69.2	Sonstige nichtthrombozytopenische Purpura
		D69.3	Idiopathische thrombozytopenische Purpura
		D69.52	Heparin-induzierte Thrombozytopenie Typ I
		D69.53	Heparin-induzierte Thrombozytopenie Typ II
		D69.57	Sonstige sekundäre Thrombozytopenien, als transfusionsrefraktär bezeichnet
		D69.58	Sonstige sekundäre Thrombozytopenien, nicht als transfusionsrefraktär bezeichnet
		D69.59	Sekundäre Thrombozytopenie, nicht näher bezeichnet
		D69.60	Thrombozytopenie, nicht näher bezeichnet, als transfusionsrefraktär bezeichnet
		D69.61	Thrombozytopenie, nicht näher bezeichnet, nicht als transfusionsrefraktär bezeichnet
		D69.80	Hämorrhagische Diathese durch Thrombozytenaggregationshemmer
		D69.9	Hämorrhagische Diathese, nicht näher bezeichnet

Zu differenzierende ICD-Kodes:
Dauerhaft erworbene Blutgerinnungsstörungen (zu kennzeichnen mit dem ICD-Kode U69.11!) sind dem extrabudgetären ZE2025-97 zuzuordnen. [1]
Temporäre Blutgerinnungsstörungen (zu kennzeichnen mit dem ICD-Kode U69.12!) sind den intrabudgetären ZE2025-137, ZE2025-138 oder ZE2025-139 zuzuordnen. [1]

ZE	Bezeichnung	ICD Version 2025: ICD-Kode	ICD Version 2025: ICD-Text
1	2	3	4
ZE2025-97 / ZE2025-137 / ZE2025-138 / ZE2025-139		D65.0	Erworbene Afibrinogenämie
		D65.1	Disseminierte intravasale Gerinnung [DIG, DIC]
		D65.2	Erworbene Fibrinolyseblutung
		D68.01	Erworbenes Willebrand-Jürgens-Syndrom
		D68.09	Willebrand-Jürgens-Syndrom, nicht näher bezeichnet
		D68.38	Sonstige hämorrhagische Diathese durch sonstige und nicht näher bezeichnete Antikörper
		D68.4 [2]	Erworbener Mangel an Gerinnungsfaktoren
		D68.8	Sonstige näher bezeichnete Koagulopathien
		D69.1	Qualitative Thrombozytendefekte
		D69.88	Sonstige näher bezeichnete hämorrhagische Diathesen
		P53	Hämorrhagische Krankheit beim Fetus und Neugeborenen
		P60	Disseminierte intravasale Gerinnung beim Fetus und Neugeborenen

Fußnoten:

1) Die Abrechnung des ZE2025-97 bzw. ZE2025-137, ZE2025-138 oder ZE2025-139 ist möglich, sofern einer der ICD-Kodes aus der jeweiligen Definition der Anlage 7 und einer der OPS-Kodes aus der jeweiligen Definition der Anlage 6 vorliegt. Die ergänzende Auflistung von ICD-Kodes bei diesen Zusatzentgelten erfolgt nur aufgrund des extrabudgetären Status des ZE2025-97.

2) Blutgerinnungsstörungen, die nur durch eine Lebertransplantation heilbar wären, sind dem ZE2025-97 zuzuordnen.

Anlage 8
Ergänzende Informationen zur Abrechnung von bewerteten Zusatzentgelten aus dem Zusatzentgelte-Katalog (Anlage 2 bzw. Anlage 5)

Tabelle 1: Liste der DRG Fallpauschalen, für die das Zusatzentgelt ZE162 abgerechnet werden darf.

801E, 802C, 802D, 863Z, A01A, A02Z, A03A, A03B, A04B, A05Z, A06B, A06C, A07E, A09C, A09D, A11D, A11E, A11F, A13A, A13C, A13F, A13H, A18Z, A36B, A42C, A61C, A62Z, A66Z, B01B, B02A, B02D, B02E, B04B, B05Z, B09Z, B15Z, B16A, B16B, B17D, B17E, B18B, B18C, B18D, B19B, B20B, B20D, B20E, B21A, B21B, B36B, B39B, B42A, B42B, B44B, B44C, B45Z, B47B, B63Z, B66A, B66B, B67A, B67B, B68B, B68C, B68D, B69B, B69C, B69D, B70C, B70D, B71A, B71C, B71D, B73Z, B75Z, B76C, B76D, B76E, B77Z, B78A, B78B, B79Z, B80Z, B81A, B81B, B85B, B85D, C01B, C03A, C03B, C03C, C04A, C04B, C05Z, C06A, C06B, C07A, C07B, C08A, C08B, C10A, C10B, C10C, C12Z, C13Z, C15Z, C16Z, C20A, C20B, C61Z, C62Z, C63Z, C64Z, D01B, D02A, D05B, D06B, D06C, D08A, D08B, D12A, D12B, D13A, D13B, D19Z, D20A, D20B, D22A, D22B, D24B, D25D, D28Z, D29Z, D30B, D30C, D33Z, D35Z, D37A, D37B, D38Z, D40Z, D60B, D61Z, D63A, D63B, D64Z, D65Z, D67Z, E01B, E02C, E02D, E03Z, E05C, E06C, E06D, E07Z, E08C, E08D, E40A, E40C, E60B, E63B, E65A, E65B, E65C, E66A, E66B, E69A, E69B, E69C, E71B, E71C, E71D, E73B, E74Z, E75C, E76C, E77A, E77D, E78Z, F01C, F01F, F02A, F02B, F03C, F05Z, F06A, F06D, F08A, F08E, F08F, F08G, F09C, F12B, F12C, F12D, F12F, F15Z, F17B, F18C, F19B, F21C, F21D, F24A, F24B, F39A, F41A, F41B, F42Z, F43B, F43C, F49D, F49E, F49F, F49G, F50B, F51A, F51B, F52B, F56B, F58A, F58B, F59B, F59C, F59D, F59E, F59F, F60B, F62A, F62C, F63B, F66B, F67B, F67C, F68A, F69B, F70A, F70B, F71B, F72A, F72B, F73B, F74Z, F77B, F95A, F95B, F98B, F98C, G01Z, G02A, G02B, G02C, G03A, G07A, G07C, G08A, G08B, G09Z, G11A, G11B, G12E, G13A, G13B, G17A, G17B, G18C, G18D, G19A, G19B, G21A, G21B, G22B, G23A, G23B, G24B, G24C, G26A, G26B, G27B, G36C, G46C, G46D, G47B, G48A, G50Z, G60A, G60B, G64B, G67A, G67B, G67C, G70A, G70B, G71Z, G72A, G72B, G73Z, G74Z, H01B, H02B, H05Z, H06C, H07A, H08A, H08B, H08C, H09B, H12B, H16B, H29Z, H36A, H40B, H41D, H41E, H41F, H61A, H61B, H61C, H62A, H62C, H63A, H63B, H63C, H64Z, H77Z, I01Z, I02A, I03B, I04Z, I05B, I05C, I06B, I07A, I08C, I08E, I08F, I08G, I08H, I08I, I09C, I09F, I09G, I09I, I10A, I10B, I10C, I10D, I10E, I10G, I10H, I12C, I13B, I13D, I13E, I13F, I13G, I14Z, I15B, I16A, I16C, I17A, I17B, I18A, I19A, I19B, I20A, I20E, I20F, I21Z, I23C, I24A, I24B, I26B, I27B, I27C, I27D, I27E, I28C, I28D, I28E, I29A, I29B, I29C, I30B, I30C, I31B, I31C, I32B, I32D, I32F, I33Z, I42A, I42B, I43B, I44A, I44C, I44D, I45A, I45B, I47A, I47B, I47C, I50B, I50C, I54A, I59Z, I65C, I66E, I66F, I66G, I68A, I68C, I68D, I68E, I69A, I69B, I71B, I73Z, I74B, I74C, I74D, I75B, I76B, I77Z, I79Z, I95A, I95B, J07A, J08A, J08B, J09A, J10B, J11B, J11C, J11D, J16A, J16B, J18B, J22Z, J23Z, J24A, J24C, J24D, J25Z, J26Z, J44Z, J62A, J62B, J64C, J65A, J67A, J77Z, K03B, K04Z, K06A, K06B, K06C, K06E, K07A, K07B, K09D, K14Z, K15D, K33Z, K44Z, K62B, K62C, K63B, K64D, K77Z, L02A, L04A, L04B, L06B, L06C, L07Z, L08Z, L09A, L09D, L09E, L11Z, L13A, L13C, L16A, L16B, L16C, L17B, L18B, L19Z, L20B, L20C, L36A, L40Z, L42A, L42B, L44Z, L60A, L60B, L60C, L60D, L62A, L62C, L63B, L63D, L63E, L64A, L64B, L64C, L64D, L68B, L69A, L69B, L73Z, L74Z, M01B, M02B, M04B, M04C, M04D, M05Z, M06Z, M07Z, M09B, M10B, M10C, M11Z, M38Z, M60A, M60B, M61Z, M62Z, M64Z, N01A, N01D, N02A, N02B, N02C, N06Z, N07A, N08Z, N09B, N10Z, N11B, N13B, N13C, N21A, N23Z, N33Z, N38Z, N60B, N61Z, N62A, N62B, O01A, O01B, O01C, O01D, O01E, O01F, O02A, O02B, O03Z, O04A, O04B, O04C, O05A, O05B, O05C, O05D, O60A, O60B, O60C, O63Z, O65A, O65B, O65C, P02A, P02C, P03A, P03B, P04A, P04B, P05A, P05B, P05C, P06A, P06B, P06C, P60B, P60C, P61A, P61B, P61C, P61D, P62A, P62B, P62C, P63Z, P64Z, P65A, P65B, P65C, P65D, P66A, P66B, P66C, P66D, P67A, P67B, P67C, P67D, P67E, Q01Z, Q02C, Q03A, Q03B, Q60A, Q60B, Q60C, Q60D, Q61B, R06Z, R07B, R12B, R14Z, R60E, R60F, R61D, R61G, R61H, R62C, S63A, S65A, T01C, T01E, T44Z, T60A, T60C, T61Z, T62B, T63C, T63D, T64A, T77Z, U40Z, U42B, U61Z, U63Z, U64Z, V40Z, V60A, V60B, V63Z, W04A, W04C, W61A, W61B, X01D, X05A, X06B, X06C, X07A, X07B, X60A, X60B, X62Z, Y02A, Z01A, Z01B, Z01C, Z03Z, Z64A, Z64C, Z65Z, Z66Z

Tabelle 2: Liste der DRG Fallpauschalen, für die das Zusatzentgelt ZE163 abgerechnet werden darf.

801B, 801D, 802A, 802B, A01B, A04D, A06A, A07A, A09A, A09B, A11A, A11B, A11C, A11H, A13B, A13D, A13E, A15B, A15C, A15D, A17A, A17B, A36A, A36C, A42B, A60A, A60B, A60C, A61A, A69Z, B01A, B02B, B02C, B07Z, B12Z, B17A, B17B, B17C, B18A, B19C, B20A, B20C, B36A, B39C, B44A, B47A, B48Z, B61A, B66C, B66D, B69A, B70A, B70B, B70E, B70F, B71B, B72A, B72B, B76B, B82Z, B84Z, B85A, B85C, B86Z, C01A, C02Z, C60Z, D02B, D03B, D04A, D04B, D09Z, D15B, D16Z, D25A, D25C, D30A, E01A, E02A, E02B, E06A, E08B, E40B, E42A, E42B, E60A, E64A, E64C, E71A, E75A, E75B, E77B, E77C, E79A, E79B, E79C, F01D, F01E, F03B, F03D, F03E, F06B, F07A, F07B, F07C, F08B, F08D, F09A, F12A, F12E, F13A, F13B, F13C, F13D, F14A, F14B, F18B, F18D, F19A, F21A, F21B, F21E, F27A, F27B, F27C, F28A, F28B, F28C, F36A, F36B, F36C, F48Z, F49A, F49B, F49C, F52A, F56A, F59A, F61A, F61B, F62B, F63A, F64Z, F65A, F65B, F67A, F68B, F71A, F75A, F75B, F75C, F77A, F98A, G03B, G04Z, G12A, G12B, G12C, G12D, G14Z, G15Z, G16B, G18A, G18B, G24A, G29B, G33Z, G35Z, G36B, G37Z, G38Z, G40B, G46A, G46B, G48B, G52Z, G64A, G66Z, G77A, G77B, H01A, H06A, H06B, H07B, H09A, H12A, H12C, H15Z, H16A, H33Z, H38A, H38B, H41A, H41B, H41C, H44Z, H60Z, H62B, H78Z, I02B, I02C, I02D, I05A, I06A, I06C, I07B, I08A, I08D, I09A, I09B, I09D, I09E, I12B, I13A, I13C, I15A, I20B, I20C, I22A, I22B, I26A, I27A, I28A, I32A, I34Z, I36Z, I41Z, I43A, I44B, I46A, I46B, I46C, I50A, I66B, I68B, I75A, I76A, I87A, I97Z, J01Z, J02C, J03Z, J04Z, J09B, J10A, J11A, J17Z, J18A, J21Z, J24B, J35Z, J61A, J61B, J61C, J64A, J64B, J67B, K03A, K09C, K15A, K15C, K60B, K60C, K60D, K60E, K60F, K62A, K63A, K64A, K64C, L02B, L03Z, L06A, L09B, L09C, L10Z, L12A, L12B, L17A, L18A, L20A, L33Z, L37Z, L38Z, M02A, M04A, M09A, M37Z, N01B, N04Z, N05A, N11A, N13A, N14Z, N15Z, N16A, N16B, N21B, N34Z, N60A, O60D, Q02B, Q61A, Q63A, Q63B, R01C, R02Z, R03Z, R04A, R05Z, R07A, R11A, R11B, R12A, R13A, R16Z, R60A, R60C, R60D, R61A, R61B, R61E, R61F, R62A, R62B, R63C, R63D, R63E, R63F, R63G, R63H, S62Z, S63B, S65B, T01A, T01B, T01D, T60B, T60E, T63B, T64B, T64C, V61Z, W01C, W04B, W36Z, X01A, X01B, X01C, X04Z, X06A, X64Z, Y02B, Y02D, Y62Z, Z64B

Stand 26.09.2024

Klarstellungen der Vertragsparteien nach § 17b Absatz 2 Satz 1 KHG zur Fallpauschalenvereinbarung 2025 (FPV 2025)

1. Fallzählung bei Fallpauschalen für teilstationäre Leistungen

Bei der Abrechnung von tagesbezogenen teilstationären Fallpauschalen wird gemäß § 9 Absatz 1 Satz 4 für jeden Patienten, der wegen derselben Erkrankung regelmäßig oder mehrfach behandelt wird, je Quartal ein Fall gezählt. Dagegen ist zur sachgerechten Ermittlung der Summe der effektiven Bewertungsrelationen im Abschnitt E1 als Fallzahl (Anzahl der DRG) in Spalte 2 die Anzahl der einzeln berechenbaren tagesbezogenen Fallpauschalen auszuweisen. Dadurch ergeben sich bezüglich der mit teilstationären Fallpauschalen abgegoltenen Leistungen unterschiedliche Fallzahlen.

2. Anwendung der Beurlaubungsregelung

Die Vorgaben zur Beurlaubung finden keine Anwendung bei onkologischen Behandlungszyklen, bei denen eine medizinisch sinnvolle Vorgehensweise mit mehreren geplanten Aufenthalten zu Grunde liegt. Es handelt sich in diesen Fällen um einzelne abgeschlossene Behandlungen, die durch eine reguläre Entlassung beendet werden.

3. Abrechnung teilstationärer Leistungen in Verbindung mit Fallzusammenführungen

Werden zwischen zwei vollstationären Krankenhausaufenthalten, die gemäß § 2 Absatz 4 zu einem Fall zusammenzuführen sind, teilstationäre Leistungen erbracht, so ist für die Anwendung von § 6 Absatz 2 Satz 1 die mittlere Verweildauer der Fallpauschale zu Grunde zu legen, die sich aus der DRG-Fallpauschale des zusammengefassten Falls gemäß § 2 Absatz 4 ergibt.

4. Hinweise zur Erläuterung der Regelung nach § 3 Absatz 3 Sätze 2 bis 4 FPV 2025 „Kombinierte Fallzusammenführung"

(siehe Anlage 1)

5. Eingruppierung und Fallzählung bei tagesbezogenen Entgelten für die teilstationäre geriatrische Komplexbehandlung (A90A und A90B)

Zur Ermittlung von tagesbezogenen Entgelten für die unbewerteten teilstationären Leistungen A90A Teilstationäre geriatrische Komplexbehandlung, umfassende Behandlung und A90B Teilstationäre geriatrische Komplexbehandlung, Basisbehandlung aus Anlage 3b sind die teilstationären Behandlungstage jeweils einzeln einzugruppieren. Werden für einen Patienten, der wegen derselben Erkrankung regelmäßig oder mehrfach behandelt wird, in einem Quartal sowohl tagesbezogene Entgelte für die A90A als auch für die A90B abgerechnet, wird insgesamt nur ein Fall im Sinne von § 9 Absatz 2 Nummer 2 Buchstabe b FPV 2025 gezählt.

6. Abrechnung von Neugeborenen-Fallpauschalen

Die besonderen Vorschriften zur Abrechnung von Fallpauschalen für Neugeborene nach § 1 Absatz 5 finden nur Anwendung, sofern die Geburt Bestandteil des Krankenhausaufenthalts ist. Liegt hingegen eine (Wieder-)Aufnahme oder Rückverlegung des Neugeborenen vor, sind die besonderen Vorschriften nach § 1 Absatz 5 nicht zu berücksichtigen.

7. Fristenberechnung bei Wiederaufnahmen und Rückverlegungen

Die jeweils nach § 2 Absatz 1 bis 3 maßgebliche Frist (obere Grenzverweildauer bzw.

30 Kalendertage) für Fallzusammenführungen bei Wiederaufnahmen beginnt mit dem Tag der Aufnahme, das heißt der Aufnahmetag wird bei der Fristberechnung mit einbezogen. Gleiches gilt für den Tag der Entlassung bei der Regelung zur Rückverlegung nach § 3 Absatz 3 Satz 1.

8. Explizite Ein-Belegungstag-DRGs:

Als explizite Ein-Belegungstag-DRGs im Sinne des § 6 Absatz 2 Satz 5 gelten:

A60D, B60B, B70I, E02E, E64D, F62D, F73A, G47A, I66H, I68F, J65B, J68A, J68B, K63C, L70A, L70B, L71Z, N09A, R65Z, S60Z, T60G, U60A, U60B, Y63Z.

9. Abrechnung des Zuschlags für Begleitpersonen bei gesunder Mutter und krankheitsbedingt behandlungsbedürftigem Neugeborenen gemäß § 1 Absatz 5 Satz 9:

Erfolgt ein Verbleib der gesunden Mutter aufgrund des krankheitsbedingt behandlungsbedürftigen Neugeborenen, so ist der gemäß § 1 Absatz 5 Satz 9 abrechenbare Zuschlag für Begleitpersonen auf der Rechnung des Neugeborenen auszuweisen. In diesem Fall ist bei Mehrlingen die Mitaufnahme eines oder mehrerer neugeborener Geschwisterkinder mit dem Zuschlag für Begleitpersonen abrechenbar und auf der Rechnung des krankheitsbedingt behandlungsbedürftigen Neugeborenen gesondert auszuweisen.

10. Fallzusammenführung bei Aufenthalten mit nur einem Belegungstag

Sind zwei Aufenthalte an unterschiedlichen Tagen mit einem jeweils nur eintägigen Aufenthalt (das heißt die Entlassung fällt auf den gleichen Tag wie die Aufnahme oder den Folgetag) zusammenzuführen, so ist für den zusammengeführten Aufenthalt eine Verweildauer von zwei Belegungstagen zu zählen. Abweichend hiervon ergibt sich bei der Zusammenführung von zwei Fällen, deren Aufnahmen auf den gleichen Kalendertag fallen, eine Verweildauer von einem Belegungstag.

11. Behandlung in einer Haupt- und Belegabteilung an einem Tag

§ 1 Absatz 4 Satz 1 Nummer 2 gilt entsprechend, wenn bei einer Gesamtbehandlungsdauer von einem Belegungstag die Behandlung sowohl in der Haupt- als auch in der Belegabteilung erfolgt.

12. Stationäre Voruntersuchung bei möglichen Lebendspendern

Stationär notwendige Voruntersuchungen bei möglichen Lebendspendern, die im Hinblick auf die Transplantation bei einem Transplantatempfänger durchgeführt werden, sind auch dann mit der DRG Z66Z abrechenbar, wenn es tatsächlich zu einer Lebendspende kommt. Die Vorgaben des § 2 bleiben davon unberührt.

13. Abrechnung von gesunden Neugeborenen bei behandlungsbedürftiger Mutter

Wird ein gesundes Neugeborenes aufgrund einer behandlungsbedürftigen Mutter in einem Krankenhaus, in dem die Geburt nicht stattgefunden hat, mit aufgenommen, so ist für das Neugeborene im aufnehmenden Krankenhaus ein eigenständiger Fall zu bilden, der über eine gesonderte Fallpauschale abzurechnen ist.

14. Abrechnung von sonstigen Entgelten nach § 8 Absatz 5

Die Regelungen des § 8 Absatz 5 kommen erst mit Beginn des Wirksamwerdens der Budgetvereinbarung für den Vereinbarungszeitraum 2020 zur Anwendung. Bis dahin sind die Entgelte in der bisher vereinbarten Höhe weiter zu erheben.

15. Verlegungen in bzw. aus Einrichtungen nach § 22 Absatz 1 KHG

Einrichtungen nach § 22 Absatz 1 KHG gelten als Krankenhäuser im Sinne der Vorgaben des § 3 „Abschläge bei Verlegung".

16. Eingruppierung und Fallzählung bei tagesbezogenen Entgelten für teilstationäre pädiatrische Diagnostik und Behandlung (MDC25)

Zur Ermittlung von tagesbezogenen Entgelten für die unbewerteten teilstationären pädiatrischen Leistungen der MDC 25 Teilstationäre pädiatrische Diagnostik und Behandlung aus Anlage 3b sind die teilstationären Behandlungstage jeweils einzeln einzugruppieren und abzurechnen. Werden für einen Patienten, der wegen derselben Erkrankung regelmäßig oder mehrfach behandelt wird, in einem Quartal mehrere tagesbezogene teilstationäre Entgelte der MDC 25 abgerechnet, wird in diesem Quartal insgesamt nur ein Fall im Sinne von § 9 Absatz 2 Nummer 2 Buchstabe b FPV 2025 gezählt.

17. DRG 748Z: Bestimmte Behandlung ohne Sedierung oder Anästhesie, Alter < 18 Jahre, teilstationär

Je Quartal werden summierbare Gaben von Medikamenten oder andere nur einmal pro Aufenthalt anzugebende OPS, die ein Zusatzentgelt auslösen, ausschließlich am ersten Aufenthalt des Quartals als summierter OPS angegeben und abgerechnet. Die Aufenthalte der DRG 748Z eines Quartals werden erst nach dem letzten Aufenthalt im Quartal abgerechnet. Alle Zusatzentgelte im Rahmen der DRG 748Z werden ausschließlich mit dem ersten Aufenthalt des Quartals abgerechnet.

Hinweise zur Erläuterung der Regelung nach § 3 Abs. 3 Sätze 2 bis 4 FPV „Kombinierte Fallzusammenführungen"

Vorbemerkung:
Die in dieser Anlage zur Erläuterung der Regelung nach § 3 Abs. 3 Sätze 2 bis 4 aufgeführten Fallkonstellationen sind nicht als abschließend zu sehen.

Fallkonstellation 1: Erst Rückverlegung nach § 3 Abs. 3 Satz 1, dann Wiederaufnahme innerhalb Prüffrist

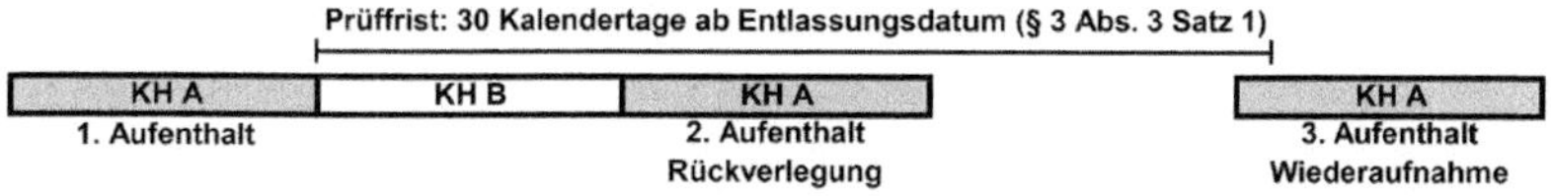

Alle drei Aufenthalte werden zusammengefasst, da sowohl eine Rückverlegung im Sinne von § 3 Abs. 3 Satz 1 (1. und 2. Aufenthalt) als auch eine Wiederaufnahme (3. Aufenthalt) innerhalb der Prüffrist der Rückverlegung („Prüffrist des ersten Falles, der die Fallzusammenführung auslöst") vorliegt. Weitere Voraussetzung für die Einbeziehung des 3. Aufenthalts ist die Erfüllung des entsprechenden Kriteriums aus § 2 Abs. 1 (Basis-DRG), Abs. 2 (Partitionswechsel innerhalb der MDC) oder Abs. 3 (Komplikationen). Für eine Fallzusammenführung ist die DRG-Fallpauschale des 3. Aufenthalts gegenüber der DRG-Fallpauschale, die sich aus der Zusammenfassung der beiden vorherigen Aufenthalte ergibt, zu prüfen.

Fallkonstellation 2: Erst Wiederaufnahme nach § 2 Abs. 1 oder 3, dann Rückverlegung innerhalb Prüffrist

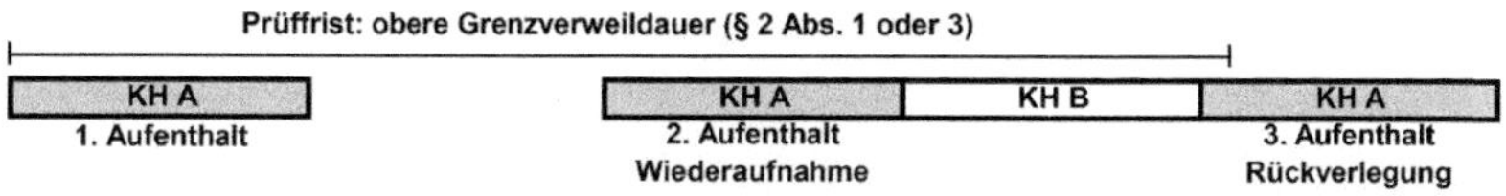

Alle drei Aufenthalte werden zusammengefasst, da sowohl eine Wiederaufnahme im Sinne von § 2 Abs. 1 oder Abs. 3 (1. und 2. Aufenthalt) als auch eine Rückverlegung (3. Aufenthalt) innerhalb der Prüffrist der Wiederaufnahme („Prüffrist des ersten Falles, der die Fallzusammenführung auslöst") vorliegt. Die in diesem Zusammenhang maßgebliche obere Grenzverweildauer ergibt sich aus der Eingruppierung des 1. Aufenthalts in eine DRG-Fallpauschale. Bei der Ermittlung zusätzlich abrechenbarer Belegungstage nach § 1 Abs. 2 ist die obere Grenzverweildauer maßgeblich, die sich aus der Zusammenführung aller drei Aufenthalte ergibt.

Fallkonstellation 3: Erst Wiederaufnahme nach § 2 Abs. 2, dann Rückverlegung innerhalb Prüffrist

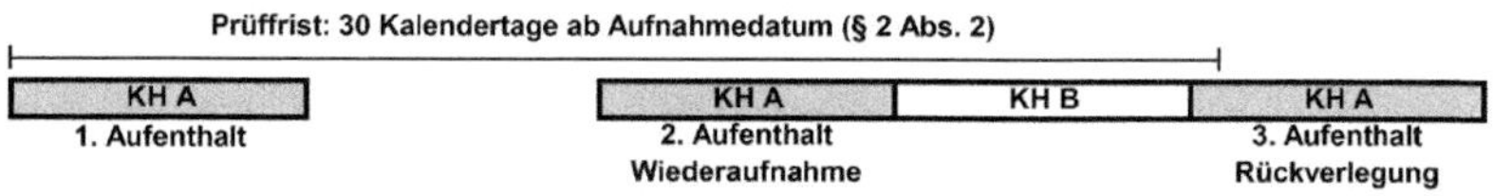

Alle drei Aufenthalte werden zusammengefasst, da sowohl eine Wiederaufnahme im Sinne von § 2 Abs. 2 (1. und 2. Aufenthalt) als auch eine Rückverlegung (3. Aufenthalt) innerhalb der Prüffrist der Wiederaufnahme („Prüffrist des ersten Falles, der die Fallzusammenführung auslöst") vorliegt.

Fallkonstellation 4: Erst Rückverlegung nach § 3 Abs. 3 Satz 1, dann Wiederaufnahme außerhalb Prüffrist

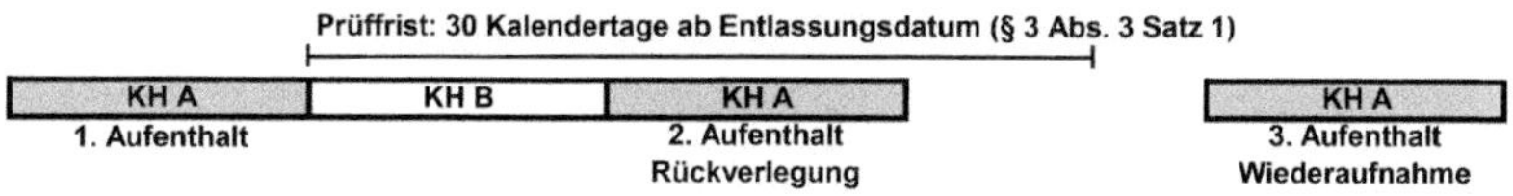

Die ersten beiden Aufenthalte werden lediglich zusammengefasst, da aufgrund der chronologischen Prüfung zunächst eine Rückverlegung im Sinne von § 3 Abs. 3 Satz 1 (1. und 2. Aufenthalt) vorliegt und die Wiederaufnahme (3. Aufenthalt) außerhalb der Prüffrist der Rückverlegung („Prüffrist des ersten Falles, der die Fallzusammenführung auslöst") erfolgt.

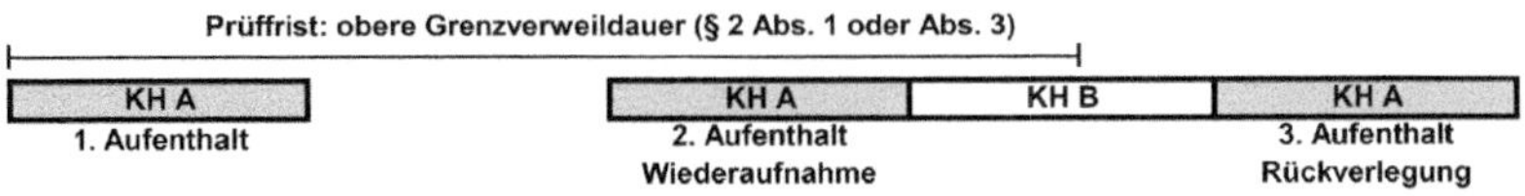

Die ersten beiden Aufenthalte werden lediglich zusammengefasst, da aufgrund der chronologischen Prüfung zunächst eine Wiederaufnahme im Sinne von § 2 Abs. 1 oder Abs. 3 (1. und 2. Aufenthalt) vorliegt und die Rückverlegung (3. Aufenthalt) außerhalb der Prüffrist der Wiederaufnahme („Prüffrist des ersten Falles, der die Fallzusammenführung auslöst") erfolgt.

Fallkonstellation 6: Erst Wiederaufnahme nach § 2 Abs. 2, dann Rückverlegung außerhalb Prüffrist

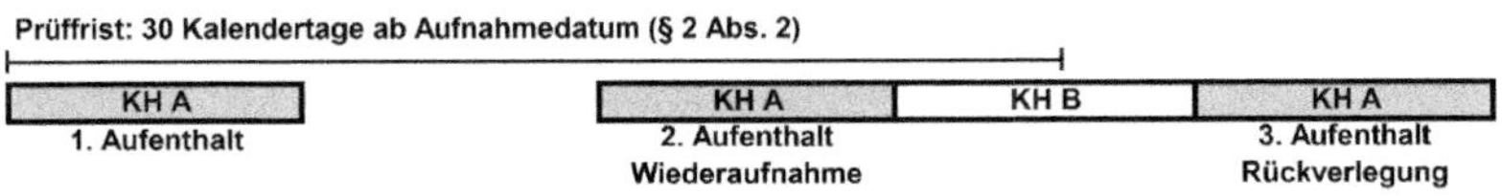

Die ersten beiden Aufenthalte werden lediglich zusammengefasst, da aufgrund der chronologischen Prüfung zunächst eine Wiederaufnahme im Sinne von § 2 Abs. 2 (1. und 2. Aufenthalt) vorliegt und die Rückverlegung (3. Aufenthalt) außerhalb der Prüffrist der Wiederaufnahme („Prüffrist des ersten Falles, der die Fallzusammenführung auslöst") erfolgt.

Fallkonstellation 7: Erst Rückverlegung nach § 3 Abs. 3 Satz 1, dann Wiederaufnahme innerhalb Prüffrist

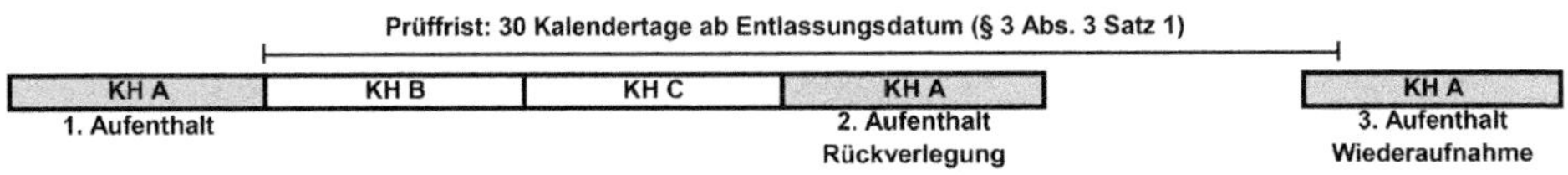

Alle drei Aufenthalte werden zusammengefasst, da sowohl eine Rückverlegung im Sinne von § 3 Abs. 3 Satz 1 (1. und 2. Aufenthalt) als auch eine Wiederaufnahme (3. Aufenthalt) innerhalb der Prüffrist der Rückverlegung („Prüffrist des ersten Falles, der die Fallzusammenführung auslöst") vorliegt. Weitere Voraussetzung für die Einbeziehung des 3. Aufenthalts ist die Erfüllung des entsprechenden Kriteriums aus § 2 Abs. 1 (Basis-DRG), Abs. 2 (Partitionswechsel innerhalb der MDC) oder Abs. 3 (Komplikationen). Für eine Fallzusammenführung ist die DRG-Fallpauschale des 3. Aufenthalts gegenüber der DRG-Fallpauschale, die sich aus der Zusammenfassung der beiden vorherigen Aufenthalte ergibt, zu prüfen.

Fallkonstellation 8: Erst Wiederaufnahme nach § 2 Abs. 1 oder 3, dann Rückverlegung innerhalb Prüffrist

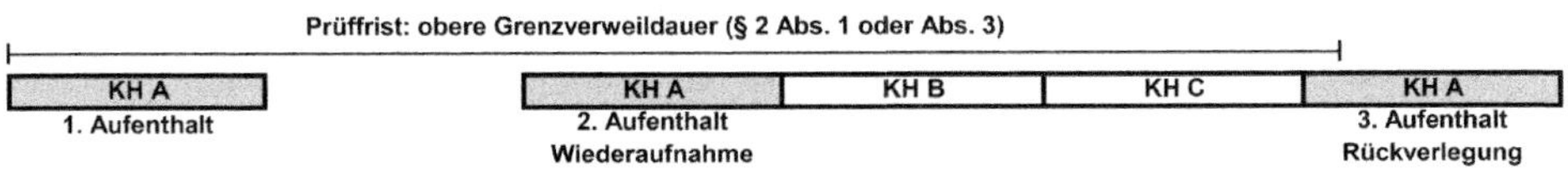

Alle drei Aufenthalte werden zusammengefasst, da sowohl eine Wiederaufnahme im Sinne von § 2 Abs. 1 oder 3 (1. und 2. Aufenthalt) als auch eine Rückverlegung (3. Aufenthalt) innerhalb der Prüffrist der Wiederaufnahme („Prüffrist des ersten Falles, der die Fallzusammenführung auslöst") vorliegt. Die in diesem Zusammenhang maßgebliche obere Grenzverweildauer ergibt sich aus der Eingruppierung des 1. Aufenthalts in eine DRG-Fallpauschale. Bei der Ermittlung zusätzlich abrechenbarer Belegungstage nach § 1 Abs. 2 ist die obere Grenzverweildauer maßgeblich, die sich aus der Zusammenführung aller drei Aufenthalte ergibt.

Fallkonstellation 9: Erst Wiederaufnahme nach § 2 Abs. 2, dann Rückverlegung innerhalb Prüffrist

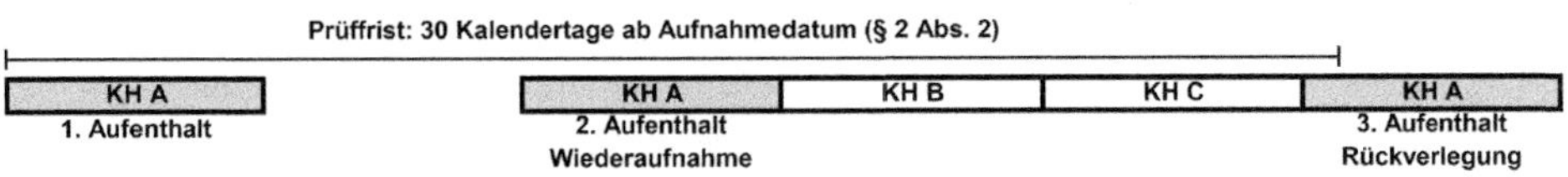

Alle drei Aufenthalte werden zusammengefasst, da sowohl eine Wiederaufnahme im Sinne von § 2 Abs. 2 (1. und 2. Aufenthalt) als auch eine Rückverlegung (3. Aufenthalt) innerhalb der Prüffrist der Wiederaufnahme („Prüffrist des ersten Falles, der die Fallzusammenführung auslöst") vorliegt.

Fallkonstellation 10: Wiederaufnahme mit in Spalte 13 des Fallpauschalenkatalogs für Hauptabteilungen bzw. Spalte 15 des Fallpauschalenkatalogs für Belegabteilungen gekennzeichneter Fallpauschale mit anschließender Rückverlegung

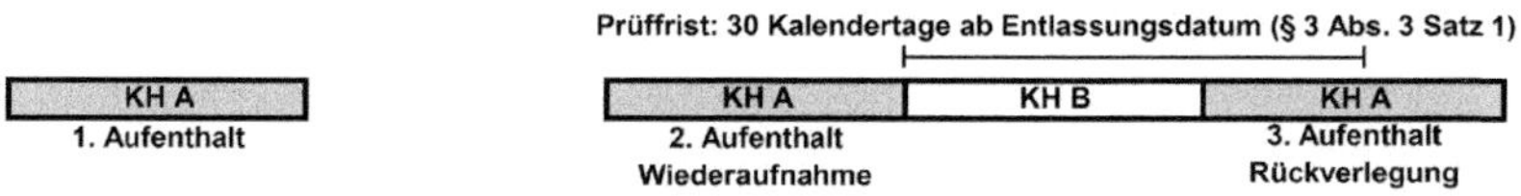

Die ersten beiden Aufenthalte werden nicht zusammengefasst, da eine der beiden bzw. beide aus einer Einzelfallgruppierung resultierenden Fallpauschalen in Spalte 13 des Fallpauschalenkatalogs für Hauptabteilungen bzw. 15 des Fallpauschalenkatalogs für Belegabteilungen gekennzeichnet ist bzw. sind, lediglich der 2. und 3. Aufenthalt werden aufgrund der Rückverlegung (§ 3 Abs. 3 Satz 1) zusammengefasst.

Fallkonstellation 11: Rückverlegung mit anschließender Wiederaufnahme bei in Spalte 13 des Fallpauschalenkatalogs für Hauptabteilungen bzw. Spalte 15 des Fallpauschalenkatalogs für Belegabteilungen gekennzeichneter Fallpauschale

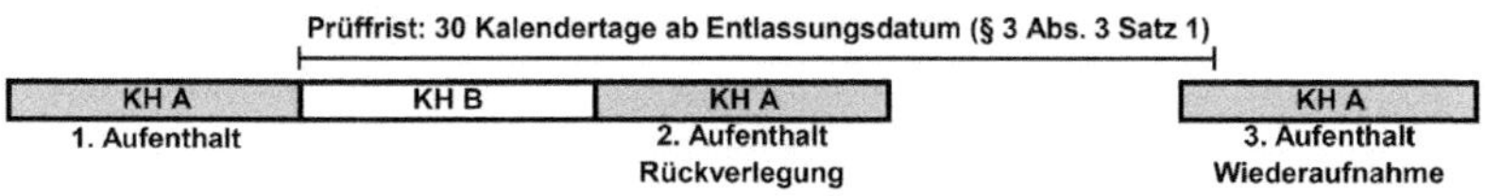

Die ersten beiden Aufenthalte werden aufgrund der Rückverlegung (§ 3 Abs. 3 Satz 1) zusammengefasst, der dritte Aufenthalt ist gesondert abzurechnen, da die zuvor abgerechnete oder die sich aus der Einzelfallgruppierung des 3. Aufenthalts ergebende Fallpauschale in Spalte 13 des Fallpauschalenkatalogs für Hauptabteilungen bzw. Spalte 15 des Fallpauschalenkatalogs für Belegabteilungen gekennzeichnet ist.
